Fortschritte der Onkologie · Band 15

Computertomographie in der onkologischen Diagnostik

Fortschritte der Onkologie · Band 15

Computertomographie in der onkologischen Diagnostik
(ohne Hirntumoren)

Herausgegeben am Zentralinstitut für Krebsforschung
der Akademie der Wissenschaften der DDR, Berlin-Buch

von

S. Eckhardt, Budapest; St. Tanneberger, Berlin-Buch;
H. Wrba, Wien

Herausgeber dieses Bandes:

Karl-Heinz Rotte

Autoren:

H. Cobet
E. Kriedemann
Kh. Merkle
G. Rockstroh
K.-H. Rotte

AKADEMIE-VERLAG BERLIN

1990

Autorenverzeichnis

MR Dr. sc. med. Ellinor Kriedemann
Prof. Dr. sc. med. Dr. rer. nat. Karlheinz Merkle
Dr. rer. nat. Günter Rockstroh
Prof. Dr. sc. med. Karl-Heinz Rotte
Dr. sc. med. Hans Cobet

ISBN 3-05-500551-1
ISSN 0323-5084

Erschienen im Akademie-Verlag Berlin, Leipziger Straße 3—4, Berlin, DDR - 1086

Lizenznummer: 202 · 100/495/89
Printed in the German Democratic Republic
Gesamtherstellung: VEB Druckhaus „Maxim Gorki“, Altenburg, DDR - 7400
Lektor: Christiane Grunow
Einband: Rolf Kunze
LSV 2715
Bestellnummer: 763 867 7 (2165/15)
06000

Inhalt

1. **Einleitung** 13

2. **Physikalisch-technische Grundlagen der Computertomographie** 15
von G. Rockstroh

2.1. Bilderzeugung 15
2.1.1. Meßdatenaufnahme 15
2.1.2. Bildrekonstruktion 18
2.1.3. Bilddarstellung 20
2.1.4. Technische Realisierung 23
2.1.5. Nichttomographische Bildgebung 24

2.2. Bildgüte 24
2.2.1. Räumliches Auflösungsvermögen 25
2.2.2. Kontrastauflösungsvermögen 26
2.2.3. Kontrast-Detail-Diagramm 28
2.2.4. Artefakte 29
2.2.5. Einfluß der Parameterwahl auf die Bildgüte 32

2.3. Bildauswertung 34
2.3.1. Dichtemessung 35
2.3.2. Histogramm und Helltasten 35
2.3.3. Längenmessung, Flächen- und Volumenberechnung 36
2.3.4. Sekundärbild-Rekonstruktionen 36
2.3.5. Spezielle Techniken 36

2.4. Literatur 37

3. **Strahlenbelastung und Strahlenschutz** 39
von G. Rockstroh

3.1. Patienten 39

3.2. Personal 43

3.3. Literatur 44

4. **Computertomographische Untersuchungstechnik** 45
von K.-H. Rotte

4.1. Vorbereitung der Patienten 45

4.2. Nativuntersuchung 45

4.3. Intravenöse Kontrastmittelapplikation 46
4.4. Die dynamische Computertomographie 47
4.5. CT-gestützte Feinnadelbiopsie. 48
4.6. Literatur 49

5. **Tumoren des Gesichtsschädels** 51
von K.-H. Rotte

5.1. Einleitung 51

5.2. Tumoren der Orbita und der Augen 51
5.2.1. Vorbemerkungen 51
5.2.2. Spezielle Untersuchungstechnik 52
5.2.3. CT-Kriterien retrobulbärer Tumoren 53
5.2.4. Tumoren des Bulbus oculi 59
5.2.5. Tumoren im vorderen Orbitabereich 60
5.2.6. Ergebnisse der CT 61
5.2.7. CT im Rahmen der Gesamtdiagnostik 61

5.3. Tumoren der Nase, Nasennebenhöhlen und Nasopharynx 62
5.3.1. Vorbemerkungen 62
5.3.2. Stadieneinteilung 62
5.3.3. Spezielle Untersuchungstechnik 62
5.3.4. Tumoren der Nasenhaupthöhle 63
5.3.5. Tumoren der Nasennebenhöhlen 64
5.3.6. Tumoren des Nasopharynx 66
5.3.6.1. CT-Kriterien 67
5.3.7. Ergebnisse der CT 69
5.3.8. Indikationen zur CT 69
5.3.9. CT im Rahmen der Gesamtdiagnostik 69

5.4. Tumoren des Oro- und Mesopharynx 70
5.4.1. Allgemeine Bemerkungen 70
5.4.2. TNM-Klassifikation 70
5.4.3. Spezielle Untersuchungstechnik 71
5.4.4. CT-Kriterien 71
5.4.5. Ergebnisse der CT 72
5.4.6. Indikationen zur CT 72
5.4.7. CT im Rahmen der Gesamtdiagnostik 72

5.5. Tumoren der Speicheldrüsen 73
5.5.1. Allgemeine Bemerkungen 73
5.5.2. Spezielle Untersuchungstechnik 73
5.5.3. CT-Kriterien 73
5.5.4. Ergebnisse der CT 74
5.5.5. CT im Rahmen der Gesamtdiagnostik 74

5.6. Literatur 75

6. **Tumoren und Metastasen im Bereich des Halses** 78
von K.-H. Rotte

6.1. Anatomische Vorbemerkungen 78
6.2. Spezielle Untersuchungstechnik 78

6.3. Tumoren des Larynx . . . 79
6.3.1. Vorbemerkungen . . . 79
6.3.2. TNM-Klassifikation . . . 79
6.3.3. CT-Kriterien des Larynxkarzinoms . . . 80
6.3.4. Ergebnisse der CT . . . 82
6.3.5. CT im Rahmen der Gesamtdiagnostik . . . 82

6.4. Tumoren der Schilddrüse . . . 83
6.4.1. Allgemeine Bemerkungen . . . 83
6.4.2. TNM-Klassifikation . . . 83
6.4.3. CT-Kriterien . . . 83
6.4.4. CT im Rahmen der Gesamtdiagnostik . . . 86

6.5. Tumoren der Nebenschilddrüsen . . . 86

6.6. Andere primäre Tumoren im Halsbereich . . . 87

6.7. Tumoröse Lymphknotenprozesse im Halsbereich . . . 87

6.8. Literatur . . . 90

7. **Tumoren im Bereich des Thorax** . . . 92

von K.-H. Rotte

7.1. Spezielle Untersuchungstechnik . . . 92

7.2. Tumoren der Lunge . . . 92
7.2.1. Allgemeine Bemerkungen . . . 92
7.2.2. TNM-Klassifikation des Bronchialkarzinoms . . . 93
7.2.3. CT bei peripheren Lungentumoren . . . 94
7.2.4. CT-Kriterien des zentralen Bronchialkarzinoms . . . 96
7.2.5. CT-Staging des Bronchialkarzinoms . . . 100
7.2.6. Ergebnisse des CT-Stagings . . . 102
7.2.7. CT im Rahmen der komplexen Diagnostik . . . 104
7.2.8. Literatur . . . 105

7.3. Lungenmetastasen . . . 107
7.3.1. Allgemeine Bemerkungen . . . 107
7.3.2. CT-Kriterien . . . 108
7.3.3. Ergebnisse der CT in der Lungenmetastasendiagnostik . . . 109
7.3.4. CT im Rahmen der Gesamtdiagnostik . . . 109
7.3.5. Literatur . . . 109

7.4. Mediastinaltumoren . . . 110
7.4.1. Primäre Mediastinaltumoren . . . 110
7.4.1.1. Allgemeine Bemerkungen . . . 110
7.4.1.2. CT-Kriterien primärer Mediastinaltumoren . . . 111
7.4.1.3. Ergebnisse der CT . . . 119
7.4.1.4. CT im Rahmen der Gesamtdiagnostik . . . 119
7.4.2. Mediastinale Lymphknotenvergrößerungen . . . 119
7.4.2.1. Maligne Lymphome . . . 119
7.4.2.1.1. Allgemeine Bemerkungen . . . 119
7.4.2.1.2. CT-Kriterien . . . 120
7.4.2.1.3. Ergebnisse der CT . . . 121
7.4.2.1.4. CT im Rahmen der Gesamtdiagnostik . . . 121
7.4.2.2. Mediastinale Lymphknotenmetastasen . . . 122
7.4.3. Literatur . . . 122

7.5. Diagnostik von kardialen und perikardialen Tumoren 124
von H. Cobet
7.5.1. Allgemeine Bemerkungen 124
7.5.2. Spezielle Untersuchungstechnik 125
7.5.3. CT-Kriterien 125
7.5.4. CT im Rahmen der Gesamtdiagnostik 126
7.5.5. Literatur 127

7.6. Tumoren der Pleura 128
7.6.1. Primäre Pleuratumoren 128
7.6.1.1. Allgemeine Bemerkungen 128
7.6.1.2. CT-Kriterien 128
7.6.2. Pleurametastasen 130
7.6.3. Literatur 131

7.7. Tumoren der äußeren Thoraxwand 131
7.7.1. Allgemeine Bemerkungen 131
7.7.2. Weichteiltumoren der Thoraxwand und ihre CT-Kriterien 132
7.7.3. Tumoren der knöchernen Thoraxwand und ihre CT-Kriterien 134
7.7.4. CT im Rahmen der Gesamtdiagnostik 135
7.7.5. Literatur 135

8. Tumoren des Abdomons 136
von K.-H. Rotte

8.1. Tumoren und Metastasen der Leber, Gallenblase und -wege 136
8.1.1. Untersuchungstechnik 136
8.1.2. Primäre Lebertumoren 136
8.1.2.1. Allgemeine Bemerkungen 136
8.1.2.2. CT-Kriterien 137
8.1.2.3. Differentialdiagnostik 141
8.1.2.4. Ergebnisse der CT 143
8.1.3. Lebermetastasen 143
8.1.3.1. Vorbemerkungen 143
8.1.3.2. CT-Kriterien 143
8.1.3.3. Ergebnisse der CT bei Lebermetastasen 145
8.1.3.4. CT im Gesamtrahmen der Diagnostik von Raumforderungen der Leber . . . 145
8.1.3.5. Literatur 145
8.1.4. Tumoren der Gallenblase und -gänge 148
8.1.4.1. Vorbemerkungen 148
8.1.4.2. CT-Kriterien 148
8.1.4.3. Ergebnisse der CT 149
8.1.4.4. CT im Rahmen der Gesamtdiagnostik 149
8.1.4.5. Literatur 150

8.2. Tumoren der Milz 150
8.2.1. Allgemeine Bemerkungen 150
8.2.2. CT-Kriterien 151
8.2.3. Differentialdiagnostik 152
8.2.4. Ergebnisse der CT 153
8.2.5. CT im Rahmen der Gesamtdiagnostik 153
8.2.6. Literatur 153

8.3. Tumoren des Pankreas 154
8.3.1. Vorbemerkungen 154

8.3.2. Spezielle Untersuchungstechnik . . . 155
8.3.3. TNM-Klassifikation der Pankreastumoren . . . 156
8.3.4. CT-Kriterien . . . 156
8.3.5. Differentialdiagnostik von Raumforderungen des Pankreas . . . 159
8.3.6. Ergebnisse der CT . . . 159
8.3.7. CT im Rahmen der Gesamtdiagnostik . . . 160
8.3.8. Literatur . . . 160

8.4. Tumoren des Magen-Darm-Traktes . . . 162
8.4.1. Allgemeine Bemerkungen . . . 162
8.4.2. Spezielle Untersuchungstechnik . . . 163
8.4.3. CT bei Magentumoren . . . 163
8.4.4. Tumoren des Dünndarms . . . 165
8.4.5. Tumoren des Kolons, Sigmas und Rektums . . . 165
8.4.5.1. Vorbemerkungen . . . 165
8.4.5.2. Stadieneinteilung . . . 166
8.4.5.3. CT-Kriterien . . . 166
8.4.5.4. Ergebnisse der CT bei Rektumtumoren . . . 168
8.4.5.5. CT im Rahmen der Gesamtdiagnostik kolorektaler Tumoren . . . 168
8.4.5.6. Literatur . . . 169

8.5. Tumoren und Metastasen der Peritonealhöhle und der Bauchdecke . . . 170
8.5.1. Allgemeine Bemerkungen . . . 170
8.5.2. CT-Kriterien . . . 172
8.5.3. CT im Rahmen der Gesamtdiagnostik . . . 175
8.5.4. Literatur . . . 175

9. Tumoren des Beckens . . . 177

von K.-H. Rotte

9.1. Spezielle Untersuchungstechnik . . . 177

9.2. Tumoren der Harnblase . . . 177
9.2.1. Allgemeine Bemerkungen . . . 177
9.2.2. TNM-Klassifikation des Harnblasenkarzinoms . . . 178
9.2.3. CT-Kriterien des Harnblasenkarzinoms . . . 178
9.2.4. Differentialdiagnostische Probleme . . . 180
9.2.5. Ergebnisse der CT . . . 180
9.2.6. CT im Rahmen der Gesamtdiagnostik . . . 180
9.2.7. Literatur . . . 181

9.3. Tumoren der Prostata . . . 182
9.3.1. Allgemeine Bemerkungen . . . 182
9.3.2. TNM-Klassifikation des Prostatakarzinoms . . . 183
9.3.3. CT-Kriterien . . . 183
9.3.4. Ergebnisse der CT . . . 135
9.3.5. CT im Rahmen der Gesamtdiagnostik . . . 185
9.3.6. Literatur . . . 185

9.4. Gynäkologische Tumoren . . . 186
von Ellinor Kriedemann

9.4.1. Häufigkeit . . . 186
9.4.2. Das Zervixkarzinom . . . 187
9.4.2.1. TNM-Klassifikation . . . 188

9.4.2.2. CT-Kriterien der Zervixkarzinome 188
9.4.2.3. Besonderheiten in der Lymphknotenmetastasierung 191
9.4.2.4. Differentialdiagnostische Probleme 191
9.4.2.5. Ergebnisse der CT 191
9.4.3. Das Korpuskarzinom 192
9.4.3.1. TNM-Klassifikation 192
9.4.3.2. CT-Kriterien des Korpuskarzinoms 193
9.4.3.3. Besonderheiten in der Lymphknotenmetastasierung 194
9.4.3.4. Differentialdiagnostische Probleme 194
9.4.3.5. Ergebnisse der CT 196
9.4.4. Das Ovarialkarzinom 196
9.4.4.1. TNM-Klassifikation 197
9.4.4.2. CT-Kriterien des Ovarialkarzinoms 198
9.4.4.3. Besonderheiten in der Lymphknotenmetastasierung 201
9.4.4.4. Differentialdiagnostische Probleme 201
9.4.4.5. Ergebnisse der CT 201
9.4.5. Rezidivdiagnostik 202
9.4.6. CT im Rahmen der Gesamtdiagnostik 203
9.4.7. Literatur 204

10. Retroperitoneale Tumoren 208

von K.-H. Rotte

10.1. Primäre Retroperitonealtumoren 208
10.1.1. Allgemeine Bemerkungen 208
10.1.2. Spezielle Untersuchungstechnik 208
10.1.3. CT-Kriterien 209
10.1.4. Differentialdiagnostik primärer Retroperitonealtumoren 209
10.1.5. Ergebnisse der CT 214
10.1.6. CT im Rahmen der Diagnosestrategien 216
10.1.7. Literatur 216

10.2. Maligne Lymphome 218
10.2.1. Allgemeine Bemerkungen 218
10.2.2. Spezielle Untersuchungstechnik 218
10.2.3. CT-Kriterien 219
10.2.4. Ergebnisse der CT 222
10.2.5. CT im Rahmen der Diagnosestrategie 222
10.2.6. Literatur 223

10.3. Lymphknotenmetastasen 224
10.3.1. Allgemeine Bemerkungen 224
10.3.2. CT-Kriterien 225
10.3.3. Ergebnisse der CT 226
10.3.4. CT im Rahmen der Gesamtdiagnostik 226
10.3.5. Literatur 227

10.4. Tumoren der Nieren 229
von E. Kriedemann
10.4.1. Spezielle Pathologie maligner Tumoren der Nieren und des Nierenbeckens . . 229
10.4.2. Häufigkeit und Symptomatologie 230
10.4.3. TNM-Klassifikation maligner Nierentumoren 231
10.4.4. CT-Untersuchungstechnik 232

10.4.5. CT-Kriterien maligner Nierentumoren 232
10.4.5.1. Sekundäre Nierentumoren 237
10.4.5.2. Tumorrezidive 237
10.4.5.3. Tumoren des Nierenbeckens 237
10.4.5.4. Tumoren des Ureters 240
10.4.6. Differentialdiagnostische Probleme 241
10.4.7. Ergebnisse der CT bei primären, sekundären Tumoren, Rezidiven und Nierenbeckentumoren 242
10.4.8. CT im Rahmen der Gesamtdiagnostik 243
10.4.9. Literatur 244

10.5. Tumoren der Nebennieren 246
von H. Cobet
10.5.1. Allgemeine Bemerkungen 246
10.5.2. Spezielle Untersuchungstechnik 251
10.5.3. CT-Kriterien 251
10.5.4. CT im Rahmen der Diagnosestrategie 252
10.5.5. Literatur 254

11. Tumoren der Extremitäten 255
von K.-H. Rotte

11.1. Periphere Weichteiltumoren 255
11.1.1. Allgemeine Bemerkungen 255
11.1.2. Klassifikation der Weichteiltumoren 255
11.1.3. CT-Kriterien 255
11.1.4. Differentialdiagnostik 259
11.1.5. Ergebnisse der CT 259
11.1.6. CT im Rahmen der Gesamtdiagnostik 260

11.2. Knochentumoren 261
11.2.1. Allgemeine Bemerkungen 261
11.2.2. Spezielle Untersuchungstechnik 262
11.2.3. CT-Kriterien 263
11.2.4. Differentialdiagnostik 268
11.2.5. Ergebnisse der CT 268
11.2.6. CT im Rahmen der Gesamtdiagnostik 269

11.3. Literatur 269

12. Tumoren der Wirbelsäule und des Rückenmarks 272
von K. H. Rotte

12.1. Vorbemerkungen 272
12.2. Spezielle Untersuchungstechnik 272
12.3. CT-Kriterien bei Tumoren der Wirbelsäule 273
12.4. CT-Kriterien bei spinalen Tumoren 276
12.5. CT im Rahmen der Gesamtdiagnostik 278
12.6. Literatur 279

13. **Hirnmetastasen** 281
von K.-H. Rotte

13.1. Allgemeine Bemerkungen 281
13.2. Spezielle Untersuchungstechnik 282
13.3. CT-Kriterien bei Hirnmetastasen 282
13.4. CT-Kriterien bei zerebralem Befall maligner Lymphome 284
13.5. Ergebnisse der CT 284
13.6. CT im Rahmen der Gesamtdiagnostik 285
13.7. Literatur 285

14. **CT bei Suche nach unbekanntem Primärtumor** 287
von K.-H. Rotte

14.1. Literatur 288

15. **Dringende CT-Indikationen in der Onkologie** 289
von K.-H. Rotte

16. **Computertomographie in der topometrischen Bestrahlungsplanung** 292
von Kh. Merkle

16.1. Einführung 292
16.2. Unterschiede der CT für Diagnostik und topometrische Bestrahlungsplanung 293
16.3. Lagerung der Patienten und deren Kontrolle 294
16.4. Atmung des Patienten 296
16.5. Wer führt die topometrische CT durch? 298
16.6. Vorbereitung und Durchführung der topometrischen CT 299
16.7. Nutzung der CT-Informationen für die physikalisch-technische Bestrahlungsplanung 304
16.8. Anforderungen an ein CT-Gerät für die topometrische Bestrahlungsplanung . 305
16.9. Literatur 306

17. **Verzeichnis der Autoren** 307

18. **Sachregister** 308

1. Einleitung

Die rasche Entwicklung der bildgebenden Verfahren in den vergangenen zwei Jahrzehnten hat zu einer erheblichen Verbesserung der Diagnostik geführt. Die derzeitig verfügbaren bildgebenden diagnostischen Methoden erfordern vom klinisch und vom diagnostisch tätigen Arzt grundlegende Kenntnisse der Leistungsfähigkeit, den diagnostischen Möglichkeiten und Grenzen der einzusetzenden Untersuchungsmethoden. So kommt es immer noch vor, daß Patienten mit Fragestellungen zu einer bestimmten Untersuchung überwiesen werden, die diese Methode nicht beantworten kann bzw. die mit anderen, breiter verfügbaren und weniger aufwendigen Verfahren zu klären sind. Eine echte Verbesserung der Diagnostik ist nur bei einem abgestuften Einsatz der Methoden zu erreichen, d. h. bei Einsatz der für die entsprechende klinische Fragestellung am geeignetsten Methode unter Berücksichtigung der Nutzen-Aufwand-Relationen. Hierbei ist der Beitrag der vorgesehenen Untersuchung zur Gesamtdiagnose und auf die Therapie-Entscheidungen zu beachten. Diese Erwägungen sind besonders dann wichtig, wenn mehrere Verfahren mit annähernd ähnlichen diagnostischen Aussagen zur Verfügung stehen. Aufwendigere Verfahren sollten erst dann Anwendung finden, wenn die vorgeschalteten Methoden die klinische Fragestellung nicht klären können.

Die Röntgen-Computertomographie hat ihren festen Platz in der onkologischen Diagnostik. Auch wenn sich die bildgebende Diagnostik technisch weiterentwickelt und zum Beispiel die Magnetresonanz-Tomographie bei bestimmten Indikationen die CT ablösen wird, so wird dennoch die Computertomographie aufgrund ihrer speziellen physikalisch-technischen Bedingungen sowie ihrer breiteren Verfügbarkeit für die Mehrzahl der Tumorlokalisationen die dominierende Methode bleiben.

Als ungezielte Suchmethode in der Krebsdiagnostik hat sich die CT als wenig geeignet erwiesen. Auch wenn sie unter günstigen Abbildungsbedingungen relativ kleine, etwa 1—2 cm im Durchmesser große Tumoren erfassen kann, so ist sie dennoch kein Verfahren für eine echte Frühdiagnostik des Krebses. Die Computertomographie hat sich jedoch als eine wertvolle Staging-Methode erwiesen, die den Tumor lokalisieren, seine Größe und Beziehungen zu den Nachbarorganen und -strukturen beurteilen sowie regionäre und Fernmetastasen aufdecken kann. In der Regel steht die CT vor bedeutsamen Therapie-Entscheidungen am Ende des diagnostischen Vorgehens.

Es gehört zum Anliegen dieses Buches, die diagnostischen Möglichkeiten und Grenzen der Computertomographie in der Onkologie aufzuzeigen. Der Radiologe findet Angaben zur Untersuchungstechnik, zur computertomographischen Symptomatik und Differentialdiagnostik sowie zu ihrer Rolle für das prätherapeutische Staging. Mit einer Einschätzung des gegenwärtigen Stellenwertes der CT im Gesamtrahmen der interdisziplinären Diagnostik sollen dem klinisch tätigen Onkologen Hinweise gegeben werden zu den Indikationen zur CT und zu anderen bildgebenden Verfahren sowie zu den von der CT zu erwartenden Informationen.

Den bildgebenden Verfahren wird für die Stadieneinteilung der malignen Geschwülste in der vierten, vollständig überarbeiteten Auflage der TNM-Klassifikation der UICC von 1987 eine große Bedeutung zugemessen. Deshalb wurde dieser Klassifikation und dem Einfluß der CT auf das Staging ein relativ breiter Raum eingeräumt. Hierzu gehört auch die Erfassung von Fernmetastasen. Aus diesem Grunde wurde auch ein Abschnitt über die Diagnostik von Hirnmetastasen eingefügt. Die primären Hirntumoren wurden nicht in diesem Band berücksichtigt, da sie eine Domäne der Neuroradiologie sind und bei dem Umfang der Materie den Rahmen dieses Bandes sprengen würden.

Da die CT neue Wege für die individuelle Bestrahlungsplanung eröffnet hat und bei einer Optimierung der Strahlentherapie einer Verbesserung der Therapie-Ergebnisse sowie den Bestrebungen zur Reduzierung radiogener Komplikationen dient, wurde ein Kapitel über die CT-unterstützte Bestrahlungsplanung aufgenommen.

Der Monographie liegen langjährige Erfahrungen an einem umfangreichen onkologischen Krankengut zugrunde. Ein ausführliches Literaturverzeichnis am Ende jedes Kapitels erlaubt eine weitere Vertiefung in spezielle Probleme. Die Autoren hoffen, daß dieses Buch die Kenntnisse über diese Methode erweitern und damit zu ihrer gezielten und sinnvollen Anwendung beitragen möge.

Für die Herstellung der Abbildungen gilt der Fotoabteilung des Zentralinstituts für Krebsforschung der Akademie der Wissenschaften der DDR der besondere Dank der Autoren. Einzelne Abbildungen entstammen einem längeren Arbeitsaufenthalt des Herausgebers im Kuwait Cancer Control Center.

2. Physikalisch-technische Grundlagen der Computertomographie

von G. Rockstroh

2.1. Bilderzeugung

Die Computertomographie (CT) ist ein röntgendiagnostisches Verfahren, bei dem durch Kopplung von Röntgentechnik und leistungsstarker Rechentechnik Querschnittsbilder des menschlichen Körpers erzeugt werden. Der Bilderzeugungsprozeß kann in 3 Schritte unterteilt werden: Meßdatenaufnahme, Bildrekonstruktion und Bilddarstellung (Abb. 2–1).

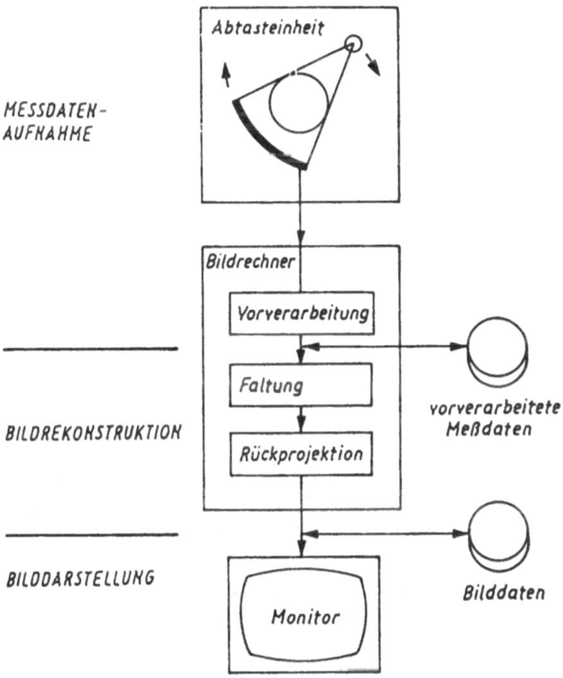

Abb. 2–1. Bilderzeugungsprozeß mit den Schritten Meßdatenaufnahme, Bildrekonstruktion und Bilddarstellung.

2.1.1. Meßdatenaufnahme

Für die Abtastung der darzustellenden Körperschicht gibt es verschiedene Prinzipien, Generationen genannt (siehe weiter unten). Die Abtastung soll an Hand der 3. Generation, dem heute am häufigsten angewendeten Abtastprinzip, dargestellt werden (Abb. 2–2). Von der Röntgenröhre geht ein weiter Fächerstrahl aus, der den gesamten Körperquerschnitt erfaßt. In axialer Richtung des Patienten ist der Fächerstrahl schmal, entsprechend der gewählten Schichtdicke (1 bis 10 mm). Beim Durchgang durch die Körperschicht wird die Röntgenstrahlung nach dem Schwächungsgesetz geschwächt

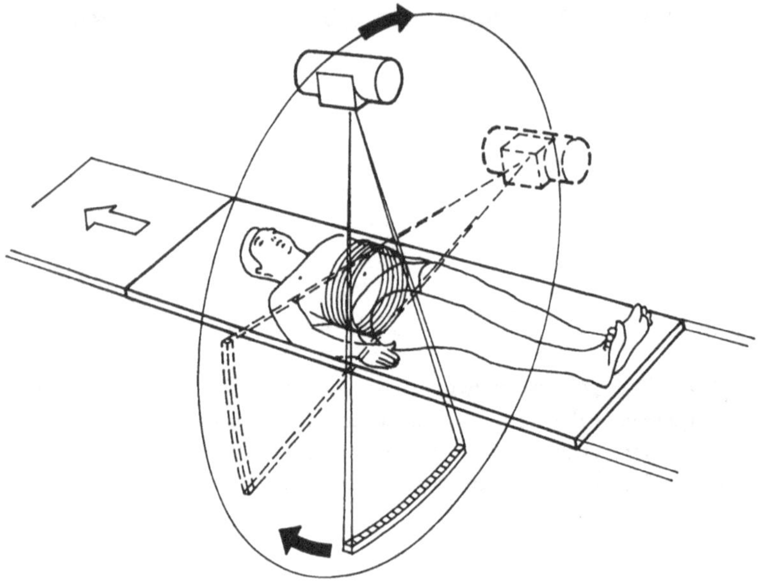

Abb. 2–2. Abtastprinzip bei einem Gerät der 3. Generation (Rienmüller et al., 81, modifiziert).

(in der angegebenen vereinfachten Form für ein enges, monochromatisches Strahlenbündel und homogenes Material gültig):

$$I = I_0 \cdot e^{-\mu l} \tag{1}$$

I_0 = einfallende Intensität
I = Intensität nach Durchgang durch das Material
μ = linearer Schwächungskoeffizient des Materials
l = Weglänge der Röntgenstrahlen im Material

Mit einem Detektorsystem, bestehend aus etwa 500 bis über 1000 einzelnen Detektoren, wird die Intensität der Röntgenstrahlung nach Durchgang durch den Körper erfaßt. Für die Bildrekonstruktion werden solche Datensätze, Projektionen genannt, jedoch aus vielen verschiedenen Richtungen benötigt. Deshalb rotieren Röhre und Detektorsystem, die beide starr miteinander verbunden sind, während der Aufnahme um den Patienten. Alle ein Grad z. B. werden die Daten aufgenommen, so daß man in diesem Fall für die Bildrekonstruktion nach einem vollen Umlauf 360 Projektionen zur Verfügung hat. Die Abtastzeit beträgt bei Geräten der 3. Generation 1 bis 10 Sekunden. Die längeren Zeiten werden vor allem bei hohen Anforderungen an die Kontrastauflösung (2.2.2.) zur Erreichung der dafür erforderliche Strahlendosis benötigt. Für die Abtastung weiterer Schichten wird der Patient in axialer Richtung verschoben.

Bevor die Bildrekonstruktion erfolgen kann, werden die Meßdaten einer Vorverarbeitung unterzogen. Dabei werden technische Unzulänglichkeiten (z. B. unterschiedliche Empfindlichkeit der Detektoren) oder physikalisch bedingte störende Effekte (Strahlenaufhärtung, siehe 2.2.4.) korrigiert. Die vorverarbeiteten Meßdaten können auf magnetischem Datenträger gespeichert werden (Abb. 2–1).

In Abb. 2–3 sind alle CT-Generationen schematisch dargestellt. Geräte der 1. Generation verwenden einen feinen Röntgenstrahl und einen Detektor. Die Abtastung der

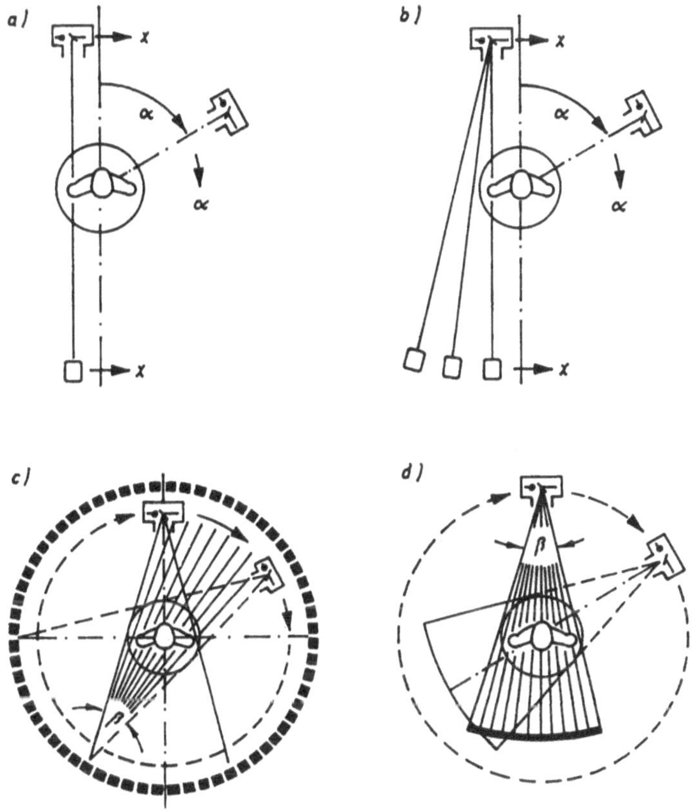

Abb. 2–3. CT-Generationen (Krestel, 80)
a) Translations-Rotations-Gerät mit einem Detektor (1. Generation)
b) Translations-Rotations-Gerät mit mehreren Detektoren (2. Generation)
c) Fächerstrahlgerät mit rotierender Röhre und feststehendem Detektorsystem (4. Generation)
d) Fächerstrahlgerät mit rotierender Röhre und rotierendem Detektorsystem (3. Generation).

Schicht erfolgt durch Translationsbewegung von Röhre und Detektor entlang der x-Koordinate. Hat der Röntgenstrahl den Körperquerschnitt überstrichen, werden Röhre und Detektor um einen Winkel α von 1° gedreht. Anschließend erfolgt wieder eine Translationsbewegung. Translation und Rotation wechseln einander ab bis zu einer Drehung des Systems um 180°. Die komplizierte mechanische Bewegung hat eine lange Abtastzeit (etwa 5 Minuten) zur Folge. Um das Verfahren etwas effektiver zu gestalten, kann ein weiterer Detektor für eine 2. Schicht angeordnet werden, so daß bei einem Abtastvorgang eine Doppelschicht erfaßt wird. Auch bei den Geräten der 2. Generation wird das Translations-Rotations-Prinzip beibehalten. Jedoch werden statt eines Detektors pro Schicht 3 bis 30 Detektoren nebeneinander angeordnet, auf die ein kleiner Fächerstrahl trifft. Damit können die Winkelschritte größer gemacht werden. Typische Abtastzeiten für diese Geräte sind 1 min bei Schädel-CT und 20 s bei Ganzkörper-CT. Das Prinzip der 3. Generation, bei dem nur noch eine Rotationsbewegung von Röhre und Detektorsystem erfolgt, wurde bereits erläutert. Ergänzt sei noch, daß der Fächerstrahl (Öffnungswinkel β) aus Kostengründen auch asymmetrisch angelegt wird, wodurch Detektoren auf einer Seite des Detektorsystems eingespart werden. Bei der 4. Generation ist die Rotation auf die Röhre beschränkt. Das Detektorsystem mit bis zu über 2000 Detektoren ist feststehend. Als Projektion wird hier der „inverse Fächer" (siehe Öffnungswinkel β) betrachtet, d. h. Zentren der Projektionen sind die einzelnen Detektorelemente und nicht der Röhrenfokus (PETERSILKA und PFEILER, 77). Wie bei der 3. Generation liegen auch hier die kürzesten Abtastzeiten bei 1 s. Eine Leistungssteigerung, die die Bezeichnung als neue Generation rechtfertigen würde, verkörpern diese Geräte nicht. Mit „4. Generation" wird lediglich ein Abtastprinzip charakterisiert, das zeitlich später zur Anwendung kam.

Außer diesen vier „klassischen" Abtastprinzipien wurde auch die Abtastung der Körperschicht ohne mechanische Bewegung bei einem Gerät mit der Bezeichnung Cardiovaskularer Computertomograph realisiert (BOYD und LIPTON, 83). Der Elektronenstrahl zur Erzeugung der Röntgenstrahlung trifft auf einen Anodenring, der sich halbkreisförmig um den Körper des Patienten erstreckt. Durch Ablenkung des Elektronenstrahls wandert der Fokus entlang des Anodenringes, so daß der entstehende Röntgenfächerstrahl kreisförmig ausgelenkt wird. Die Aufnahmezeit für eine Doppelschicht beträgt 50 ms. Dosis, Auflösungsvermögen und Schichtdicke genügen jedoch bisher nicht den gestiegenen Anforderungen an die CT-Technik.

2.1.2. Bildrekonstruktion

Die Bildrekonstruktion hat die Aufgabe, aus den gemessenen Projektionen für jedes Bildelement der Bildmatrix den entsprechenden Schwächungswert gegenüber der Röntgenstrahlung zu berechnen, der dann als Grauwert am Monitor dargestellt wird (Abb. 2-4).

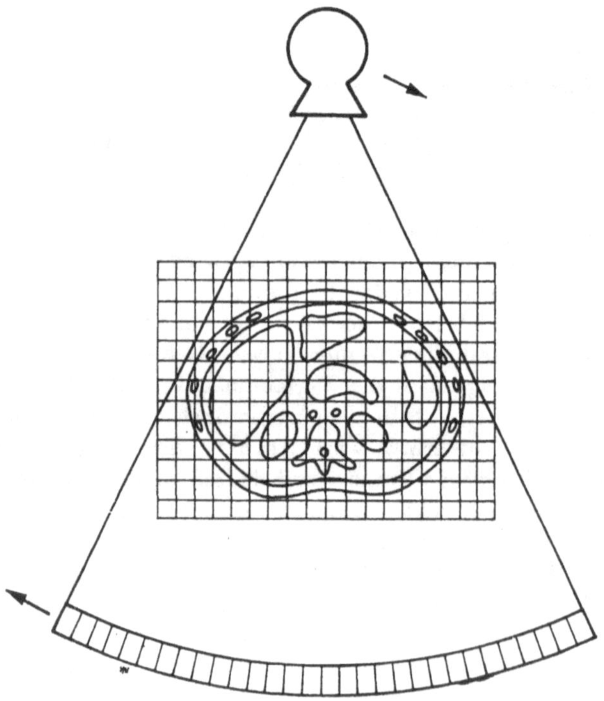

Abb. 2-4. Meßanordnung und Bildmatrix.

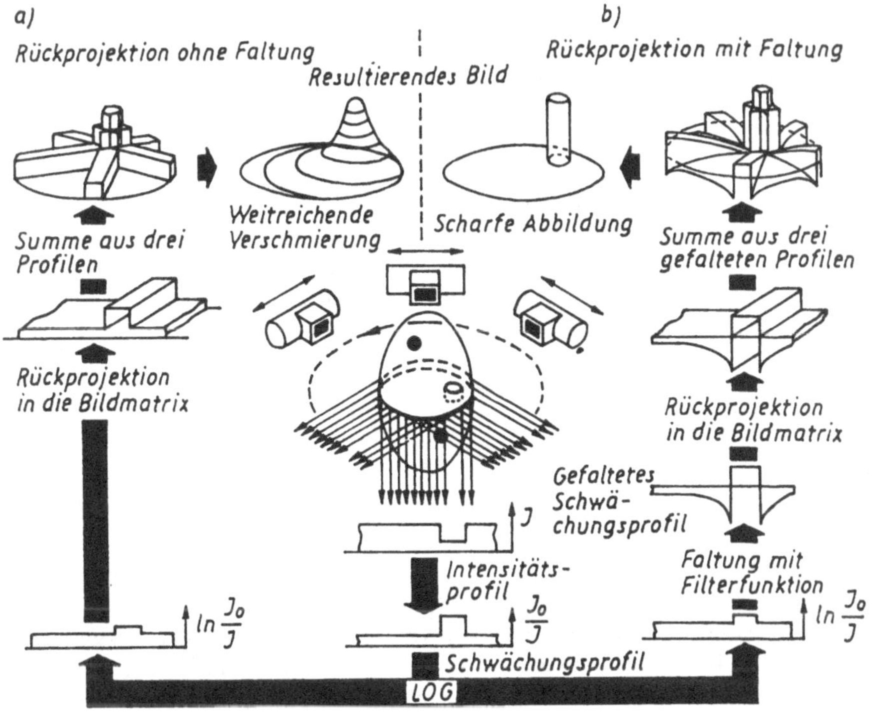

Abb. 2–5. Rekonstruktion des Bildes durch Rückprojektion (Krestel, 80).

Für die Bildrekonstruktion gibt es mehrere Algorithmen (Herman, 80; Jatteau und Berche, 83). Bei den ersten Geräten verwendete man die algebraische Rekonstruktion. Sie läuft auf die Lösung eines Gleichungssystems hinaus, bei dem die Schwächungskoeffizienten für die einzelnen Bildelemente die Unbekannten sind. Heute wird allgemein das Verfahren der gefilterten Rückprojektion angewendet. Es kann relativ einfach und schnell mit einem Computer ausgeführt werden.

In Abb. 2–5 ist das Prinzip der Bildrekonstruktion gezeigt. Die von der Röhre ausgehende Röntgenstrahlung wird durch die Objektschicht geschwächt. Das gemessene Intensitätsprofil (Projektion) hinter dem Objekt zeigt daher einen entsprechenden Verlauf. Nach einer Signalumkehr und Logarithmierung, die auf Grund des exponentiellen Charakters des Schwächungsgesetzes (Gl. 1) erforderlich ist, erhält man das Schwächungsprofil. Bei der weiteren Verarbeitung sei zunächst der einfachere Weg a) betrachtet. Das Schwächungsprofil wird dabei in die Bildmatrix rückprojiziert. Als Bildmatrix dient ein Speicherbereich des Computers, dessen Speicherzellen den einzelnen Bildelementen zugeordnet sind. Rückprojektion in die Bildmatrix heißt, daß alle Bildelemente, die in der gedachten Richtung der Röntgenstrahlen liegen, den gleichen Wert des Schwächungsprofils erhalten. Wird das Intensitätsprofil aus einer anderen Richtung aufgenommen, erfolgt auch die Rückprojektion in dieser neuen Richtung. In der Abb. ist die Summe aus 3 Profilen (jeweils um 120° versetzt) dargestellt. Man erkennt dabei, daß sich in einem Bereich die Beträge addieren und somit das Abbild des Objektes aufgebaut wird. Gleichzeitig ist aber ersichtlich, daß auch außerhalb dieses Bereiches Beiträge in der Bildmatrix auftreten. Die Folge ist ein unscharfes Bild. Um ein objekttreues Bild zu erhalten, müssen die unerwünschten Beiträge kompensiert werden. Das läßt sich durch ein mathematisches Verfahren erreichen, das als Faltung bezeichnet wird. Die Rückprojektion mit Faltung (gefilterte Rückprojektion) ist als Weg b) in Abb. 2–5 dargestellt. Das Wesentliche dabei ist, daß das gefaltete Schwächungsprofil negative Anteile enthält. Der Faltungskern (Filterfunktion) muß so gewählt werden, daß die negativen Anteile gerade die positiven Beiträge außerhalb des Objektes kompensieren, so daß eine scharfe Abbildung des Objektes entsteht. Leider gibt es keinen Faltungskern, der in allen Fällen ein optimales Ergebnis liefert. Die Computertomographen haben daher mehrere Faltungskerne, die je nach Körperbereich (Schädel, Körperstamm) und geforderter Aussage (hohe räumliche Auflösung oder hohe Kontrastauflösung) gewählt werden. Die in Abb. 2–5 gezeigte Bildrekonstruktion bei Parallelstrahlgeometrie (1. und 2. Generation) kann leicht für Fächerstrahlgeometrie (3. und 4. Generation) modifiziert werden (Petersilka und Pfeiler, 77).

2.1.3. Bilddarstellung

Wie bereits erwähnt, ist das Computertomogramm aus Bildelementen zusammengesetzt, die in Form einer Matrix in Zeilen und Spalten angeordnet sind. Übliche Matrixgrößen sind heute 256 × 256 bis 512 × 512 Bildelemente. Teilweise sind auch Kombinationen üblich: Matrix 256 × 256 für die Bildrekonstruktion und Bildspeicherung (weniger Rechenaufwand und Speicherplatzbedarf) und Matrix 512 × 512 für die Bilddarstellung am Monitor (glatte Knochenkonturen). Jedem Bildelement, auch Bildpunkt oder Pixel (picture element) genannt, entspricht im Objekt ein Volumenelement, Voxel (volume element) genannt (Abb. 2–6). Je nach Matrix und Größe des rekonstruierten Meßfeldes beträgt die Grundflächenkante eines Volumenelementes etwa 0,1 bis 2 mm (auch als Pixelgröße bezeichnet), während die Länge des Volumenelementes der gewählten Schichtdicke entspricht. Aus der Aufteilung des Objektes in Volumenelemente ergeben sich 2 Konsequenzen: eine Beschränkung für das räumliche Auflösungsvermögen (siehe 2.2.1.) und das Auftreten des Partialvolumeneffektes (siehe unten).

Die berechneten Schwächungswerte werden in einer relativen Skala in Bezug auf die Schwächung bei Wasser angegeben. Der Schwächungswert h wird wie folgt definiert:

$$h = \frac{\mu - \mu_W}{\mu_W} \cdot 1000 \qquad (2)$$

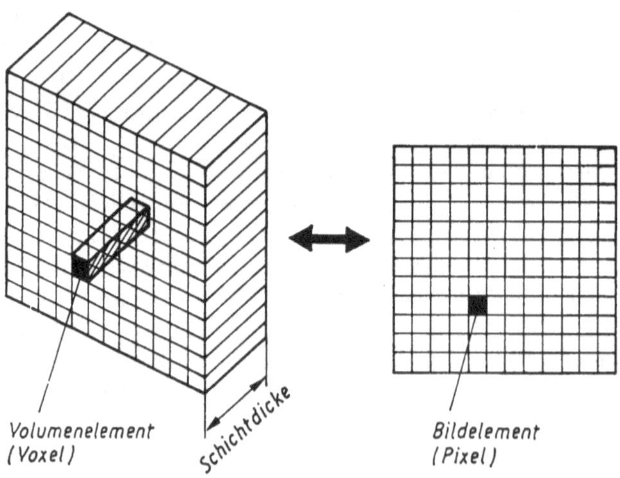

Abb. 2–6. Volumenelement und Bildelement.

Die Gleichung enthält die linearen Schwächungskoeffizienten des Schwächungsgesetzes (Gl. 1) und zwar

μ = linearer Schwächungskoeffizient für das betrachtete Material
μ_W = linearer Schwächungskoeffizient für Wasser

Obwohl der Schwächungswert nicht nur von der Dichte des Materials abhängt, wird er häufig als Dichtewert bezeichnet. Auch die Bezeichnung CT-Wert ist üblich. Er wird in Hounsfield-Einheiten, abgekürzt mit HE oder HU (Hounsfield-Unit), angegeben. Aus Gl. (2) folgt, daß Luft als nichtabsorbierendes Medium ($\mu = 0$) den Schwächungswert -1000 HE und Wasser ($\mu = \mu_W$) den Wert 0 HE haben. Der Schwächungswert $+1000$ HE entspricht einem Medium, dessen Schwächungskoeffizient doppelt so groß wie der von Wasser ist ($\mu = 2\mu_W$).

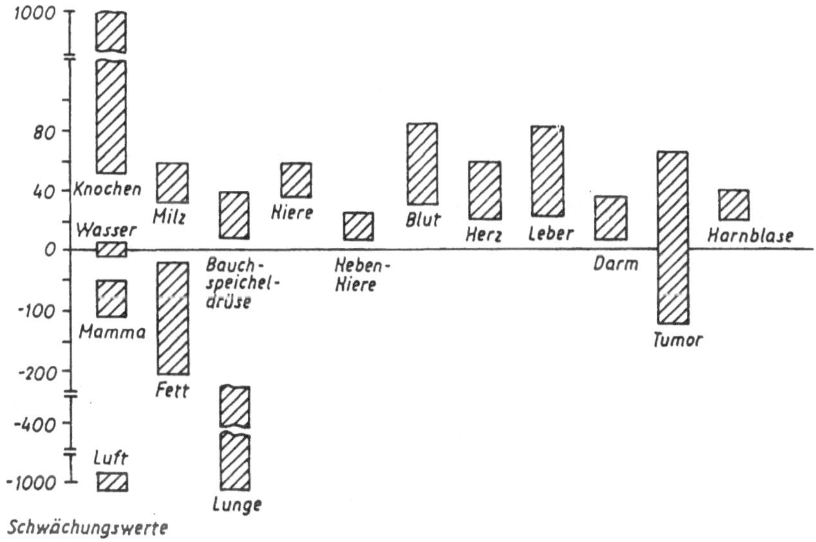

Abb. 2–7. Schwächungswertskala (N. N.).

Die Abb. 2–7 zeigt die Schwächungswertskala. Die Schwächungswertskala endet nicht bei $+1000$ HE. Kompakter Knochen kann auch größere Schwächungswerte annehmen. Somit stehen — je nach Gerätetyp — mindestens 2000 Schwächungswerte zur Verfügung, die jedoch weder am Monitor als unterschiedliche Graustufen dargestellt, noch vom Auge als solche erfaßt werden können. Damit das hohe Kontrastauflösungsvermögen der CT voll genutzt werden kann, bedient man sich der Fenstertechnik.

Bei der Fenstertechnik (Abb. 2–8) wird ein Teil der Schwächungswertskala auf den gesamten Grauwertbereich aufgespreizt. Schwächungswerte kleiner als die untere Fenstergrenze werden schwarz, Schwächungswerte größer als die obere Fenstergrenze werden weiß dargestellt. Fensterbreite und Fensterlage (Fenstermitte) können beliebig variiert und nach den diagnostischen Erfordernissen gewählt werden. Die Zuordnung von Schwächungswert und Grauwert muß nicht linear, sondern kann auch durch eine andere Funktion erfolgen. Dadurch kann z. B. sowohl eine gute Kontrastauflösung im mittleren Bereich als auch eine, wenn auch grobe, Auflösung bei kleinen und großen Dichtewerten erreicht werden. Durch ein Doppelfenster können 2 verschiedene Dichte-

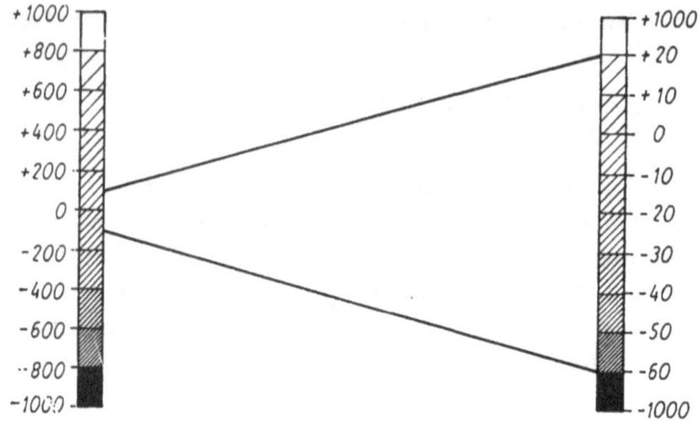

Abb. 2–8. Prinzip der Fenstertechnik. Im Beispiel ist ein Fenster mit einem Bereich von −60 bis +20 HE dargestellt (N. N.).

wertbereiche (z. B. Lungengewebe und Weichteilgewebe) gleichzeitig dargestellt werden.

Neben der Schwarzweiß-Darstellung besteht auch die Möglichkeit, das Computertomogramm in Farbe wiederzugeben (Pseudofarbdarstellung). Bei der herkömmlichen Routinediagnostik bringt die Farbdarstellung jedoch keinen Nutzen (Rockstroh et al., 87).

Der Partialvolumeneffekt, auf den bereits hingewiesen wurde, tritt bei strukturbedingt unterschiedlich dichtem Material im Volumenelement auf (Abb. 2–9). In diesem Fall wird ein gemittelter Dichtewert berechnet. Da die Schichtdicke i. allg. größer als die Grundflächenkante der Volumenelemente ist, tritt der Partialvolumeneffekt vor allem in axialer Richtung auf, kann aber auch in transversaler Richtung von Bedeutung sein (siehe z. B. Rockstroh, 83). Der Partialvolumeneffekt führt zu einer Verfälschung der Dichtewerte, zu unscharfer Abbildung von Strukturgrenzen, zu geometrischen Verzeichnungen und zu Artefakten (2.2.4). Der Partialvolumeneffekt wird durch kleine Schichtdicken, große Bildmatrizen und große Zoomfaktoren (2.2.5.) reduziert.

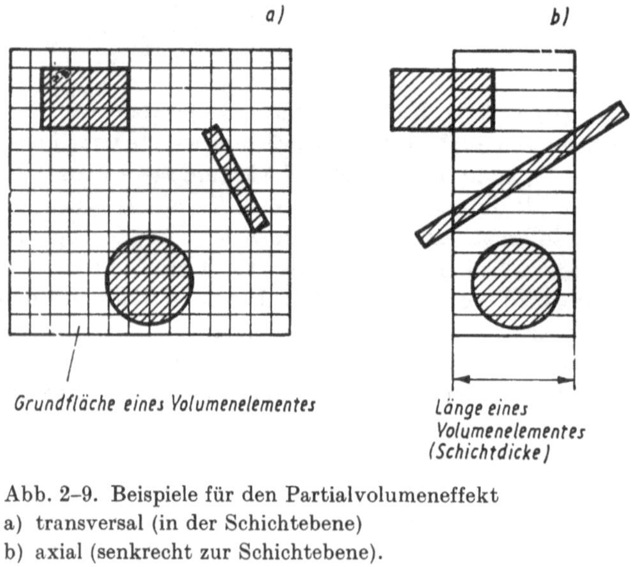

Abb. 2–9. Beispiele für den Partialvolumeneffekt
a) transversal (in der Schichtebene)
b) axial (senkrecht zur Schichtebene).

2.1.4. Technische Realisierung

Die Abb. 2–10 zeigt das Blockdiagramm eines Computertomographen. In der Aufnahmeeinheit (Gantry) sind Röntgenröhre, Detektorsystem, Meßelektronik und Antriebssystem vereint. Als Röntgenröhren kommen Drehanodenröhren mit einer Leistung bis zu 60 kW und hoher Wärmespeicherkapazität zur Anwendung. Das Detektorsystem der Fächerstrahlgeräte besteht aus Halbleiterdetektoren oder Gasdetektoren. Bei den Halbleiterdetektoren wird die Röntgenstrahlung mit einem Szintillationskristall zunächst in Licht und dieses wiederum von einer Fotodiode in ein elektrisches Signal umgewandelt. Die Gasdetektoren, meistens mit Xenon unter hohem

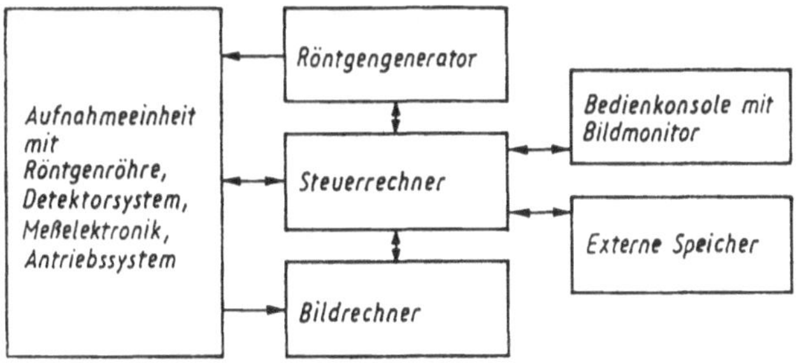

Abb. 2–10. Blockdiagramm eines Computertomographen.

Druck gefüllt, nutzen die Ionisation in einem Gas durch Röntgenstrahlung aus. Röhrennahe und z. T. auch detektornahe Blenden erlauben die Einstellung verschiedener Schichtdicken. An das Detektorsystem schließt sich die Meßelektronik an, von der nur der Analog-Digital-Wandler genannt sei. Das Antriebssystem besorgt die mechanische Bewegung von Röhre und — je nach Generation — Detektorsystem. Die Aufnahmeeinheit ist meistens um einen Winkel von etwa $\pm 25°$ kippbar. Der Durchmesser der Abtastöffnung beträgt bei Ganzkörpergeräten bis zu 70 cm. Davon zu unterscheiden ist das Meßfeld (abgetasteter Bereich), das maximal einen Durchmesser von 53 cm hat. Der Patiententisch gestattet die Verschiebung des Patienten in axialer Richtung um definierte Beträge. Damit können aneinander angrenzende Schichten, überlappende Schichten oder Schichten mit Zwischenräumen realisiert werden.

Der Röntgengenerator übernimmt die elektrische Versorgung der Röhre. Die Röhre wird mit kontinuierlicher oder gepulster Gleichspannung betrieben (Alexander et al., 85). Die hohe Kontrastauflösung bei der CT stellt hohe Anforderungen an die Spannungskonstanz.

Der Steuerrechner (Host Computer) steuert und überwacht die Gerätefunktionen und den Ablauf von der Erzeugung der Röntgenstrahlung, über die Datenaufnahme, die Bildrekonstruktion bis zur Speicherung der Daten auf externe Speicher. Der Steuerrechner ermöglicht die Kommunikation zwischen Bediener und System.

Für die Bildberechnung wird i. allg. ein spezieller Rechner verwendet, der in der Lage ist, die während der Aufnahme anfallende Datenflut aufzunehmen und daraus möglichst schnell ein Bild zu rekonstruieren. Man verwendet dafür Array-Prozessoren, die nicht nur einzelne Daten, sondern ganze Datenfelder (Arrays), z. B. alle Meßwerte einer Projektion, gleichzeitig verarbeiten können. Weiterhin werden zur Erreichung einer hohen Verarbeitungsgeschwindigkeit die 3 Verarbeitungsschritte Meßdatenvorverarbeitung, Faltung und Rückprojektion nach dem Pipeline-Prinzip durchgeführt. Das heißt, während der Faltung einer Projektion werden zur gleichen Zeit die vorangegangene Projektion rückprojiziert und die nachfolgende Projektion vorverarbeitet. Auf diese Weise ist eine Sofortbilddarstellung (Bildberechnung schritthaltend mit der Meßdatenaufnahme, so daß das Bild sofort nach Ende der Aufnahme vorliegt) möglich, oder zumindest kann die Zeit für die Bildberechnung auf einige Sekunden beschränkt werden.

Am Steuerrechner sind externe Speicher zur Aufnahme der vorverarbeiteten Meßdaten und der berechneten Bilder angeschlossen. Üblich sind die magnetischen Datenträger Platte, Band und Diskette. In Zukunft werden optische Speicher (HINDEL, 86) hinzukommen. Die Bedienkonsole enthält einen Bildmonitor (Fernsehsichtgerät) für die Wiedergabe der Computertomogramme, eine Eingabetastatur, Funktionstasten, mit denen häufig auftretende Funktionen allein durch Tastendruck ausgelöst werden können, eine Möglichkeit für graphische Interaktionen (Lichtstift, Graphiktablett o. ä.) und meistens auch einen Textmonitor, auf dem der Dialog mit dem System wiedergegeben wird. Mit einer Multiformatkamera können die Computertomogramme auf Film aufgezeichnet werden.

Im Bedarfsfall wird der Computertomograph mit einer Auswertekonsole komplettiert. Das wird vor allem dann der Fall sein, wenn zeitaufwendige Auswertungen einen hohen Patientendurchsatz behindern würden. Die Auswertekonsole kann völlig unabhängig vom CT-Gerät arbeiten, wobei die auszuwertenden Bilder über magnetische Datenträger eingegeben werden. Eine andere Möglichkeit ist der Anschluß der Auswertekonsole an den Steuerrechner des CT-Gerätes. In diesem Fall können alle externen Speicher des Computertomographen und der Bildrechner für eventuell erneute Bildrekonstruktionen mitgenutzt werden. Voraussetzung ist allerdings ein leistungsfähiger Steuerrechner, um gegenseitigen Behinderungen bei simultanem Betrieb beider Konsolen zu vermeiden.

2.1.5. Nichttomographische Bildgebung

Moderne CT-Geräte bieten noch eine weitere Art der Bildgebung, das Übersichtsbild (Topogramm, Scanogramm, Scout-View, Pilotscan). Das Übersichtsbild ist kein Schnittbild, sondern ähnelt einer konventionellen Röntgenaufnahme, wobei eine Bildverbesserung durch digitale Verarbeitung erfolgt. Bei der Übersichtsaufnahme wird der Patient bei stehender Röhre in axialer Richtung durch den Strahlenfächer hindurch geschoben. Aus den dabei gewonnenen Projektionen wird ein Bild aufgebaut (digitale Projektionsradiographie). Das Übersichtsbild dient zur Festlegung des ersten Schnittes, des zu untersuchenden Körperabschnittes und des Kippwinkels der Abtasteinheit. Nach der CT-Untersuchung können die gescannten Schichten in der Übersichtsaufnahme markiert werden.

2.2. Bildgüte

Aus physikalisch-technischer Sicht kommen als wesentlichste Kriterien für die Bildgüte bei der CT

- das räumliche Auflösungsvermögen,
- das Kontrastauflösungsvermögen und
- das Artefaktverhalten

n Betracht. Wichtige Nebenbedingungen sindi

- die Aufnahmezeit und
- die Dosis,

die für die Erstellung des Bildes erforderlich sind.

2.2.1. Räumliches Auflösungsvermögen

Das räumliche Auflösungsvermögen gibt an, bis zu welcher Feinheit Strukturen hohen Kontrastes (z. B. von Weichteil umgebene Knochenstrukturen) dargestellt werden können. Das räumliche Auflösungsvermögen kann mit Hilfe von Phantomen, die Raster verschiedener Abmessungen enthalten, ermittelt werden (Abb. 2–11). Das räumliche Auflösungsvermögen wird in Linienpaaren pro mm oder cm (Lp/mm oder Lp/cm) angegeben, die im Bild gerade noch aufgelöst werden. Üblich ist statt dessen auch die Angabe der Trennbreite (Breite einer Linie im gerade noch aufgelösten Raster). Häufig verwendet man für die Ermittlung der Trennbreite auch Phantome mit Bohrlöchern. Umfassendere Informationen zur räumlichen Auflösung eines Systems als die Angabe eines „Grenzwertes" liefert die Modulationsübertragungsfunktion (ALEXANDER et al., 85; NICKOLOFF und RILEY, 85).

Das räumliche Auflösungsvermögen eines Computertomographen ist abhängig von der Aufnahmegeometrie (Fokusgröße, Detektorbreite, Abtastabstand, Abstände zwischen Brennfleck, Achse und Detektorsystem), der Bewegung des Systems während der Erfassung eines Meßwertes (Unschärfe durch Fokusbewegung), dem Rekonstruktionsalgorithmus (Faltungskern, Zoom) und der Bildmatrix (KALENDER und SÜSS, 85). Auch die Projektionsanzahl ist von Einfluß. Ab einer bestimmten Projektionsanzahl macht sich die Verbesserung des räumlichen Auflösungsvermögens jedoch nur noch im äußeren Körperbereich und nicht mehr in der Meßfeldmitte bemerkbar.

Der Anwender kann das räumliche Auflösungsvermögen mit dem Rekonstruktionsalgorithmus und der Projektionsanzahl, bei einigen Geräten auch durch Änderung der Geometrie und Wahl der Bildmatrixgröße, beeinflussen. Das räumliche Auflösungsvermögen der CT liegt bei 0,5 bis 1 Lp/mm, was einer Trennbreite von 1 bis 0,5 mm entspricht. Im Vergleich zur konventionellen Röntgendiagnostik (Film-Folien-Kombinationen) ist das räumliche Auflösungsvermögen der CT ungefähr um eine Größenordnung schlechter.

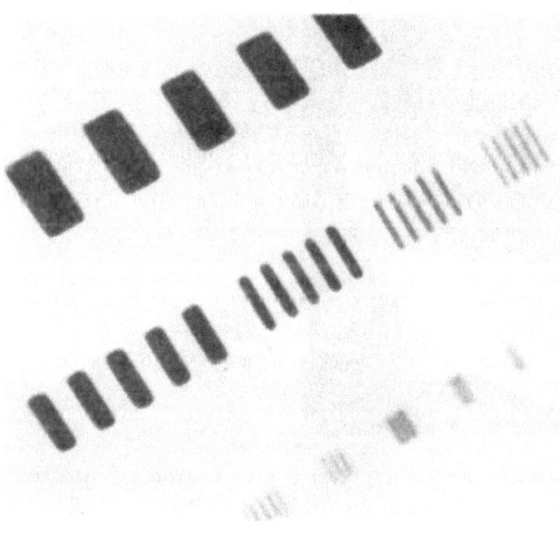

Abb. 2–11. Phantomaufnahme (Ausschnitt) zur Ermittlung des räumlichen Auflösungsvermögens.

In axialer Richtung wird das Auflösungsvermögen durch die Schichtdicke bestimmt (KALENDER und SÜSS, 85). Eine hohe Auflösung in der Bildebene erfordert eine kleine Schichtdicke, wenn alle Strukturen mit guter räumlicher Auflösung wiedergegeben werden sollen.

2.2.2. Kontrastauflösungsvermögen

Das Kontrastauflösungsvermögen gibt den Kontrast an, der zwischen einem Detail und seiner Umgebung für die Erkennbarkeit des Details mindestens erforderlich ist. Der Kontrast wird durch unterschiedliche Schwächungskoeffizienten von Objekt und Umgebung hervorgerufen und kommt im Bild durch unterschiedliche Graustufen zur Darstellung. Für den Kontrast gibt es verschiedene Definitionen. Häufig wird der Kontrast K bei der CT als Differenz der Schwächungswerte h angegeben:

$$K = h_1 - h_2. \tag{3}$$

Aus einer anderen Definition für die Berechnung eines relativen Kontrastes folgt unter Bezug auf eine Umgebung mit wasserähnlichen Schwächungswerten

$$K = \frac{h_1 - h_2}{10\,\text{HE}}\,\%. \tag{4}$$

Ein Kontrast von 10 HE nach (3) entspricht somit einem relativen Kontrast von 1% gemäß Gl. (4).

Das Kontrastauflösungsvermögen ist von der Detailgröße und vom Rauschen abhängig. Je kleiner ein Detail ist, um so größer muß der Kontrast sein, damit das Detail noch erkannt werden kann. Dieser Zusammenhang spiegelt sich im Kontrast-Detail-Diagramm (2.2.3.) wieder. Das Rauschen ergibt sich durch zufällige Beiträge zum Signal

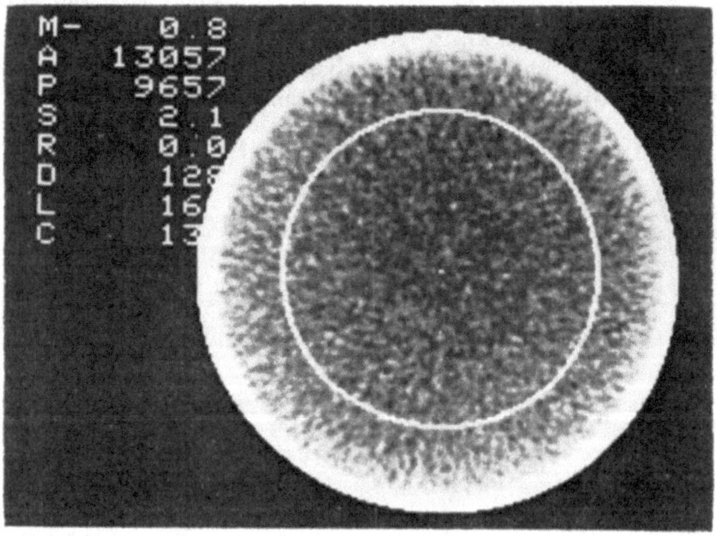

Abb. 2–12. Aufnahme eines Wasserphantoms mit einer kreisförmigen ROI (region of interest). Der mittlere Dichtewert M beträgt —0,8 HE, die Standardabweichung S 2,1 HE.

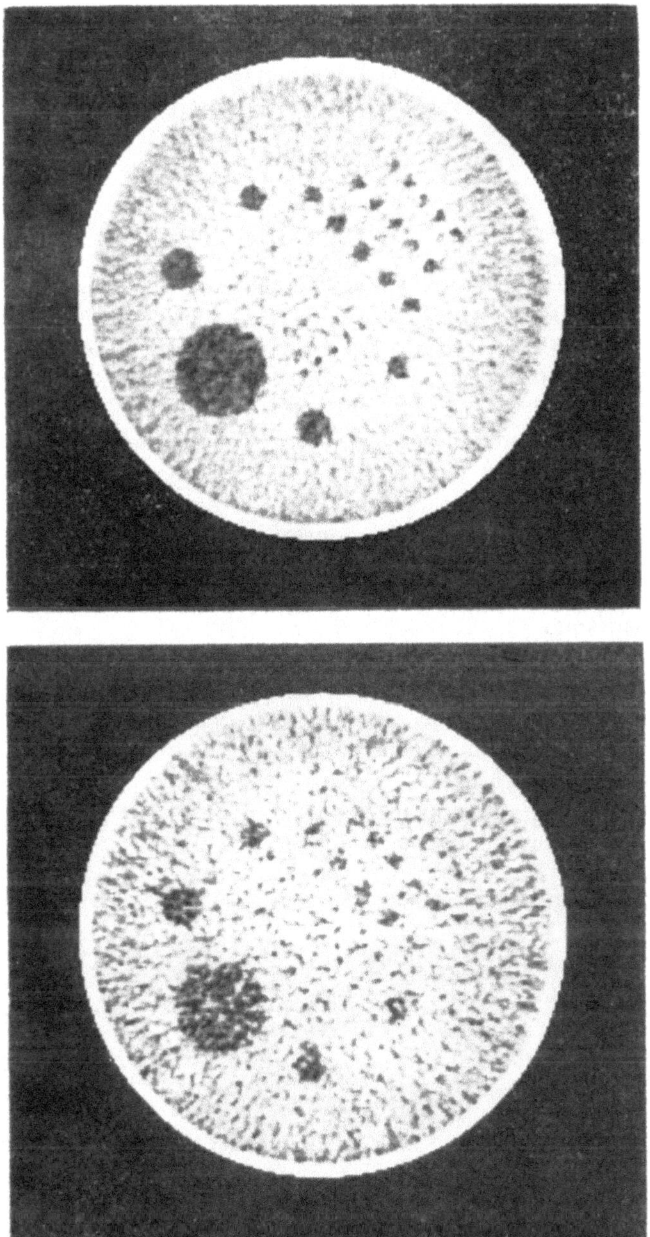

a)

b)

Abb. 2–13. Aufnahmen eines Phantoms mit niedrigem Kontrast (7 HE). Die Dosis bei a) ist 8mal größer als bei b).

infolge der statistischen Prozesse der Röntgenstrahlenerzeugung und -absorption, der Elektronik und des Rekonstruktionsalgorithmus. Den Hauptanteil des Rauschens verursacht das Quantenrauschen, also jene zufälligen Prozesse, die mit dem Röntgenquant in Zusammenhang stehen. Das Rauschen bewirkt, daß die einzelnen Bildpunkte auch bei der Abbildung eines homogenen Objektes nicht alle den gleichen Schwächungswert haben, sondern statistisch um einen mittleren Wert schwanken. Als Maß für die

Größe des Rauschens kann die Standardabweichung angegeben werden, die sich mit einem homogenen Phantom messen läßt (Abb. 2–12).

Die Standardabweichung ist umgekehrt proportional der Wurzel aus der Anzahl der Quanten, die zum Bildaufbau beitragen. Das Rauschen nimmt also zu, aber das Kontrastauflösungsvermögen nimmt ab bei:

- kleiner Dosis,
- kleiner Schichtdicke,
- großem Patientendurchmesser.

Weitere Einflußfaktoren sind z. B. in ROCKSTROH, 83, zu finden. Die Beurteilung des Rauschens darf aber nicht nur an Hand der Standardabweichung erfolgen, sondern auch die Rauschstruktur (Körnigkeit, Korrelation) ist wesentlich (RIEDERER et al., 78). Phantomaufnahmen zur Ermittlung des Kontrastauflösungsvermögens sind in Abb. 2–13 gezeigt.

Bei einem Vergleich mit konventioneller Röntgendiagnostik zeigt sich bei dem Kontrastauflösungsvermögen die „starke Seite“ der CT, die das Verfahren für die Darstellung kleiner Weichteilkontraste so geeignet macht. Das Kontrastauflösungsvermögen ist bei der CT um eine bis zwei Größenordnungen besser.

2.2.3. Kontrast-Detail-Diagramm

Das Kontrast-Detail-Diagramm (COHEN und DIBIANCA, 79) zeigt, bei welchem Durchmesser und Kontrast ein Detail unter den vorliegenden Bedingungen gerade noch erkennbar ist. Die Kurve stellt eine Erkennbarkeitsgrenze dar, die den Bereich, in dem Details sichtbar sind, von dem Bereich, in dem Details nicht sichtbar sind, trennt (Abb. 2–14). Das Kontrast-Detail-Diagramm beschreibt sowohl das räumliche Auflösungsvermögen im Hochkontrastbereich, als auch das Kontrastauflösungsvermögen

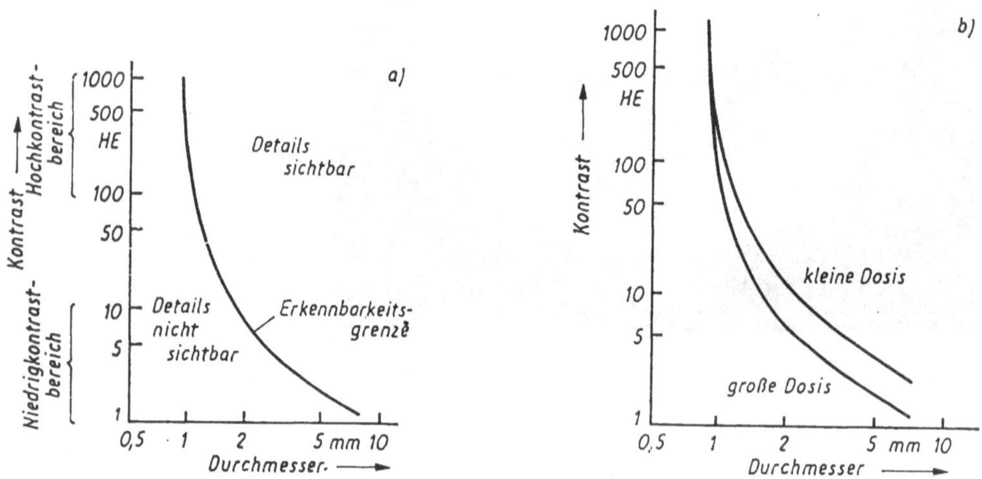

Abb. 2–14. Kontrast-Detail-Diagramme

a) Erläuterungen zum Kontrast-Detail-Diagramm

b) Vergleich verschiedener Dosiswerte. Bei der größeren Dosis ist das Rauschen kleiner und damit die Kontrastauflösung im Niedrigkontrastbereich besser.

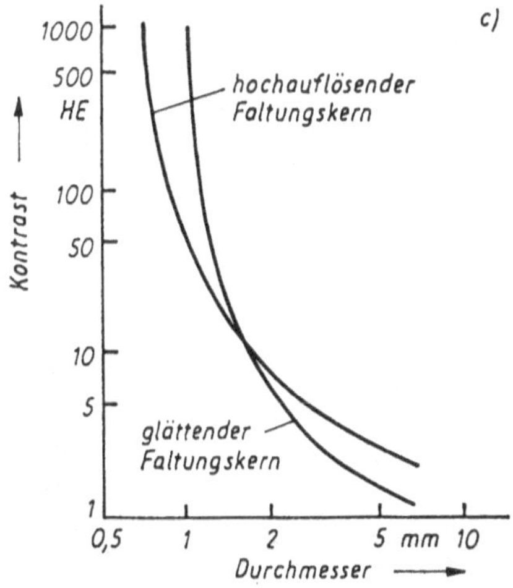

Abb. 2—14. c) Vergleich verschiedener Faltungskerne. Der hochauflösende Kern ergibt ein besseres räumliches Auflösungsvermögen im Hochkontrastbereich. Das stärkere Rauschen bei hochauflösender Rekonstruktion führt jedoch zu einer schlechteren Kontrastauflösung im Niedrigkontrastbereich.

im Niedrigkontrastbereich. In Abb. 2–14 sind 2 Beispiele angegeben, die den Einfluß von Parameterveränderungen auf das Auflösungsvermögen qualitativ zeigen.

Da Phantome unentbehrliche Hilfsmittel bei der Bestimmung und Kontrolle der Bildgüte, der Festlegung optimaler Parameter und dem Vergleich verschiedener Geräte sind, seien noch einige Bemerkungen angefügt. Die Ergebnisse, die man mit Phantomen erhält, sind vom Phantom selbst abhängig. Zahlenangaben haben also nur dann einen Sinn, wenn gleichzeitig Angaben über das Phantom gemacht werden. Kontrast-Detail-Diagramme, ebenso wie die Prospektangaben der CT-Hersteller, basieren auf Phantommessungen. Unter den ganz anderen Bedingungen der klinischen Praxis können diese Werte nicht erreicht werden. So zeigte ein Vergleich im Niedrigkontrastbereich, daß die Detailerkennbarkeit (gemessen am kleinsten sichtbaren Detaildurchmesser) bei gleichen CT-Bedingungen (Gerät, Dosis usw.) in der klinischen Praxis um den Faktor 3 bis 6 schlechter sein kann (Rockstroh et al., 85).

2.2.4. Artefakte

Artefakte sind Strukturen im Bild, die keine Entsprechung im realen Objekt haben. Sie werden durch nicht erfüllte Annahmen oder durch Näherungen bei der Bilderzeugung hervorgerufen. Es ist wichtig, das Artefaktverhalten von CT-Geräten zu kennen, um Fehlinterpretationen der Computertomogramme zu vermeiden. Artefakte können sich sehr verschieden äußern, und es kann hier nur ein kurzer Überblick über die wichtigsten Artefakte gegeben werden.

Die Aufhärtung der Röntgenstrahlung (Veränderung des Röntgenstrahlenspektrums beim Durchdringen eines Materials) führt zu Aufhärtungsartefakten (Rührnschopf und Kalender, 81; Wegener, 80), die bei heutigen CT-Geräten durch eine starke Zusatzfilterung und eine entsprechende Korrektur (Alexander et al., 85) nur zum Teil im Bild wirksam werden. Die Aufhärtungskorrektur kann allerdings nur für eine Materialart, i. allg. Wasser und wasseräquivalentes Gewebe durchgeführt werden. Anderes Material in der Schicht (insbesondere Knochen) führt zu Aufhärtungsartefakten, die sich durch dunkle Balken und Änderung des Dichtewertes bemerkbar machen (Abb. 2–15). Auch weitere Einflüsse, wie Streustrahlung (Joseph und Spital, 82) und

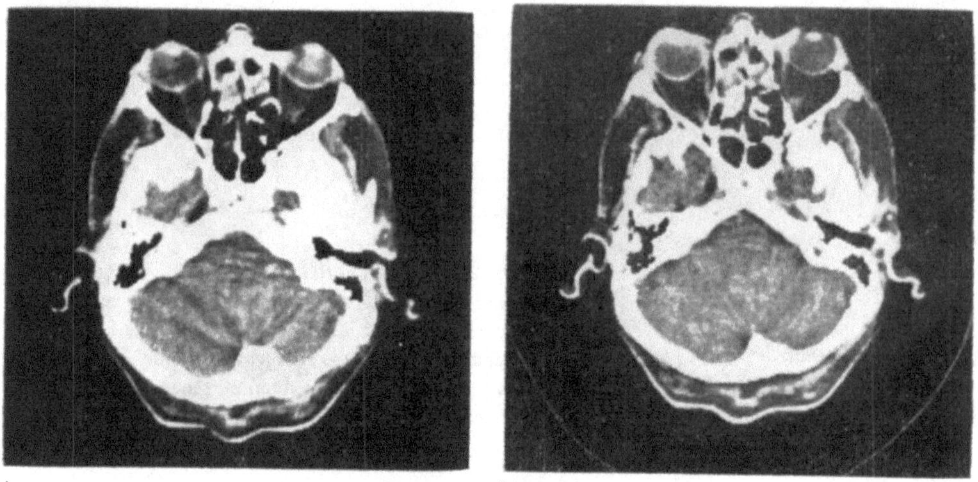

a) b)

Abb. 2–15. Aufhärtungsartefakt und Partialvolumenartefakt

a) 8 mm Schichtdicke. Der Partialvolumenartefakt zeigt sich in Streifen, die von der Protuberantia occipitalis interna ausgehen.

b) 2 mm Schichtdicke. Der Partialvolumenartefakt ist weniger stark ausgeprägt. Dieser Artefakt ist in beiden Fällen vom Aufhärtungsartefakt überlagert, der nicht durch die Schichtdicke beeinflußbar ist und besonders als Hounsfieldbalken zwischen den Felsenbeinen in Erscheinung tritt.

Partialvolumeneffekt (siehe unten), können ähnliche Erscheinungen hervorrufen. Eine Beseitigung des Aufhärtungsartefaktes durch eine materialabhängige Aufhärtungskorrektur (Rührnschopf und Kalender, 81) oder durch die Zwei-Energien-Methode (2.3.5) ist für die Routine zu aufwendig.

Der Partialvolumenartefakt (Rührnschopf und Kalender, 81) tritt bei Inhomogenitäten auf, besonders wenn sich Knochenstrukturen in axialer Richtung stark ändern. Der Partialvolumenartefakt äußert sich durch helle oder dunkle Linien, Streifen und auch großflächigeren Strukturen im Bild. Durch die Wahl einer kleineren Schichtdicke kann der axiale Partialvolumenartefakt reduziert werden (Abb. 2–15).

Die Bildrekonstruktion beruht auf der Annahme, daß sich die gescannte Schicht während der gesamten Abtastzeit nicht verändert. Diese Annahme ist nicht erfüllt, wenn sich der Patient oder einzelne Organe bewegen (Herz-, Atem-, Darmbewegung). Bewegungsartefakte (Wegener, 80) können sich in Streifen und Strahlen oder flächig auswirken (Abb. 2–16 und 2–17b). Bewegungsartefakte können durch kurze Abtastzeiten, Atemkommandos, Lagerungshilfen, Sedierung des Patienten und EKG-Triggerung bei Herzuntersuchungen (2.3.5) reduziert werden.

Der Aliasingartefakt (Stockham, 79) entsteht durch eine zu grobe Abtastung des Objektes. Er zeigt sich in periodischen Streifen besonders in größerer Entfernung vom Abtastzentrum (Abb. 2–17) und kann durch eine feinere Abtastung oder eine entsprechende Datenverarbeitung reduziert werden.

Streifenartefakte treten auch bei hohen Kontrastsprüngen auf, so bei metallischen Gegenständen (Op-Clips, Zahnfüllungen, Endoprothesen) oder großen Kontrastmittelkonzentrationen (Abb. 2–18). Durch andere Lagerung oder Neigung der Abtasteinheit lassen sich u. U. Metallteile nach außerhalb der Schicht verlagern und damit Artefakte vermeiden. Artefakte entstehen auch bei technischen Defekten der Anlage.

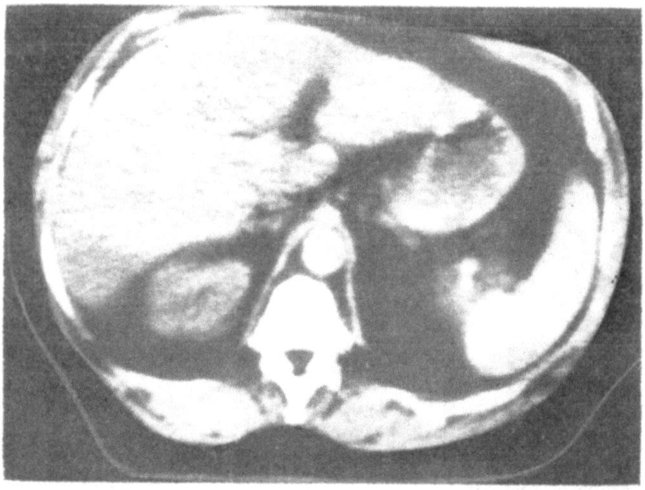

Abb. 2–16. Der hypodense Bereich im dorsalen Anteil des rechten Leberlappens wird durch einen Bewegungsartefakt hervorgerufen, wie durch segmentäre Rekonstruktion und eine geeignete Fenstereinstellung bewiesen werden konnte (Rockstroh und Rotte, 83).

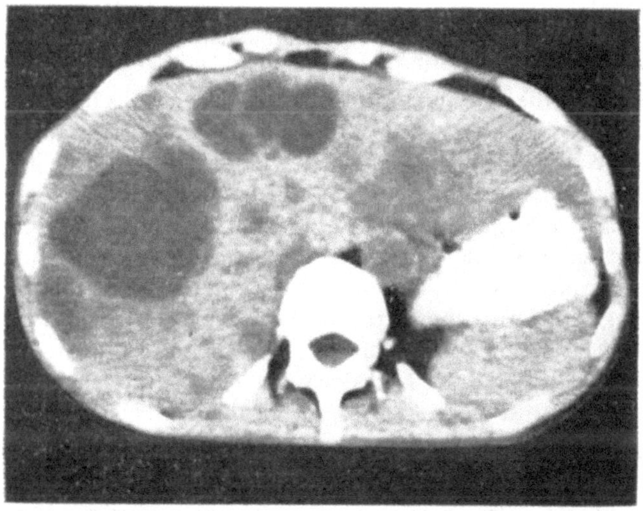

Abb. 2–17. Aliasingartefakt und Bewegungsartefakt

a) 360 Projektionen, 5 s Aufnahmezeit. Im äußeren Körperbereich ist der Aliasingartefakt sichtbar (radiale Streifen).

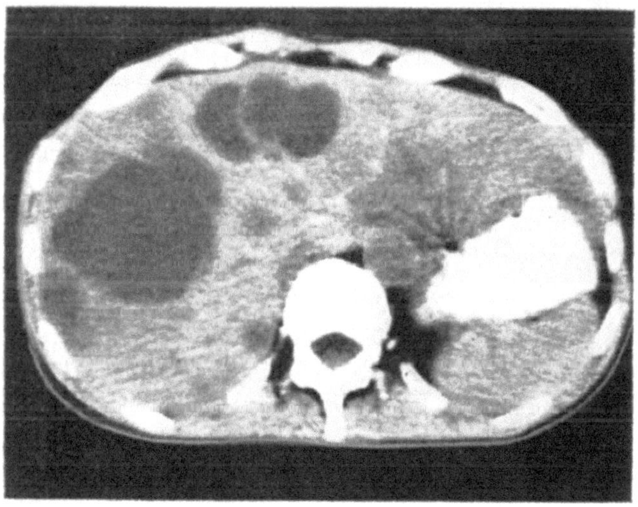

b) 720 Projektionen, 10 s Aufnahmezeit. Die feinere Abtastung beseitigt den Aliasingartefakt. Die längere Aufnahmezeit macht jedoch das Auftreten von Bewegungsartefakten wahrscheinlicher. Im Bild ist ein durch Peristaltik verursachter Bewegungsartefakt zu sehen (sternförmig vom kontrastmittelgefüllten Magen ausgehende Strahlen).

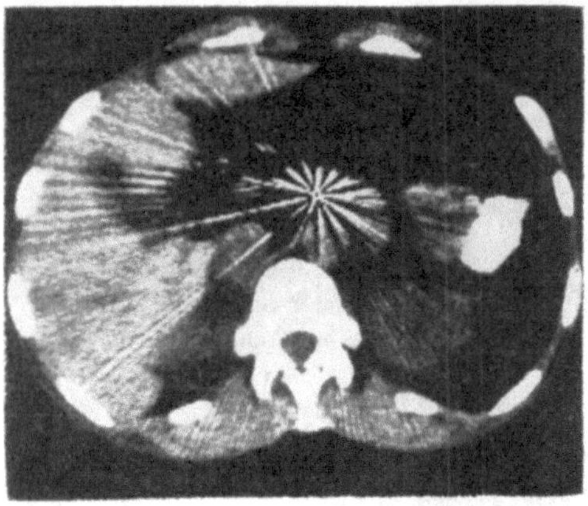

Abb. 2–18. Artefakt durch Metallclip.

2.2.5. Einfluß der Parameterwahl auf die Bildgüte

Durch die Parameterwahl für die Meßdatenaufnahme, die Bildrekonstruktion und Bilddarstellung kann der Anwender wesentlich die Bildgüte sowohl im positiven als auch im negativen Sinne beeinflussen. Für die Parameter Dosis, Schichtdicke, Projektionsanzahl und Faltungskern sind die Vor- und Nachteile sowie Empfehlungen für Untersuchungen im Niedrigkontrast (NK)- und Hochkontrast (HK)-Bereich in den Tabellen 2–1 bis 2–4 zusammengefaßt. Weitere Parameter werden im folgenden behandelt.

Abgesehen von einer Änderung der Scangeometrie bei Geräten, die das gestatten, gibt es 2 Möglichkeiten, Bildausschnitte bildschirmfüllend darzustellen: Zoom und Vergrößerung. Bei Zoom (rekonstruktive Vergrößerung) erfolgt die Aufspreizung der Meßdaten bei der Bildrekonstruktion. Der Zoomfaktor 1 (das gesamte Meßfeld wird abgebildet) ergibt bei einem Meßfelddurchmesser von 48 cm und einer Matrix 256 × 256 eine Pixelgröße von 480 mm / 256 = 1,9 mm. Wird jedoch mit einem Zoomfaktor 5 rekonstruiert (nur 1/5 des Meßfeldes wird im Bild wiedergegeben), ergibt sich unter

Tabelle 2–1. Betrachtungen zum Parameter Dosis

	Dosis		
	niedrig		hoch
Vor- und Nachteile	geringere Strahlenbelastung des Patienten		geringeres Rauschen bessere Kontrastauflösung im NK-Bereich
Empfehlungen	bei kleinem Körperumfang (Kinder)	„gerechtfertigte" Dosis (vgl. 3.1.)	Darstellung kleinster Kontraste bei kleiner Schichtdicke zur Verbesserung der Kontrastauflösung bzw. zur Reduzierung des Rauschens bei hochauflösender Rekonstruktion bei großem Körperumfang des Patienten

Tabelle 2–2. Betrachtungen zum Parameter Schichtdicke

	Schichtdicke		
	klein		groß
Vor- und Nachteile	bessere räumliche Auflösung in axialer Richtung kleinerer Partialvolumeneffekt (Auswirkung auf Dichtewert und Artefaktverhalten) mitunter höhere Strahlenbelastung für den Patienten (vgl. 3.1.)		geringeres Rauschen bessere Kontrastauflösung für große NK-Details weniger Scans für gleichen Untersuchungsbereich (rascherer Untersuchungsablauf, Materialeinsparung für die Bilddokumentation)
Empfehlungen	Normalfall für Untersuchungen im HK-Bereich bei störendem Partialvolumeneffekt	Sekundärbild-Rekonstruktion (vgl. 2.3.4.) im NK-Bereich	Normalfall für Untersuchungen im NK-Bereich

Tabelle 2–3. Betrachtungen zum Parameter Projektionsanzahl

	Projektionsanzahl	
	klein	groß
Vor- und Nachteile	kürzere Aufnahmezeit Bewegungsartefakte weniger wahrscheinlich	bessere räumliche Auflösung, besonders im äußeren Körperbereich geringerer Aliasingartefakt höhere Dosis (mAs-Produkt) verfügbar
Empfehlungen	Normalfall für Untersuchungen im NK-Bereich Einschränkung von Bewegungsartefakten (Pädiatrie, nicht kooperative Patienten)	Normalfall für Untersuchungen im HK-Bereich bei störendem Aliasingartefakt bei Wunsch nach einer hohen Dosis

sonst gleichen Bedingungen eine Pixelgröße von $480\,mm/5 \times 256 = 0{,}4$ mm. Damit sind feinere Details des Objektes abbildbar. Durch Zoom ist eine Verbesserung des räumlichen Auflösungsvermögens bei Objektstrukturen mit hohem Kontrast (feine Knochenstrukturen) solange möglich, bis die Datenaufnahme und der Rekonstruktionsalgorithmus an ihrer Leistungsgrenzen angelangt sind. Im Niedrigkontrastbereich ist keine Verbesserung zu erreichen, da nur größere Details, bei denen die Pixelgröße nicht begrenzend wirkt, erkennbar sind. Die andere Möglichkeit ist eine Vergrößerung des fertigen Bildes, auch als elektronische Vergrößerung bezeichnet. Der Vergrößerungseffekt wird hier durch Aufspreizung der Werte der Bildmatrix erreicht. Hierbei ergibt

Tabelle 2-4. Betrachtungen zum Parameter Faltungskern

	Faltungskern		
	glättend	Standard	hochauflösend
Vor- und Nachteile	geringeres Rauschen Ring- und Streifen-artefakte sind weniger sichtbar Verbesserung des Bild-eindruckes im NK-Bereich schlechtere räumliche Auflösung	für alle Anwendungs-fälle befriedigendes, aber nicht optimales Ergebnis	bessere räumliche Auf-Auflösung starkes Rauschen störend bei NK-Details Verfälschung der Dichte-werte
Empfehlungen	bei Wunsch nach Ver-besserung des Bild-eindruckes bei großen NK-Details	Normalfall für Unter-suchungen im NK- und HK-Bereich	bei Wunsch nach hoher räumlicher Auflösung kleiner HK-Details

sich keine Verbesserung der Auflösung. Eine Vergrößerung kann aber trotzdem bei der Ermittlung des Dichtewertes kleiner Details und bei Abstandsmessungen hilfreich sein.

Die Fensterbreite hat einen großen Einfluß auf den Bildkontrast. Je kleiner die Fensterbreite ist, um so kontrastreicher heben sich Details mit kleinen Schwächungswertunterschieden zur Umgebung ab. Allerdings tritt auch das Rauschen stärker hervor, und es kann dadurch zu Fehlinterpretationen kommen. Zur Erkennung von Leberläsionen wurde eine optimale Fensterbreite von etwa 128 HE ermittelt (Rockstroh et al., 85). Bei großer Fensterbreite wird ein größerer Bereich von Dichtewerten dargestellt, wodurch ein besserer Überblick möglich ist. Große Fensterbreiten werden auch bei Knochendarstellungen angewendet, insbesondere wenn durch hochauflösende Rekonstruktion ein starkes Rauschen vorliegt. Auch für die Erkennung von Artefakten sind große Fensterbreiten mitunter nützlich. Die Fenstermitte wird gleich dem mittleren Dichtewert des zu untersuchenden Organs gewählt.

2.3. Bildauswertung

Außer den im Computertomogramm bildlich dargestellten morphologischen Zusammenhängen können weitere Informationen gewonnen werden, die für die Diagnose und Therapie von Bedeutung sind. Die Vielfalt der Funktionen zur Bildauswertung und Bildmanipulation wird in der Aufzählung deutlich: Dichtemessung, Ausdruck von Dichtewerten, Darstellung von zeitlichen Dichteverläufen, Profilschnitt, Längen- und Winkelmessung, Flächen- und Volumenberechnung, statistische Auswertung von ROIs (regions of interest), Bildverschiebung, -spiegelung, -drehung und -vergrößerung, Mehrfach-Bilddarstellung, Addition, Subtraktion und Filterung von Bildern, Berechnung von Sekundärbildern sowie schnelle Wiedergabe von Bildserien. Einige wichtige Funktionen werden in den folgenden Abschnitten behandelt.

2.3.1. Dichtemessung

Die Messung der Dichte kann an beliebiger Stelle des Bildes erfolgen und ist eine wichtige Hilfe bei der Diagnosefindung. Um eine Überbewertung der Dichtemessung und damit Fehlinterpretationen zu vermeiden ist es erforderlich, die Grenzen der Dichtemessung zu kennen. Zum einen ist zu beachten, daß die Dichtewerte bei den einzelnen Patienten individuellen Schwankungen unterworfen sind, so daß nur Dichtebereiche angegeben werden können (Abb. 2–7). Teilweise wurden Korrelationen gefunden, so zum Alter und zur Konstitution des Patienten (LAMARQUE et al., 79). Zum anderen können die Dichtewerte aus physikalisch-technischen Gründen verfälscht werden. Auf Grund des Rauschens ist eine Mittelung der Dichte über mehrere Pixel erforderlich, um zuverlässigere Dichtewerte zu erhalten. Bei einer Messung über 3×3 Pixel wird die Dichte trotzdem nur innerhalb der Grenzen ± 5 HE richtig angegeben. Für genauere Dichtemessungen sind größere ROIs erforderlich. Damit sind aber kleine Objektdetails einer genauen Dichtemessung nicht zugänglich. Bei einer ROI mit 200 Pixel ist die Dichtemessung auf ± 1 HE genau. Diese Fehlerangaben beziehen sich auf durchschnittliche Werte der klinischen Praxis (Standardabweichung des Rauschens etwa 6 HE) und 95% statistische Sicherheit.

Außer diesen zufälligen Fehlern, die durch das Rauschen bedingt sind, können systematische Fehler bei der Dichtemessung auftreten. Dichtewerte können durch Artefakte (siehe auch SCHMITT et al., 87), den Partialvolumeneffekt und durch Meßfeldüberschreitungen des Objektes (LEHR, 83) verfälscht werden. Nach SCHULTZ und LACKNER, 81, können durch Strahlenaufhärtung Dichteänderungen in der Weichteilumgebung des Schädels von maximal $+20$ HE bis -65 HE, in der Umgebung des Lendenwirbels von maximal $+20$ HE bis -10 HE und in der Rippenumgebung von maximal ± 10 HE auftreten. Der Dichtewert ist auch von der Strahlenqualität, der Homogenität (erreichter Grad der Unabhängigkeit des Dichtewertes von der Positionierung des Objektes innerhalb des Meßfeldes; Alexander et al., 85), dem Rekonstruktionsalgorithmus des CT-Gerätes und weiteren Faktoren abhängig (HUNTER et al., 83; NAIDICH et al., 84; ROSENKRANZ und TELLKAMP, 84). Für Absolutmessungen ist die Temperaturabhängigkeit der Dichte zu beachten. So beträgt der Unterschied bei Wasser von 20 °C (Skalierung des Wasserwertes mit Phantom bei Zimmertemperatur) und 38 °C (Körpertemperatur) etwa 6 HE (BYDDER und KREEL, 79; FALLONE et al., 82). Diese Aufzählung der Einflußfaktoren auf den Dichtewert zeigt deutlich die Grenzen der quantitativen Auswertung.

2.3.2. Histogramm und Helltasten

Das Histogramm ist die Häufigkeitsverteilung der Dichte in einer ROI. Im Histogramm spiegeln sich die Anzahl, der Anteil und die Dichte der einzelnen Komponenten des analysierten Bereiches wider. Zur Histogrammanwendung sei auf die Literatur verwiesen: DÖHRING und LINKE, 81; HUBER, 81; LEHR und CAPEK, 85; WEGENER et al., 78; siehe ferner den nächsten Abschnitt. Auch bei der Histogrammanalyse ist es wichtig, die Grenzen zu kennen, denn viele Parameter beeinflussen und verfälschen das Histogramm (ROCKSTROH, 83). Es seien davon nur Größe, Form und Kontrast der Inhomogenitäten, Dosis, Schichtdicke und Faltungskern genannt.

Durch Helltasten (Highlighting) kann ein frei wählbarer Dichtebereich innerhalb einer ROI hervorgehoben und statistisch ausgewertet werden. Die statistische Auswertung liefert den mittleren Dichtewert, die Standardabweichung und die Fläche des hellgetasteten Bereiches.

2.3.3. Längenmessung, Flächen- und Volumenberechnung

Länge und Fläche werden durch entsprechende Auswertefunktionen nach Markierung von Anfangs- und Endpunkt der Strecke bzw. nach Umfahren der Kontur ausgegeben. Die Berechnung des Volumens eines Organs oder Organbezirkes kann durch die Addition von Teilvolumina aus Schichtfläche und Schichtdicke erfolgen. Da hierbei in jeder Schicht die Kontur umfahren werden muß, ist dieses Vorgehen recht aufwendig. Fehler können u. a. aus ungleichmäßiger Atemlage des Patienten (Fritschy und Schneekloth, 83) und einer ungeeigneten Fenstereinstellung resultieren (Schultz und Lackner, 80). Um die Strahlenbelastung des Patienten und die Auswertezeit zu reduzieren, kann das Volumen aus einer unvollständigen Schichtfolge nach Näherungsverfahren berechnet werden. Auch die statistischen Methoden Punktzählung eines Testmusters (Reid, 83), Histogramm und Helltasten (Yang et al., 86) wurden für die Volumenbestimmung genutzt. Einfacher, objektiver und reproduzierbarer wird die Auswertung durch automatische Kontursuche (Keller et al., 81) und automatische Volumenbestimmung (Lange et al., 80) unter Verwendung geeigneter Programme, die allerdings bisher nicht in der Routine allgemein verfügbar sind.

2.3.4. Sekundärbild-Rekonstruktionen

Bilddaten aufeinanderfolgender Schichten stellen eine dreidimensionale Matrix dar, aus der weitere Bilder rekonstruiert werden können. Durch Umordnung der Pixel erhält man aus den transversalen Schnitten Sekundärschnitte, nämlich sagittale, koronare oder schräge Schnitte. Auch gekrümmte Schnittflächen, z. B. entlang der Wirbelsäule oder des Gefäßverlaufes, sind möglich. Bei der multiplanaren Rekonstruktion (Aichner et al., 85) werden gleichzeitig mehrere Schnittebenen quasi-dreidimensional auf dem Bildschirm dargestellt. Auch die Oberfläche, etwa des Weichteilschädels oder des knöchernen Schädels, kann rekonstruiert und quasi-dreidimensional abgebildet werden (Witte et al., 86). Der rekonstruierte Körper ist frei im Raum drehbar. Die dreidimensionale Darstellung ist vor allem bei der Planung und Auswertung für die Schädel- und Gesichtschirurgie sowie die Analyse von Becken, Hüfte und Wirbelsäule hilfreich.

2.3.5. Spezielle Techniken

Spezielle Techniken erweitern das Leistungsspektrum der CT. So liefert die dynamische CT (Alexander et al., 85) Aussagen zur Durchblutung und Funktion von Organen (siehe Kapitel 4). Hierbei sind hohe Aufnahmefrequenzen und die Möglichkeit der graphischen Darstellung der Dichteänderungen in Abhängigkeit von der Zeit erforderlich. Eine spezielle Form der dynamischen CT ist die Cardio-CT, bei der aus EKG-getriggerten Aufnahmen Bilder für beliebige Herzphasen rekonstruiert werden können

(ROGALSKY und HAHN, 82). Die CT-Geräte der 3. und 4. Generation ermöglichen gegenwärtig meistens eine Aufnahmefrequenz von 8 bis 12 Bildern/min. Eine wesentliche Erhöhung der Aufnahmefrequenz auch bei mechanisch bewegten Systemen deutet sich aber bereits an.

Bei der Zwei-Energien-Methode (KALENDER et al., 86) erfolgt die Durchstrahlung der untersuchten Schichten mit 2 verschiedenen Röntgenstrahlenspektren, indem z. B. wechselweise 80 und 125 kV an die Röhre angelegt werden. Dadurch ist es möglich, die Materialzusammensetzung zu ermitteln und den Knochenmineralgehalt zu bestimmen. Außerdem können monochromatische Bilder, die keine Aufhärtungsartefakte enthalten, rekonstruiert werden.

2.4. Literatur

1. AICHNER, F., U. MAYR, G. DEGENHART: Eine neue dreidimensionale Bilddarstellung in der Computertomographie. Fortschr. Röntgenstr. *142* (1985) 395
2. ALEXANDER, J., W. KALENDER, G. LINKE: Computertomographie — Bewertungsmerkmale, Gerätetechnik, Anwendungen. Siemens AG, Berlin (West) 1985
3. BOYD, D. P., M. J. LIPTON: Cardiac computed tomography. Proc. IEEE *71* (1983) 298
4. BYDDER, G. M., L. KREEL: The temperature dependence of computed tomography attenuation values. J. Comput. Assist. Tomogr. *3* (1979) 506
5. COHEN, G., F. A. DIBIANCA: The use of contrast-detail-dose evaluation of image quality in a computed tomographic scanner. J. Comput. Assist. Tomogr. *3* (1979) 189
6. DÖHRING, W., G. LINKE: Modifizierte CT-Bildwiedergabe durch Schwächungswertetransformationen. Fortschr. Röntgenstr. *134* (1981) 343
7. FALLONE. B. G., P. R. MORAN, E. B. PODGORSAK: Noninvasive thermometry with a clinical x-ray CT scanner. Med. Phys. *9* (1982) 715
8. FRITSCHY, P., G. SCHNEEKLOTH: Praktische Probleme der Lebervolumenbestimmung aus computertomographischen Transversalschnitten. Fortschr. Röntgenstr. *138* (1983) 453
9. HERMAN, G. T.: Image reconstruction from projections. Academic Press, New York 1980
10. HINDEL, R.: Review of optical storage technology for archiving digital medical images. Radiology *161* (1986) 257
11. HUBER, G.: Das Histogramm als Grundlage der Quantifizierung des intrakraniellen Liquorkompartimentes. Röntgenpraxis *34* (1981) 130
12. HUNTER, T. B., G. D. POND, O. MEDINA: Dependence of substance CT number on scanning technique and position within scanner. Comput. Radiol. *7* (1983) 199
13. JATTEAU, M., C. BERCHE: Review of image reconstruction techniques in medical transaxial computed tomography. Ann. Radiol. *26* (1983) 13
14. JOSEPH, P. M., R. D. SPITAL: The effects of scatter on x-ray computed tomography. Med. Phys. *9* (1982) 464
15. KALENDER, W. A., C. SÜSS: Physikalische Grundlagen der hochauflösenden Computertomographie. Röntgenpraxis *38* (1985) 158
16. KALENDER, W. A., W. H. PERMAN, J. R. VETTER, E. KLOTZ: Evaluation of a prototyp dual-energy computed tomographic apparatus. Med. Phys. *13* (1980) 334
17. KELLER, J. M., F. M. EDWARDS, R. RUNDLE: Automatic outlining of regions on CT scans. J. Comput. Assist. Tomogr. *5* (1981) 240
18. KRESTEL, E.: Bildgebende Systeme für die medizinische Diagnostik. Siemens AG, Berlin (West) 1980
19. LAMARQUE, J. L., J. M. BRUEL, R. DONDELINGER, B. VENDRELL, O. PELISSIER et al.: Our experimental study of physiological modifications of densities. In: Abdominal computerized tomography. Excerpta Medica, Amsterdam 1979
20. LANGE, S., H. STIEHL, D. v. KEYSERLINGK, E. HABERMALZ: Automatische Volumetrie der Gehirnventrikel. Fortschr. Röntgenstr. *133* (1980) 18

21. LEHR, J. L.: Truncated-view artifacts: Clinical importance on CT. Amer. J. Roentgenol. *141* (1983) 183
22. LEHR, J. L., P. CAPEK: Histogram equalization of CT images. Radiology *154* (1985) 163
23. N. N., Firmenschrift Siemens AG: Informationen zur Computertomographie: Systeme, Anwendungsbereiche, Strahlenbelastung. Bestell-Nr. M-R 36/1874
24. NAIDICH, D. P., E. A. ZERHOUNI, S. S. SIEGELMAN: Computed tomography of the thorax. Raven Press, New York 1984
25. NICKOLOFF, E. L., R. RILEY: A simplified approach for modulation transfer function determinations in computed tomography. Med. Phys. *12* (1985) 437
26. PETERSILKA, E., M. PFEILER: Zur Technik der Computertomographie. Röntgenber. *6* (1977) 233
27. REID, M. H.: Organ and lesion volume measurements with computed tomography. J. Comput. Assist. Tomogr. *7* (1983) 268
28. RIEDERER, S. J., N. J. PELC, D. A. CHESLER: The noise power spectrum in computed x-ray tomography. Phys. Med. Biol. *23* (1978) 446
29. RIENMÜLLER, R., B. SOMMER, J. DOPPMANN, M. SCHÄTZL: Das Topogramm im Rahmen der mediastinalen Computertomographie. Electromedica *49* (1981) 117
30. ROCKSTROH, G.: Die quantitative CT-Auswertung mittels Histogramm und deren Grenzen. Radiol. diagn. *24* (1983) 665
31. ROCKSTROH, G., K.-H. ROTTE: Der Einfluß von Rekonstruktions- und Auswerteparametern bei Computertomographie auf die Abbildungsgüte im Niedrigkontrastbereich. Radio. diagn. *24* (1983) 265
32. ROCKSTROH, G., K.-H. ROTTE, E. KRIEDEMANN, H. COBET, F. BOITZ, N. CIMANOWSKI: ROC-Untersuchung zur Erkennbarkeit von Leberläsionen in Computertomogrammen. Digit. Bilddiagn. *5* (1985) 70
33. ROCKSTROH, G., K.-H. ROTTE, E. KRIEDEMANN, H. COBET, F. BOITZ, N. CIMANOWSKI: Die Auswertung von Computertomogrammen am Schwarzweiß- und am Farbmonitor: Ein ROC-Vergleich. Digit. Bilddiagn. *7* (1987) 151
34. ROGALSKI, W., R. HAHN: Kardioaufnahmetechnik mit dem Somatom. Elektromedica *50* (1982) 51
35. ROSENKRANZ, G., H. TELLKAMP: Zur Aussagekraft von Dichtemessungen in der CT. Radiol. diagn. *25* (1984) 21
36. RÜHRNSCHOPF, E.-P., W. A. KALENDER: Artefakte durch nichtlineare Teilvolumen- und Aufhärtungseffekte bei der Computertomographie. Electromedica *49* (1981) 96
37. SCHMITT, W. G. H., M. O. MAHMALAT, H. K. BEYER: Die Meßgenauigkeit der computertomographischen Densitometrie in der Nachbarschaft des Beckenskeletts. Fortschr. Röntgenstr. *146* (1987) 34
38. SCHULTZ, E., K. LACKNER: Die Bestimmung des Volumens von Organen mit der Computertomographie. Fortschr. Röntgenstr. *132* (1980) 672
39. SCHULTZ, E., K. LACKNER: Die Auswirkung von Strahlenschwächung und Strahlenaufhärtung auf die gemessenen CT-Werte. CT — Sonogr. *1* (1981) 83
40. STOCKHAM, C. D.: A simulation study of aliasing in computed tomography. Radiology *132* (1979) 721
41. WEGENER, O. H., P. KOEPPE, H. OESER: Measurement of lung density by computed tomography. J. Comput. Assist. Tomogr. *2* (1978) 263
42. WEGENER, O. H.: Artefakte in der Computertomographie. Fortschr. Röntgenstr. *132* (1980) 643
43. WITTE, G., W. HÖLTJE, U. TIEDE, M. RIEMER: Die dreidimensionale Darstellung computertomographischer Untersuchungen kraniofazialer Anomalien. Fortschr. Röntgenstr. *144* (1986) 400
44. YANG, N.-C., P. K. LEICHNER, E. K. FISHMAN, S. S. SIEGELMAN, T. L. FRENKEL et al.: CT volumetrics of primary liver cancers. J. Comput. Assist. Tomogr. *10* (1986) 621

3. Strahlenbelastung und Strahlenschutz

von G. Rockstroh

3.1. Patienten

Bekanntlich kann die Einwirkung ionisierender Strahlung zu somatischen und genetischen Schäden führen. Deshalb wird in der ICRP 26 gefordert, daß bei medizinischen Maßnahmen unnötige Strahlenexpositionen zu vermeiden und erforderliche Strahlenexpositionen durch den Nutzen zu rechtfertigen sind, der auf andere Weise nicht erreichbar wäre. Die tatsächlich verabreichten Dosen sollten auf den kleinsten Wert begrenzt werden, der mit dem medizinischen Nutzen für den einzelnen Patienten im Einklang steht. Damit ergibt sich für den Arzt die Verpflichtung, die Strahlenbelastung und das Risiko einer Untersuchung sowie die mögliche Einflußnahme auf die Strahlenbelastung zu kennen, um entsprechend handeln zu können.

Wegen der einfachen Möglichkeit zur Messung wird in der Röntgendiagnostik oft die Oberflächendosis angegeben, die dann als Maß für das Strahlenrisiko der Röntgenuntersuchung betrachtet wird. Die Oberflächendosis beträgt je nach CT-Gerät und Aufnahmeparametern etwa 10 bis 100 mGy (1 bis 10 R) für eine Serie von aneinander angrenzenden Schichten. Der obere Grenzwert gilt für Hochdosistechnik zur Erreichung bester Kontrastauflösung. Die häufig angegebene Oberflächendosis für eine Einzelschicht ist um den Aufbaufaktor, der zwischen 1,2 und 2 liegt, niedriger (Abb. 3–1). Eine Risikoabschätzung für die Untersuchung oder ein Vergleich verschiedener Röntgentechniken ist mit der Oberflächendosis aber nicht möglich, denn weder das bestrahlte Volumen noch die Tiefendosisverteilung werden dabei erfaßt. Die Tiefendosisverteilung bei der CT und der konventionellen Röntgentechnik unterscheiden sich wesentlich voneinander (Abb. 3–2). Bei der letzteren nimmt die Dosis von der Eintritts- zur Austrittsseite stark ab. Bei der CT hingegen ist wegen der Rundumbewegung der Röhre bei Geräten der 3. und 4. Generation die Oberflächendosis rund um den Patienten annähernd konstant (kleine Abweichungen durch die Patientengeometrie). Die Oberflächendosis ist i. allg. größer als bei konventioneller Technik. Zur Körpermitte reduziert sich die Dosis nur auf etwa die Hälfte bis ein Drittel. Die Oberflächendosis vermittelt eine Vorstellung von der Belastung der strahlenempfindlichen oberflächennahen Augenlinse. Für Risikoabschätzungen ist die Angabe der Organdosen für die

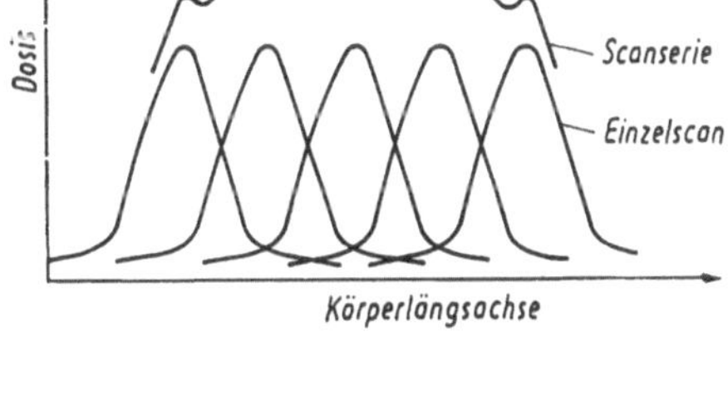

Abb. 3–1. Oberflächendosis bei Einzelscan und Scanserie (McCullough, 80).

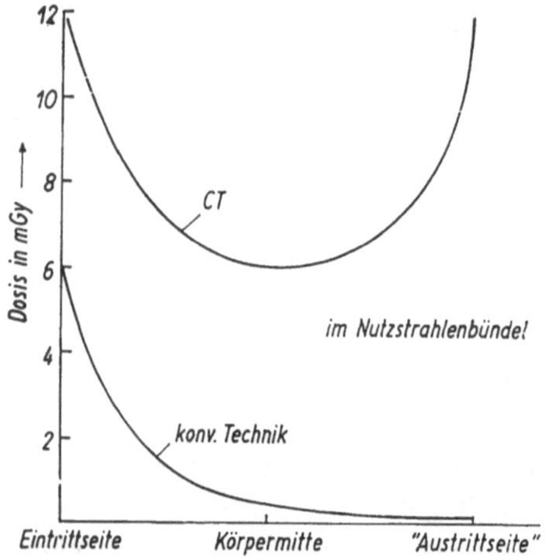

Abb. 3–2. Tiefendosisverteilung bei konventioneller Röntgentechnik und CT (nach Stieve und Schmidt, 81).

Organe, die strahlenbiologisch besonders kritisch sind, sinnvoller. Das betrifft hinsichtlich somatischer Schäden vor allem rotes Knochenmark, Lunge, weibliche Brust sowie Schilddrüse und hinsichtlich genetischer Schäden Hoden und Ovarien.

Die Organdosis ist der Mittelwert der Energiedosis, wobei sich die Mittelung über das gesamte Volumen des betrachteten Organs erstreckt. Die Organdosis kann nicht am Patienten gemessen werden, sondern man erhält sie aus Phantommessungen oder Berechnungen. Größere Werte der Organdosis treten auf, wenn sich das Organ im Nutzstrahl befindet. Aber auch sonst ergibt sich infolge der Streustrahlung ein mehr oder weniger großer Beitrag je nach Entfernung des Organs von der gescannten Schicht (siehe Einfluß auf die Organdosis am Beispiel der Gonaden weiter unten). Von Ewen et al., 80, wurden Organdosen für CT-Untersuchungen ermittelt, die in Tabelle 3–1 wiedergegeben sind. Weitere Werte befinden sich z. B. in Fiebach et al., 83, wo außerdem gezeigt wurde, daß nicht nur der Gerätetyp, sondern im viel stärkeren Maße die

Tabelle 3–1. Organdosen bei CT-Untersuchungen mit einem Somatom 2 nach Ewen et al., 80 (Die Dosis der weiblichen Brust wurde nicht gemessen, sondern gleich der Dosis der Lunge gesetzt)

Untersuchung	Schichtbreite (mm)	kV	mAs	Zahl der Schichten pro Untersuchung	Organdosen (mGy)					
					Schilddrüse	Brust	Lunge	Knochenmark	Ovarien	Hoden
Schädel	8	125	460	10	1,10	0,19	0,19	4,70	0,01	< 0,01
Thorax	8	125	230	25	12,20	21,20	21,20	4,30	0,07	0,03
Abdomen	8	125	230	34	0,43	5,80	5,80	9,80	7,90	1,30
Ganzkörperübersicht „Topogramm“		125	40 (a. p.)	—	0,01	0,13	0,13	0,17	0,23	0,17

Tabelle 3–2. Risiko für CT-Untersuchungen (genetische Schäden bzw. Todesfälle je Untersuchung) nach einer Zusammenstellung in Stargardt et al., 84

Abdomen	genetisch	0,6 bis 200 $\times$ 10^{-6}
	somatisch	3 bis 50 $\times$ 10^{-6}
Schädel	genetisch	0,05 bis 0,3 $\times$ 10^{-6}
	somatisch	1 bis 40 $\times$ 10^{-6}

Untersuchungstechnik (Körperbereich, Schichtanzahl usw.) Einfluß auf die Organdosen haben. In Ewen et al., 80, sind auch Organdosen für konventionelle Röntgenuntersuchungen enthalten. Daraus ist zu ersehen, daß die Organdosen bei der CT vergleichsweise hoch liegen. Das erhöhte Strahlenrisiko bei der CT muß durch den Nutzen für die Versorgung und weitere Behandlung des Patienten gerechtfertigt werden können. Aus der Literatur sind verschiedene Risikoabschätzungen für CT-Untersuchungen bekannt, die je nach Untersuchung, Untersuchungstechnik, Gerät und Methode der Risikoabschätzung recht unterschiedlich ausfallen. Zur Orientierung sind in Tabelle 3–2 Risiken in ihrer gesamten Schwankungsbreite angegeben.

Die technische Realisierung des CT-Gerätes wirkt sich auf die applizierte Dosis insbesondere durch die Leistungsparameter und die Betriebsart der Röhre (kontinuierliche oder gepulste Strahlung), die geometrischen Verhältnisse einschließlich der Anordnung der Blenden, die Filterung der Röntgenstrahlung und die Strahlenausnutzung des Detektorsystems aus. Aber auch der Anwender kann, wie bereits erwähnt, die Dosis ganz wesentlich beeinflussen.

Im Interesse des Strahlenschutzes des Patienten ist zu beachten:

- strenge Indikation,
- mAs-Produkt nur so groß, wie für die Diagnose erforderlich,
- Vermeidung unnötiger Scans,
- Beachtung der Körperbereiche mit risikorelevanten Organen (Stargardt et al., 84),
- technisch einwandfreies Gerät.

Die gewählte Schichtdicke beeinflußt auf den ersten Blick nicht das Strahlenrisiko wenn man davon ausgeht, daß eine halb so große Schichtdicke die doppelte Anzahl von Scans erfordert, um den gleichen Untersuchungsbereich abzudecken. Genauere Betrachtungen zeigen jedoch, daß eine kleine Schichtdicke je nach Gerätetyp u. U. zu einer höheren Strahlenbelastung führt. Die Ursache ist in der Blendengeometrie zu suchen, mit der ein Kompromiß zwischen einem möglichst rechteckigen Empfindlichkeitsprofil der Schicht und einem nicht zu sehr davon abweichenden Dosisprofil realisiert wird (Alexander et al., 85). Hinzu kommt, daß der Untersucher bei einer kleinen Schichtdicke ein größeres mAs-Produkt wählen muß, falls das Kontrastauflösungsvermögen sich nicht verschlechtern darf.

Die Anwendung von Strahlenschutzmitteln ist bei der CT stark eingeschränkt. Innerhalb des Nutzstrahles ist eine partielle Abdeckung (z. B. der Gonaden) wie bei konventioneller Röntgendiagnostik wegen der Art der Bilderzeugung nicht möglich. Außerhalb der Scanebene ist eine Bleiabdeckung rund um den Patienten als Gonadenschutz nur wenig wirkungsvoll (Rockstroh und Grunst, 84). Die Gonadendosis wird bei kleiner Entfernung der Gonaden von der Scanebene vor allem durch intrakorporelle Streustrahlung verursacht, die nicht durch eine Abdeckung reduziert werden kann

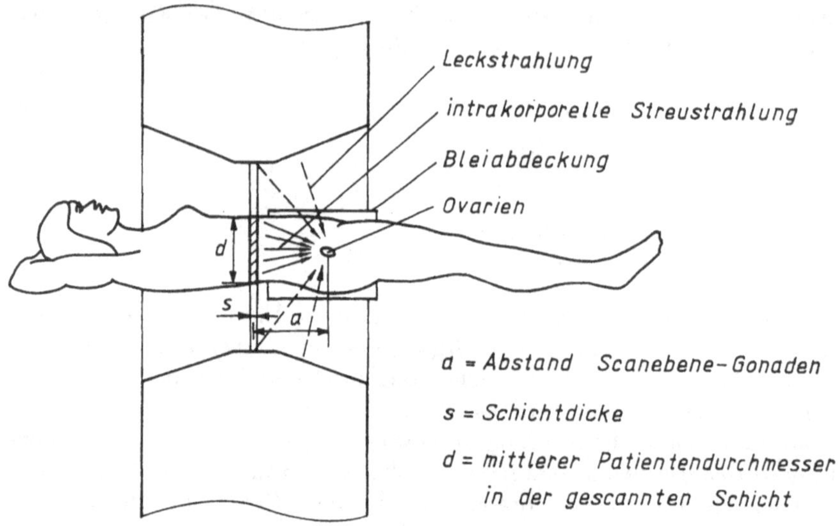

Abb. 3–3. Schematische Darstellung der geometrischen Verhältnisse und der Einflußfaktoren auf die Gonadendosis (Rockstroh und Grunst, 84).

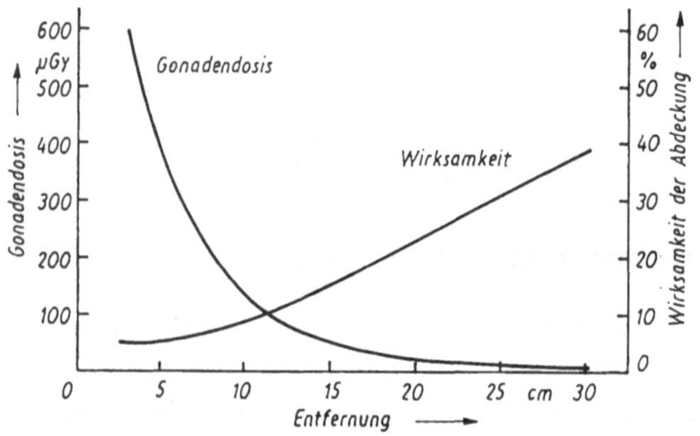

Abb. 3–4. Gonadendosis je Scan (ohne Gonadenschutz, Somatom 2, 125 kV, 230 mAs, 8 mm Schichtdicke) und relative Wirksamkeit einer Gonadenabdeckung (0,5 mm Blei) in Abhängigkeit von der Entfernung zur Scanebene (Rockstroh und Grunst, 84).

(Abb. 3–3). Die Gonadendosis (Abb. 3–4) fällt näherungsweise exponentiell mit dem Abstand zwischen Gonaden und Scanebene. Gleichzeitig ist in der Abbildung die Wirksamkeit der Abdeckung dargestellt, d. h. der prozentuale Anteil der Gonadendosis, der durch die Abdeckung reduziert werden kann. Daraus ist zu entnehmen, daß bei kleinem Abstand, bei dem die Strahlenbelastung groß ist, die Wirksamkeit nur 5—10% beträgt. In 30 cm Entfernung steigt die Wirksamkeit auf etwa 40% und in noch größeren Entfernungen (Schädeluntersuchungen) kann sie über 90% betragen (Möller et al., 82). Bei diesen Entfernungen ist aber die Gonadendosis auch ohne Abdeckung so stark gesunken, daß sie sehr klein im Vergleich zur natürlichen Strahlenbelastung ist und daher ein Schutz entfallen kann. Bei männlichen Patienten ist eine Reduzierung durch Anwendung von Hodenschutzkapseln, die im Gegensatz zu einer Abdeckung auch einen großen Teil der intrakorporellen Streustrahlung absorbieren, möglich. Orientierende Messungen ergaben eine Reduzierung der Gonadendosis um den Faktor 5 bis 10. Die Anwendung von Hodenschutzkapseln wird daher für männliche Patienten im generationsfähigen Alter bei Untersuchungen im Bereich des Beckens und Abdomens sehr empfohlen.

Besondere Beachtung ist dem Strahlenschutz bei Kindern und Jugendlichen zu schenken. Sie sind wesentlich strahlenempfindlicher als Erwachsene und auf Grund ihrer Lebenserwartung eher von dem Risiko der Kanzerogenese betroffen. Die kleineren Körperabmessungen führen zu geringeren Abständen zwischen der gescannten Schicht und den risikorelevanten Organen. Im Nutzstrahl fällt infolge des kleinen Körperumfanges die Tiefendosis zur Mitte weniger stark ab. Daraus ergeben sich bei gleichem mAs-Produkt größere Organdosen als bei Erwachsenen (Schmidt und Stieve, 80). Zu den Strahlenschutzmaßnahmen bei Kindern und Jugendlichen gehört eine dem Körperumfang angepaßte Reduzierung des mAs-Produktes.

3.2. Personal

Erfordert die Untersuchung die Anwesenheit von Personal im Aufnahmeraum, so ergibt sich eine Strahlenbelastung des Personals vor allem durch die vom Patienten ausgehende Streustrahlung. Die Abb. 3–5 zeigt ein Beispiel für die Ortsdosis in der Nähe eines CT-Gerätes. Aus der Abbildung sind die „sicheren" Orte dieses Gerätes, nämlich seitlich der Abtasteinheit, zu ersehen, aber auch die der relativ hohen Belastung (etwa unter einem Winkel von 45° zur Patientenlängsachse), an denen gelegentlich auch der Aufenthalt des Arztes und seiner Mitarbeiter notwendig ist. Hier verläuft die Isodose für 1 µSv/Schicht in knapp 2 m Entfernung vom Scanzentrum. In 1 m Entfernung beträgt die Dosis unter den gleichen Bedingungen 3,2 µSv/Schicht (N. N.).

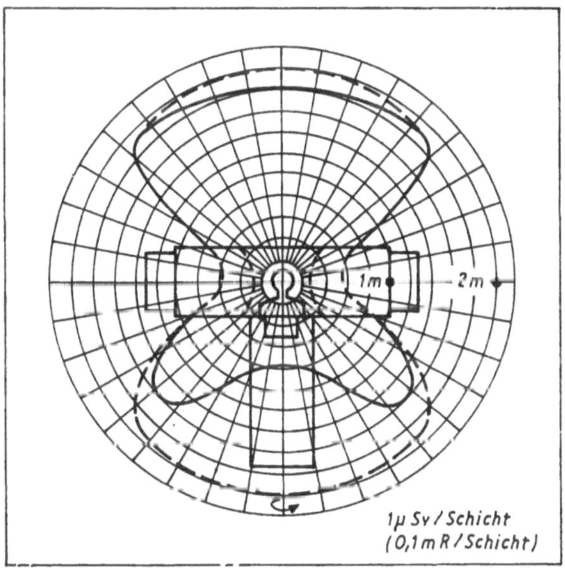

Abb. 3–5. Ortsdosis am Somatom DR bei 125 kV, 230 mAs, 8 mm Schichtdicke und Plexiglasstreukörper (20 cm Durchmesser, 32 cm Länge). Isodose für 1 µSv/Schicht in der Patientenebene ———, außerhalb der Patientenebene ------- (N. N.).

Für den Strahlenschutz des Personals gelten die bekannten Regeln:

- Aufenthalt im Aufnahmeraum während der Untersuchung nur wenn erforderlich und nur so lange wie erforderlich;
- Strahlenschutzkleidung tragen;
- nicht in den Nutzstrahl fassen (kann außerdem zu Artefakten führen);
- möglichst Orte geringer Strahlenbelastung aufsuchen;
- nach Möglichkeit Abstand halten, denn die Strahlenbelastung verringert sich mit dem Quadrat der Entfernung von der Strahlenquelle (wenn diese als punktförmig angenommen wird) und beträgt somit in doppelter Entfernung nur noch ein Viertel.

3.3. Literatur

1. Alexander, J., W. Kalender, G. Linke: Computertomographie — Bewertungsmerkmale, Gerätetechnik, Anwendungen. Siemens AG, Berlin (West) 1985
2. Ewen, K., H. Steiner, R. Jungblut, D. Günther, W. D. Schoppe: Die Bestimmung von Organdosen bei Röntgenaufnahmen und computertomographischen Untersuchungen sowie die Berechnung der somatisch signifikanten Dosisindizes. Fortschr. Röntgenstr. *133* (1980) 425
3. Fiebach, B. J. O., K. Ewen, H. B. Makoski: Die Strahlenexposition bei Ganzkörper- und Schädel-CT-Untersuchungen in Abhängigkeit von untersuchungstechnischen Parametern. CT — Sonogr. *3* (1983) 108
4. ICRP Publication 26: Empfehlungen der Internationalen Strahlenschutzkommission. Stuttgart 1978
5. McCullough, E. C.: Specifying and evaluating the performance of computed tomography (CT) scanners. Med. Phys. *7* (1980) 291
6. Möller, I., D. Kühne, H. Vogel, H. D. Borchers, H. Löhr: Strahlenexposition und Strahlenrisiko der kranialen Computertomographie. CT — Sonogr. *2* (1982) 1
7. N. N., Firmenschrift Siemens AG: Meßeigenschaften Somatom DR-System. Bestell-Nr. A19100-M2112-A5-01
8. Rockstroh, G., M. Grunst: Gonadenschutz bei Computertomographie? Radiol. diagn. *25* (1984) 319
9. Schmidt, T., F. E. Stieve: Radiation exposure of infants and children in computed tomography. Ann. Radiol. *23* (1980) 143
10. Stargardt, A., S. Gursky, G. Rockstroh: Zum Strahlenrisiko der Computertomographie. Radiol. diagn. *25* (1984) 205
11. Stieve, F. E., T. Schmidt: Strahlenexposition und Strahlenschutz bei der Computertomographie. Röntgenpraxis *34* (1981) 87

4. Computertomographische Untersuchungstechnik

von K.-H. Rotte

4.1. Vorbereitung der Patienten

Zu jeder CT-Untersuchung hat der Patient grundsätzlich nüchtern zu erscheinen, d. h. Nahrungskarenz mindestens 4 Stunden vor dem Untersuchungsbeginn. Dieses ist besonders deshalb notwendig, da in der Mehrzahl der Fälle erst während des Untersuchungsablaufs entschieden werden kann, ob eine intravenöse Kontrastmittelinjektion gegeben werden muß. Nur bei sehr unruhigen und aufgeregten Patienten sowie bei Kleinkindern kann eine medikamentöse Sedierung notwendig sein. Eine Allgemeinnarkose ist nur in Ausnahmefällen erforderlich.

Vor CT-Untersuchungen des Abdomens müssen Röntgenuntersuchungen des Magen-Darmtraktes mit Bariumsulfat-haltigen Kontrastmitteln vermieden werden, da diese KM-Reste schwere, die CT-Untersuchung beeinträchtigende Artefakte verursachen. Dieses ist bei den Terminvergaben zu berücksichtigen.

Bei der computertomographischen Untersuchung des Abdomens ist eine orale Kontrastierung von Magen und Darm notwendig. Hierzu werden dem Patienten zwischen 250 bis zu 1000 ml einer 1–3%igen Lösung eines nierengängigen jodhaltigen Kontrastmittels (Gastrografin, Visotrast 370) 30 bis 120 Minuten vor Untersuchungsbeginn verabreicht. Die Menge des zu verabreichenden Kontrastmittels und das Intervall bis zum Untersuchungsbeginn hängen von der zu untersuchenden Region ab (Oberbauch, Becken). Hiermit sollen der Magen und die Darmschlingen von den übrigen abdominalen Strukturen und eventuellen Raumforderungen markiert werden. Zur schnelleren Füllung des Ileums und Kolons können peristaltikanregende Pharmaka wie z. B. Paspertin oder Buscopan angewendet werden. Bei pathologischen Prozessen im kleinen Becken kann eine retrograde Kontrastfüllung des Rektosigmoids mit wasserlöslichem ionischem Kontrastmittel oder einer stark verdünnten Bariumsulfatlösung sinnvoll sein.

Die Harnblase läßt sich häufig schon im uringefülltem Zustand bezüglich intra- und extravesikaler sowie muraler Veränderungen ausreichend beurteilen, so daß nur bei besonderen Fragestellungen eine Kontrastfüllung der Harnblase retrograd oder über eine Ausscheidungsurographie erforderlich ist. Bei Frauen hat sich die Markierung der Vagina mit einem Tampon zur besseren Abgrenzung von pathologischen Prozessen des kleinen Beckens bewährt.

4.2. Nativuntersuchung

In der Regel wird eine CT-Untersuchung ohne intravenöser Kontrastmittelapplikation begonnen, d. h. als Nativuntersuchung. Sie erfolgt meist in Rückenlage des Patienten. Bei speziellen Fragestellungen oder Tumorlokalisationen kann sie auch in Bauch-, Seiten- oder Schräglage durchgeführt werden. Das untersuchungstechnische Vorgehen richtet sich nach den zu untersuchenden Körperregionen und nach den jeweiligen klinischen Fragestellungen. In der Regel wird mit einer digitalen Übersichtsaufnahme (Topogramm, Scout-View, Pilot-Scan) zur Lokalisierung der ersten Schichtebene begonnen. Zum Abschluß der Untersuchung kann am initialisierten Topogramm ein Überblick über die Anzahl und Lokalisation der einzelnen angefertigten Schichten gewonnen werden. Die Schichtfolge erfolgt im Körperbereich in der Regel von kranial nach kaudal. Für die Auswahl der Schichtdicke und des Tischvorschubes ist die Detailausdehnung und das Artefaktverhalten von großem Einfluß. Kleine Befunde können Schichtdicken von 1—4 mm und überlappende Schichten erfordern, größere Befunde werden mit 8—10 mm Schichten und einem entsprechenden Tischvorschub ausreichend beurteilbar dargestellt. Für die Diagnostik mit optimaler Dichteauflösung wird während der Untersuchung die Fensterbreite so gewählt, daß sie dem mittleren Schwächungswert des untersuchten Organs entspricht. Die Fensterbreite muß so eingestellt werden, daß das Spektrum der pathologischen Absorptionsveränderungen durch unterschiedliche Graustufen abgebildet wird. So erfordern z. B. Knochen sehr große Fensterbreiten, während bei parenchymatösen Organen wie Gehirn und Leber die Fensterbreite relativ klein gehalten werden kann. Interessierende Bildausschnitte können während der Untersuchung vergrößert werden. Somit werden detailliertere Aussagen bei kleineren pathologischen Prozessen erhalten. Die Erstellung von Sekundärschnitten (longitudinal, saggital, frontal), die aus aneinandergereihten axialen Tomogrammen rekonstruiert werden, kann die Tumorausdehnung in der Körperlängsachse bestimmen.

CT-Untersuchungen im Bereich des Thorax und Abdomens werden im Atemstillstand während des Abtastvorganges bei möglichst gleicher Atemphase während der einzelnen Scans durchgeführt.

4.3. Intravenöse Kontrastmittelapplikation

Die Indikationen zur intravenösen Kontrastmittelapplikation ergibt sich bei der Nativuntersuchung zur Klärung differentialdiagnostischer Fragen, zur besseren Abgrenzung unterschiedlicher Gewebestrukturen und zur Kontrastierung von Gefäßen. Kontrastmittelinjektionen bewirken in der Regel eine unterschiedliche Kontrastanhebung (Enhancement) in normalem und in pathologischem Gewebe. Als Kontrastmittel werden nephrotope ionische (Diatrizoate, Iotalamate, Ioglicate) oder die als weniger toxisch geltenden nicht-ionischen trijodierten Kontrastmittel (Iohexol, Iopromide) angewendet (Felix et al., 81). Als Dosierung werden in der Regel 1 bis 1,5 ml eines 65%igen Kontrastmittels pro Kilogramm Körpergewicht genommen. Die Applikationsarten können unterschiedlich sein. Je kürzer die Injektionszeit einer bestimmten Kontrastmittelmenge ist, desto stärker ist das kurzzeitige Enhancement des betreffenden Zielorgans. Nach Hübener, 80, wird eine maximale arterielle Gefäßanfärbung nach 10—15 Sekunden erreicht, während eine optimale Parenchymanfärbung (kapilläre Phase der Durchblutung) in der Zeitspanne zwischen 30—60 Sekunden nach der Injektion eintritt. Aus diesem Grunde wird heute die sog. Bolusinjektion bevorzugt, bei der das Kontrastmittel mit einem flow von 6—8 ml/sec. manuell oder maschinell injiziert wird. Mit der Scan-Serie sollte begonnen werden, wenn die Kontrastmittelwelle den venösen Schenkel des Zielorgans erreicht hat, was bei abdominellen Organen etwa 20 Sekunden nach Injektionsbeginn wäre (Wegener, 81). Nach einer vorwiegend intravasalen Phase erfolgt durch Diffusion des Kontrastmittels in das Interstitium das parenchymatöse

Enhancement. Bei Untersuchungen größerer Körperabschnitte mit vielen Einzelschichten wird die Kontrastmittelinfusion empfohlen (BURGENER u. HAMLIN, 81, HÜBENER, 81, WEGENER, 81). Hierbei werden 60—80 ml eines 65%igen Kontrastmittels in 150—200 ml Infusionslösung appliziert. Das Enhancement ist geringer als bei der Bolusinjektion, jedoch läßt sich hiermit eine gleichmäßige Kontrastierung der Gefäße und somit ihre Unterscheidung von Lymphknoten erreichen. Bei suspekten CT-Befunden hat sich die Kombination von Infusion und gezielter Bolusinjektion in den interessierenden Schichtebenen als am effektivsten erwiesen.

4.4. Die dynamische Computertomographie

Für spezielle und detaillierte Aussagen bei verdächtigen oder unklaren Befunden wird die dynamische CT eingesetzt. Hierbei handelt es sich um eine Untersuchung, bei der nach Applikation eines Kontrastmittels dessen Dynamik in Gefäßen und Geweben kontinuierlich erfaßt werden kann, und zwar optisch wie auch quantitativ meßbar (METZGER, 85). Um die Kontrastmittel-Dynamik zu erfassen, muß eine möglichst schnelle Scanfolge ohne Tischvorschub in einer definierten Schichtebene des Körpers über ein hinreichendes Zeitintervall durchgeführt werden. Dieses ist auch mit Tischvorschub in mehreren benachbarten Schichtebenen möglich.

Synonym wird die dynamische CT nach ihrer Anwendung als Serien-CT, Angio-CT, Sequenz-CT oder Cardio-CT bezeichnet. CT-Geräte der 3. Generation erlauben bei einer Scan-Zeit von 3,2 sec. und einem scanfreiem Intervall von 1,8 sec. insgesamt 12 Scans pro Minute. Hierbei besteht die Möglichkeit, die Meßdaten eines Röhrenumlaufs (Einzelbild) in 3 Teilbilder zu zerlegen (Splitting), so daß insgesamt 36 Bilder pro Minute zur Auswertung verwendet werden können. CT-Geräte der 4. Generation ermöglichen dagegen bei einer Repetitionszeit von nur 2,7 Sekunden (Scanzeit 1,9 sec., Intervall 0,8 sec.) und 6 Split-Bildern pro Umlauf eine wesentlich schnellere Bildsequenz und einen zeitlichen Abstand von etwa 0,5 Sekunden (METZGER, 85). Nach Kontrastmittel-Bolusinjektion besteht mit Hilfe geeigneter Rechenprogramme die Möglichkeit, die Änderung der Schwächungswerte einzelner Bildpunkte oder frei gewählter Regionen (ROI) in jeder beliebigen anatomischen Struktur in Abhängigkeit von der Zeit qualitativ zu messen und in Dichte-Zeit-Diagrammen graphisch darzustellen. Sie gestatten bei typischem Kurvenverlauf morphologische und in begrenztem Umfange funktionelle Aussagen. So können avaskuläre und vaskularisierten Tumoren differenziert werden und Aussagen zum Grad der Vaskularisation gemacht werden. In der Differenzierung von benignen und malignen Tumoren kann die dynamische CT hilfreich sein.

Der steile Anstieg der Dichte-Zeit-Kurve ist Ausdruck des arteriellen Einstroms und ein Maß für den Vaskularisierungsgrad innerhalb der ROI. Ein verzögerter Anstieg weist auf eine Einstrombehinderung oder anderen Verteilungsvorgang hin. Der abfallende Schenkel der Kurve nach einem maximalem Enhancement ist ein Maß für den venösen Abfluß des Kontrastmittels. Das sich danach einstellende Plateau zeigt das Flußgleichgewicht des Kontrastmittels zwischen dem intra- und extravasalen Raum.

Die hochgesteckten Erwartungen an die dynamische CT die artspezifischen Aussagen pathologischer Prozesse auf Grund quantitativer Analysen der Dichte-Zeit-Diagramme zu verbessern, haben sich für die Mehrzahl der soliden Tumoren nur sehr bedingt erfüllt. Bei den derzeitig verfügbaren Geräten sind nach METZGER, 85, die

Meßgeschwindigkeiten noch nicht schnell genug für Aussagen über eine tumorspezifische Kontrastmittel-Dynamik und über ablaufende Diffusionsvorgänge zwischen Intravasalraum und Interstitium. Nachteilig sind auch die Beeinträchtigung der Schnittebenen durch unterschiedliche Atemphasen bei mangelnder Kooperation des Patienten sowie eine erforderliche Mindestgröße von 2,5—3 cm für die Erstellung von ROIs. Prinzipiell lassen sich nach HELLER et al., 81, alle Körperregionen mit der dynamischen CT untersuchen, wobei allerdings auf Grund der zunehmenden Entfernung von den großen Gefäßstämmen eine Verdünnung des Kontrastmittelbolus weniger aussagekräftige Dichte-Zeit-Diagramme zustande kommen läßt. Bevorzugt findet die dynamische CT Anwendung bei Raumforderungen der Leber, des Pankreas, der Nieren, des Thorax und im zerebralen Bereich.

4.5. CT-gestützte Feinnadelbiopsie

Zur definitiven Klärung eines tumorverdächtigen Subtrates leistet die CT-gestützte Feinnadelbiopsie (FNB) einen entscheidenden Beitrag. Die Vorteile dieser Methode liegen in der genauen Lokalisation des pathologischen Prozesses, der exakten Bestimmung der Eindringtiefe und der direkten Darstellung der Nadelspitze.

Erstmals wurde diese Methode von HAAGA und ALFIDI, 76, beschrieben und hat sich in kurzer Zeit allgemein durchgesetzt (BOURBEAU et al., 79, FERRUCCI u. WITTENBERG, 79, DONDELINGER et al., 81, MITTY et al., 81, TRILLER et al., 82, 83, HAAGA, 79, LÜNING et al., 84, 86).

In Vorbereitung dieser Untersuchung sind die Blutungs- und Gerinnungszeiten zu bestimmen. Vor der Punktion wird Atropin appliziert. Bei stark erregten Patienten kann ein Sedativum injiziert werden.

Mit Hilfe der Computertomographie wird die interessierende Ebene lokalisiert und der geeignete Zugang zum pathologischen Befund gesucht. Kontrollscans erfolgen in Atemstillstand nach Markierung der Haut mit einer dünnen Metallmarke oder mit einem aus radiopakem Angiographiekathetern angefertigtem Markierungsgitter mit je 1 cm Abstand zwischen den Katheterteilen (FERUCCI u. WITTENBERG, 78, LÜNING et al., 84). Dieses erleichtert die Festlegung der Einstichstelle. Anhand des Querschnittbildes kann genau die Einstichtiefe und der Einstichwinkel bestimmt werden. Nach Desinfektion und Lokalanästhesie erfolgt an dieser Stelle die Punktion. Verwendet werden Kanülen von 0,5—0,9 mm Durchmesser und 90 bis 200 mm Länge. Die Länge der Kanüle steht in Abhängigkeit vom Punktionsweg. Auch Chiba- oder Rotexkanülen finden hier Anwendung. Die vorgesehene Punktionstiefe wird durch einen auf der Nadel angebrachten Plastering markiert, der ein zu weites Vordringen der Nadel verhindern soll. Einige Autoren verwenden auch, besonders bei mehr oberflächlichen, aber auch bei tiefer gelegenen Prozessen, dickere Nadeln wie Menghini- oder Vim-Silverman-Nadeln. Die Nadellage bei der Punktion kann mit einem Kontroll-Scan ermittelt und dokumentiert werden. Bei richtiger Nadellage wird unter mehrmaligem Hin- und Herschieben der Nadel um wenige Millimeter durch ständige Aspiration mit einer Plastikspritze Zellmaterial gewonnen werden. Die Nadel wird nach Zurückgleiten des Spritzenkolbens aus dem Körper entfernt. Das aspirierte Zellmaterial wird durch langsame Kolbenbewegung aus der Nadel auf einen Objektträger gebracht und ausgestrichen und fixiert. Routinemäßig sollten 3—5 Punktionsversuche fächerförmig ausgeführt werden, um genügend repräsentatives Material zur Erlangung einer Diagnose zu erhalten. Von FERRUCCI und WITTENBERG, 78, wurde die Tandemtechnik beschrieben. Hierbei wird zusätzlich zu einer gut sitzenden Kanüle parallel dazu eine zweite eingeführt. Eine dieser Nadeln bleibt während des Punktionsvorgangs immer als Leitschiene im Punktionsobjekt. Eine vorangehende Kontrastmittelbolusinjektion erleichtert eine Feinnadelbiopsie aus besonders interessierenden Tumorarealen (LÜNING et al., 84). Komplikationen bei der Feinnadelbiopsie sind gering. Bei Biopsien im Bereich des Thorax oder der kranialen Leberanteile kann es zu Pneumothoraces kommen. Lokale Blutungen nach Biopsie sind meist wenig ausgeprägt. Tumorzellverschleppungen sind sehr selten. Nach der Biopsie sollte der Patient mindestens 2 Stunden in ärztlicher Kontrolle bleiben.

Eingeschränkte Indikationen zur CT-gezielten Feinnadelbiopsie bestehen bei Gerinnungsstörungen, Hämangiomen sowie bei sehr unruhigen, nicht kooperativen Patienten. Kleine Herde mit weniger als 1 cm Durchmesser lassen sich schwer lokalisieren und können schon bei geringen Atembewegungen verfehlt werden. Mit größeren Tumoren steigt die Trefferquote an. Die Punktionsergebnisse stehen in engem Zusammenhang mit den Erfahrungen des Punkteurs und des auswertenden Zytologen.

Punktiert werden können alle computertomographisch lokalisierbaren und mit der Nadel erreichbaren Befunde. Man sollte jedoch die CT-gezielte FNB erst dann einsetzen, wenn z. B. im Abdomen eine Ultraschall-gezielte Biopsie nicht möglich oder erfolglos war. Dieses kann notwendig sein bei Tumoren und Metastasen der Leber, Milz, Pankreas, Nebennieren und Nieren, primären Retroperitonealtumoren, intraabdominellen und retroperitonealen Lymphknotenvergrößerungen und Tumoren des Peritoneums sowie bei Tumoren nahe der lateralen und vorderen Beckenwand.

Bei pulmonalen Prozessen ist die unter Bildverstärker-Fernsehdurchleuchtung durchgeführte Nadelbiopsie in ihren Ergebnissen der CT-gezielten FNB gleichwertig und sollte wegen der Möglichkeit der direkten Durchleuchtungskontrolle der Nadelführung bevorzugt werden. Jedoch bestehen Indikationen zur CT-gezielten FNB bei mediastinalen Tumoren und Lymphknotenvergrößerungen sowie bei pleuralen und Thoraxwandprozessen.

Mit einer diagnostischen Treffsicherheit bis nahezu 100% hat sich die CT-gezielte Feinnadelbiopsie als sehr wertvolle, für viele Tumorlokalisationen unverzichtbare Methode zur definitiven Abklärung eines pathologischen Befundes erwiesen.

4.6. Literatur

1. BOURBEAU, D., J. SYLVESTER, H. P. LEVESQUE, R. C. DUNAULT: Computed tomography and fine needle biopsy in surgery of the pancreas. Canad. J. Surg. *22* (1979) 29–33
2. BURGENER, F. A., D. J. HAMLIN: Contrast enhancement in abdominal CT: Bolus vs. infusion. Amer. J. Roentgenol. *137* (1981) 351–358
3. CLAUSSEN, C. C., G. LINKE, R. FELIX, B. LOCHNER, H.-J. WEIMANN, O.-H. WEGENER: Bolusgeometrie und -dynamik nach intravenöser Kontrastmittelinjektion. Fortschr. Röntgenstr. *137* (1982) 212–216
4. CLAUSSEN, C. C., B. LOCHNER: Dynamische Computertomographie. Springer-Verlag, Berlin–Heidelberg–New York–Tokyo, 1983
5. DONDELINGER, R., S. MEOLI, J. C. KURDZIEL: Aspiration et drainage percutaneous des collections thoracique et abdominales sous controlle tomodensitometrique. J. Radiol. *63* (1982) 75–83

6. Felix, R., E. Kazner, O.-H. Wegener: Contrast media in computed tomography. Excerpta Medica, Amsterdam—Oxford—Princeton, 1981
7. Ferrucci, J. T., J. Wittenberg: CT biopsy of abdominal tumors: Aids for lesion localization. Radiology *129* (1978) 739—744
8. Heller, M., K. F. Gürtler, E. Grabbe: Serien-Computertomographie. In: Ganzkörper-Computertomographie. Hrsg.: G. Friedmann, E. Bücheler, P. Thurn. Georg Thieme Verlag, Stuttgart—New York, 1981
9. Haaga, J. R., R. J. Alfidi: Precise biopsy localization by computed tomography. Radiology *118* (1976) 603—607
10. Haaga, J. R.: New techniques for CT-guided biopsies. Amer. J. Roentgenol. *133* (1979) 633—635
11. Hacker, H., H. Becker: Time controlled computed tomographic angiography. J. Comp. Ass. Tomogr. *1* (1977) 405—409
12. Harter, L. P., A. A. Moss, H. J. Goldberg, B. H. Gross: CT-guided fine-needle aspirations for diagnosis of benign and malignant diseases. Amer. J. Roentgenol. *140* (1983) 363—366
13. Hübener, K.-H., K. J. Klott: „Statisches" und „dynamisches" Kontrastmittelenhancement des Körperstammes — Computertomographie. Fortschr. Röntgenstr. *133* (1980) 347—354
14. Husband, J., J. Kelsey Fry: Computed tomography of the body. MacMillan Publ. LTD, London—Basingstoke, 1981
15. Kober, B., A. Gamroth, H. J. Hermann, K. zum Winkel, U. Mende, B. Kimmig: Angio-CT: Eine Erweiterung der Diagnostik maligner Leberprozesse. Fortschr. Röntgenstr. *139* (1983) 260—266
16. Lüning, M., B. Schmeisser, H. Wolff, W. Schöpke, E. Hoppe, R. Meyer: Ergebnisanalyse 96 CT-gesützter Feinnadelbiopsien bei Raumforderungen der Leber. Fortschr. Röntgenstr. *141* (1984) 267—275
17. Lüning, M., R. Kursawe, D. Lorenz, A. Menzel, W. Schöpke, A. Stargardt, E. Hoppe, R. Meyer: Reduktion des diagnostischen Aufwands durch CT-gestützte Feinnadelbiopsien bei Pankreasraumforderungen. Radiol. diagn. *25* (1984) 701—717
18. Lüning, M.: Diagnostische perkutane Feinnadel-Aspirationsbiopsien. Computertomographie. In: Bildgebende Diagnostik abdominaler Erkrankungen. Hrsg.: M. Lüning, G. Liess. VEB Georg Thieme Verlag, Leipzig, 1986
19. Metzger, H.: Klinische Wertigkeit der dynamischen CT. In: Die klinische Wertigkeit neuer bildgebender Verfahren. Hrsg.: W. Frommhold, P. Gerhardt. Georg Thieme Verlag, Stuttgart—New York, 1985
20. Mitty, H. A., S. C. Efremidis, H.-C. Yeh: Impact of fine-needle biopsy as management of patients with carcinoma of the pancreas. Amer. J. Roentgenol. *137* (1981) 1119—1121
21. Seidel, K.: Theoretische Grundlagen und Untersuchungstechniken. Computertomographie. In: Bildgebende Diagnostik abdominaler Erkrankungen. Hrsg.: M. Lüning, G. Liess. VEB Georg Thieme Verlag, Leipzig, 1986
22. Seidel, K., M. Lüning: Dynamische CT. Medizin aktuell *10* (1984) 445—447
23. Taenzer, V., E. Zeitler: Contrast media in urography, angiography and computerized tomography. Georg Thieme Verlag, Stuttgart—New York, 1983
24. Triller, J., B. Schneekloth, B. Marincek, R. Kraft: Computertomographisch gezielte Feinnadelpunktion abdomineller Raumforderungen. Radiologe *22* (1982) 484—492
25. Wegener, O.-H.: Ganzkörper-Computertomographie. S. Karger Verlag, Basel—München—London—New York—Sydney, 1981

5. Tumoren des Gesichtsschädels

von K.-H. ROTTE

5.1. Einleitung

Im Bereich des Gesichtsschädels sind etwa 1–2% aller malignen Tumoren lokalisiert. Hierbei überwiegt das männliche Geschlecht bezüglich der Tumorträger. Klinisch hat sich für die Lokalisation und Stadieneinteilung die Unterscheidung in eine obere, mittlere und untere Etage des Gesichtsschädels bewährt. Zur oberen Etage gehören die Stirnhöhle, Orbitae und Siebbeinzellen, zur mittleren Etage die Kieferhöhlen und die Nasenhaupthöhle, zur unteren zählen der Gaumen, Nasopharyngealraum, Retromaxillarraum sowie der Unterkiefer, Zunge und Zungenbodenmuskulatur. Die anatomischen und pathologisch-anatomischen Besonderheiten der unterschiedlichen Tumortypen und -lokalisationen erfordern eine gesonderte Besprechung.

5.2. Tumoren der Orbita und der Augen

5.2.1. Vorbemerkungen

Die knöcherne Begrenzung der Orbita erfolgt durch das Os zygomaticum, das Os frontale, die Maxilla, das Siebbein und das Os lacrimalis. Der größte Breiten- und Tiefendurchmesser beträgt ca. 40 mm. Im axialen Computertomogramm lassen sich retrobulbär die Muskuli recti medialis und lateralis sowie der Nervus opticus vom retrobulbären Fettgewebe abgrenzen. Weiterhin kommen die Linse, der Glaskörper und die Sklera zur Abbildung. Im koronaren Computertomogramm werden zusätzlich die oberen und unteren Augenmuskeln sichtbar. Die maximale Breite des Nervus opticus wird mit 3–4 mm, die Länge mit 40 mm angegeben (JACOBS et al., 80). Die Breite des medialen Rektusmuskels wird mit 3,5–4 mm, die des lateralen Rektusmuskels mit 1–2,5 mm angegeben. Die normalgroße Tränendrüse kann Abmessungen bis zu 12 × 20 mm haben (JACOBS et al., 80). Bei kleineren Abmessungen ist sie jedoch nicht immer im Computertomogramm abgrenzbar.

Die normalen Dichtewerte für den Nervus opticus werden mit 30–40 Hounsfield-Einheiten (HE) angegeben, die der Augenmuskeln zwischen 35 und 45 HE mit einem Dichteanstieg auf 60–65 HE nach Kontrastmittelinjektion (BERGERON et al., 84, SALVOLINI et al., 77).

Orbitale Tumoren sind relativ selten. So wird von HENDERSON eine Inzidenz von 0,43‰ bezogen auf das Krankengut der Mayo-Klinik angegeben. Unter den malignen Tumoren machen die Malignome der Orbita weniger als 1‰ aus, in der DDR 0,5‰. Die Verteilung der histologischen Diagnosen, auf die Gesamtzahl der untersuchten orbitalen Raumforderungen bezogen, ist in Tabelle 5–1 dargestellt. Hierbei zeigen sich bei den einzelnen Autoren z. T. deutliche Unterschiede in der Häufigkeitsverteilung.

Tabelle 5-1. Histologische Verteilung orbitaler Raumforderungen

Art der Raumforderung	Sammelstatistik			
	BERGERON et al. $n = 1089$ Pat. Häufigkeit in Prozent		KAZNER et al. $n = 604$ Pat.	
Gutartige Tumoren		17,0		26,8
Kavernöses Hämangiom	8,0		4,8	
Meningeome	5,0		8,4	
Meningeome der Optikusscheide			2,9	
Neurinome	2,0		1,6	
Lipome			1,3	
Epidermoidzysten	2,0		2,2	
Fibrome			0,8	
Angioleiomyome			0,2	
Bösartige Tumoren		44,0		21,8
Primäre Karzinome und Metastasen	20,0		8,4	
Maligne Lymphome	7,0		4,0	
Tumoren der Tränendrüsen	5,0		2,6	
Melanome	3,0		2,0	
Sarkome (Fibro-, Rhabdomyo-)	4,0		1,8	
Gliome des N. opticus	4,0			
Zylindrome			0,8	
Hämangioendotheliome			1,0	
Basaliome			0,5	
Entzündliche Prozesse		11,0		13,6
Pseudotumoren	7,0		5,8	
Myositis			3,1	
Mukozelen	4,0		2,5	
Abszesse			0,8	
Endokrine Ophthalmopathie		6,0		10,2
Andersartige Veränderungen		15,0		9,1
Nicht gesicherte Prozesse		2,0		18,3

5.2.2. Spezielle Untersuchungstechnik

In der Regel wird die Untersuchung mit axialen Scans parallel zur Infraorbitomentallinie begonnen. Der Kopf des Patienten sollte dabei leicht zurückgeneigt sein, da der Röntgenstrahl parallel zum Orbitaboden verlaufen muß. Hierzu ist eine Gantry-Neigung von +20 Grad notwendig. Es werden Schichtdicken von 4 mm bei einem Tischvorschub von 3—4 mm angewendet. Zur besseren Beurteilung des Orbitadaches und -bodens mit den angrenzenden Nasennebenhöhlen erlauben koronare Schichten wertvolle Zusatzinformationen (FRIEDMANN et al., 81, HUSBAND, 81, KAZNER et al., 81, KLÖPPEL et al., 85, TADMOR, 78). Zum Ausschluß bzw. Nachweis einer intrakraniellen Tumorausbreitung und zur besseren Abgrenzung gegenüber anderen Weichteilstrukturen sind intravenöse Kontrastmittelgaben indiziert. Diese können als Bolusinjektionen oder als schnelle Drip-Infusionen verabreicht werden.

Bei diagnostisch unklaren orbitalen Raumforderungen kann die CT-gezielte Feinnadelbiopsie zur definitiven Klärung dieser Prozesse beitragen (Czerniak et al., 84, Kriedemann et al., 85). Dieses ist allerdings nur in ausgewählten Fällen mit geeigneter Lokalisation und bei entsprechenden Erfahrungen des Untersuchers erfolgversprechend und relativ komplikationslos.

5.2.3. CT-Kriterien retrobulbärer Tumoren

Das *kavernöse Hämangiom* gehört zu den häufigsten primären benignen Tumoren der Orbita und wird mit einer Häufigkeit von 4,8–16% aller Orbitatumoren angegeben (Bergeron et al., 85, Jacobs et al., 80). Dieser Tumor ist bei Frauen etwa doppelt so häufig wie bei Männern und kann in jedem Lebensalter auftreten. Im Computertomogramm stellt sich dieser Tumor als glatt begrenzte weichteildichte Raumforderung dar, die nach Kontrastmittelinjektion einen Dichteanstieg zeigt. Computertomographisch gelingt es in den meisten Fällen, den Tumor isoliert vom Nervus opticus darzustellen (Abb. 5–1).

Die *Meningeome* als zweithäufigste benigne Tumoren sind meist solide, manchmal auch verkalkende, von einer Kapsel umgebene Raumforderungen. Nach Kontrastmittelinjektion zeigen sie ein deutliches Enhancement. Diese Tumoren können in die Nasennebenhöhlen durchbrechen oder als Meningeome des Tuberculum sellae, der Keilbeinflügel oder der Olfactoriusrinne in die Orbita einbrechen. Im Computertomogramm findet sich eine Verdickung und Verdichtung der Knochenstrukturen sowie intrakranielle und/oder intraorbitale Weichteilmassen. Die von der Opticusscheide ausgehenden Meningeome führen zu einer spindel- oder manschettenförmigen Verdickung des Nervus Opticus (Abb. 5–2). Die selteneren *Optikusgliome* treten in der Regel im Kindesalter auf und zeigen computertomographisch ein ähnliches Bild wie die Meningeome der Optikusscheide. Sie zeigen jedoch kein eindeutiges Enhancement nach Kontrastmittelinjektion (Kazner et al., 81).

Neurinome und *Fibrome* imponieren als glatt begrenzte Raumforderungen ohne nachweisbare Destruktion der Orbitawand. Multiple Tumoren können bei der Neurofibromatose Recklinghausen gefunden werden.

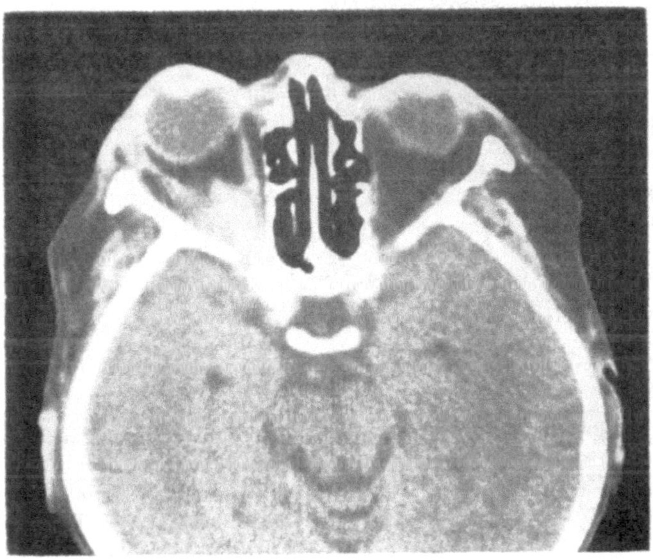

Abb. 5–1. Kavernöses Hämangiom der linken Orbita. Raumforderung in der hinteren Orbita mit Dichteanhebung nach Kontrastmittelinjektion. Deutlicher Exophthalmus links.

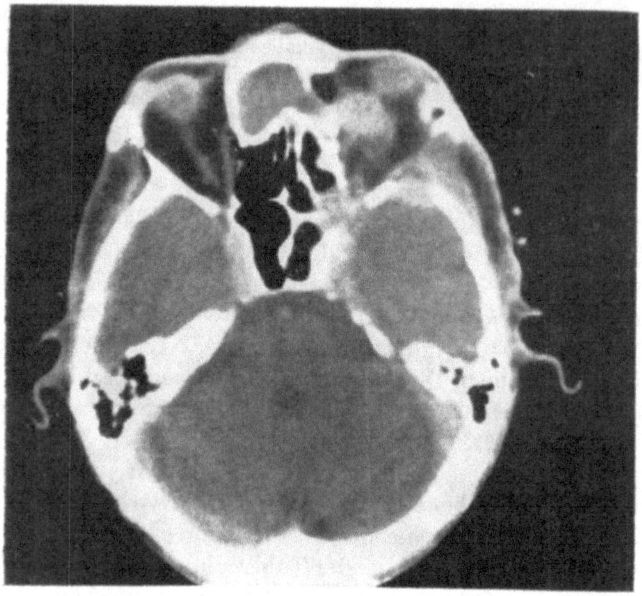

Abb. 5–2. Meningeom der rechten Optikusscheide mit Auftreibung des Sehnervens.

Lipome, Epidermoid- und *Dermoidzysten* stellen sich als glatt begrenzte Raumforderungen mit fettäquivalenten, oder, je nach ihrer Zusammensetzung, mit flüssigkeitsäquivalenten Dichtewerten dar.

Zu den *malignen Tumoren* der Orbita gehören die von den Tränendrüsen ausgehenden sowie die von den Nasennebenhöhlen oder dem Nasopharynx in die Orbita infiltrierenden Karzinome. Letztere verursachen die gleichen ophthalmologischen Symptome wie die primären Tumoren der Orbita. Das adenoid-zystische Karzinom (Zylindrom) zeigt ein schnelles Wachstum und kann durch die knöcherne Wand der Orbita in benachbarte Strukturen infiltrieren (Abb. 5–3). Im Kindesalter finden sich die von

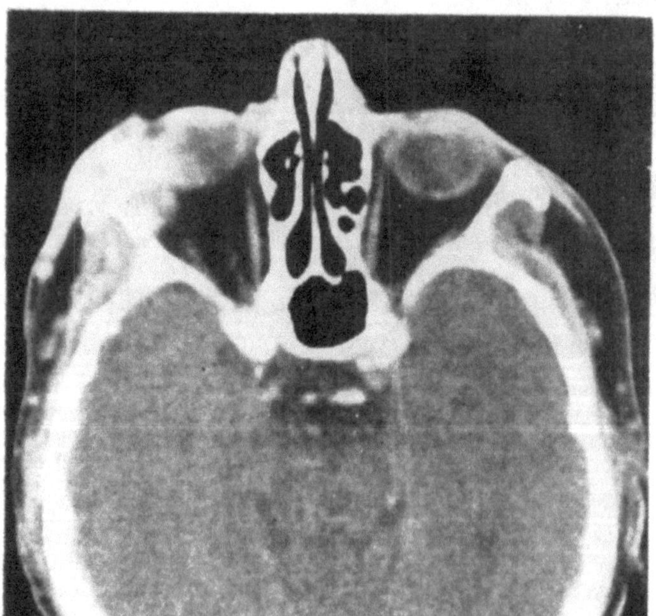

Abb. 5–3. Karzinom der linken Tränendrüse. Weichteildichte Raumforderung zwischen lateraler Orbitawand und Bulbus. Mäßiger Exophthalmus.

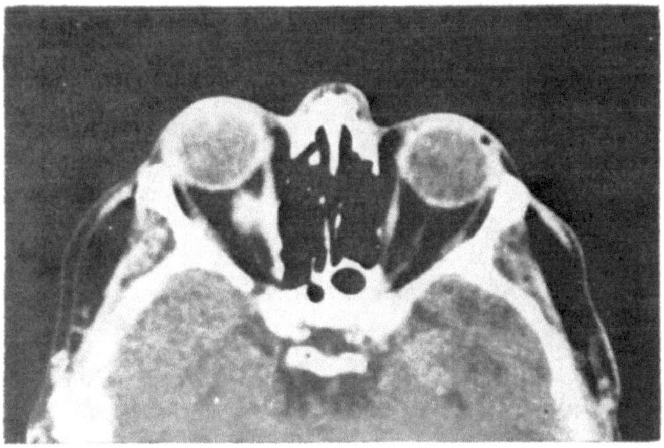

Abb. 5-4. Metastase eines malignen Melanoms. Auftreibung des linken Sehnervs.

der Augenmuskulatur ausgehenden, sehr rasch wachsenden *Rhabdomyosarkome*. *Neuroblastome* treten ebenfalls im frühen Kindesalter auf und zeichnen sich durch ein schnelles Wachstum und rasche Metastasierung aus.

Die malignen Orbitatumoren können ein unterschiedliches Erscheinungsbild zeigen. Sie sind scharf oder unscharf begrenzt und von unterschiedlicher Dichte. Oft sind sie von den benachbarten Strukturen im Nativbild nicht abgrenzbar, jedoch ist hier eine Kontrastmittelinjektion oft weiterführend. Das Vorhandensein einer orbitalen Raumforderung mit Knochendestruktionen ist ein wichtiges Hinweiszeichen auf den Malignitätscharakter der Läsion. Orbitatumoren können in die Nasennebenhöhlen wie auch in die vordere Schädelgrube infiltrieren (Alper, 80, Lloyd, 79).

Eine Reihe von Organkrebsen wie das Bronchial-, Mamma-, Nieren-, Schilddrüsen-, Uterus-, Pankreas- und Kolonkarzinom können in die Orbita metastasieren. Im Computertomogramm lassen sich solitäre oder multiple Raumforderungen erkennen, die zunächst relativ gut abgrenzbar sind, später aber in die Muskeln infiltrieren und auch zu Knochendestruktionen führen. Nach intravenöser Kontrastmittelinjektion zeigen die meisten der intraorbitalen Metastasen ein Enhancement. Nach Forbes et al., 80, breiten sich die retrobulbären Metastasen häufiger intrakraniell als die primären retrobulbären Tumoren aus (Abb. 5-4).

Maligne Lymphome stellen etwa 4—10% der Tumoren der Orbita dar. Während die Lymphogranulomatose relativ selten die Orbita befällt, kommen hier die Non-Hodgkin-Lymphome relativ häufig vor, insbesondere die mit einer B-Lymphozyten-Proliferation. Häufig sind die malignen Lymphome mit einem periorbitalen Ödem umgeben (Forbes et al., 80). Sie können als umschriebene isolierte oder als diffus infiltrierende Tumoren auftreten. Nach Bruneton u. Schneider, 86, ist die häufigste Lokalisation der lymphoiden Tumoren das lakrimale obere temporale Kompartiment. Bei fortgeschrittenen Tumoren findet sich eine Raumforderung von unzureichender Abgrenzbarkeit gegenüber den Augenmuskeln und dem Nervus opticus. Auch Erosionen und Destruktionen der lateralen Orbitawand sind Zeichen einer ausgedehnteren Ausbreitung der malignen Lymphome. Maligne Lymphome der Orbita erscheinen im Computertomogramm homogen und hyperdens und zeigen nur ein leichtes Enhancement nach intravenöser Kontrastmittelinjektion (Abb. 5-5).

Bei weniger ausgedehnten Tumoren läßt sich häufig das Kompartiment erkennen, von dem der Tumor ausgegangen ist. Dieses erleichtert die Diagnose und Differentialdiagnostik der entsprechenden Raumforderung. So unterscheidet man von der Muskulatur

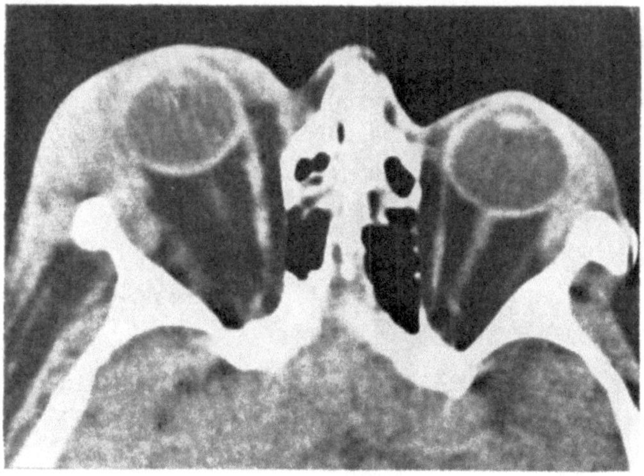

Abb. 5–5. Ausgedehnte Infiltration bei Non-Hodgkin-Lymphom, links mehr als rechts.

ausgehende Raumforderungen (Rhabdomyosarkome, Lymphome, endokrine Ophthalmopathie) von den Raumforderungen der Nervus opticus (Meningeome, Gliome, Neurinome, Neuroblastome) und von den außerhalb der N. opticus entstehenden Raumforderungen wie Hämangiome und Pseudotumoren.

Von den Tumoren der Muskelkompartimente sind besonders die endokrine Ophthalmopathie (Grave's Krankheit) und die Myositis abzugrenzen (Abb. 5–6; 5–7).

Bei der *endokrinen Ophthalmopathie*, meist thyreogen bedingt, finden sich lokale Zellinfiltrationen des Orbitagewebes durch Lymphozyten, Leukozyten und Mastzellen und kleinen Rundzellen mit Destruktion der Muskelfasern. Später kommt es zur Fibrose und Degeneration der Muskulatur. Im CT findet sich eine spindelförmige Auftreibung eines oder mehrerer Augenmuskeln. Die Veränderungen können ein- oder beidseitig sein.

Differentialdiagnostische Probleme bezüglich der Abgrenzung von tumorösen Prozessen bestehen vor allem bei einseitiger Lokalisation der endokrinen Ophthalmopathie. Bei der *Myositis* liegt häufig eine fokale Verdickung eines einzelnen, seltener mehrerer

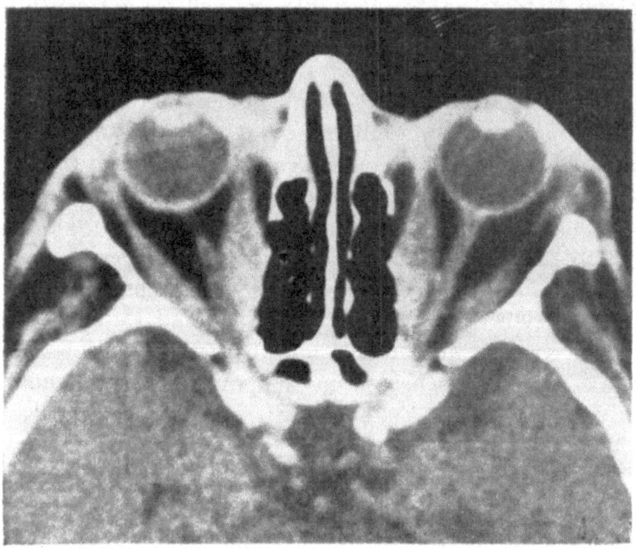

Abb. 5–6. Spindelförmige Auftreibung der Augenmuskeln beidseits bei endokriner Ophthalmopathie.

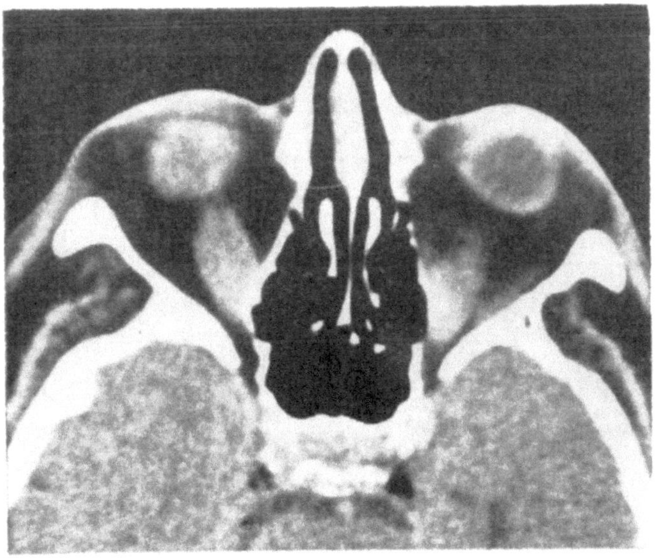

Abb. 5–7. Neuritis der Nervi optici. Auftreibung der Sehnerven.

Muskelkomplexe vor. Meist erscheinen die befallenen Muskelschichten dichter als die normalen Muskel. Es stellt sich dieser Befund als entzündlicher Pseudotumor dar. Bei der diffusen orbitalen Myositis finden sich eine meist homogene, z. T. gelappte Raumforderung, die den retrobulbären Raum ausfüllen kann.

Bei den Raumforderungen des Nervus opticus kommt differentialdiagnostisch auch eine *Neuritis* des N. opticus in Betracht. Diese kann ein- oder beidseitig auftreten. Hierbei findet sich eine gleichmäßige Verdickung des N. opticus mit erhöhten Dichtewerten. Diese Befunde erweisen sich bei weiteren Kontrollen als regressiv.

Den *Pseudotumoren* liegen chronisch-entzündliche oder granulomatöse Prozesse zugrunde. Im Computertomogramm finden sich gleichmäßig konturierte Raumforde-

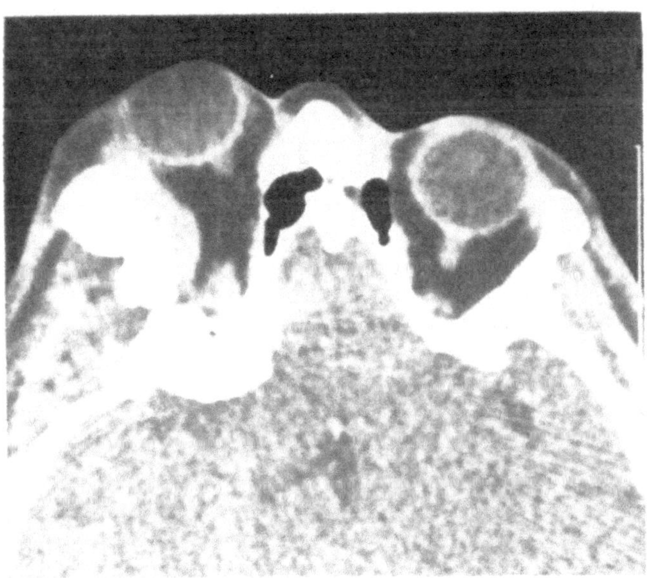

Abb. 5–8. Osteoplastisches Meningeom des linken Keilbeinflügels mit Weichteiltumor an der lateralen Orbitawand.

Tabelle 5–2. Computertomographische Kriterien der häufigsten Tumoren der Orbita (nach Kazner et al., modifiziert nach Unsöld et al.)

Art der Raumforderung	Form	Abgrenzbarkeit gegen Sehnerv, Augenmuskeln, orbitales Fett	Knöcherne Veränderungen	Orbitaspitze
Kavernöses Hämangiom	runde oder ovale Weichteilmasse	allseits glatt gegen orbitales Fett, Muskeln und Sehnerv abgegrenzt	bei großen Hämangiomen Orbitaerweiterung, keine Knochendefekte oder Hyperostosen	kleiner dreieckiger Raum in der Orbitaspitze frei
Optikus-scheidenmeningeom	verdickt erscheinender Sehnerv und/oder unregelmäßige Weichteilmasse	gut gegen orbitales Fett abgegrenzt, Zusammenhang mit Sehnerv	Hyperostose der angrenzenden Knochen möglich	meist ausgefüllt
Optikusgliom	kolbenförmige Weichteilmasse im Verlauf des N. opticus	gut gegen orbitales Fett abgegrenzt, Sehnervauftreibung	Canalis opticus erweitert	reicht bis in Orbitaspitze
Neurinom	kegelförmige Weichteilmasse	gut gegen orbitales Fett abgegrenzt, Weichteilmasse umgibt den Sehnerven	gewöhnlich keine	ausgefüllt
Metastase	meist unregelmäßiger geformter Weichteiltumor, seltener rundlicher Tumor	meist diffus ins orbitale Fett erstreckend, Tendenz Augenmuskel und Sehnerv einzuschließen, seltene Ausnahmen glatt begrenzt	häufig Knochenerosionen, bei osteoplast. Metastasen auch Hyperostosen	häufig ausgefüllt
Lymphom	meist unregelmäßige Weichteilmasse	häufig dem Bulbus direkt anliegend und unscharf gegen das orbitale Fett begrenzt. Augenmuskeln und Sehnerv häufig in Weichteilmasse eingeschlossen	gewöhnlich keine	Orbitaspitze kann ausgefüllt sein
Pseudotumor	meist unregelmäßige Weichteilmasse	unscharf gegen das orbitale Fett begrenzt, Augenmuskeln und Sehnerv häufig in Weichteilmasse eingeschlossen. Häufig Auftreibung der Augenmuskeln	bei chron. Pseudotumoren Hyperostose angrenzender Knochen	Orbitaspitze kann ausgefüllt sein
Endokrine Ophthalmopathie	rundliche oder unregelmäßige Masse in der Orbitaspitze	gegen orbitales Fett meist gut abgegrenzt; Auftreibung der Augenmuskeln	keine	meist von Weichteilmassen ausgefüllt

rungen mit z. T. ausgeprägtem Exophthalmus. Bei ausgedehnteren Pseudotumoren lassen sich Muskeln und Opticus-Nerv nicht eindeutig abgrenzen.

Weitere, in die Differentialdiagnostik einzubeziehende retro- oder parabulbäre Raumforderungen sind Abszesse, Mukozelen und Pyozelen, die von den Nasennebenhöhlen ausgehen, Gefäßmißbildungen wie Hämangiome, Varikosis und arteriovenöse Fisteln, sowie posttraumatische Veränderungen wie alte Hämatome und Frakturen.

Sekundär auf die Orbita können Raumforderungen der Nasennebenhöhlen die Tumoren und Mukozelen, Meningeome des Keilbeins sowie osteogene und chondrogene Tumoren des Gesichtsschädels und die fibröse Dysplasie übergreifen (Abb. 5–8; 5–9).

Eine Synopsis der computertomographischen Unterscheidungsmerkmale bei den häufigsten orbitalen Raumforderungen ist in Tabelle 5–2 dargestellt.

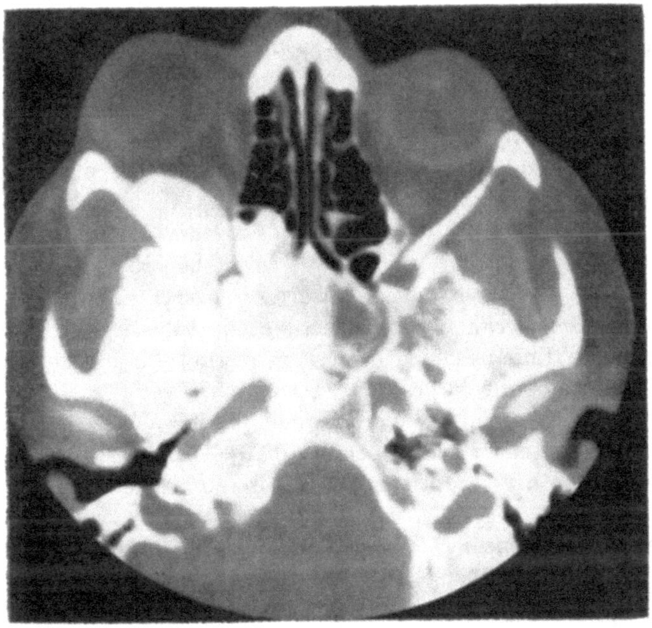

Abb. 5–9. Fibröse Dysplasie des linken Keilbeinflügels mit knöcherner Vorwölbung in die linke Orbita.

5.2.4. Tumoren des Bulbus oculi

Die häufigsten Tumoren des Augapfels sind das Retinoblastom und das maligne Melanom der Aderhaut, seltener kommen hier Hämangiome und Hämangioendotheliome vor.

Das *Retinoblastom* ist der häufigste intraokulare Tumor des Kindesalters und tritt zu 90% bei Patienten unterhalb des 3. Lebensjahres auf (Haaga u. Alfidi, 83). Der Tumor entsteht in den inneren Schichten der Retina und breitet sich als knotenförmige Raumforderung in den Glaskörper aus. Die weitere Ausbreitung erfolgt über den Nervus opticus und in die stark vaskularisierte Choroidea. Hämatogene Metastasen treten vorwiegend in den Knochen, der Leber und in Lymphknoten auf und sind in der Mehrzahl der Fälle die Todesursache.

Computertomographisch findet sich eine intraokulare Raumforderung mit Verkalkungen. Bei Progredienz breitet sich der Tumor extraokular und intrazerebral aus. Das

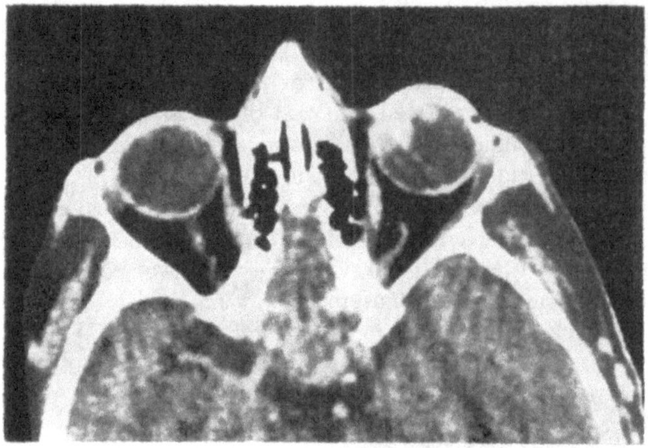

Abb. 5–10. Malignes Melanom des rechten Bulbus oculi. Flache beetartige Veränderungen der vorderen Aderhaut.

Fehlen von Verkalkungen schließt ein Retinoblastom nicht aus, andererseits werden Verkalkungen des Augapfels auch bei anderen Tumoren und Erkrankungen gefunden, wie bei Meningeomen und Gliomen des N. opticus, beim Morbus Recklinghausen, bei vaskulären Tumoren der Retina und der Aderhaut (kavernöses Hämangiom, Hämangioendotheliom), bei Hyperparathyroidismus, Sarkoidose sowie bei posttraumatischen, postentzündlichen und degenerativen Prozessen (Brant-Zawadzki u. Enzmann, 79). Etwa 50—90% der Retinoblastome verkalken (Bergeron et al., 84). Die Mehrzahl dieser Tumoren zeigt ein deutliches Enhancement nach Kontrastmittelinjektion. In etwa 50% der Fälle treten Retinoblastome beidseitig auf (Danziger, 79).

Das *maligne Melanom* ist der häufigste intraokuläre Tumor im Erwachsenenalter. Mehr als 75% der Melanome des Auges entstehen in der Aderhaut. Weitere Ausgangsorte sind die Iris, die Ziliarkörper oder der N. opticus. Diese Tumoren finden sich vorwiegend unilateral (Abb. 5–10).

Die zunächst kleinen, ab 5 mm Durchmesser erfaßbaren Tumoren, sind oft wegen ihres flachen, beetförmigen Wachstums zu übersehen (Buschmann, 78, Wende et al., 77, Klöppel, 85). Im Computertomogramm gilt als wichtiges Hinweiszeichen eine exzentrische Verbreiterung der Skleren. Bei Progredienz stellt sich neben der intraokularen auch eine extraokulare Raumforderung dar. Diese Tumoren erscheinen homogen und hyperdens. Nach Kontrastmittelinjektion findet sich in diesen Tumoren ein deutliches Enhancement. Differentialdiagnostisch sind bei diesen Befunden auch entzündliche und posttraumatische Veränderungen in Erwägung zu ziehen.

5.2.5. Tumoren im vorderen Orbitabereich

Zu diesen Tumoren gehören vorwiegend die Geschwülste der Tränendrüse und des Augenlides wie auch maligne Lymphome und Pseudotumoren.

Nur etwa 10% der Tumoren der Tränendrüsen sind maligne (Henderson, 73, Hesselink et al., 79). Hierbei handelt es sich vorwiegend um adenoidzystische, aber auch um Adeno- oder Plattenepithelkarzinome. Am häufigsten sind benigne Tumoren wie gemischtzellige Adenome oder gemischte epitheliale Tumoren. Seltener sind granulomatöse Pseudotumoren. Sie imponieren als einseitige Weichteilschwellung der Lider und des parabulbären Gewebes (Abb. 5–11).

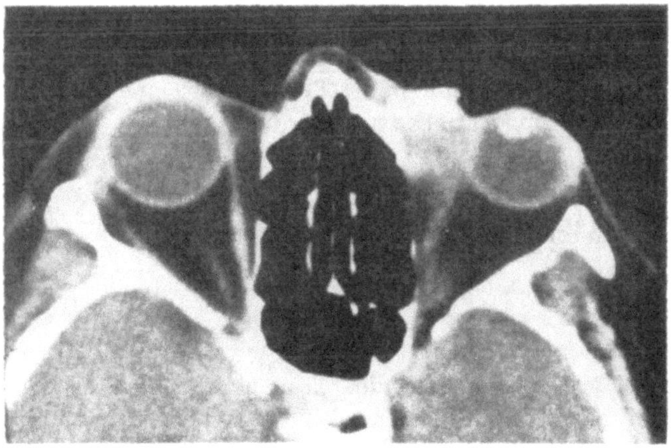

Abb. 5-11. Entzündlicher Pseudotumor. Unregelmäßig begrenzte inhomogene Weichteilmasse zwischen Bulbus und medialer Orbitawand rechts.

Bei diesen von außen gut zugänglichen Tumoren liegt die Bedeutung der CT in erster Linie in der exakten Ausbreitungsdiagnostik, insbesondere in der Beurteilung einer Mitbeteiligung des retrobulbären Raumes. Eine artdiagnostische Aussage ist auch nach Kontrastmittelgaben meist nicht möglich.

5.2.6. Ergebnisse der CT

Die Angaben zur Treffsicherheit der Computertomographie bei orbitalen Tumoren bezüglich der Befunderfassung und der topographischen Beschreibung liegen zwischen 85 und 95% (Klöppel et al., 84, Bergeron et al., 84, Piepgras, 81). Diese Angaben unterstreichen die hohe Sensivität der CT. Hingegen sind die Aussagen zur Artdiagnose und somit die Spezifität geringer und liegen nur bei bestimmten Tumortypen über 80%.

5.2.7. CT im Rahmen der Gesamtdiagnostik

Nach der ophthalmologischen Untersuchung gelten die Ultraschalltomographie und die Computertomographie bei Raumforderungen der Orbita als Methoden der Wahl zur Erfassung und Ausbreitungsdiagnostik. Bei einem Vergleich der diagnostischen Treffsicherheit von CT mit anderen diagnostischen Methoden fanden Lloyd und Ambrose, 77, eine globale Treffsicherheit von 91% für die Computertomographie und die Orbitavenographie, 86% für die Ultraschalltomographie und 73% für die konventionelle Tomographie. Gyldenstadt et al., 77, geben für die CT eine Treffsicherheit von 98% und für die Sonographie von 82% an. Als sich ergänzende Methoden mit annähernd gleich hoher Treffsicherheit werden Sonographie und CT von Klöppel et al., 85, angesehen. In Abhängigkeit von der Lokalisation ist bei Prozessen in der hinteren Orbita der alleinige Einsatz der CT zweckmäßig, während bei Prozessen der mittleren Orbita die Sonographie und die CT in annähernd gleichem Maße effektiv sind. Zusätzliche Kontrastmittelinjektionen tragen nur bedingt zur Artdiagnostik bei, da die meisten benignen und malignen Tumoren ein ähnliches Kontrastmittelverhalten zeigen. Die wesentlich aufwendigere und risikoreiche Orbitaphlebographie und Arteriographie finden nur noch in wenigen ausgewählten Fällen, insbesondere zur Abklärung vaskulärer Prozesse, Anwendung.

Die Magnet-Resonanz-Tomographie (MRT) mit Anwendung von Oberflächenspulen erweitert die computertomographischen Aussagen zur Tumorausbreitung. Die Verwendung des paramagnetischen Kontrastmittels Gadolinium-DTPA führt zu einer mäßigen Signalverstärkung und gibt zusätzliche Informationen zur Artdiagnostik.

5.3. Tumoren der Nase, Nasennebenhöhlen und Nasopharynx

5.3.1. Vorbemerkungen

Die Häufigkeit von Tumoren im Bereich der Nase, der Nasennebenhöhlen und des Nasopharynx wird mit 3–4,9% aller Tumoren angegeben (Gläser, 75, Borg u. Rosenthal, 84). Hierbei gibt es deutliche Unterschiede in der geographischen Häufigkeitsverteilung. So sind diese Tumoren wesentlich häufiger in Mittel- und Südostasien als z. B. in Mitteleuropa. Die zu untersuchende anatomische Region umfaßt die Schädelbasis mit Keilbeinkörper und Keilbeinhöhle, die Siebbeinzellen, die Sinus frontales und maxillares, die Rosenmüllersche Grube (Recessus pharyngeus), den Retromaxillarraum sowie die Fossa infratemporalis, die durch die Mandibula, den Processi styloides und pterygoides begrenzt wird und die fließende Grenzen zum parapharyngealen Raum zeigt. Bei begrenzten Tumoren läßt sich der Ausgangsort (Nasenhaupthöhle, Nebenhöhlen, Nasopharynx) computertomographisch ermitteln, während dieses bei ausgedehnteren Tumoren meist nicht möglich ist. In der Mehrzahl der Fälle erfolgt der Einsatz der CT zur Ausbreitungsdiagnostik (Bergeron et al., 84, Forbes et al., 78, Kriedemann et al., 84, Mancuso u. Hanafee, 82, Person u. Hodson, 79, Wehr et al., 86). Zu den klinischen Symptomen gehören das Anschwellen einer Gesichtshälfte oder des Halses, Nasenbluten, Schmerzen, Schwierigkeiten bei der Nasenatmung, Kopfschmerzen und ggf. Vergrößerungen der Halslymphknoten.

5.3.2. Stadieneinteilung

Nach der TNM-Klassifikation maligner Tumoren der UICC, 1987, gelten für die malignen Tumoren des Nasopharynx und der Nasennebenhöhlen folgende Klassifizierungsmerkmale:

Tis Präinvasives Karzinom (carcinoma in situ)
T 0 Primärtumor nicht nachweisbar
T 1 Tumor auf eine Region beschränkt
T 2 Tumor befällt zwei Regionen
T 3 Tumor mit Ausbreitung auf die Nasenhöhle und/oder den Oropharynx
T 4 Tumor mit Ausbreitung auf die Schädelbasis und/oder Befall der Hirnnerven
TX Die Minimalforderungen zur Bestimmung des Primärtumors können nicht erfüllt werden.

5.3.3. Spezielle Untersuchungstechnik

Für die Untersuchung dieser Region sind Schichtfolgen parallel zur Infraorbitomeatal-Ebene notwendig. Koronare Schichten, etwa senkrecht zur Infraorbitomeatal-Linie, ermöglichen zusätzliche Informationen über die Tumorinfiltration in Kieferhöhlendach- und -boden. Auch eine eventuelle intrakranielle Tumorausbreitung läßt sich hiermit besser beurteilen. Als Schichtdicken werden 4 mm empfohlen. Kontrastmittel-Bolusinjektionen erlauben eine genauere Abgrenzung der Tumoren von den normalen Strukturen. Mit einer anschließenden Kontrastmittel-Infusion lassen sich im Halsbereich die Gefäße eindeutiger von den Lymphknoten differenzieren.

5.3.4. Tumoren der Nasenhaupthöhle

Als benigne Tumoren finden sich in der Nasenhaupthöhle vorwiegend antral-choanale Polypen, Hämangiome, Papillome, Dermoidtumoren und Granulome. Da diese Tumoren relativ frühzeitig klinische Symptome machen, werden sie bereits bei der klinischen Untersuchung diagnostiziert. Sie können jedoch im Computertomogramm als Zufallsbefunde erfaßt werden. Sie imponieren hier als solide, glatt begrenzte Raumforderungen. Hämangiome lassen nach Kontrastmittelinjektion ein Enhancement erkennen. In der Regel ist hier der Einsatz der CT zur Ausbreitungsdiagnostik nicht indiziert. Eine Ausnahme können die juvenilen Angiofibrome darstellen, die in der Regel von dem Nasopharynx ausgehen, sich aber in die Nasenhaupthöhle ausbreiten können.

Die häufigsten malignen Tumoren der Nase sind die Plattenepithelkarzinome. Sie machen 80–90% der malignen Tumoren aus. Seltener sind die Adenokarzinome und Sarkome. Außerdem können in der Nase auch Metastasen anderer Tumoren auftreten. Computertomographisch läßt sich eine Verlegung der Nasenhaupthöhle durch weichteildichte Raumforderungen gut nachweisen ebenso wie Arrosionen und Defekte der lateralen Nasenwand und des Nasenseptums. In koronaren Schnitten sind auch Veränderungen der Knochenstruktur im Bereich des Nasendaches und -bodens erkennbar. Der große Wert der CT liegt besonders in der Möglichkeit der Beurteilung einer Tumorausdehnung in die paranasalen Sinus und in den Nasopharynx. In den pneumatisierten Räumen lassen sich weichteildichte Raumforderungen bereits im Nativbild gut erkennen, während für die Abgrenzung von Tumor und normalen Weichteilstrukturen des Naso-

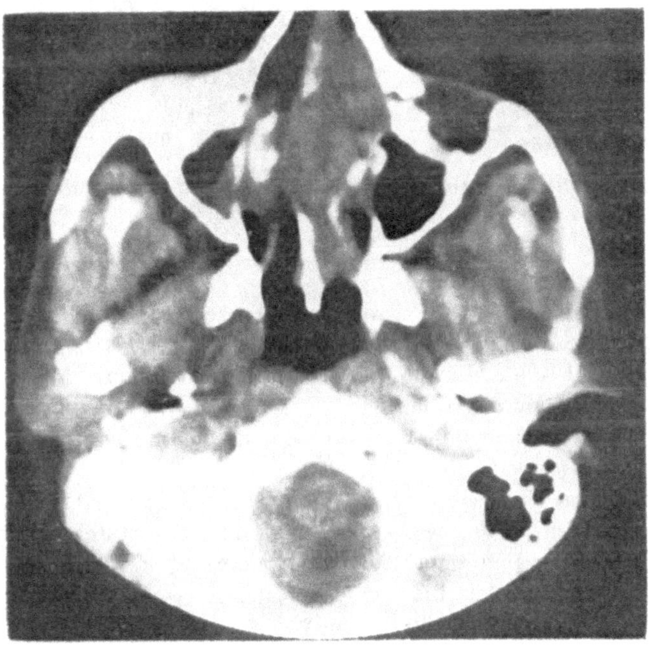

Abb. 5–12. Karzinom der rechten Nasenhaupthöhle mit Destruktion der Nasenscheidenwand und Infiltration zur Gegenseite.

pharynx besser nach Kontrastmittel-Bolusinjektion möglich ist. Artdiagnostische Aussagen lassen sich computertomographisch kaum machen, lediglich bei den stark vaskularisierten juvenilen Angiofibromen, die vom Nasopharynx in die Nase vorwachsen können, ist eine Verdachtsdiagnose möglich (Abb. 5–12).

5.3.5. Tumoren der Nasennebenhöhlen

Als *benigne Raumforderungen* finden sich relativ häufig in den Nasennebenhöhlen zystische Prozesse wie seröse, dentogene Zysten und Mukozelen. Seltener sind Dermoidzysten. Sie imponieren als meist wandständige glatt begrenzte Raumforderungen ohne nachweisbare Knochendestruktionen. Je nach Art des Zysteninhaltes können die Dichtewerte mehr als 20—30 HE betragen.

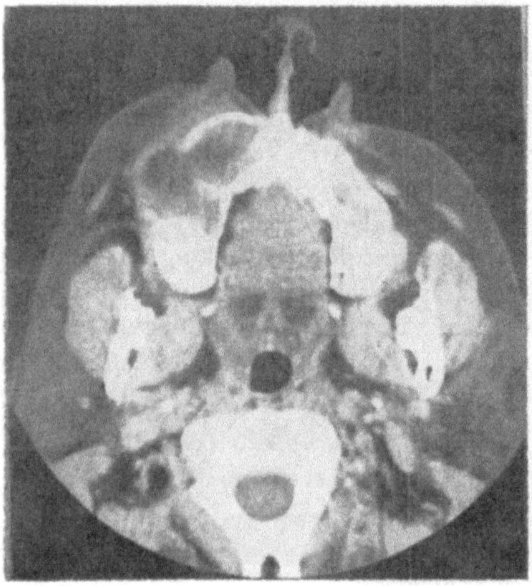

Abb. 5–13. Riesenzelltumor des linken Oberkiefers mit osteolytischen Defekten und inhomogenem Weichteiltumor.

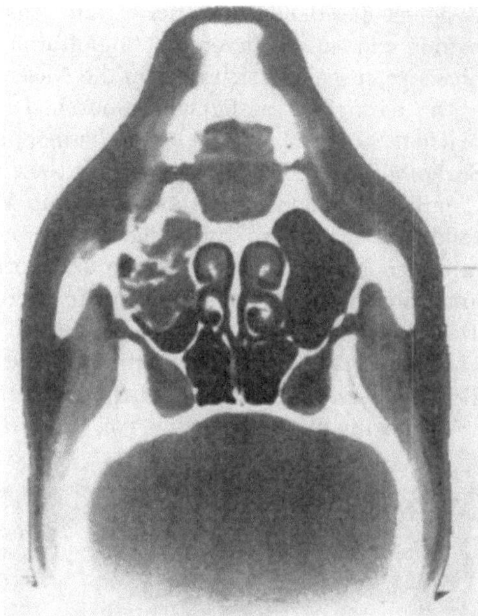

Abb. 5–14. Karzinom der linken Kieferhöhle. Koronare Schnittrichtung.

Gutartige Tumoren kommen im Vergleich zu den malignen Tumoren in einem Verhältnis von 1:3 vor (Wegener, 81). Bei den benignen Tumoren handelt es sich vorwiegend um Polypen, Papillome, Adenome, Fibrome und Lipome, seltener um Neurofibrome, Osteome, Plasmozytome und Meningeome.

Diese Prozesse finden sich vorwiegend in den Kieferhöhlen, kommen aber auch in der Stirnhöhle und den Siebbeinzellen vor (Abb. 5–13).

Der häufigste *maligne Tumor* ist das Plattenepithelkarzinom, das etwa 80—90% aller Malignome in diesem Bereich ausmacht. Nur etwa 4—8% der Tumoren entstehen aus den drüsigen Elementen der Schleimhaut und sind Adenokarzinome oder Zylindrome. Der Sinus sphenoidalis stellt für das Adenokarzinom eine Prädilektionsstelle dar.

In etwa 50% der Fälle geht das Plattenepithelkarzinom von der lateralen Wand der

Kieferhöhle aus (Bergeron et al., 84). Etwa 10–20% der Plattenepithelkarzinome entstehen in den Ethmoidalzellen. Karzinome der frontalen Sinus und des Sphenoidalsinus sind selten, jedoch wachsen hier häufiger Tumoren aus benachbarten Höhlen und Strukturen ein. Die schlechteste Prognose aller Tumoren dieser Region haben die Karzinome der Keilbeinhöhle (Abb. 5–14; 5–15).

Neurogene Sarkome sind selten. Sie entstehen meist außerhalb der Nasennebenhöhlen, z. B. in der Fossa infratemporalis und wölben sich zur hinteren Antrumwand vor. Wenn diese Tumoren in die Kieferhöhle eingebrochen sind, ist eine Differenzierung gegenüber primären Tumoren der Nebenhöhle kaum möglich. Das Neuroblastom des Nervus olfactorius findet sich meist im oberen Drittel des Septums und der Lamina cibriformis und greift häufig auf die ethmoidalen und maxillaren Sinus über.

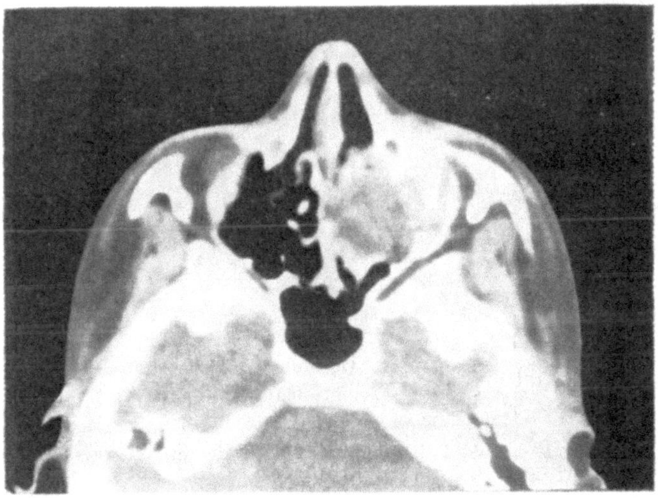

Abb. 5–15. Karzinom, von den rechten Siebbeinzellen ausgehend. Weichteildichte Raumforderung

Mesenchymale Tumoren wie Fibro-, Rhabdomyo-, Leiomyosarkome, osteogene, chondrogene Sarkome, Hämangioperizytome sowie maligne Lymphome sind relativ selten. Insgesamt machen die mesenchymalen Tumoren in diesem Bereich knapp 10% aller Malignome aus. Als odentogene Tumoren müssen die seltenen Adamantinome und Zementome erwähnt werden. Metastasen in den Nasennebenhöhlen sind ebenfalls selten. In 50–60% dieser Fälle ist der Primärtumor in den Nieren zu suchen (Bergeron et al., 84).

Computertomographisch imponieren die malignen Tumoren als weichteildichte Raumforderungen mit scharfer oder unscharfer Begrenzung. Häufig gehen sie mit Knochendestruktionen einher und infiltrieren in benachbarte Räume oder Strukturen. Dichtemessungen geben keine differentialdiagnostischen Aufschlüsse, ebenso wenig das Kontrastmittelverhalten. Hierbei zeigen Karzinome, Sarkome und maligne Lymphome (Kondo et al., 84) ähnliche Erscheinungsbilder. Die Computertomographie dient hier in erster Linie der exakten Ausbreitungsdiagnostik. Insbesondere sind für Therapie-Entscheidungen wichtig die Aussagen über eine mögliche Tumorinfiltration in den Retromaxillarraum, Nasopharynx, die Orbita, die Keilbeinhöhle, die Siebbeinzellen oder in das Gehirn (Graber et al., 86).

5.3.6. Tumoren des Nasopharynx

Zu den häufigsten *benignen Tumoren* des Nasopharynx gehört das juvenile Angiofibrom. Es entsteht vorwiegend am Rachendach und breitet sich expansiv durch die natürlichen Spalten und Öffnungen aus über die pterygomaxilläre und die infratemporale Grube durch die Orbitawand in die Keilbeinhöhle, seltener in das Gehirn. Häufig breitet es sich in die paranasalen Sinus und in die Nasenhaupthöhle aus und verursacht klinische Obstruktionszeichen. Bei paranasaler Lokalisation kann es auch in den postnasalen Raum infiltrieren oder diesen verdrängen und einengen. In ihrem Ausbreitungsmodus ähneln sie malignen Tumoren. Juvenile Angiofibrome sind meist stark vaskularisiert und zeigen nach intravenöser Kontrastmittelgabe ein deutliches Enhancement.

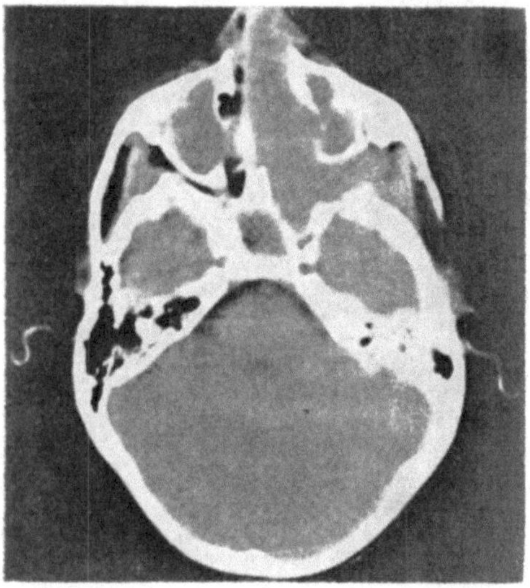

Abb. 5–16. Juveniles Angiofibrom. Ausgedehnter Weichteiltumor mit Infiltration in den Nasopharynx, die Siebbeinzellen, Kiefer- und Keilbeinhöhlen sowie mit ausgedehnten Knochendestruktionen.

Hierdurch ist eine bessere Abgrenzung des Tumors von den umgebenden normalen Strukturen möglich (Abb. 5–16).

Das vom Keilbein, Klivus oder der HWS ausgehende Chordom kann destruktive und reaktive Veränderungen zeigen und weist häufig Verkalkungen auf.

In den postnasalen Raum können von dorsal, d. h. von der Halswirbelsäule ausgehend, Enchondrome, Osteochondrome und teratoide Tumoren übergreifen.

Die seltenen *Tumoren der Carotisscheide,* wie Neurinome, Schwannome und die Paragangliome oder Glomustumoren, können sich submukös in den Nasopharynx vorwölben bzw. hier hinein ausbreiten. Die meisten dieser Tumoren gehen vom Nervus vagus aus. Etwa zwei Drittel dieser Tumoren wachsen in den parapharyngealen Raum vor. Diese weichteildichten Tumoren sind meist gut vaskularisiert, und besonders die Glomustumoren zeigen ein deutliches Enhancement nach Bolusinjektion.

Die Mehrzahl der Glomustumoren ist allerdings tiefer am Hals lokalisiert. Die Tumoren der Karotisscheide können zu Destruktionen in der Schädelbasis führen und zur Erweiterung bzw. Arrosion des Foramen jugulare (Abb. 5–17). Selten sind Zysten der Bursa pharyngealis.

Maligne Tumoren des Nasopharynx sind häufiger als die der Nasennebenhöhlen. Hierbei handelt es sich in 50–60% der Fälle um Karzinome (überwiegend Plattenepithelkarzinome) und in etwa 40–45% um maligne Lymphome. Sarkome machen

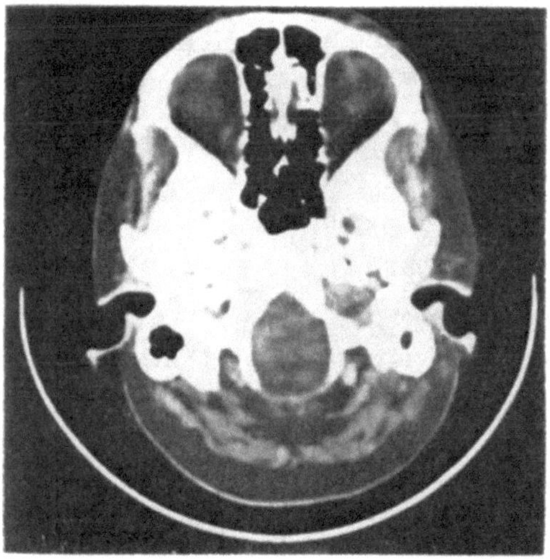

Abb. 5–17a. Glomustumor mit Aufweitung des rechten Foramen jugulare.

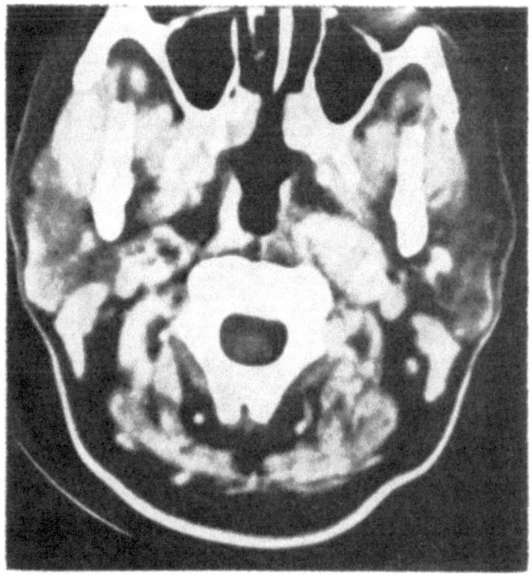

Abb. 5–17b. Der gleiche Fall. Kontrastierte, 2 × 3 cm große Raumforderung rechts, unterhalb der Schädelbasis.

knapp 2–3% aus. Unter den malignen Lymphomen dominieren die Non-Hodgkin-Lymphome, während der M. Hodgkin in diesem Bereich selten ist (Bruneton u. Schneider, 86).

Die malignen Tumoren wachsen exophytisch in den Nasopharynx und führen durch Obstruktion der oberen Atemwege zu einer Behinderung der Nasenatmung oder können die Tuba Eustachii verlegen. Bei tiefer Infiltration treten neurologische Symptome in den Vordergrund. Die Ausbreitung erfolgt in den parapharyngealen Raum und/oder die poststyloide Region nach kranial zur Schädelbasis und durch die Foramina oder direkt in das Gehirn. Nach dorsal dehnen sich diese Tumoren in den retropharyngealen Raum aus. Außerdem neigen sie zur Metastasierung in die zervikalen Lymphknoten. Vorwiegend wird die obere Jugularis-Lymphknotengruppe befallen, jedoch finden sich zu etwa 20% der Fälle auch Lymphknotenmetastasen in den unteren zervikalen Lymphknoten (Batsakis, 79).

5.3.6.1. CT-Kriterien

Im Computertomogramm stellen sich die oft asymmetrisch erscheinenden weichteildichten Raumforderungen meist gut erkennbar dar. Sie können bei para- und retropharyngealer Lokalisation den Pharynx verdrängen und/oder einengen. Bei Tumorinfiltration parapharyngeal ist die Kontrastmarkierung der Gefäße wichtig für die Beurteilung ihrer Beziehungen zum Tumor. Die Fettsäume, die die Luftwege umgeben, sind durch den Tumor obliteriert, die einzelnen Muskelschichten nicht mehr abgrenzbar. Vom parapharyngealen Raum können die Tumoren in die Parotis infiltrieren oder diese verdrängen (Abb. 5–18).

Bei Tumorausbreitung nach kranial sind Destruktionen im Bereich der Schädelbasis (Foramen lacerum, Lamina cibriformis, Klivus, Canalis caroticus, Pyramidenspitze) wichtige Kriterien für die Planung des therapeutischen Vorgehens (Abb. 5–19).

Nach Wegener, 81, sind isolierte Sklerosierungen der Schädelbasis auch ohne erkennbaren Weichteilkomponenten verdächtig auf ein malignes Geschehen, besonders

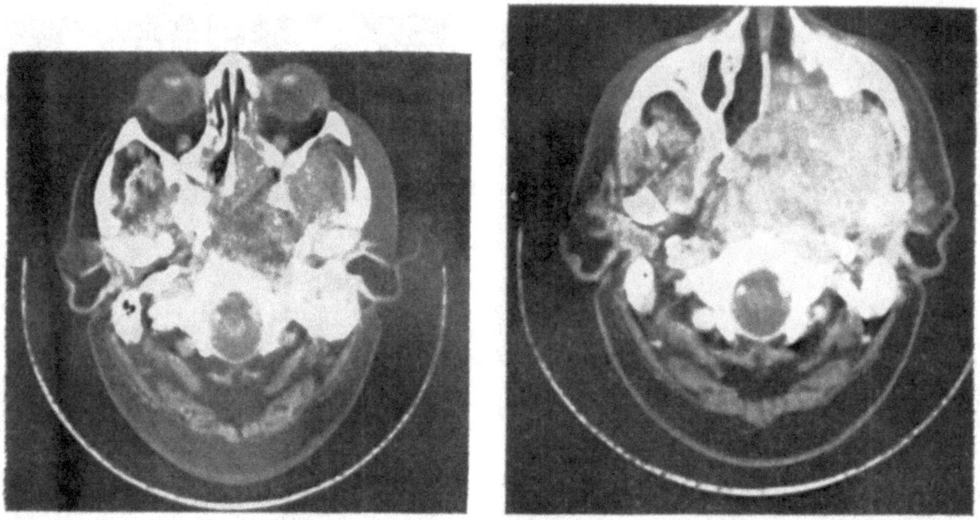

a b

Abb. 5–18a, b. Karzinom des Nasopharynx. Ausgedehnter Weichteiltumor mit Infiltration in den retromaxillären Raum und zur Gegenseite. Ausgedehnte Destruktionen der knöchernen Strukturen der Nasennebenhöhlen und der Schädelbasis.

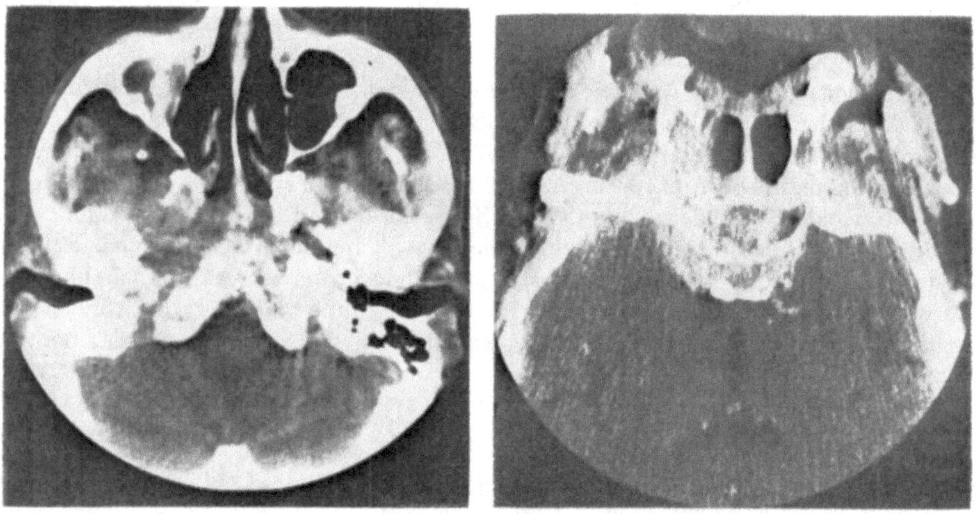

a b

Abb. 5–19a, b. Ausgedehntes Karzinom des Nasopharynx mit Destruktion der Schädelbasis und Infiltration in die Sella turcica.

dann, wenn gleichzeitig vergrößerte Halslymphknoten vorliegen. Nach den Erfahrungen von Mancuso et al., 82, hat sich das computertomographische Staging zuverlässiger erwiesen als das klinische Staging. Unter Berücksichtigung der Ausbreitungswege ist bei der computertomographischen Untersuchung von Tumoren der Nasennebenhöhlen und des Nasopharynx die Schädelbasis und der Halsbereich grundsätzlich mit einzubeziehen.

Tumorrezidive zeigen ähnliche computertomographische Symptome wie die primären

Tumoren. Ihre Erkennung kann bei ausgeprägten postoperativen Narbenbildungen problematisch sein, deshalb wird für eine zuverlässige Rezidiverfassung ein Basis-CT, etwa 6—8 Wochen nach der Operation, gefordert, sowie genaue Angaben über die Art und den Umfang der therapeutischen Maßnahmen (HARNSBERGER et al., 83, SIGMUND et al., 85, WEHR et al., 85).

5.3.7. Ergebnisse der CT

Die mitgeteilten computertomographischen Ergebnisse zeigen mit den Operationsbefunden eine Übereinstimmung von 85—95% (FORBES et al., 78, KRIEDEMANN et al., 84, MANCUSO u. HANAFEE, 82, UNGER et al., 84).

Bei inoperablen Tumoren wird im Rahmen der Bestrahlungsplanung durch den Einsatz der CT ein „Up-Staging" in 38—41% der Fälle im Vergleich zu den klinischen und röntgenologischen Befunden angegeben (YAMASHITA et al., 85, 86). Dieses trifft besonders auf die Stadien T 3 und T 4 zu und führt in der Praxis zu einer Vergrößerung der Bestrahlungsfelder. Auch in der Diagnostik von Tumorrezidiven stellt die CT eine wertvolle Erweiterung der bisherigen Möglichkeiten dar. So wird von SIGMUND et al., 85, für die Erfassung von Lokalrezidiven eine Sensivität von 72% und eine Spezifität von 60% angegeben.

5.3.8. Indikationen zur CT

Die Computertomographie hat bei Tumoren des Nasenrachenraumes folgende Indikationen:

1. bei bekanntem, d. h. durch Inspektion bzw. Endoskopie nachgewiesenem Tumor
   - zuverlässige Beurteilung der Ausdehnung des Weichteiltumors
   - Nachweis von Knochendestruktionen
   - Nachweis von Infiltration in die Schädelbasis
   - Nachweis einer intrakraniellen Ausbreitung
   - Nachweis von Lymphknotenvergrößerungen;
2. bei okkultem Primärtumor
   - Suche bzw. Nachweis eines Primärtumors in dieser Region;
3. während und nach der Therapie des Primärtumors
   - Kontrolle des Therapie-Effektes
   - frühzeitige Erfassung von Tumorrezidiven
   - Nachweis von Lymphknotenmetastasen.

5.3.9. CT im Rahmen der Gesamtdiagnostik

Die Diagnostik der Tumoren der Nase, der Nasennebenhöhlen und des Nasopharynx basiert auf der klinischen und endoskopischen Untersuchung mit Biopsie zur definitiven Klärung. Die konventionellen Röntgenaufnahmen dienen dem Nachweis von Knochendestruktionen. Häufig ist hiermit bereits der Weichteiltumor nachweisbar, insbesondere in den pneumatisierten Nasennebenhöhlen. Die Computertomographie ist insbesondere bei den malignen Tumoren zur exakten Ausbreitungsdiagnostik indiziert und eine notwendige Erweiterung der vorgeschalteten Diagnostik. Sie stellt die Grundlage für die Planung chirurgischer Maßnahmen wie für die Planung einer intensiven Strahlentherapie dar.

Die Angiographie, insbesondere die digitale Subtraktionsangiographie, hat bei bestimmten, gut vaskularisierten Tumoren, wie z. B. den Glomustumoren, noch ihre Bedeutung, ist aber allgemein durch den Einsatz der CT in ihrer Anwendung zurückgegangen. Eine wertvolle Ergänzung der computertomographischen Aussagen zur topographischen Tumorausbreitung ist durch die MRT zu erwarten.

5.4. Tumoren des Oro- und Mesopharynx

5.4.1. Allgemeine Bemerkungen

Zum Oropharynx gehören die Mundhöhle, die Zunge, der Gaumen, der Unterkiefer, die Tonsillen sowie der parapharyngeale und der paralinguale Raum mit den Speicheldrüsen. Benigne Tumoren in dieser Region sind relativ selten. Unter den malignen Tumoren überwiegen die Plattenepithelkarzinome, die etwa 80% aller Malignome ausmachen (Batsakis, 79). Am zweithäufigsten kommen hier die malignen Lymphome vor, insbesondere die Non-Hodgkin-Lymphome. Nach ihrer Lokalisation werden unterschieden:

- Karzinome des retromolaren Trigonums und des weichen Gaumens
- Karzinome des Tonsillenbettes (zweithäufigster Tumor der oberen Luftwege)
- Karzinome der Zunge und des Zungengrundes
- Karzinome der Pharynxwand und der pharyngoepiglottischen Region
- Raumforderungen des Unterkiefers (odontogene, dentigene, aneurysmatische Knochenzysten, Ameloblastome, Odontome, Osteome, osteogene Sarkome, Metastasen, fibröse Dysplasie).

Im Mundbereich überwiegen die Zungengrundkarzinome. Weniger häufig sind die Tumoren der Alveolarfortsätze, des Mundbodens, des harten und weichen Gaumens und der Wange. Die Ausbreitung dieser zunächst oberflächlich wachsenden Tumoren erfolgt kaudalwärts in die sublingualen, submentalen und submandibulären Räume, dorsalwärts in das Spatium parapharyngicum, kranialwärts in die pneumatisierten Räume der Nase und Nasennebenhöhlen sowie in die Gaumengrube und zur Schädelbasis (Bähren et al., 82, Muraki et al., 83).

5.4.2. TNM-Klassifikation

Entsprechend der TNM-Klassifikation der UICC ergeben sich für die Tumoren des Oropharynx folgende T-Stadien:

T 1 Tumor mit größtem Durchmesser von 2 cm oder weniger
T 2 Tumor mit größtem Durchmesser von mehr als 2 cm, aber nicht mehr als 4 cm
T 3 Tumor mit größtem Durchmesser von mehr als 4 cm
T 4 Tumor mit Ausbreitung auf Knochen, Muskel, Kieferhöhle, Hals usw.

5.4.3. Spezielle Untersuchungstechnik

Neben den axialen Schichten haben sich in diesem Bereich auch zusätzliche koronare Schichten zur besseren Darstellung der Schädelbasis sowie des Zungengrundes und der Mundbodenmuskulatur bewährt. Eine optimale Beurteilung der Beziehungen des Tumors zu den lingualen Arterien sowie der Halslymphknoten ist möglich mit der Kombination von Kontrastmittel-Bolusinjektion und schneller Drip-Infusion (Bergeron et al., 84, Muraki et al., 83).

5.4.4. CT-Kriterien

Computertomographisch stellen sich die ausgedehnteren Tumoren als weichteildichte, die Nachbarstrukturen verlagernde, deformierende, infiltrierende oder destruierende Raumforderungen dar.
Wichtige computertomographische Kriterien sind nach Schratter:

- Tumorgröße
- Tumorverhalten zur Umgebung
- Überschreiten der Organgrenzen
- Infiltration in den parapharyngealen Raum
- Einengung der Pharynx-Luftsäule
- Arrosion oder Destruktion angrenzender knöcherner Strukturen (Schädelbasis, Proc. pterygoideus, Kieferhöhlenwand, Mandibula, Halswirbelsäule)
- Verlagerung der Halsgefäße mit Verdacht auf Gefäßwandinfiltration
- Infiltration in die Nasenhaupt- und Nebenhöhlen
- Einbruch in die Schädelbasis oder den Wirbelkanal
- Infiltration in die prävertebrale Muskulatur
- Vergrößerungen der Halslymphknoten.

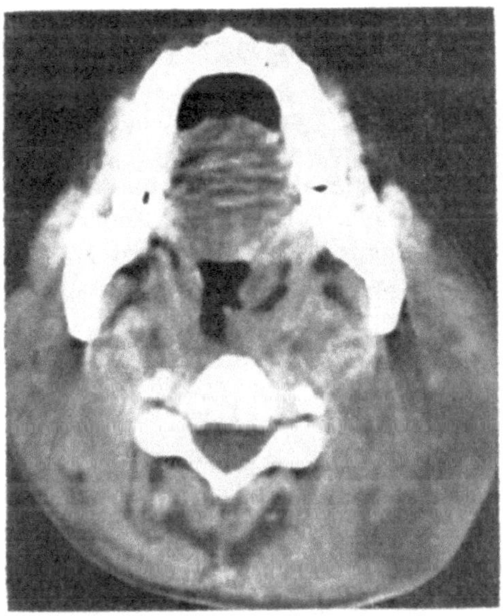

Abb. 5-20. Karzinom des Oropharynx links. Ausgedehnter inhomogener Weichteiltumor mit Einengung des Pharynx.

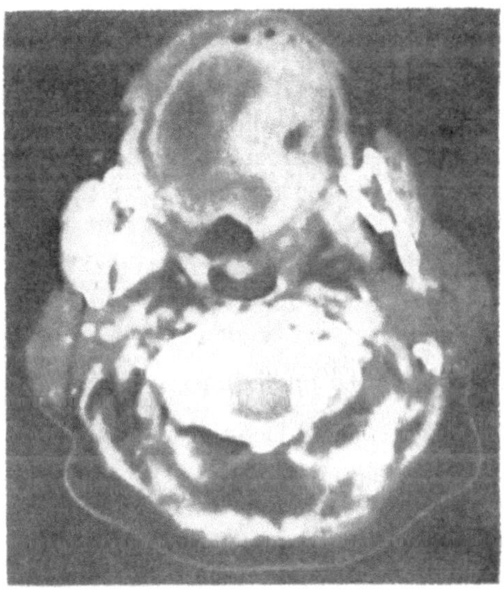

Abb. 5-21. Karzinom des Zungengrundes links.

Als ein wichtiger Hinweis auf eine Infiltration in benachbarte Weichteilstrukturen gilt die Auslöschung umgebender Fetttrennungslinien. Eine Überschreitung der Kompartemente sowie Tumorbeziehungen zu den großen Gefäßen und knöchernen Strukturen schränken die Operabilität ein. Als absolutes Inoperabilitätskriterium gilt der Tumoreinbruch in die Schädelbasis oder in den Wirbelkanal (Abb. 5–20; 5–21). Für die Erfassung von *Tumorrezidiven* ist die Computertomographie ebenfalls die Methode der Wahl. Bei frühen Rezidiven kann die Differenzierung gegenüber narbigen Veränderungen problematisch sein, deshalb ist hier ein Basis-CT nach abgeschlossener Therapie sehr wertvoll für die Beurteilung einer Rezidiv-Entwicklung. Dieses sollte 5–6 Wochen nach der Operation oder nach Abschluß einer Strahlentherapie angefertigt werden. Kriterien für einen Rezidivtumor sind nach Harnsberger et al., 83:

— persistierende oder sich vergrößernde Raumforderung im ehemaligen Tumorbett
— direkte Ausbreitung des Tumors zu angrenzenden Strukturen (z. B. Tonsillenbett, Nasopharynx)
— Ausbreitung des Tumors in die regionalen Lymphknoten
— Hinweis auf eine zweite primäre Tumormanifestation in oberen Atemwegen.

5.4.5. Ergebnisse der CT

Bezüglich des präoperativen Stagings der oropharyngealen Tumoren wird eine Übereinstimmung der CT-Befunde mit den Operationsbefunden in 85–90% der Fälle angegeben (Bähren et al., 82, Schratter et al., 84). Die Sensivität der CT wird von Schratter et al., 84, für die T-Stadien mit 81% und für die N-Stadien mit 85% angegeben. Bei Tumorrezidiven fanden Harnsberger et al., 83, 32% mehr Rezidive als mit der klinischen Untersuchung. In 27% der Rezidive konnte diese nur mit Hilfe der Computertomographie gefunden werden.

5.4.6. Indikationen zur CT

Die wesentlichste Indikation zur CT bei oropharyngealen Tumoren besteht in der präzisen Ausbreitungsdiagnostik als Grundlage für die Planung chirurgischer Eingriffe oder Entscheidung zur Strahlen- und/oder Chemotherapie. Wertvoll ist die CT für die Kontrolle des Therapie-Effektes mit eventueller Rückwirkung auf eine Änderung der Therapie. Für die Erfassung von Tumorrezidiven kann die CT die einzige relevante Nachweismethode sein. Bei Halslymphknotenmetastasen sollte zur Primärtumorsuche neben dem Nasopharynx auch der Oropharynx mit einbezogen werden.

5.4.7. CT im Rahmen der Gesamtdiagnostik

Die Erfassung und Abklärung bei oralen und oropharyngealen Tumoren erfolgt in der Regel durch die klinische Untersuchung und Endoskopie mit Biopsie. Bei oberflächlich wachsenden Tumoren sind diese Methoden ausreichend. Bei tief infiltrierenden Tumoren ist die CT für die präzise Ausbreitungsdiagnostik die Methode der Wahl und ein integrierter Bestandteil der prätherapeutischen Diagnostik. Eine Erweiterung der diagnostischen Aussagen ermöglicht die Magnet-Resonanz-Tomographie mit einer besseren Abgrenzung des Tumorgewebes vom Normalgewebe und der präziseren kranio-kaudalen Ausdehnungsbeurteilung (Gademann et al., 86, Schaefer et al., 85).

5.5. Tumoren der Speicheldrüsen

5.5.1. Allgemeine Bemerkungen

Die Parotis und die submandibulären Drüsen sind die wesentlichsten Speicheldrüsen. Die Parotis ist ein symmetrisch konfiguriertes Organ, das sich zwischen Mandibula und dem M. sternocleidomastoideus erstreckt, sich nach kranial bis zur Schädelbasis und nach kaudal bis zum Unterkieferwinkel ausdehnt. Sie wird durch eine Faszie und das stylomandibuläre Ligament von den submandibulären Drüsen getrennt. Der Hauptgang der Parotis endet im Mund an der Papillenspitze gegenüber dem ersten maxillaren Backenzahn. Die submandibuläre Drüse liegt zwischen dem M. mylohyoideus und den Hypoglossus- und Styloglossusmuskeln. Die submandibuläre Drüse ist kleiner, dichter und glatter begrenzt als die Parotis.

Tumoren der Speicheldrüsen machen weniger als 3‰ aller Tumoren aus. Etwa 95% dieser Tumoren sind parenchymalen Ursprungs, etwa 5% stammen aus dem interstitiellen Gewebe. Etwa 80% der Speicheldrüsentumoren entstehen in der Parotis, weniger als 10% in den submandibulären Drüsen (Rankow u. Polayes, 76).

Nur etwa 20% der Speicheldrüsentumoren sind maligne. Benigne Raumforderungen der Speicheldrüsen sind einfache und branchiogene Zysten, pleomorphe und monomorphe Adenome, Hämangiome, Lymphangiome, neurogene Tumoren, Onkozytome. Die pleomorphen Adenome machen etwa 70% aller benignen Tumoren der Speicheldrüsen aus. Sie imponieren als solitäre, langsam wachsende abgekapselte Raumforderungen.

Unter den malignen Tumoren überwiegen die mukoepidermalen Tumoren (etwa 30% der malignen Tumoren), sowie die Karzinome (adenozystische Karzinome, 4–8% der Tumoren sind Adenokarzinome, unter 3% epidermale Karzinome, undifferenzierte Karzinome, maligne Mischtumoren). Maligne Lymphome machen etwa 2,8% der malignen Tumoren der Speicheldrüsen aus (Seligman et al., 74)

5.5.2. Spezielle Untersuchungstechnik

Bereits im Nativ-Scan lassen sich zystische sowie ausgedehntere benigne und maligne Raumforderungen der Speicheldrüsen erfassen. Die Untersuchung sollte mit 3–5 mm Schichten erfolgen. Eine Gantry-Neigung von +15–20 Grad ermöglicht nach Rabinov et al., 84, die besten Abbildungsbedingungen. Intravenöse Kontrastmittelapplikationen verbessern die Abgrenzbarkeit der Tumoren und erlauben Aussagen über die Vaskularisation oder eventuelle Nekrosen. Bewährt hat sich die Kombination von Sialographie und Computertomographie, die CT-Sialographie (Bergeron et al., 84, Eyjolfsson et al., 84, Mancuso et al., 79, Schindler u. Reck, 82, Stone et al., 81). Hierbei wird nach der normalen Sialographie die Kanüle im Parotisgang liegen gelassen, und nach Umlagerung auf den CT-Tisch erfolgen erneut Injektionen kleiner Kontrastmittelmengen. Im Computertomogramm wird somit neben dem Drüsenkörper auch das Gangsystem der Parotis sichtbar. Diese Untersuchung wird bei kleinen Tumoren empfohlen und dann, wenn nur geringe Korrelationen zwischen dem klinischen und dem CT-Befund bestehen.

5.5.3. CT-Kriterien

Benigne Tumoren imponieren als scharf begrenzte homogene Raumforderungen, die dichter als das normale Drüsenparenchym sind. Verkalkungen sind selten. Hämangiome und Neurogene zeigen ein deutliches Enhancement nach Kontrastmittelgaben.

Maligne Tumoren sind gekennzeichnet durch die Infiltration in die benachbarten Strukturen und zeigen Obliterationen der normalen Fettsäume zwischen den Muskelgruppen. Bei schnell wachsenden Tumoren finden sich Nekrosen. Fortgeschrittene Tumoren können sich durch die Foramina und Knochen intrakraniell, in die Orbita oder in den Spinalkanal ausbreiten. Knochendestruktionen und Sklerosen sind ein Hinweiszeichen auf die Malignität des Tumors (Abb. 5–22).

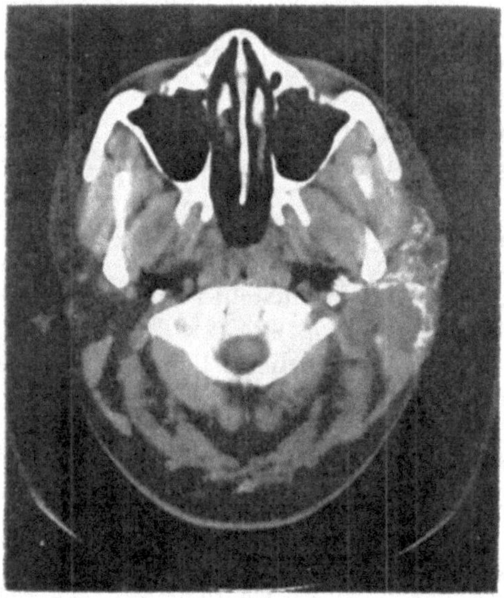

Abb. 5–22. Maligner Parotistumor rechts. CT-Sialographie. Hypodense Raumforderung mit Kompression des Parotis-Hauptganges.

5.5.4. Ergebnisse der CT

Die Ergebnisse der CT schwanken bezüglich der Angaben zur diagnostischen Treffsicherheit zwischen 75 und 90% (Bryan et al., 82, Eyjolfsson et al., 84, Kramer et al., 84, Rabinov et al., 84, Stone et al., 81). Die Sensivität bezüglich der Erfassung von Raumforderungen der Speicheldrüsen beträgt fast 100% (Bryan et al., 82), die Spezifität betreffend der Differenzierung zwischen benignen und malignen Raumforderungen sowie entzündlichen Prozessen nur 75%.

5.5.5. CT im Rahmen der Gesamtdiagnostik

Die Mehrzahl der Speicheldrüsentumoren werden mit der klinischen Untersuchung erfaßt. Ihre wichtigste Ergänzung ist heute die Ultraschalltomographie mit Biopsie zur definitiven Abklärung. Ihre diagnostische Treffsicherheit liegt bei 91% (Kramer et al., 84). Sie ist jedoch problematisch bei der Differenzierung von oberflächlichen und tiefen Infiltrationen und unzureichend für die Ausbreitungsdiagnostik fortgeschrittener Tumoren.

Die Sialographie ermöglicht den Nachweis von Verdrängungen, Deformierungen, Abbrüchen oder Verschlüssen des Gangsystems und hat bei begrenzten Fragestellungen ihre Indikationen. Die Szintigraphie mit Tc^{99m}-Pertechnetat und die Angiographie finden nur noch selten Anwendung.

Die Computertomographie ist nach der klinischen und sonographischen Untersuchung bei fortgeschrittenen Tumoren zur exakten Ausbreitungsdiagnostik indiziert. Bei kleineren Tumoren ist die CT-Sialographie recht aussagekräftig.

5.6. Literatur

1. ALPER, M. G.: Computed tomography in the planning and evaluating orbital surgery. Ophthalmology *87* (1980) 418–421
2. BÄHREN, W., S. HAASE, W. WIERSCHIN, M. LENZ: Wertigkeit der Computertomographie bei der Diagnostik bösartiger Tumoren der Mundhöhle und ihrer regionären Metastasierung. Fortschr. Röntgenstr. *136* (1982) 525–530
3. BATSAKIS, J. G.: Tumors of the head and neck. Clinical and pathological considerations. Williams and Wilkins, Baltimore, 1979
4. BERGERON, R. T., A. G. OSBORN, P. S. SOM: Head and neck imaging, excluding the brain. C. V. Mosby Comp., St. Louis—Toronto, 1984
5. BORG, S. A., S. ROSENTHAL: Handbook of cancer diagnosis and staging. A clinical atlas. J. Wiley and Sons. New York—Chichester—Brisbane—Toronto—Singapore, 1984
6. BRANT-ZAWADZKI, M., D. R. ENZMANN: Orbital computed tomography: calcific densities of the posterior globe. J. Comp. Ass. Tomogr. *3* (1979) 503–505
7. BRUNETON, J.-N., M. SCHNEIDER: Radiology of lymphomas. Springer-Verlag, Berlin—Heidelberg—New York, 1986
8. BRYAN, R. N., R. H. MILLER, R. I. FERREYRO, R. B. SESSIONS: Computed tomography of the major salivary glands. Amer. J. Roentgenol. *139* (1982) 547–554
9. BUSCHMANN, W.: Diagnostik bei Erkrankungen des Auges und der Orbita. Fortschr. Med. *96* (1978) 1785–1791
10. CLAUSSNER, C., B. LOCHNER, D. KÖHLER, D. BANZER: Dynamische Computertomographie bei Gesichtsschädeltumoren. Fortschr. Röntgenstr. *136* (1982) 144–150
11. CZERNIAK, B., S. WOYKE, B. DANIEL, Z. KRYSZTOLIK, L. G. KOSS: Diagnosis of orbital tumors by aspiration biopsy guided by computerized tomography. Cancer *54* (1984) 2385–2389
12. DANZIGER, J.: CT findings in retinoblastoma. Amer. J. Roentgenol. *133* (1979) 695–699
13. EYJOLFSSON, O., T. NORDSHUS, T. DAHL: Sialography and CT-sialography in the diagnosis of parotid masses. Acta Radiol. Diagn. *25* (1984) 361–364
14. FORBES, W. S. C., R. A. FAWCITT, I. ISHERWOOD, R. WEBB, T. FARRINGTON: Computed tomography in the diagnosis of the paranasal sinuses. Clin. Radiol. *29* (1978) 501–511
15. FORBES, W. S. C., P. F. SHEEDY, E. R. WALLER: Orbital tumors evaluated by computed tomography. Radiology *136* (1980) 101–110
16. FRIEDMANN, G., E. BÜCHELER, P. THURN: Ganzkörper-Computertomographie. G. Thieme Verlag, Stuttgart—New York, 1981
17. GADEMANN, G., J. HAELS, R. KÖNIG, U. MENDE, T. LENNARZ, B. KOBER, G. VAN KAICK: Kernspintomographisches Staging von Tumoren der Mundhöhle, des Oro- und Hypopharynx sowie des Larynx — Vergleich mit Computertomographie und Sonographie. Fortschr. Röntgenstr. *145* (1986) 503–509
18. GLÄSER, A.: Onkologie. VEB Verlag Volk und Gesundheit, Berlin, 1975
19. GRABER, H.-R., W. ZAUNBAUER, M. HAERTEL: Zur computertomographischen Diagnose und Differentialdiagnose maligner Nasennebenhöhlentumoren. Fortschr. Röntgenstr. *144* (1986) 405–412
20. GYLDENSTADT, C., J. LESTER, H. FLEDELIUS: Computed tomography of orbital lesions. A radiological study of 144 cases. Neuroradiology *13* (1977) 141–150
21. HAAGA, J. R., R. J. ALFIDI: Computed tomography of the whole body. Vol. 1. C. V. Mosby Comp., St. Louis—Toronto, 1983
22. HARNSBERGER, H. R., A. A. MANCUSO, A. S. MURAKI, J. L. PARKIN: The upper aerodigestive tract and neck: CT evaluation of recurrent tumors. Radiology *149* (1983) 503–509
23. HARMER, M. H.: TNM-Classification of malignant tumours. UICC, Genf, 1982, 3rd. Edition

24. Hasso, A. N.: CT of tumors and tumor-like conditions of the paranasal sinuses. Radiol. Clin. N. Amer. *22* (1984) 119—130
25. Henderson, J. W.: Orbital tumors. W. D. Saunders Publ., Philadelphia, 1973
26. Hesselink, J. R., K. R. Delvis, R. L. Dallow: Computed tomography in masses of the lacrimal gland region. Radiology *131* (1979) 143—147
27. Husband, J., J. Kelsey Fry: Computed tomography of the body. MacMillan Publ. LTD, London—Basingstoke, 1981
28. Jacobs, L., L. A. Weisberg, W. R. Kinkel: Computerized tomography of the orbit and sella turcica. Raven Press, New York, 1980
29. Kazner, E., S. Wende, Th. Grumme, W. Lanksch, O. Stochdorph: Computertomographie intrakranieller Tumoren aus klinischer Sicht. Springer-Verlag, Berlin—Heidelberg—New York, 1981
30. Klöppel, R., R. Ballin, H.-G. Schulz: Die 3jährige Erfahrung mit dem orbitalen Computertomogramm. Folia ophthal. *9* (1984) 267—273
31. Klöppel, R., H.-G. Schulz, R. Ballin, P. Lommatzsch: Zum Wert der Computertomographie (CT) bei orbitalen Tumoren. Radiol. Diagn. *26* (1985) 745—752
32. König, H., B. Kurtz, H. Strohm: Hochauflösende und dynamische Computertomographie in der Diagnostik von Glomus-tympanicum- und Glomus-jugulare-Tumoren. Fortschr. Röntgenstr. *141* (1984) 642—646
33. Kondo, M., T. Hashimoto, H. Shiga, Y. Inuyama, Y. Iwata, N. Ohigashi, S. Tominaya, S. Hashimoto: Computed tomography of sinonasal Non-Hodgkin-lymphoma. J. Comp. Ass. Tomogr. *8* (1984) 216—219
34. Kramer, J., T. Dahl, S. Mjøen, O. Eyolfsson, T. Nordhus: Preoperative evaluation of parotid tumours. Acta Otolaryngol. *421* (1984) Suppl., 13—16
35. Kriedemann, E., K.-H. Rotte, H. Marciniak, G. Goder, G. Staude: Aussagewert der Computertomographie bei tumorösen Prozessen und tumorähnlichen Erkrankungsbildern im Bereich des Gesichtsschädels. Arch. f. Geschwulstf. *53* (1983) 459—469
36. Kriedemann, E., G. Staude, W. Kup, K.-H. Rotte: Computertomographie bei der Beurteilung von HNO-Tumoren und Fehlinterpretationen. HNO-Praxis *9* (1984) 113—118
37. Lloyd, G. A. S.: CT scanning in the diagnosis of orbital diseases. Computerized Tomogr. *3* (1979) 227—233
38. Lloyd, G. A. S., J. Ambrose: An evaluation of CAT in the diagnosis of orbital space occupying lesions. In: Computerized axial tomography in clinical practice. Hrsg.: G. du Boulay, G. Moseley. Springer-Verlag, Berlin—Heidelberg—New York, 1977
39. Mancuso, A. A., W. N. Hanafee: Computed tomography of the head and neck. Williams and Wilkins, Baltimore, 1982
40. Michael, A. S., M. F. Mafee, G. E. Valvassori, W. S. Tan: Dynamic computed tomography of the head and neck: Differential diagnostic value. Radiology *154* (1984) 413—419
41. Muraki, A. S., A. A. Mancuso, H. R. Harnsberger, L. P. Johnson, G. B. Meads: CT of the oropharynx, tongue base and floor of the mouth: Normal anatomy and range of variations and applications in staging carcinoma. Radiology *148* (1983) 725—731
42. Persons, C. A., N. Hodson: Computed tomography in paranasal sinus tumors. Radiology *132* (1979) 641—645
43. Piepgras, U.: Vergleichende radiologische Diagnostik bei Orbitaprozessen. Radiologe *21* (1981) 1—11
44. Rabinov, K., Th. Kell, P. H. Gordon: CT of the salivary glands. Radiol. Clin. N. Amer. *22* (1984) 145—159
45. Rankov, R. H., I. M. Polayes: Diseases of the salivary glands. W. B. Saunders Publ., Philadelphia, 1976
46. Rotte, K. H., H. G. Hebbar, I. M. Ghoneim: The value of computed tomography in the diagnosis of tumors of the nasopharynx and paranasal sinuses. Radiol. diagn. *29* (1988) 391—396
47. Salvolini, U., F. Menichelli, U. Pasquini: Computed assisted tomography in 90 cases of exophthalmus. J. Comp. Ass. Tomogr. *1* (1977) 81—100

48. SCHAEFER, S. D., M. MERKEL, D. K. BURNS, L. G. CLOSE: Computed tomography of upper aerodigestive tract squamous cell carcinoma. Arch. of Otolaryngology *110* (1984) 236–240
49. SCHAEFER, S. D., K. R. MARAVILLA, R. A. SUSS, D. K. BURNS, R. NUNNALLY, M. MERKEL, L. G. CLOSE: Magnetic resonance imaging vs. computed tomography. Comparison in imaging oral cavity and pharyngeal carcinomas. Arch. of Otolaryngology *111* (1985) 730–734
50. SCHINDLER, E., R. RECK: Die Kombination von Computertomographie zur Parotisdiagnostik. Radiologe *22* (1982) 241–244
51. SCHRATTER, M., H. IMHOF, W. KUMPAN, P. HAJEK, W. ULRICH: Zum Stellenwert der Computertomographie bei Malignomen der Mundhöhle und des Pharynx. Radiologe *24* (1984) 554–560
52. SELIGMAN, B. R., F. ROSNER, J. DAVENPORT: Primary lymphosarcoma of the parotid gland. Cancer *33* (1974) 239–243
53. SESSIONS, R. B., R. N. BRYAN, R. M. NADERIO, B. R. ALFORD: Radiographic staging of angiofibroma. Head and Neck Surg. *3* (1981) 279–283
54. SIGMUND, G., W. BÄHREN, G. RANZINGER, S. HAASE: Wertigkeit der Computertomographie in der Rezidivdiagnostik bei malignen Tumoren des Gesichtsschädel-/Halsbereich. Fortschr. Röntgenstr. *143* (1985) 398–407
55. SOM, P. M.: CT of the paranasal sinuses. Neuroradiology *27* (1985) 189–201
56. STONE, D. N., A. A. MANCUSO, D. RICE: Parotid CT sialography. Radiology *138* (1981) 393–397
57. TADMOR, R., P. F. NEW: Computed tomography of the orbit with special emphasis on coronal sections. J. Comp. Ass. Tomogr. *2* (1978) 35–44
58. UICC-TNM-Klassifikation maligner Tumoren. Hrsg.: P. HERMANEK, O. SCHEIBE, B. SPIESSL, G. WAGNER. Springer-Verlag, Berlin–Heidelberg–New York–London–Paris–Tokyo, 1987
59. UNGER, J. M., K. SHAFFER, J. A. DUNCAVACE: Computed tomography in nasal and paranasal sinus disease. Laryngoscope *94* (1984) 1319–1324
60. UNSÖLD, R., W. T. HOYT, TH. H. NEWTON: Die computertomographischen Merkmale des kavernösen Hämangioms und ihre Bedeutung für die Differentialdiagnose im Muskeltrichter gelegener Tumoren der Orbita. Klin. Monatsbl. Augenheilk. *175* (1979) 715–778
61. WEGENER, O.-H.: Ganzkörper-Computertomographie. S. Karger, Basel–München–Paris–London–New York–Sydney, 1981
62. WEHR, M., R. KLÖPPEL, F. KAMPRAD: Beitrag zur computertomographischen Diagnostik von Gesichtsschädeltumoren. Radiol. diagn. *26* (1985) 339–347
63. WENDE, S., A. AULICH, A. NOVER, W. LANKSCH, E. KAZNER, H. STEINHOFF, W. MEESE, S. LANGE, T. GRUMME: Computed tomography of orbital lesions. Neuroradiology *13* (1977) 123–134
64. YAMASHITA, S., M. KONDO, S. HASHIMOTO: Conversion of T-stages of nasopharyngeal carcinoma by computed tomography. Intern. J. Rad. Oncology Biol. Phys. *11* (1985) 1017–1021
65. YAMASHITA, S., M. KONDO, Y. INUYAMA, S. HASHIMOTO: Improved survival of patients with nasopharyngeal squamous cell carcinoma. Intern. J. Rad. Oncology Biol. Phys. *12* (1986) 307–312

6. Tumoren und Metastasen im Bereich des Halses

von K.-H. Rotte

6.1. Anatomische Vorbemerkungen

Zum Halsbereich gehören der Hypopharynx, das Zungenbein, der Larynx, obere Ösophagus, die Trachea, Schilddrüse und Nebenschilddrüsen sowie Gefäß-, Lymph-, Nerven- und Muskelstränge. Die obere Begrenzung des Halses liegt zwischen Unterkieferästen, Ansatz der Ohren und horizontal zur Protuberantia occipitalis externa. Die untere Begrenzung ist durch die Ebene zwischen Sternum, Klavikula, Akromnion und dem Dornfortsatz des 7. Halswirbelkörpers gegeben.

Der Hypopharynx (Laryngopharynx) umfaßt den pharyngoösophagealen Übergang (Höhe des Stellknorpels und der Plica interarytaenoidea) bis zum unteren Rand des Ringknorpels, den Recessus piriformis (von der pharyngoepiglottischen Falte bis zum oberen Rand des Ösophagus) mit Begrenzung durch den Schildknorpel, lateralen Fläche der Plica ary-epiglottica sowie durch den Stell- und Ringknorpel. Die Hinterwand des Hypopharynx erstreckt sich von der Ebene des Vallecula-Grundes bis in Höhe der Articulatio crico-arytaenoides.

Das Larynxskelett besteht aus dem Schildknorpel, dem Krikoid und den Aryknorpeln. Kranial des Schildknorpels liegt die Epiglottis. Von den Aryknorpeln zur Epiglottis ziehen schräg nach vorn und kranial die Plicae aryepiglotticae. Diese bilden mit der Epiglottis den Aditus laryngis. Lateral hiervon stellen sich die Recessi piriformis dar. Die Stimmbänder ziehen sich vom Aryknorpel zur Hinterwand des Schildknorpels. Kraniolateral hiervon liegen die Taschenbänder. Die häufigsten Tumoren im Halsbereich sind im Larynx, in der Schilddrüse sowie in den Lymphknoten lokalisiert.

6.2. Spezielle Untersuchungstechnik

Die Untersuchung des Larynx und Hypopharynx soll möglichst parallel zur Ebene der Stimmbänder erfolgen. Hierzu muß entweder der Patient mit Streckhaltung des Halses gelagert werden, oder es muß eine leichte Kippung der Gantry erfolgen. Für die Region des Larynx sind Schichtdicken von 4—5 mm mit ähnlich großem Tischvorschub empfehlenswert. Die Scans sollten in Atemstillstand am Ende einer normalen Exspiration erfolgen. Zur besseren Entfaltung der Sinus piriformis und des supraglottischen Larynx werden auch Scans bei Valsalva'schem Manöver oder bei wiederholten Phonationsmanövern (Bergeron et al., 84) empfohlen. Für die Erfassung von Nebenschilddrüsentumoren werden sehr dünne Schichten von 2 mm verwendet. Für die Untersuchung der Schilddrüse und anderer Halsregionen sind 4—8 mm Schichten ausreichend. Intravenöse Kontrastmittelgaben (Bolus bei lokalisierten Befunden, Infusion bei ausgedehnteren Befunden) erlauben Aussagen über den Vaskularisierungsgrad der Tumoren und ermöglichen eine bessere Abgrenzung des Tumors von den umgebenden Strukturen sowie eine bessere Markierung der Gefäße von den Halslymphknoten.

6.3. Tumoren des Larynx

6.3.1. Vorbemerkungen

Zu den häufigsten benignen Tumoren zählen die papillären Fibroepitheliome (Papillome) der Stimmlippen. Sie können einzeln oder multipel vorkommen. Sie gelten beim Erwachsenen als Präkanzerosen. Selten sind Chondrome, Fibrome, Lipome, Hämangiome, Zylindrome sowie Mischtumoren.

Das Larynxkarzinom ist der häufigste maligne Tumor der oberen Luftwege und macht etwa 1% aller malignen Tumoren aus. Über 90% der malignen Geschwülste des Larynx sind Plattenepithelkarzinome.

Äußere Kehlkopfkrebse entsprechen den Hypopharynxkarzinomen (Gläser, 74). Sie liegen in Höhe des Ringknorpels (postkrikoidale Karzinome) und im Bereich der Sinus piriformis. Weiterhin wird unterschieden in supraglottische, glottische und subglottische Larynxkarzinome. Die supraglottischen Karzinome werden nach ihrer Lokalisation differenziert in Tumoren des seitlichen Larynxeingangs mit Übergriff auf die Taschenbänder oder den Pharynx sowie in Tumoren, die am vorderen Kehlkopfeingang, an der laryngealen Epiglottisfläche oder seitlich davon entstehen. Die glottischen Karzinome entwickeln sich in der Regel im Bereich der Stimmlippen. Etwa 60–70% der Larynxkarzinome sind im Bereich der Glottis, 30–35% supraglottisch und nur 4–6% subglottisch lokalisiert. Hypopharynxkarzinome und supraglottische Karzinome metastasieren relativ früh und häufig.

6.3.2. TNM-Klassifikation

Bei der TNM-Klassifizierung der malignen Larynxtumoren werden als anatomische Regionen die Supraglottis (Suprahyoidale Epiglottis-Oberfläche, aryepiglottische Falte, Arytaenoid), die Glottis (Stimmbänder, vordere und hintere Kommissur) und die Subglottis unterschieden.

Bei Tumoren der Glottis entspricht:

T 1a Tumor auf ein Stimmband beschränkt, dieses ist beweglich

T 1b Tumor befällt beide Stimmbänder, diese sind beweglich

T 2 Tumor ist auf den Larynx beschränkt mit Ausbreitung auf die supra- oder subglottischen Regionen. Die Stimmbänder haben normale oder eingeschränkte Beweglichkeit

T 3 Tumor auf den Larynx begrenzt, mit Stimmbandfixation

T 4 Tumor mit direkter Ausbreitung über den Larynx hinaus

Bei Tumoren der Supra- und Subglottis:

T 1 Tumor auf eine Region begrenzt, Stimmband beweglich

T 2 Tumor breitet sich auf die Stimmbänder aus. Diese sind normal beweglich

T 3 Tumor auf den Larynx begrenzt mit Stimmbandfixation

T 4 Tumor mit direkter Ausbreitung über den Larynx hinaus.

Bei allen Lokalisationen:

N 1 Ipsilaterale solitäre LK-Metastasen, 3 cm oder weniger in der größten Ausdehnung

N 2 Ipsilateral solitär oder ipsilateral multipel oder bilateral kontralateral bis zu 6 cm Durchmesser

N 3 Lymphknotenmetastasen von mehr als 6 cm in größter Ausdehnung.

6.3.3. CT-Kriterien des Larynxkarzinoms

Kleine Tumoren und Schleimhautkarzinome sind meist computertomographisch nicht erkennbar, wohl aber laryngoskopisch nachweisbar. Wenn die Tumoren durch die Schleimhaut infiltrieren, imponieren sie als Raumforderungen von höherer Dichte als die normalen Larynx-Weichteilstrukturen (ARCHER et al., 78, LEE et al., 83, MAFEE et al., 83, MANCUSO et al., 78, 79). Fortgeschrittene Tumoren verdrängen oder destruieren die normalen Larynxstrukturen. Bei tiefer Tumorinfiltration obliterieren die benachbarten Fettsäume.

Geschwülste der Glottis können sich durch die Schleimhaut zur vorderen Kommissur, zur Verbindung zwischen Ring- und Stellknorpel sowie in die infraglottische Region ausbreiten. Computertomographisch lassen sich Tumorbeziehungen zum Ringknorpel bei infraglottischer Ausbreitung nachweisen (ARCHER et al., 84, REID, 84). Andere Autoren (HOOVER et al., 84, HOROWITZ et al., 84) halten jedoch die exakte Beurteilung einer Infiltration in die Knorpel für problematisch. Der Nachweis einer Tumorausbreitung zum kontralateralen Stimmband beeinflußt das operative Vorgehen. Gewebsverdickungen der vorderen Kommissur wie auch eine Infiltration in den Schildknorpel lassen sich im CT erkennen. Eine Fixierung der Stimmbänder kann bedingt sein durch eine Infiltration des Stimmbandes, durch eine Tumorausbreitung in das krikoarytaenoide Gelenk, durch eine Infiltration in die Knorpel oder durch eine Behinderung der Stimmbandbeweglichkeit durch die sich vorwölbenden Tumoren (MANCUSO et al., 80, TUCKER, 74, HOOVER et al., 84). Eindeutige Destruktionen des Schildknorpels lassen sich nur bei fortgeschrittenen Tumoren erkennen. In etwa 25% der Fälle findet sich eine perineurale und perivaskuläre Infiltration (BERGERON et al., 84) (Abb. 6–1; 6–2; 6–3).

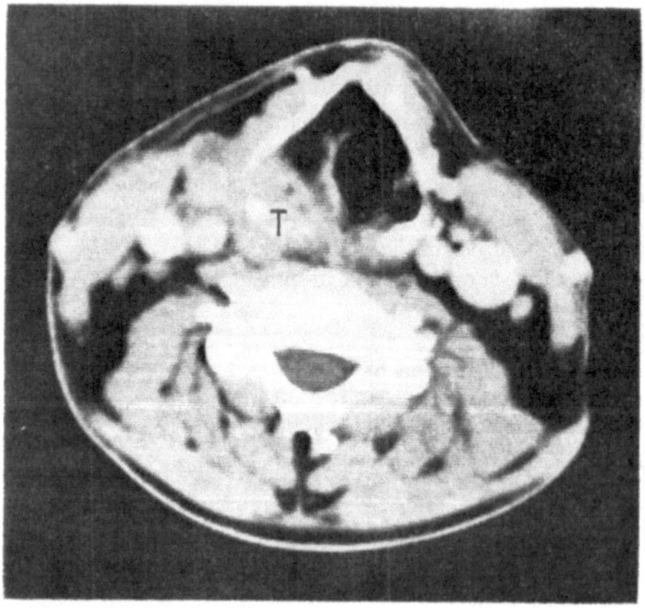

Abb. 6–1. Larynxkarzinom rechts. Infiltrativ wachsender Tumor rechts dorsal ohne Beziehungen zu den Gefäßen. (T Tumor)

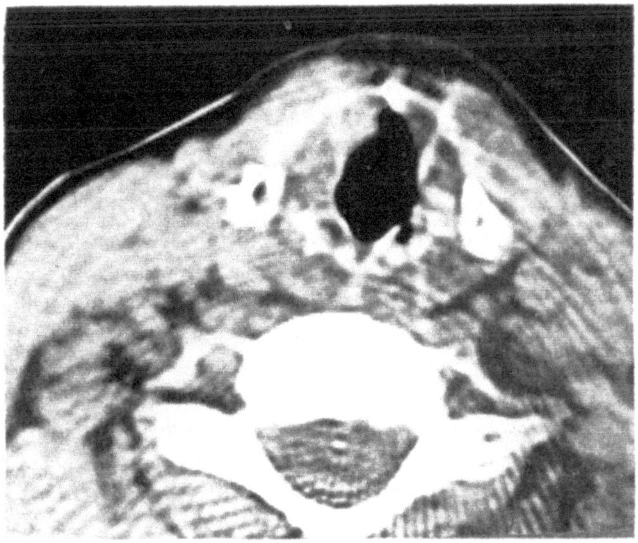

Abb. 6–2. Larynxkarzinom. Kleiner, relativ dichter Tumor im vorderen Bereich des rechten Taschenbandes.

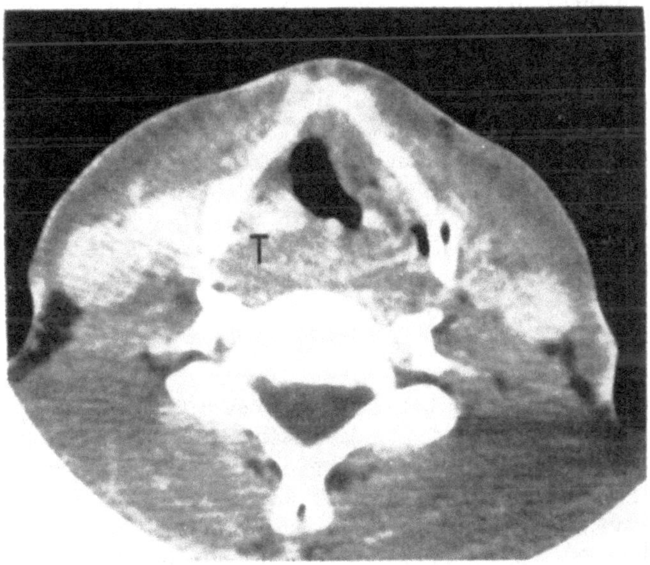

Abb. 6–3. Hypopharynxkarzinom, vom rechten Rezessus piriformis ausgehend mit umschriebenem KM-Enhancement. Keine nachweisbaren Knochendestruktionen. (T Tumor)

Bei supraglottischen Tumoren ist eine Infiltration in die Knorpel selten. Diese Tumoren imponieren als Raumforderungen in den paralaryngealen Räumen. Eine Verdickung der Gewebsstrukturen der vorderen Kommissur ist stets verdächtig auf einen Tumorbefall. Dieser ist häufig kombiniert mit einem Ödem. Die CT erlaubt auch die Darstellung des präepiglottischen Raumes. Eine Verdickung der Epiglottis weist auf eine Tumorinfiltration hin. Eine weitere Ausbreitung entlang der pharyngoepiglottischen Falte zur Zungenbasis ist möglich. Wenn der Tumor in den epiglottischen Raum infiltriert, ist eine Destruktion der Epiglottisknorpel anzunehmen (Haaga und Alfidi, 83).

Als Folge der raumfordernden Wirkung dieser Tumoren ist häufig eine asymmetrische und unregelmäßig konturierte Einengung der Trachea in dieser Höhe zu erkennen.

Tumoren des Hypopharynx zeigen ähnliche Wachstumsformen wie die supraglottischen Tumoren. Die Tumormasse ist meist dorsal und lateral des Schildknorpels gelegen und kann außerhalb des Larynxskeletts wachsen. Sie neigt dazu, durch den Schildknorpel nach dorsal in die Nackenweichteile zu wachsen (Kirchner, 74, Tucker, 74). Diese, im Sinus piriformis entstehenden Tumoren, imponieren meist als einseitige weichteildichte Raumforderungen und führen zu einer Einengung oder Verlagerung des Pharynx. Auch ein Wachstum in den paralaryngealen Raum und Ausbreitung in die präepiglottische Region über die Mittellinie hinaus wird häufig beobachtet. Bei sehr ausgedehnten Tumoren ist der Ausgangsort oft nicht feststellbar.

Die Grenzen der CT liegen in den Schwierigkeiten der Unterscheidung von Taschen- und Stimmbändern. Durch koronare und sagittale Rekonstruktionen läßt sich computertomographisch dieses Problem zwar reduzieren, jedoch nicht völlig lösen. Auch lassen sich mit der CT nur begrenzte Aussagen über die Beweglichkeit der Stimmbänder machen. Kleine Schleimhautveränderungen lassen sich nur endoskopisch, nicht aber zuverlässig mit der CT erfassen. Die relativ exakten Aussagen zur Tumorausbreitung im Querschnittsbild können durch Fibrose oder Ödem in den benachbarten Strukturen eingeschränkt werden.

Tumorrezidive imponieren ebenfalls als weichteildichte Raumforderungen. Bei kleinen Rezidiven ist die Differenzierung gegenüber postoperativen Narben bzw. Fibrosen nach Strahlentherapie mitunter schwierig. Ein posttherapeutisches Basis-CT erleichtert bei weiteren Verlaufskontrollen die Erfassung früher Tumorrezidive. Veränderungen am Larynxskelett lassen sich nur nach genauer Kenntnis des Operationsbefundes beurteilen.

Zum Staging der Larynxkarzinome gehört auch die Beurteilung der regionären Lymphknotenstationen, die in den Untersuchungsgang miteinbezogen werden müssen. Die Besonderheiten der Diagnostik der Halslymphknoten werden weiter unten besprochen.

6.3.4. Ergebnisse der CT

Die Anwendung der Computertomographie bei Larynxkarzinomen erfolgt in erster Linie unter dem Aspekt der Ausbreitungsdiagnostik bzw. des prätherapeutischen Stagings. Die diagnostische Treffsicherheit der CT für das Staging des Larynxkarzinoms wird mit ca. 90% angegeben (Archer et al., 81, Lee et al., 83, Mafee et al., 83, Mancuso u. Hanafee, 79). Bei einem Vergleich der CT- mit den Operationsbefunden fanden Hoover et al., 84, 11% falsch positive und keine falsch negativen Befunde. Im Bereich der Subglottis und der Glottis waren die Ergebnisse etwas besser als bei den supraglottischen Tumoren.

6.3.5. CT im Rahmen der Gesamtdiagnostik

In der Diagnostik des Larynxkarzinoms steht die klinische Untersuchung mit Laryngoskopie und Biopsie an der ersten Stelle. Die Laryngographie und vor allem die konventionelle Tomographie ohne und mit dem Valsalva'schen Versuch ermöglichen zusätzliche funktionelle Aussagen zur Beweglichkeit der Stimmbänder, die mitder CT begrenzt möglich sind. Die Computertomographie komplettiert die Ausbreitungsdiagnostik und vermittelt wesentliche, für die Therapie-Indikationen entscheidende Aussagen, insbesondere zur Tumorinfiltration in die benachbarten Strukturen. Die CT hat sich weiterhin als wertvoll erwiesen für das Monitoring und für die Erfassung von Tumorrezidiven, besonders dann, wenn sie außerhalb des laryngoskopisch einsehbaren Bereichs liegen. Bei nicht histologisch verifizierten Prozessen kann auch die CT in der Regel die Diagnose nicht klären.

6.4. Tumoren der Schilddrüse

6.4.1. Allgemeine Bemerkungen

Häufigste gutartige Tumoren der Schilddrüse sind das follikuläre und das papilläre Adenom. Benigne mesenchymale Geschwülste wie Fibrome sind dagegen sehr selten. Maligne Schilddrüsentumoren machen etwa 1–3% aller bösartigen Geschwülste des Menschen aus. Hierbei überwiegen die ausdifferenzierten follikulären und papillären Karzinome sowie die undifferenzierten (anaplastischen) Karzinome. Sarkome und maligne Teratome sind selten. Relativ häufig finden sich in der Schilddrüse Metastasen von malignen Tumoren anderer Lokalisationen.

Schilddrüsenkarzinome metastasieren vorwiegend in die regionären Lymphknoten sowie in die Lunge, Leber und das Skelett. Regionäre Lymphknotenstationen sind die jugularen, die tracheo-ösophagealen Lymphknoten, die oberen mediastinalen, die retropharyngealen und die den Schildknorpel überlagernden Lymphknoten.

6.4.2. TNM-Klassifikation

Von der UICC wurde für das Schilddrüsenkarzinom folgende Klassifikation publiziert:

T 1 Tumor bis zu 1 cm in größter Ausdehnung, begrenzt auf die Schilddrües
T 2 Tumor von 1–4 cm Größe, begrenzt auf die Schilddrüse
T 3 Tumor von mehr als 4 cm in größter Ausdehnung, begrenzt auf die Schilddrüse
T 4 Tumor jeder Größe mit Ausbreitung jenseits der Schilddrüse
N 1 Regionäre Lymphknotenmetastasen

6.4.3. CT-Kriterien

Die normale Schilddrüse stellt sich als glatt konturiertes homogenes Organ dar, das durch den höheren Jodgehalt eine höhere Dichte als die umgebenden Strukturen zeigt. Benigne Prozesse imponieren als umschriebene solide oder zystische oder gemischtförmige Raumforderungen. Verkalkungen finden sich bei benignen wie bei malignen Tumoren. Schilddrüsenkarzinome können als umschriebene Raumforderungen oder als diffuse Schilddrüsenvergrößerung auftreten. Eine Struma kann geringere Dichtewerte als das normale Schilddrüsengewebe sowie inhomogene Strukturen zeigen. Trachealkompressionen und -verlagerungen sowie Verdrängungen von Ösophagus und den großen Gefäßen sowie eine retrosternale Ausdehnung lassen sich computertomographisch gut erfassen. Pathognomonische CT-Kriterien für das Schilddrüsenkarzinom gibt es nicht (Bergeron et al., 84). Bei gleichzeitigem Nachweis von vergrößerten Halslymphknoten sowie von Destruktionen knöcherner oder knorpeliger Strukturen kann eine maligne Raumforderung angenommen werden (Abb. 6–4; 6–5).

Nach intravenöser Kontrastmittelinjektion färbt sich in der Regel das normale Schilddrüsengewebe stärker als das Tumorgewebe an. Angrenzende Strukturen und Gefäße markieren sich deutlicher vom Tumor.

Für den Nachweis von Rest- oder Rezidivtumoren nach Thyroidektomie hat sich die CT als wertvoll erwiesen. Postoperative Narben oder Fibrosen nach Strahlentherapie können den Nachweis kleiner Rezidive erschweren, so daß mitunter kurzfristige Kontrolluntersuchungen angezeigt sein können (Abb. 6–6).

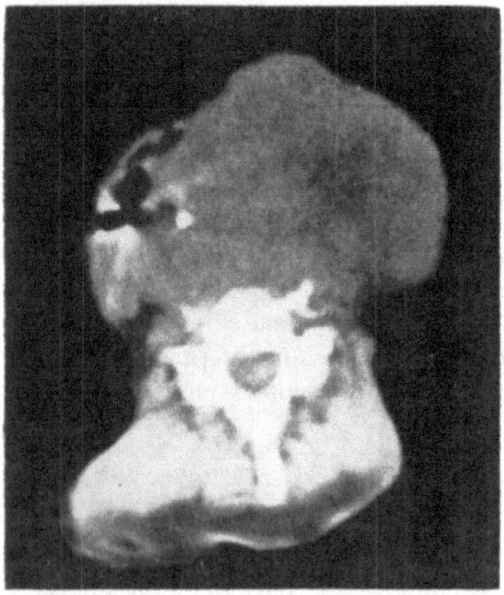

Abb. 6–4a. Monströses Schilddrüsenkarzinom im Halsbereich mit Einengung und Rechtsverdrängung der Trachea.

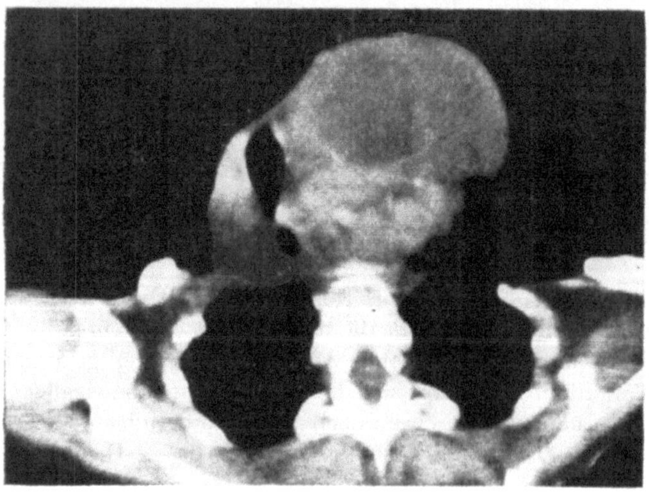

Abb. 6–4b. Der gleiche Patient. Scan in Höhe der Thoraxapertur.

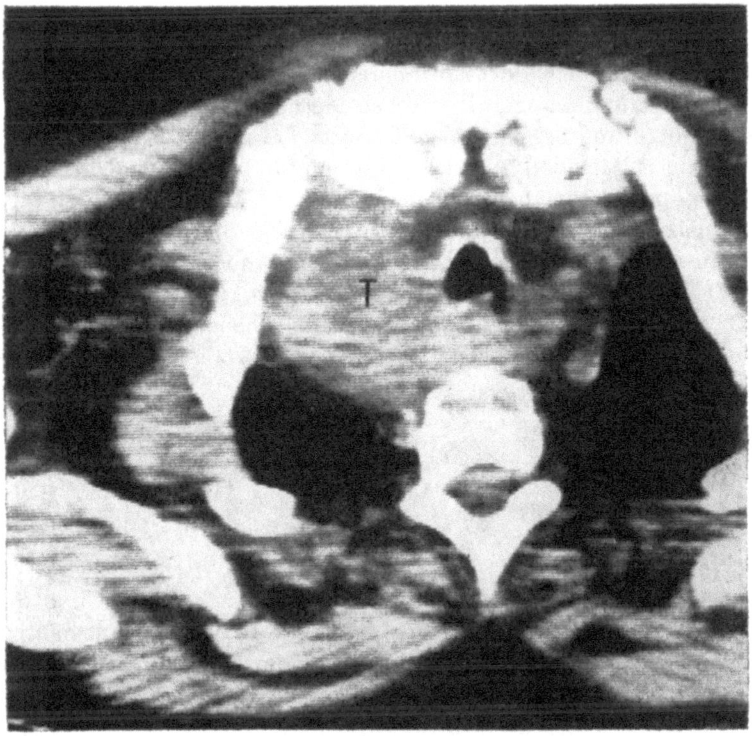

Abb. 6–5. Schilddrüsenkarzinom im Bereich der Thoraxapertur (T Tumor)

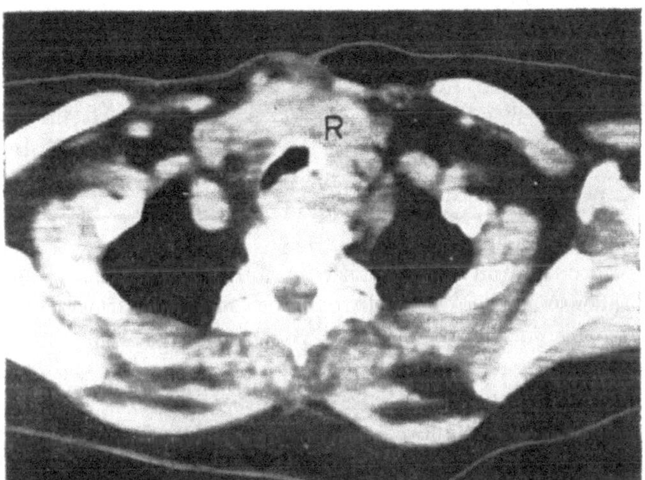

Abb. 6–6. Rezidiv eines Schilddrüsenkarzinoms in Höhe der Thoraxapertur mit Einengung der Trachea und Infiltration in die vordere Thoraxwand. (R Rezidiv)

6.4.4. CT im Rahmen der Gesamtdiagnostik

Die Erfassung und Diagnostik von Schilddrüsentumoren erfolgt in der Regel durch die klinische Untersuchung und mit nuklearmedizinischen Methoden. Bei szintigraphisch nachgewiesenen kalten Knoten und bei palpablen Tumoren trägt die Ultraschalltomographie zur Differenzierung solider und zystischer Raumforderungen bei. Die ultraschall-gezielte Feinnadelbiopsie kann bei soliden Prozessen die Diagnose definitiv klären. Retrosternale Tumoranteile sind sonographisch allerdings nicht beurteilbar.

Ausgedehnte Schilddrüsentumoren sowie Prozesse mit endothorakaler Ausbreitung erfordern vor relevanten Therapie-Entscheidungen den Einsatz der CT zur Ausbreitungsdiagnostik. Die CT steht am Ende des diagnostischen Vorgehens und ist bei Schilddrüsenkarzinomen des Stadiums T 4 angezeigt, besonders im Rahmen der Planung einer chirurgischen oder Strahlentherapie.

6.5. Tumoren der Nebenschilddrüsen

Unter den insgesamt seltenen Nebenschilddrüsentumoren sind die Adenome und die hochdifferenzierten Karzinome am häufigsten. Diese Tumoren finden sich am häufigsten am unteren Schilddrüsenpol, selten in der Schilddrüse, im Mediastinum oder im Bereich des Thymus. Adenome sind meist scharf begrenzt und wachsen expansiv. Die selteneren Karzinome wachsen vorwiegend infiltrativ.

Die normalen Nebenschilddrüsen sind im CT nicht sichtbar. In der Regel sind die 4 Nebenschilddrüsen mit der hinteren Oberfläche des oberen und unteren Pols jedes Schilddrüsenlappens verbunden. Jedoch können Nebenschilddrüsen auch jede andere Lokalisation zwischen dem Zungenbein und dem Aortenbogen zeigen (Bergeron et al., 84).

Tumoren, die mit einer Vergrößerung des Organs einhergehen, sind relativ selten, sie sind computertomographisch meist gut erfaßbar (Doppman et al., 77, Goulliamos u. Carter, 81, Shimshal et al., 79). Für die Erkennung der meist kleinen Tumoren ist es wichtig, daß die CT-Untersuchung zunächst ohne, und anschließend mit Bolusinjektion erfolgt. Im Nativ-Scan imponieren Adenome meist als hypodense Herde, die nach der Kontrastmittelinjektion ein Enhancement zeigen, das manchmal nur die Dichtewerte des angrenzenden Gewebes zeigt, dann also isodens wird. Die CT-Untersuchung muß die Schilddrüsenregion und das obere Mediastinum einbeziehen. Es gibt keine pathognomonischen CT-Kriterien für das Nebenschilddrüsenadenom, so daß eine Artdiagnose dieser Tumoren nicht möglich ist.

Im Rahmen der Gesamtdiagnostik kommt der CT als komplementäre Untersuchung eine besondere Bedeutung zu, insbesondere zum Nachweis einer mediastinalen Lokalisation.

Bei Vorliegen der klinischen Symptomatik eines primären Hyperparathyreoidismus mit Hyperkalzämie, Hyperkalkurie, Hypophosphatämie und Hyperphosphaturie dominieren zunächst die klinischen und laborchemischen Untersuchungen sowie Hormonbestimmungen. Für die Erfassung „normal lokalisierter“ Nebenschilddrüsentumoren kommt der Ultraschalltomographie eine große Bedeutung zu (Edis u. Evans, 79). Bei negativen oder fraglichen Ultraschallbefunden ist der Einsatz der Computertomographie zur Tumorsuche im Halsbereich und oberen Mediastinum indiziert. Bei unklaren CT-Befunden und eindeutiger klinischer Symptomatik kann die selektive Sondierung der Halsvenen mit Parathormonbestimmung weiterführend sein (FRIEDMANN et al., 81). Die MRT hat sich ebenfalls wertvoll für die Diagnostik dieser Tumoren erwiesen. In einem Methodenvergleich fanden VOGL et al., 86, für die CT und für die MRT eine Spezifität von 98%, für die Ultraschalltomographie von 94%. Die Sensitivität lag bei der MRT bei 79%, bei der CT bei 66% und bei der Sonographie bei 67%.

6.6. Andere primäre Tumoren im Halsbereich

Die von den parasympathischen Paraganglien ausgehenden Glomustumoren (Chemodektome, nicht-chromaffine Paragangliome) sind meist lateral am Hals gelegen. Bei ihrem hohen Vaskularisierungsgrad lassen sie sich nach Bolusinjektion relativ gut von anderen Tumoren dieser Region differenzieren. Als benigne mesenchymale Tumoren der Halsweichteile finden sich Lipome, Fibrome, Neurinome, Teratome, Dermoidtumoren, Hämangiome und Lymphangiome. Sie lassen sich meist gut von branchogenen Zysten, Abszessen und Hämatomen differenzieren. Als maligne mesenchymale Tumoren können Fibro-, Lipo-, Leiomyo-, Rhabdomyo- und neurogene Sarkome sowie Hämangioperizytome im Halsbereich vorkommen. Die CT-Symptomatik dieser Tumoren wird im Kapitel Weichteiltumoren dargestellt. Die Bedeutung der CT liegt hier in der exakten Ausbreitungsdiagnostik und nur sehr begrenzt in der Dignitäts- und Artdiagnostik.

6.7. Tumoröse Lymphknotenprozesse im Halsbereich

Im Halsbereich werden nach ROUVIERE, 32, folgende Lymphknotengruppen unterschieden: die okzipitalen, mastoidalen, parotischen, submaxillären, faszialen, submentalen, sublingualen, retropharyngealen, vorderen und hinteren zervikalen Lymphknoten. Sie stellen die Filterstationen aus dem Kopf- und Halsbereich dar, jedoch können auch Tumoren anderer Lokalisationen in die Halslymphknoten metastasieren. Das klinische und auch das computertomographische Leitsymptom ist die Lymphknotenvergrößerung. Weitere Ursachen für Vergrößerungen der Halslymphknoten sind entzündliche Prozesse und maligne Lymphome.

Bei malignen Lymphomen (Hodgkin-, Non-Hodgkin-Lymphome) können die Halslymphknoten die erste, oft auch die einzige Manifestation sein. Bei den Non-Hodgkin-Lymphomen ist in 50–70% der Fälle eine Beteiligung der Halslymphknoten beschrieben worden (BRUNETON u. SCHNEIDER, 86). Computertomographisch finden sich solide oder nekrotische Lymphknotenvergrößerungen, die zu Konglomeratbildungen neigen. Häufig sind beide Seiten befallen. In der Regel sind vergrößerte Halslymphknoten palpabel, jedoch können manchmal mit der CT Lymphknotenprozesse erfaßt werden, die klinisch nicht tastbar sind (MÖDDER et al., 79) (Abb. 6–7).

Lymphknotenmetastasen im Halsbereich finden sich bei etwa 5% der Karzinompatienten und bei mehr als 12% der Patienten mit Tumoren im Kopf- und Halsbereich. Nach BERGERON et al., 84, metastasieren Karzinome des Nasopharynx, der Zungenbasis und der Tonsillen vorwiegend in die oberen zervikalen Lymphknoten, Karzinome

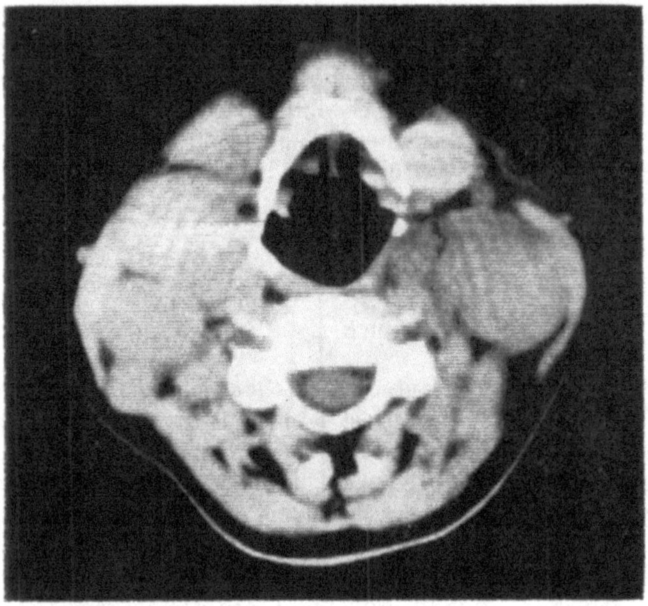

Abb. 6–7. Massive bilaterale Vergrößerungen der Halslymphknoten bei Non-Hodgkin-Lymphom.

des Larynx, Pharynx, Ösophagus und der Schilddrüse in die mittleren und unteren jugularen Lymphknoten und in die paratrachealen Lymphknoten. Tumoren der Zunge und des Mundbodens metastasieren in die submaxillären LK. Supraklavikuläre Lymphknotenmetastasen finden sich bei Primärtumoren aus anderen Körperregionen, besonders bei Karzinomen der Bronchien, der Mamma, des Magens und der Speiseröhre. Seltener metastasieren Nieren- und Hodentumoren in die Halslymphknoten (MÜLLER, 84).

Die N-Klassifizierung der Halslymphknoten nach der UICC wurde bereits unter 6.3.2. (TNM-Klassifikation des Larynxkarzinoms) beschrieben.

Die Computertomographie kann nur vergrößerte Lymphknoten als metastasenverdächtig erfassen, was auf einen großen Teil der Fälle im Stadium N 1 sowie auf alle N 2 und N 3-Stadien zutrifft. Die Differenzierung in bewegliche und fixierte Lymphknoten, wie es noch die TNM-Klassifizierung von 1978 vorsah, ist nur palpatorisch möglich.

Lymphknotenmetastasen können als iso-, hypo- oder selten als hyperdense Raumforderungen auftreten. Sie zeigen meist nur ein geringes Kontrastmittel-Enhancement. Nach MANCUSO et al., 81, 84, ist jede Vergrößerung der Lymphknoten ab 1,5 cm im Durchmesser ohne Kontrast-Enhancement metastasenverdächtig. Auch drei oder mehr, schlecht abgrenzbare Lymphknoten zwischen 8—15 mm Durchmesser sind suspekt. Obliterationen in den Fasziensträngen bei vergrößerten Lymphknoten sind hinweisend auf maligne Lymphknotenveränderungen (MANCUSO et al., 81). Sie können die umgebenden Strukturen wie Muskeln, Gefäße, Trachea oder Ösophagus verdrängen oder in sie infiltrieren. Destruktionen der Halswirbelsäule werden häufiger bei malignen Lymphomen als bei Lymphknotenmetastasen beobachtet (Abb. 6–8; 6–9; 6–10).

In einer vergleichenden Untersuchung bei Patienten mit Karzinomen im Kopf- und Halsbereich fanden FRIEDMAN et al., 84, bezüglich des Nachweises von Lymphknotenmetastasen eine Übereinstimmung der CT-Befunde mit den Operationspräparaten in 90% der Fälle.

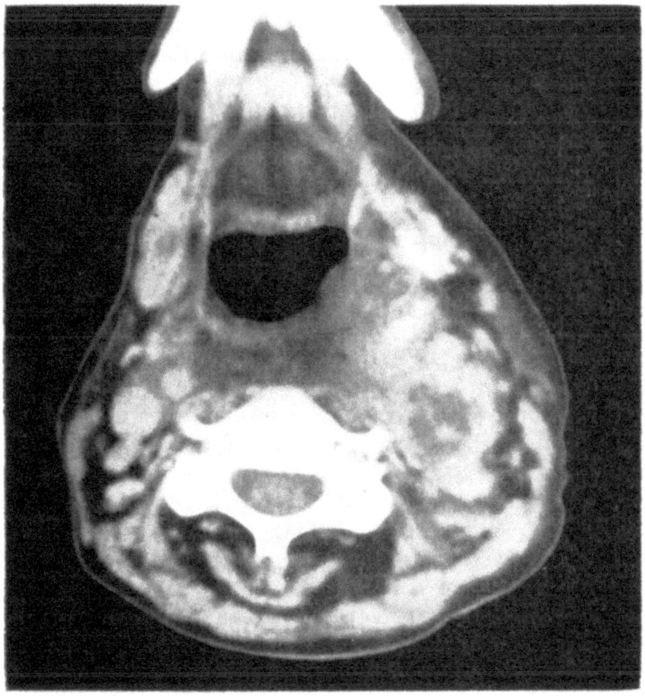

Abb. 6–8. Nekrotisierende Lymphknotenmetastasen der linken Halsseite bei postkrikoidalem Karzinom.

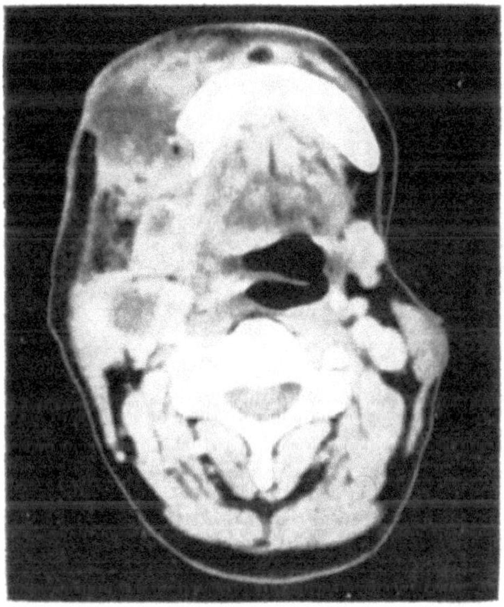

Abb. 6–9. Nekrotisierende Lymphknotenmetastasen der rechten Halsseite mit Destruktion der Mandibula bei Larynxkarzinom.

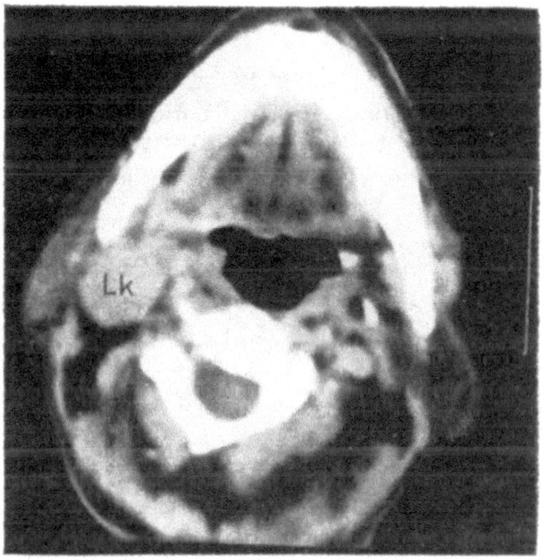

Abb. 6–10. Metastatische Vergrößerung eines Lymphknotens der rechten Halsseite bei kleinzelligem Bronchialkarzinom. (LK Lymphknotenmetastase)

Die regionären Lymphknotenstationen sind in der Regel in der computertomographischen Ausbreitungsdiagnostik von Tumoren des zervikofaszialen Bereiches mit einbezogen, so daß hierfür ein Untersuchungsgang ausreichend ist. Bei Lymphknotenvergrößerungen anderer Genese haben klinische Untersuchung und die Ultraschalltomographie den Vorrang. Die CT ist zur Abklärung unklarer sonographischer Befunde sowie zur Ausbreitungsdiagnostik tiefer Lymphknotenveränderungen indiziert.

6.8. Literatur

1. Archer, C. R., W. H. Friedman, V. C. Yeager, G. P. Katsantonis: Evaluation of laryngeal cancer by computed tomography. J. Comp. Ass. Tomogr. *2* (1978) 404–411
2. Archer, C. R., S. S. Sagel, V. C. Yeager, S. Martin: Staging of carcinoma of the larynx. Comparative accuracy of computed tomography and laryngoscopy. Amer. J. Roentgenol. *136* (1981) 571–575
3. Archer, C. R., V. C. Yeager, D. R. Herbold: Improved diagnostic accuracy in laryngeal cancer using a new classification based on computed tomography. Cancer *53* (1984) 44–57
4. Bergeron, R. T., A. G. Osborn, P. S. Som: Head and neck imaging excluding brain. C. V. Mosby Comp., St. Louis–Toronto, 1984
5. Bergman, A. B., H. L. Neiman, R. L. Warpeha: Computed tomography of the larynx. Laryngoscope *89* (1979) 812–817
6. Bruneton, J.-N., M. Schneider: Radiology of lymphomas. Springer-Verlag, Berlin–Heidelberg–New York, 1986
7. Catic, D., A. Lovrincevic: Correlation of computed tomography and conventional hypopharyngography findings in hypopharyngeal tumours. Europ. J. Radiol. *5* (1985) 178–180
8. Doppman, J. L., M. F. Bennan, J. D. Koehler, S. J. Marx: Computed tomography of parathyroid localisation. J. Comp. Ass. Tomogr. *1* (1977) 30–36
9. Edis, A. J., T. C. Evans: High-resolution real-time ultrasonography in the pre-operative location of parathyroid tumors. New Engl. J. Med. *301* (1979) 532–534
10. Friedman, M., V. K. Shelton, M. Mafee, P. Bellity, V. Grybauskas, E. Skolnik: Metastatic neck disease. Evaluation by computed tomography. Arch. Otolaryngol. *110* (1984) 443–447
11. Friedmann, G., E. Bücheler, P. Thurn: Ganzkörper-Computertomographie. G. Thieme Verlag, Stuttgart–New York, 1981
12. Gläser, A.: Onkologie. VEB Verlag Volk und Gesundheit, Berlin, 1974
13. Gouliamos, A. D., B. L. Carter: Parathyroid adenomas identified by CT scan. Comput. Tomogr. *5* (1981) 59–63
14. Haaga, J. R., R. J. Alfidi: Computed tomography of the whole body. Vol. 1. C. V. Mosby Comp., St. Louis–Toronto,1983
15. Hoover, L. A., T. C. Calcaterra, G. A. Walter, S. G. Larrson: Preoperative CT scan evaluation for laryngeal carcinoma: Correlation with pathological findings. Laryngoscope *94* (1984) 310–315
16. Horowitz, B. L., G. E. Woodson, R. N. Bryan: CT of laryngeal tumors. Radiol. Clin. N Amer. *22* (1984) 265–279
17. Kirchner, J. A.: Two hundred laryngeal cancers: Pattern of growth and spread as seen in serial sections. Laryngoscope *87* (1977) 474–482
18. Larrson, S. G., A. Mancuso, L. A. Hoover, W. Hanafee: Differentiation of pyriforme sinus cancer from supraglottic laryngeal cancer by computed tomography. Radiology *141* (1981) 427–432
19. Lee, J. K. T., S. S. Sagel, R. J. Stanley: Computed body tomography. Raven Press, New York, 1983
20. Mafee, M. P., J. A. Schild, G. E. Valvassori: Computed tomography of the larynx: Corre-

lation with anatomic and pathologic studies in cases of laryngeal carcinoma. Radiology *147* (1983) 123–128

21. Mancuso, A. A., T. C. Calcaterra, W. N. Hanafee: Computed tomography of the larynx. Radiol. Clin. N. Amer. *16* (1978) 195–208
22. Mancuso, A. A., Y. Tamakawa, W. N. Hanafee: CT of the fixed vocal cord. Amer. J. Roentgenol. *135* (1980) 529–534
23. Mancuso, A. A., D. Maceri, D. Rice, W. N. Hanafee: CT of cervical lymph nodes. Amer. J. Roentgenol. *136* (1981) 381–385
24. Mancuso, A. A.: Cervical lymph node metastases: Oncologic imaging and diagnosis. Int. J. Radiat. Oncology Biol. Phys. *10* (1984) 411–423
25. Mödder, U., G. Friedmann, A. Göde, K. G. Rose: Computertomographie des Gesichtsschädels und des pharyngealen Raumes. Fortschr. Röntgenstr. *131* (1979) 249–255
26. Müller, W.: Halsmetastasen bei unbekanntem Primärtumor. Dt. Gesundh.-Wesen *39* (1984) 808–810
27. Reid, M. H.: Laryngeal carcinoma: High-resolution computed tomography and thick anatomic sections. Radiology *151* (1984) 689–696
28. Rouviere, E.: Anatomie des lymphatiques de l'homme. Masson Ed., Paris, 1932
29. Sekiya, T., S. Sada, K. Kawakani, M. Kino: Clinical application of computed tomography of thyroid diseases. Comput. Tomogr. *3* (1979) 185–193
30. Shimshak, R. R., G. J. Schoenrock, H. P. Taekman: Preoperative localization of a parathyroid adenoma using computed tomography and thyroid scanning. J. Comp. Ass. Tomogr. *3* (1979) 117–119
31. Tucker, G. F.: The anatomy of laryngeal cancer. Canad. J. Otolaryngol. *3* (1974) 417–427
32. Vogl, Th., B. Hefele, D. Hahn, Z. Nieden, H. P. Muhlig: Ergebnisse einer Vergleichsstudie von MR, CT und Sonographie bei Patienten mit primärem Hyperparathyreoidismus. Fortschr. Röntgenstr. *145* (1986) 167–172

7. Tumoren im Bereich des Thorax

von K.-H. ROTTE

7.1. Spezielle Untersuchungstechnik

Zu den Tumoren des Thoraxbereichs gehören die Geschwülste der Lungen, des Mediastinums, der Pleura und der Thoraxwand sowie des Ösophagus. Die computertomographische Untersuchungstechnik unterscheidet sich nicht wesentlich bei den einzelnen Tumorlokalisationen. Die Untersuchung erfolgt in Rückenlage und im inspiratorischen Atemstillstand. Nach dem initialen Topogramm erfolgen Scans in kranio-kaudaler Richtung mit einem Schichtabstand von 8—10 mm und einer Schichtdicke von 8—10 mm. Nur bei kleinen pulmonalen, pleuralen und mediastinalen Befunden sind zur besseren Abbildung dünnere Schichten erforderlich.

Intravenöse Kontrastmittel-Injektionen können sowohl bei peripheren thoraxwandnahen wie auch bei zentralen Tumoren zur exakten Beurteilung der Tumorausbreitung erforderlich sein. Bei Tumoren des oberen rechten Mediastinums sollte unter Berücksichtigung des Einstromeffekts in die V. cava die Injektion vom rechten Arm erfolgen. Für die Beurteilung der Tumorausdehnung muß das Kontrastmittel als Bolus injiziert werden. Für die Differenzierung mediastinaler Lymphknoten von den Gefäßen hat sich die Kontrastmittel-Infusion bewährt. Am effektivsten ist die Kombination von Infusion mit gezielter Bolusinjektion in wenigen interessierenden Schichten. Während für die Abbildung des Mediastinums und der Thoraxwand Fensterbreiten von 256 bis zu 515 bei einer Fenstermitte von 0 verwendet werden, sind für die Darstellung der Lungenstrukturen Fenstermitten von minus 800 bis 900 und größere Fensterbreiten erforderlich. Insbesondere für die Dokumentation von Lungenbefunden müssen von gleichen Schnitten Filme mit beiden differenten Fenstereinstellungen angefertigt werden.

7.2. Tumoren der Lunge

7.2.1. Allgemeine Bemerkungen

Nach der Lokalisation wird zwischen peripheren, intermediären und zentralen Lungentumoren unterschieden. Als periphere Rundherde imponieren die Mehrzahl der benignen Lungentumoren wie Adenome, Hamartome, Chondrome, Leiomyome, Fibrome, Lipome, Neurinome u. a. (ROTTE, 77). Diese stellen in der Regel keine Indikation zur Computertomographie dar, da diese nur begrenzt zur Differentialdiagnostik beiträgt. Die CT kann zwischen zystischen und lipomatösen Prozessen, die sehr selten sind, und zwischen soliden Prozessen differenzieren. Computertomographische Dichtemessungen werden in zunehmendem Maße für Dignitätsbestimmungen herangezogen. In der Regel reichen für die Erfassung und Differentialdiagnostik solitärer Rundherde der Lunge die Thoraxübersichtsaufnahmen in 2 Ebenen aus.

Die wesentlichste Indikation zur Computertomographie stellt das Bronchialkarzinom dar, das in allen 3 Lungenzonen vorkommen kann. Das Bronchialkarzinom steht heute beim Mann an der ersten Stelle aller tumorösen Erkrankungen und zeigt auch bei den Frauen ansteigende Tendenzen. So machte in der DDR im Jahre 1982 das Bronchialkarzinom 26,2% der Neuzugänge an bösartigen Neubildungen beim Mann und 3,7% bei der Frau aus.

Histologisch werden Plattenepithelkarzinome als häufigste Typen, Adenokarzinome, kleinzellig undifferenzierte und großzellig undifferenzierte Karzinome unterschieden. Klinische Symptome sind Husten, Hämoptoen, Schmerzen im Thoraxbereich, Dyspnoe, Rekurrenzparese, Pneumonien und Horner'scher Symptomkomplex (Enophthalmus, Ptosis, Miosis).

Bronchialkarzinome metastasieren lymphogen in die bronchopulmonalen, tracheobronchialen, vorderen mediastinalen, paraösophagealen und paraaortalen Lymphknoten, später in die supraklavikulären und axillären sowie in die retroperitonealen und intraabdominalen Lymphknoten. Hämatogene Fernmetastasen finden sich bevorzugt in den Lungen, der Pleura, dem Skelett, der Leber, den Nebennieren und Nieren, Pankreas, Gehirn und anderen Lokalisationen. Die obere Einflußstauung bei Lymphknotenvergrößerungen oder direkte Tumorummauerung im rechten oberen Mediastinum sowie Pleuraergüsse sind Zeichen für ein fortgeschrittenes Tumorstadium.

7.2.2. TNM-Klassifikation des Bronchialkarzinoms

Das präoperative Staging stellt die wesentlichste Indikation zur Computertomographie beim Bronchialkarzinom dar. Nach der Klassifikation der UICC (1987) entspricht:

T 1 Tumor 3 cm oder weniger im größten Durchmesser, umgeben von Lungengewebe oder viszeraler Pleura, keine bronchoskopischen Zeichen einer Infiltration proximal des Lappenbronchus (Haupt- und Intermediärbronchus frei)

T 2 Tumor mit einem der folgenden Kennzeichen hinsichtlich Größe oder Ausbreitung:
- Tumor mehr als 3 cm im größten Durchmesser
- Tumor mit Befall des Hauptbronchus, 2 cm oder weiter distal der Carina
- Tumor infiltriert viszerale Pleura
- assoziierte Atelektase oder obstruktive Entzündung bis zum Hilus, aber nicht der ganzen Lunge.

T 3 Tumor jeder Größe mit direkter Infiltration einer der folgenden Strukturen: Brustwand, Zwerchfell, mediastinale Pleura, parietales Perikard.
Oder Tumor im Hauptbronchus weniger als 2 cm distal der Carina, aber Carina nicht befallen,
oder Tumor mit Atelektase oder obstruktiver Pneumonie der ganzen Lunge

T 4 Tumor mit Invasion der Mediastinums, des Herzens, der großen Gefäße, Trachea, Ösophagus, Wirbelkörper, Carina, oder Tumor mit malignem Pleuraerguß

N 1 Metastasen in den ipsilateralen peribronchialen Lymphknoten und/oder ipsilateralen Hiluslymphknoten.

N 2 Metastasen in ipsilateralen mediastinalen und/oder subcarinalen Lymphknoten

N 3 Metastasen in kontralateralen mediastinalen, kontralateralen Hilus-, ipsi- oder kontralateralen Scalenus- oder supraklavikulären Lymphknoten

M 0 keine Fernmetastasen

M 1 Nachweis von Fernmetastasen.

Das klinische Stadium I umfaßt T 1 und T 2 N 0 M 0, das Stadium II beinhaltet T 1 und T 2 N 1 M 0. Das Stadium IIIA entspricht T 1—T 3, N 2 M 0, das Stadium IIIB umfaßt jedes T und N 3 M 0, oder T 4, jedes N M 0. Das klinische Stadium IV entspricht jedem T und jedem N bei M 1.

7.2.3. CT bei peripheren Lungentumoren

Bei peripheren Tumoren ist der Einsatz der Computertomographie indiziert zum Nachweis

- eines peripheren Bronchialkarzinoms, wenn regionäre (hiläre, mediastinale) Metastasen vorliegen
- von zusätzlichen Rundherden, wenn dadurch die Differentialdiagnostik entsprechend vorangetrieben werden kann
- zur zuverlässigeren Abgrenzung gegenüber der Thoraxwand, des Zwerchfells, der Wirbelsäule u. a. Strukturen
- eines Bronchialkarzinoms bei Thoraxdeformitäten, Mediastinalverziehung, dichten Pleuraverschwartungen u. a.

Das Computertomogramm kann die Aussagen der konventionellen Röntgenaufnahmen bezüglich der Lage, Form und besonders der Abgrenzung von benachbarten Strukturen ergänzen. Pleurabeziehungen sind mit der CT oft empfindlicher nachweisbar. Von zahlreichen Autoren (Bickhardt et al., 87, Godwin et al., 82, König et al., 84, Scheid et al., 81, Siegelman et al., 80, Zerhouni et al., 82) wurde der Wert der Densitometrie für die Beurteilung von Art und Dignität eines peripheren Rundherdes untersucht. Homogene Dichtemuster und Dichtewerte von 150 Hounsfield-Einheiten und mehr gelten als Hinweiszeichen für die Gutartigkeit eines Rundherdes. Dagegen weisen inhomogene Dichtemuster mit Kantenüberhöhungen und geringer zentraler Dichteabsenkung als Ausdruck einer Nekrose auf eine Malignität hin (Scheid et al., 81). Die durchschnittlichen Dichtewerte maligner Tumoren werden mit 30—70 HE (Scheid et al., 81) bis zu 50—150 HE (Siegelman et al., 80, Bickhardt et al., 87) angegeben.

Von König et al., 84, wurde eine Treffsicherheit von 84% in der densitometrischen Dignitätsdiagnostik angegeben. Die Ergebnisse sind z. T. apparateabhängig (Wegener u. Felix, 85) und erfordern eine standardisierte Untersuchungstechnik. Die bisherigen

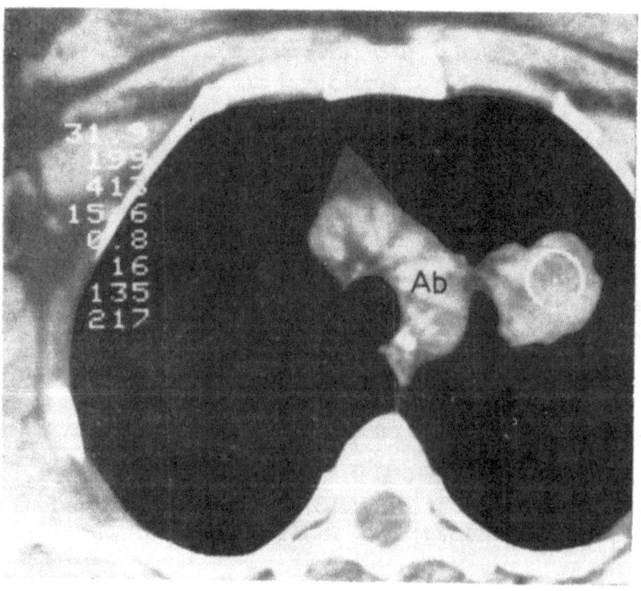

Abb. 7–1. Peripheres Bronchialkarzinom im linken Oberlappen. Densitätsmessung mit Dichtewert von 32 HE. (Ab = Aortenbogen)

Ergebnisse bedürfen sicher noch weiterer breiter Bestätigungen. Sie weisen jedoch auf die Bedeutung der computertomographischen Densitometrie als Diagnosehilfe hin (Abb. 7–1).

Eine nähere Differenzierung zwischen Rundherdkarzinom, einzelner soliärer Metastase, Sarkom oder nicht verkalkendem benignen Tumor (z. B. Adenom) ist densitometrisch meist nicht möglich.

Primäre pulmonale Sarkome imponieren vorwiegend als Rundherde mit weichteiläquivalenten Dichtewerten von 30—50 HE und zeigen meist keine regionären Lymphknotenvergrößerungen oder Atelektasen (König et al., 86).

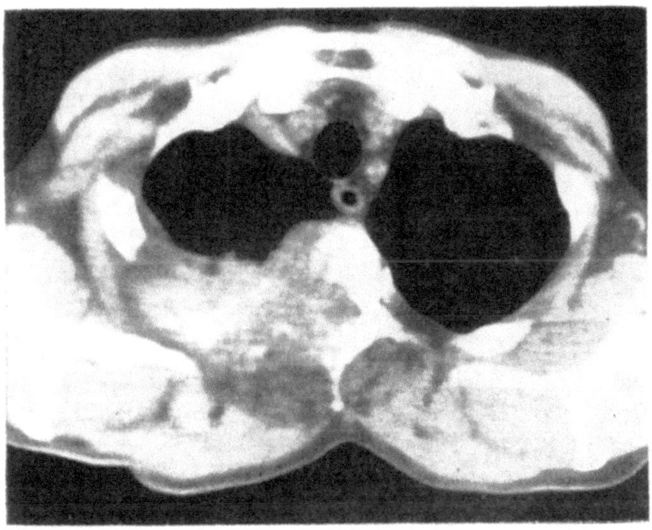

Abb. 7–2. Pancoasttumor im rechten Oberlappen mit Destruktion des 2. BWK und der 2. Rippe. Infiltration in das Rückenmark.

Die wesentlichste Bedeutung der CT beim peripheren Bronchialkarzinom besteht in der exakten Ausbreitungsdiagnostik. Die Invasion in die Thoraxwand wie Vorwachsen in die Pleura viszeralis, ein begleitender Pleuraerguß sowie Rippendestruktionen und Muskelinfiltrationen läßt sich computertomographisch gut nachweisen, wobei Kontrastmittelbolusinjektionen zur besseren Tumormarkierung beitragen. Im Frühstadium ist es allerdings oft nicht möglich, zwischen entzündlichen und tumorösen Veränderungen zu differenzieren. Bei Pancoast-Tumoren kann das Vorwachsen des Tumors in die paravertebrale Region und Rippen sowie in die obere Thoraxapertur verfolgt werden und eine Ausdehnung in die Weichteile der Thoraxwand und in die infra- und supraklavikulären Regionen erfaßt werden. Der Grenzstrang selbst ist nicht sichtbar. Pleurakuppenverschwartungen sowie basale Verschwartungen schränken die Beurteilbarkeit ein und machen die Erfassung einer beginnenden Tumorinfiltration unsicher.

Die gleichzeitige Erfassung von hilären und mediastinalen Lymphknotenmetastasen bei Rundherdkarzinomen ist nach Pearlberg et al., 85 relativ selten, so daß die CT bei röntgenologisch T 1-Tumoren nicht als für die Lymphknotenmetastasen-Suche erforderlich angesehen wird. Zu einer kontroversen Einschätzung kommen Heavy et al., 86, was zeigt, daß dieses Problem noch nicht hinreichend geklärt ist (Abb. 7–2; 7–3; 7–4).

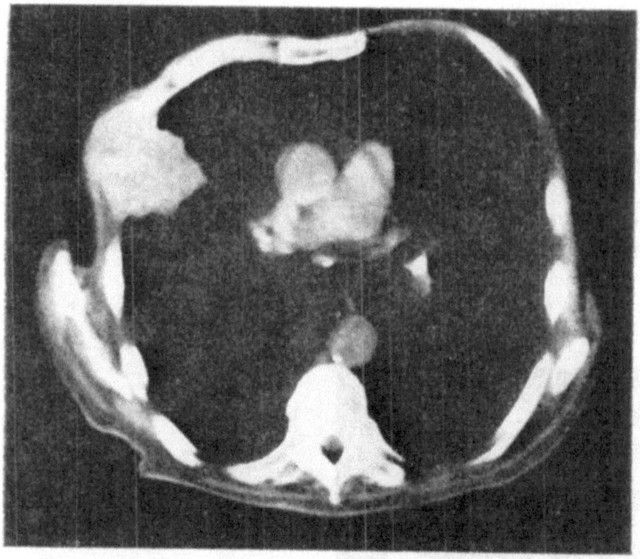

Abb. 7–3. Peripheres Bronchialkarzinom rechts mit Infiltration durch die Thoraxwand und Rippendestruktion.

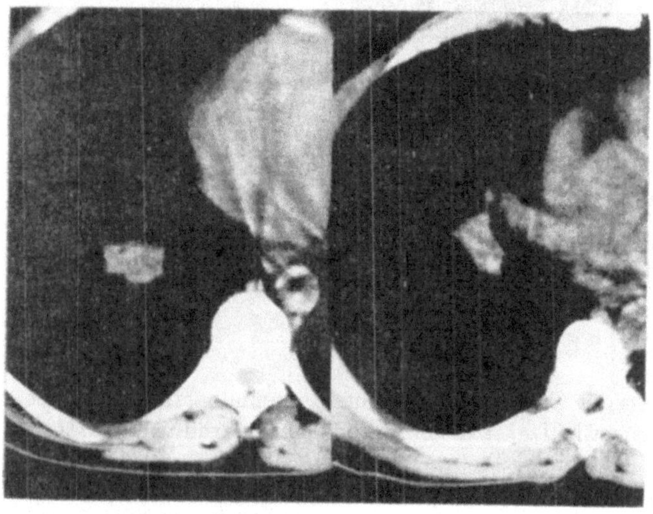

Abb. 7–4. Peripherer Rundherd rechts mit hilären Lymphknotenvergrößerungen.

7.2.4. CT-Kriterien des zentralen Bronchialkarzinoms

Die zentralen Bronchialkarzinome können von den Haupt- oder Lappenbronchien ausgehen. Auf Grund der Abbildungsgeometrie lassen sich Stenosierungen der Bronchien mit der konventionellen Tomographie häufig besser darstellen. Dagegen ist die Beurteilung der peribronchialen Tumorausbreitung zuverlässiger mit der Computertomographie möglich. Zentrale Karzinome stellen sich als hiläre oder hilusnahe oder paramediastinale Raumforderungen dar mit Einengung oder Verlegung der Haupt-, Lappen- oder Segmentbronchien. Poststenotische Lungenbezirke zeigen in der Regel segmentale oder lobäre Begrenzungen. Zur Ausbildung des GOLDENschen „S-Zeichens" kommt es bei zentralen Tumoren mit lobärem Kollaps auf der linken Seite, während analoge Befunde auf der rechten Seite ein umgekehrtes „S" bilden (HAAGA u. ALFIDI, 83).

Dieses Zeichen wird als verdächtig, nicht aber als pathognomonisch für einen malignen Tumor angesehen. Atelektasen imponieren im Nativ-Scan als iso- oder hypodense weichteildichte, meist scharf begrenzte Bezirke. Bei isodensen Atelektasen gelingt oft die Abgrenzung vom Tumorkernschatten erst nach Kontrastmittelbolusinjektion, wobei der Tumor im Gegensatz zur Atelektase ein Enhancement erkennen läßt.

Obstruktionspneumonien können ebenfalls segmentale oder lobäre Formen annehmen. Sie fallen jedoch auf durch Inhomogenitäten wie Einschmelzungen oder Lufteinlagerungen (Pneumobronchogramme). Zusätzliche Pleuraergußbildungen lassen sich eindeutig auf Grund typischer Densitäts-Werte von entzündlichen bzw. atelektatischen Strukturen und der Tumorverschattung abgrenzen (Emami et al., 78, Spiro et al., 82, Sones et al., 82, Yee et al., 82, Rotte et al., 84).

Bei ausgedehnten Atelektasen kommt es zur Mediastinalverziehung und ggf. zur Mediastinalhernie, die sich computertomographisch gut erfassen lassen.

Fortgeschrittene zentrale Bronchialkarzinome können die mediastinalen Gefäße ummauern und in sie infiltrieren. Intravenöse Bolusinjektionen lassen Stenosierungen und Gefäßinfiltrationen zuverlässig nachweisen. Ummauerungen der Vena cava superior führen zu dem klinischen Bild der oberen Einflußstauung. Die Differenzierung zwischen direktem mediastinalem Tumorwachstum und regionären Lymphknotenmetastasen ist häufig nicht zuverlässig möglich. Eine bis an die Pleura mediastinalis heranreichende Tumorzone kann eine beginnende mediastinale Infiltration vortäuschen, wenn die mediastinale Grenzfläche kraniokaudal gewölbt ist wie z. B. unterhalb des Aortenbogens (Wegener u. Felix, 85). Bronchialkarzinome mit vorwiegend mediastinalem Wachstum sind mitunter nicht von primären Mediastinaltumoren zu unterscheiden. Fortgeschrittene zentrale Bronchialkarzinome können die Mittellinie überschreiten und auf die Gegenseite übergreifen. Ummauerungen der Speiseröhre sind röntgenologisch mit der Ösophaguspassage gut nachweisbar und in ihrer Längsausdehnung relativ zuverlässig beurteilbar. Die CT erlaubt wertvolle zusätzliche Aussagen zur periösophagealen Tumorausbreitung (Abb. 7–5; 7–6; 7–7; 7–8; 7–9).

Eine Tumorinfiltration in das Perikard ist nach intravenöser Kontrastmittelinjektion besser erkennbar. Ein häufig begleitender Perikarderguß ist ein wichtiges Hinweiszeichen auf eine Perikardinfiltration (7–10).

Eine besondere Tumorform stellt das bronchiolo-alveoläre Karzinom der Lunge

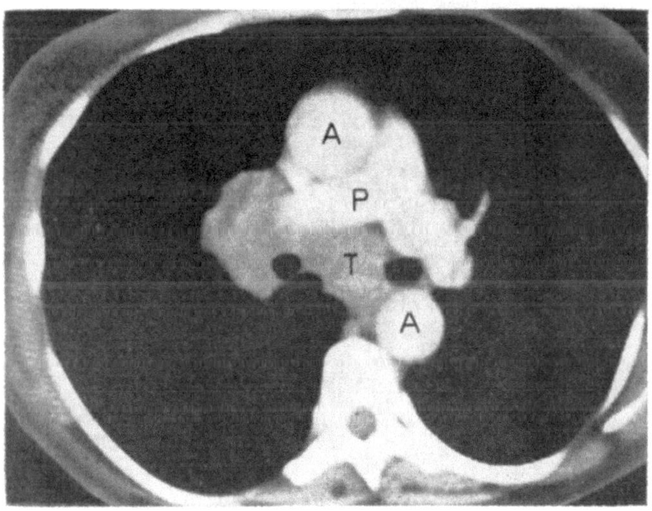

Abb. 7–5. Zentrales Bronchialkarzinom rechts mit Infiltration in das Mediastinum und Einengung der A. pulmonalis. Kontrastierung von A. pulmonalis sowie Aorta aszendens und deszendens. (A = Aorta, P = A. Pulmonalis, T = Tumor)

(Alveolarzellkarzinom) dar. Hierbei wird zwischen solitären und einer disseminierten Form unterschieden (ROTTE, 63). Der Wert der CT für die Diagnostik dieses Tumors wurde von STEINBÄCHER et al., 85, untersucht. Bei der solitären Form erwies sich die CT der konventionellen Röntgendiagnostik als unterlegen. Dagegen zeigte sie sich weiterführend bei der disseminierten Form, da sie empfindlicher als die konventionellen Röntgenaufnahmen kleine multinoduläre Knotenbildungen nachweisen kann. Besonders der Nachweis von Herden auf der Gegenseite ist für die Therapie-Entscheidungen von großer Bedeutung.

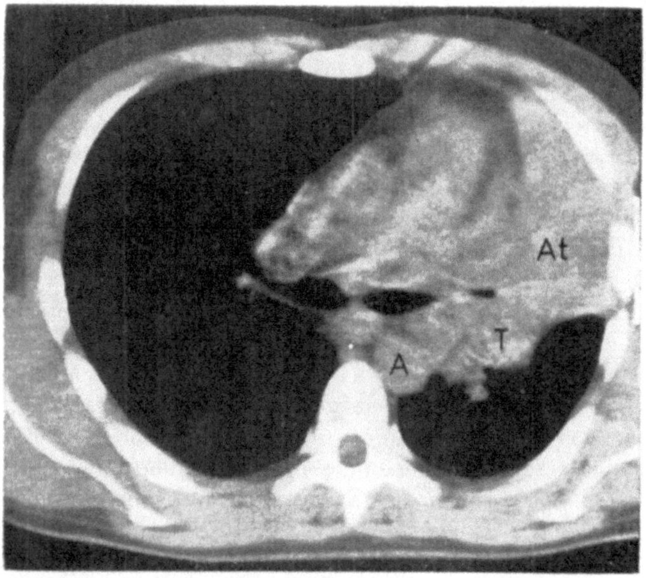

Abb. 7–6. Zentrales Bronchialkarzinom im linken Oberlappen mit Stenosierung des linken Hauptbronchus und Teilatelektase. Hiläre Lymphknotenvergrößerungen. (T = Tumor, At = Atelektase, A = Aorta)

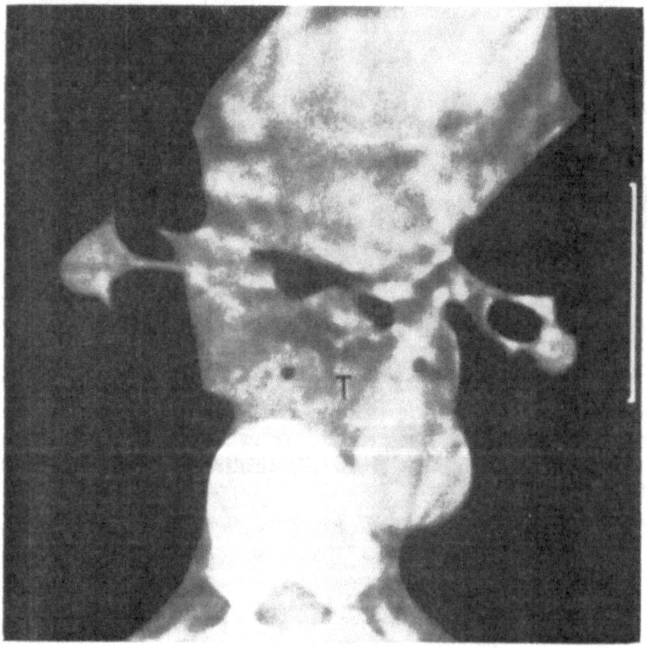

Abb. 7–7. Mediastinale Form eines zentralen Bronchialkarzinoms mit nekrotischen Veränderungen.

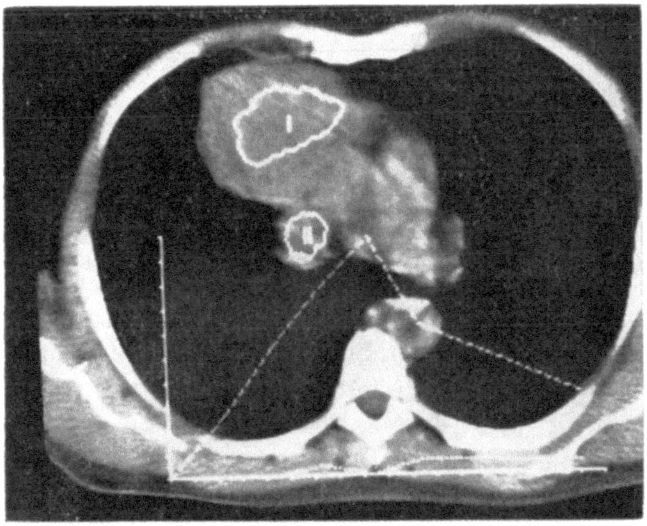

Abb. 7–8. Bronchialkarzinom im rechten Oberlappen. Dynamische CT. Die flache gepunktete basale Kurve (ROI I) zeigt nur eine minimale Dichteanhebung über dem gefäßarmen Tumor. Die gestrichelte Kurve (ROI II) zeigt den deutlichen Dichteanstieg über der A. pulmonalis.

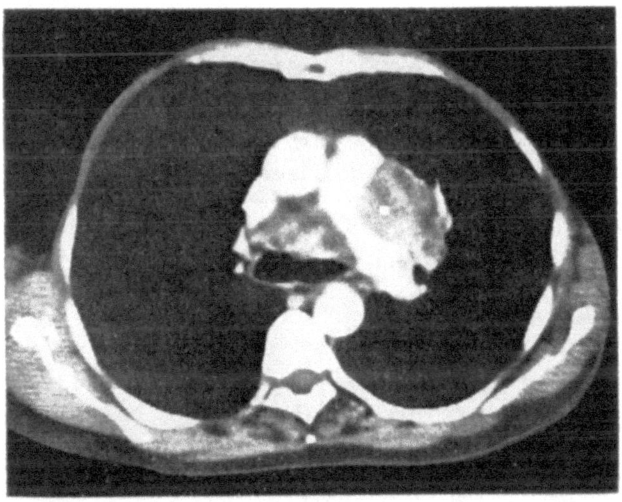

Abb. 7–9. Mediastinale Form eines Bronchialkarzinoms mit Infiltration und partieller Kompression der A. pulmonalis.

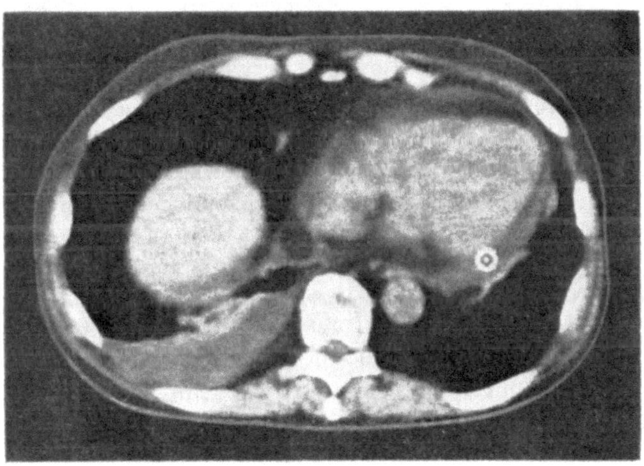

Abb. 7–10. Pleuraerguß rechts und Perikarderguß bei einem kleinzelligen Bronchialkarzinom.

7.2.5. CT-Staging des Bronchialkarzinoms

Neben der Beurteilung der lokalen Tumorausbreitung, d. h. des T-Stadiums, ist die CT geeignet für die Erfassung lokaler Lymphknotenmetastasen. Diese sind nur erfaßbar, wenn sie mit einer Vergrößerung der Lymphknoten einhergehen. Andererseits werden auch nichttumoröse Lymphknotenvergrößerungen (hyperplastisch, entzündlich, anthrakotisch, tuberkulös) gefunden, die sich dichtemäßig nicht von Metastasen unterscheiden und zu falsch-positiven Interpretationen führen (EKHOLM et al., 80). Bei mäßig vergrößerten Lymphknoten parasternal, paratracheal, paraaortal und paraösophageal ist die CT der konventionellen Tomographie überlegen, da sie diese Metastasen auch ohne Vorliegen einer Vorwölbung der Mediastinalkontur nachweisen kann. In Abhängigkeit von der Lokalisation variieren die Angaben über den kritischen Durchmesser eines Lymphknotens, ab welchem er als metastatisch befallen angesehen werden kann (Tab. 7–1).

Tabelle 7–1. Kriterien für Nachweis metastatisch befallener Lymphknoten nach König et al., 83

Lymphknotenstationen	Normal	Suspekt	Metastatisch
Retrokaval-prätracheale LK und LK im aortopulmon. Fenster	< 1 cm	1,1–1,4 cm	> 1,4 cm Verlegung des retrokavalen-prätrachealen Fettgewebes
Bifurkations-LK	Recessus azygo-oesophagealis nach dorsal hin konkav	—	Recessus azygo-oesoph. eingeengt oder verlegt
Hilus-LK	—	—	aufgetriebener Hilus (cave: Gefäße)
Paratracheale LK	< 1 cm	multiple LK um 1 cm	> 1 cm multiple LK
Ventrokraniale mediastinale LK	< 1 cm	multiple LK um 1 cm	> 1 cm multiple LK
Dorsokaudale mediastinale LK	< 0,6 cm	multiple LK um 0,6 cm	> 0,6 cm Verlegung des paraaortalen Fettgewebes

Ähnliche Größenangaben wurden auch von MÜLLER et al., 81, SOMMER et al., 81, VOCK u. HAERTEL, 81, BARON et al., 82, HAJEK et al., 85, gemacht. Die subkarinalen Lymphknoten gelten nach N. L. MÜLLER et al., 85, dann als metastasenverdächtig, wenn sie größer als 1,5 cm im Durchmesser sind. In der Beurteilung mediastinaler Lymphknotenvergrößerungen ist die CT der konventionellen Tomographie überlegen und trägt bei zur Klärung der lokalen Resektabilität. Einschränkungen in der Sensivität der CT bestehen offensichtlich bei den mediastinalen Lymphknoten der linken Seite, insbesondere in der unteren peribronchialen Region, wie in einer vergleichenden pathologisch-anatomischen Studie von QUINT et al., 86, angegeben wurde.

Nachweisbare Lymphknotenvergrößerungen bei bekanntem Bronchialkarzinom werden in der Regel als Metastasen angesehen. Eine gleichzeitige Tendenz zur Konfluenz

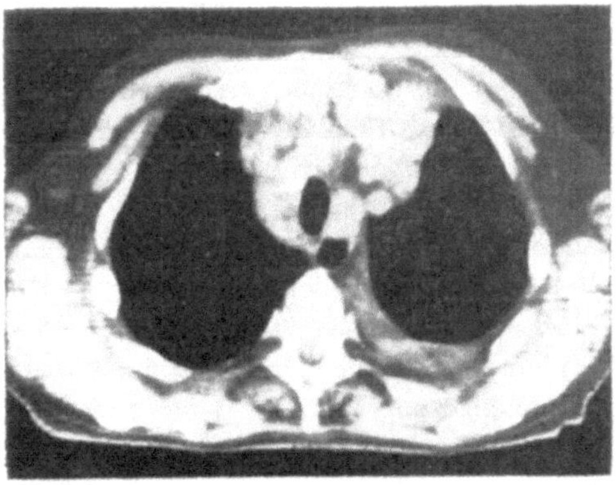

Abb. 7–11a. Mediastinale Lymphknotenmetastasen bei zentralem Bronchialkarzinom links.

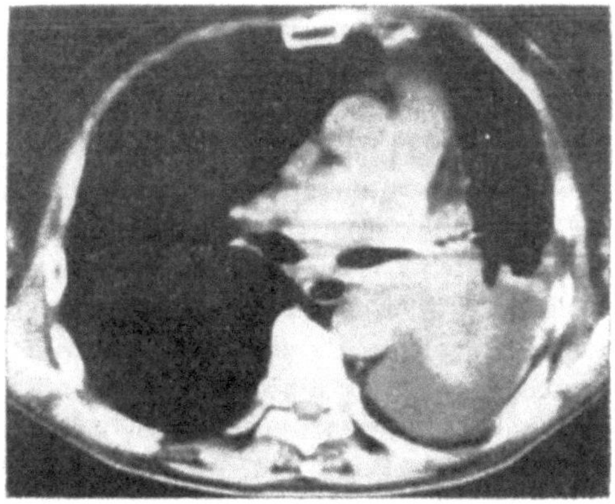

Abb. 7–11b. Unterlappenbronchusverschluß links bei zentralem Bronchialkarzinom und Pleuraerguß

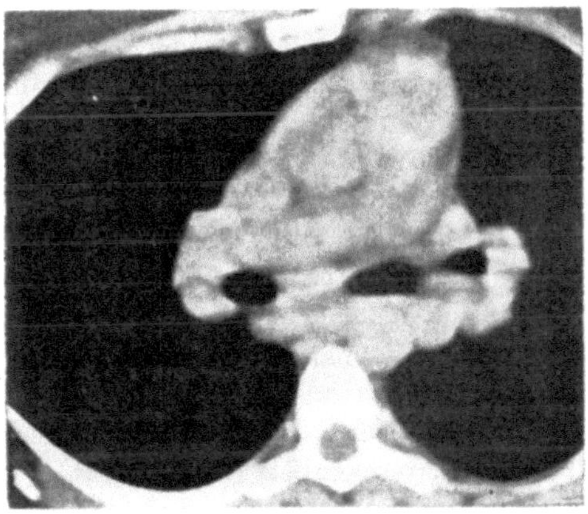

Abb. 7–12. Mediastinale und hiläre Lymphknotenmetastasierung

der vergrößerten Lymphknoten ist ein weiterer Hinweis auf die Malignität der Lymphknotenveränderungen (Abb. 7–11; 7–12).

Das komplette Staging umfaßt auch die Beurteilung des M-Stadiums, d. h. den Nachweis von Fernmetastasen. Die CT ist besonders geeignet für den Nachweis von Hirn- und abdominellen Metastasen (Leber, Nebennieren, Nieren, Pankreas, Lymphknoten). In die Routinediagnostik des kleinzelligen Bronchialkarzinoms wird die CT des Schädels und Abdomens vielerorts eingesetzt, da dieser Tumor wegen seines schnellen Wachstums und der rapiden lymphogenen und hämatogenen Metastasierung die ungünstigste Prognose aller histologischen Typen des Bronchialkarzinoms hat und in besonderem Maße ein schnelles Reagieren des Therapeuten verlangt (Boijsen et al., 85, Dunnick et al., 79, Ihde et al., 82, Johnson et al., 83, Kriedemann et al., 86, Poon et al., 82, Vas et al., 81). Bei den anderen histologischen Typen des Bronchialkarzinoms erfolgt in der Regel die Computertomographie des Schädels oder des Abdomens nur bei Vorliegen einer entsprechenden klinischen Symptomatik.

Die computertomographischen Erscheinungsformen der Fernmetastasen des Bronchialkarzinoms werden in den entsprechenden Organkapiteln dargestellt.

Rezidive nach Pneumonektomie lassen sich computertomographisch meist gut nachweisen. Umschriebene dichte Strukturen in dem meist hypodensen operierten Hemithorax sind verdächtig auf ein lokales Tumorrezidiv.

Differentialdiagnostisch müssen bei umschriebenen pulmonalen Verschattungen abgegrenzt werden pneumonische Infiltrationen, die meist als fleckige, schlecht begrenzte Infiltrationen imponieren. Bei Lungenkollaps läßt das „open bronchus sign" (Haaga u. Alfidi, 83) diesen von einer Tumorstenose abgrenzen. Die Differenzierung zwischen Lungenabszeß, Aspergillom und einem eingeschmolzenen Bronchialkarzinom ist computertomographisch mitunter nicht möglich, da diese Befunde oft eine unregelmäßig konturierte dichte Randzone bei zentraler Nekrose bzw. Einschmelzung zeigen. Nach Kontrastmittelinjektion zeigen bei allen 3 Befunden die Randpartien ein Enhancement. Während die Abgrenzung der Sarkoidose von Lungentumoren in der Regel keine Probleme bereitet (Rotte et al., 83), wie auch Lymphknotenvergrößerungen bei Silikose diagnostizierbar sind, so kann die computertomographische Differenzierung bei malignen Lymphomen mit pulmonalen Befall schwierig sein.

7.2.6. Ergebnisse des CT-Stagings

Bei Vergleichen der CT-Befunde mit den Ergebnissen der konventionellen Röntgenaufnahmen, mit Operationsbefunden sowie z. T. mit bronchoskopischen und mediastinoskopischen Befunden werden die Ergebnisse der CT unterschiedlich eingeschätzt. Für die Beurteilung der lokalen Tumorausbreitung, d. h. des T-Stadiums, differieren die Angaben zur globalen Treffsicherheit zwischen 75 und 96% (Tab. 7–2).

Die Vorteile der CT liegen in der relativ exakten Beurteilung der Tumorinfiltration in das Mediastinum, Perikard, die großen mediastinalen Gefäße sowie in die Thoraxwand (Glazer et al., 85). Als Nachteile gelten die unbefriedigende Bestimmung der Entfernung des Tumors von der Carina und der intrabronchialen Tumorausbreitung, da die starre Abbildungsgeometrie der CT nicht dem Bronchusverlauf angepaßt ist (Mintzer et al., 81, Müller et al., 81, Sommer et al., 81). Die computertomographisch in das Stadium T 3 eingeordneten Fälle sind praktisch inoperabel. Die Mehrzahl der in diesen Fällen durchgeführten Thorakotomien endeten explorativ (Brion et al., 85).

Tabelle 7–2. Ergebnisse des T-Stagings

Autor	Zahl der Fälle	Sensivität	Spezifität	Globale Treffsicherheit
Emami et al., 78	32			75%
Müller et al., 81	52			90%
Sommer et al., 81	113			97%
Vock u. Haertel, 81	125			90%
Wouters et al., 82	21			71%
Spiro et al., 82	50			74%
Rotte et al., 84	53	90%	80%	92%
Yee et al., 84	81	98%	50%	93%
Jegge et al., 85	27	90%	60%	96%

In der Beurteilung der mediastinalen Lymphknotenmetastasen variieren die Ergebnisse zwischen 60 und 95% bezüglich der globalen Treffsicherheit (Tab. 7–3).

Bei Vergleich mit der Mediastinoskopie konnten in keinem Fall mit unauffälligem Computertomogramm makroskopisch mediastinale Lymphknotenmetastasen nachgewiesen werden (Brion et al., 85, Conte, 85, Sommer et al., 81), so daß diese Autoren die Mediastinoskopie in computertomographisch negativen Fällen als unnötig ansehen. Dagegen wird die Zuverlässigkeit der CT bezüglich der Erfassung von Lymphknotenmetastasen von anderen Autoren angezweifelt (Brion et al., 85, Eckholm et al., 80, Quint et al., 86).

Von Müller et al., 81, wird die Treffsicherheit der CT für das Staging des Bronchialkarzinoms detailliert angegeben (Tab. 7–4).

Die besondere Bedeutung der Computertomographie liegt in der Abgrenzung des T 2- und T 3-Stadiums sowie des N 1- vom N 2-Stadium und erlaubt somit Aussagen zur Resektabilität des Bronchialkarzinoms.

Die Angaben über die Treffsicherheit der CT bei Fernmetastasen beziehen sich vorwiegend auf das kleinzellige Bronchialkarzinom. Die Häufigkeitsangaben über die computertomographisch gefundenen Metastasen im Abdomen schwanken zwischen 23,3 und 37% (Dunnick et al., 79, Ihde et al., 82, Kriedemann et al., 86, Poon et al., 82, Vas et al., 81). Retroperitoneale Lymphknotenmetastasen fanden sich in 14–24%, Nebennierenmetastasen bis zu 14% (Sandler et al., 82). Hirnmetastasen wurden in 6,7–14% der Patienten mit kleinzelligem Bronchialkarzinom gefunden, wobei 5–6% der untersuchten Patienten klinisch und neurologisch unauffällig waren (Johnson et al., 82, Kriedemann et al., 86). Bei den kleinzelligen Bronchialkarzinomen haben sich Verlaufskontrollen während und nach der Therapie bewährt, da hiermit frühzeitig weitere frische Metastasen erfaßt und einer palliativen Therapie zugeführt werden können (Boijsen et al., 85).

Tabelle 7–3. Ergebnisse des N-Stagings

Autor	Zahl der Fälle	Sensivität	Spezifität	Globale Treffsicherheit
Faling et al., 81	51	88%	94%	88%
Sommer et al., 81	113			83%
Osborne et al., 82	42	94%	62%	78%
Baron et al., 82	94	95%	80%	87%
König et al., 83	70	82%		70%
Friedman et al., 84	45	90%	62%	95%
Rotte et al., 84	53	92%	80%	87%
Yee et al., 84	25	64%	27%	58%
Brion et al., 85	153	89%	50%	64%
Conte, 85	75	85%	89%	
Glazer et al., 85	35	89%	50%	68%
Hajek et al., 85	43	80%	88%	83%
Jegge et al., 85	27	54%	77%	76%

Tabelle 7–4. Treffsicherheit der CT beim Staging des Bronchialkarzinoms (nach Angaben von Müller et al., 81)

		Sensivität	Spezifität
1.	Tumornachweis	99%	61%
2.	Bronchusalteration	65%	86%
3.	Tumorinfiltration in Perikard, Mediastinum	93%	88%
4.	Bronchopulmonale LK	43%	86%
5.	Tracheobronchiale LK	85%	61%
6.	Paratracheale LK	100%	94%
7.	Mediastinale LK	90%	97%
8.	Thorakale Metastasen	100%	98%
9.	Abstand Carina 2 cm	88%	98%
10.	Infiltration von Thoraxwand und Zwerchfell	100%	91%

7.2.7. CT im Rahmen der komplexen Diagnostik

In der Basisdiagnostik des Bronchialkarzinoms bleiben weiterhin die Thorax-Röntgenaufnahmen in 2 Ebenen die wichtigsten Möglichkeiten zu Erfassung und Differentialdiagnostik pulmonaler Raumforderungen. Bei peripheren tumorverdächtigen Befunden ist die zytologische bzw. histologische Sicherung durch Saugbiopsie oder perkutane Nadelbiopsie indiziert. Letztere wird in der Regel unter Bildverstärker-Fernsehdurchleuchtung durchgeführt, und nur bei Versagen derselben mit Hilfe der Computertomographie (Fink et al., 82). Nach der Sicherung des Karzinoms ist in der Regel die Resektion indiziert. Besteht jedoch ein Verdacht auf mediastinale Lymphknotenmetastasen, so ist prätherapeutisch die Computertomographie angezeigt.

Bei den zentralen Bronchialkarzinomen ist nach der zytologischen oder histologischen Sicherung insbesondere zur Klärung der Resezierbarkeit des Tumors eine präzise Ausbreitungsdiagnostik mit Hilfe der CT erforderlich. Auch die Planung einer kurativen Strahlentherapie erfordert den Einsatz der CT zur Ausbreitungsdiagnostik und zur Bestrahlungsplanung.

Wenig geeignet ist die CT auf Grund ihrer geometrischen Auflösung der Abbildungsgeometrie für die Suche nach einem okkulten Bronchialkarzinom. Kleine endobronchiale Karzinome lassen sich besser mit der Bronchoskopie und mit der konventionellen Tomographie erfassen.

Die Magnet-Resonanz-Tomographie erweitert die Aussagen der CT bezüglich der Erkennung von mediastinalen Raumforderungen und Metastasen unterhalb der Trachealbifurkation und erlaubt eine bessere Einschätzung der Tumor-Gefäßbeziehungen (Zeitler, 85).

Die CT ist ein wichtiger Bestandteil der Metastasendiagnostik nach Knochenszintigraphie und Oberbauch-Ultraschalltomographie.

7.2.8. Literatur

1. Abrams, J. A., J. S. Cunat, W. O. Whitley, J. Z. Fuks, J. Aisner: CT evaluation of patients during treatment of advanced non-small cell lung carcinoma. Amer. J. Clin. Oncology *9* (1986) 292—299
2. Adler, O., A. Rosenberger: Computed tomography in guiding of fine needle aspiration biopsy of the lung and mediastinum. Fortschr. Röntgenstr. *133* (1980) 135—137
3. Bähren, W., G. Sigmund, M. Lenz: Wertigkeit der Computertomographie im Vergleich zu Mediastinoskopie und Probethorakotomie bei intrathorakalen Raumforderungen mit mediastinaler Beteiligung. Fortschr. Röntgenstr. *137* (1982) 269—274
4. Baron, R. L., R. G. Levitt, S. S. Sagel, M. J. White, C. L. Roper, J. P. Marbarger: Computed tomography in the preoperative evaluation of bronchogenic carcinoma. Radiology *145* (1982) 727—732
5. Bickhardt, J., H.-G. Hieckel, M. Lüning: Möglichkeiten der Dignitätsbeurteilung pulmonaler Rundherde mittels quantitativer Computertomographie. XXIV. Kongreß der GMR der DDR, Leipzig, 1987
6. Boijsen, M., G. Svensson, U. Tylen: Repeated computed tomography during treatment of small cell carcinoma of the lung. Acta Radiol. Diagn. *26* (1985) 245—250
7. Borg, S. A., S. Rosenthal: Handbook of cancer diagnosis and staging. J. Wiley & Sons, New York—Chichester—Brisbane—Toronto—Singapore, 1984
8. Brion, J. P., D. G. Kuhn, Ph. Defrancquen, J. Friberg, P. Rocmans, J. Struyven: Role of computed tomography and mediastinoscopy in preoperative staging of lung carcinoma. J. Comp. Ass. Tomogr. *9* (1985) 480—484
9. Center, S.: Does computed tomography aid in the staging of lung cancer? J. thoracic & cardiovasc. Surg. *82* (1981) 334
10. Conte, C. C., C. A. Bucknam: Role of computerized tomography in assessment of the mediastinum in patients with lung carcinoma. Amer. J. Surg. *149* (1985) 449—451
11. Das Gesundheitswesen der DDR 1985. 20. Jahrgang, Berlin, 1985
12. Dunnick, N. R., A. J. Johnston-Early, D. C. Ihde: Abdominal CT in the evaluation of small cell carcinoma of the lung. Amer. J. Roentgenol. *133* (1979) 1085—1088
13. Ekholm, S., U. Albrechtsson, J. Kugelberg, U. Tylen: Computed tomography in preoperative staging of bronchogenic carcinoma. J. Comp. Ass. Tomogr. *4* (1980) 764—765
14. Emami, B., A. Melo, B. L. Carter, J. E. Munzenrider, A. J. Pito: Value of computed tomography in radiotherapy of lung cancer. Amer. J. Roentgenol. *131* (1978) 63—67
15. Faling, L. J., R. D. Pugatch, Y. Jung-Legg, B. D. T. Daly, K. Hong, A. Robbins, G. L. Snider: Computed tomographic scanning of the mediastinum in the staging of bronchogenic carcinoma. Amer. Rev. Resp. Disease *124* (1981) 690—695
16. Friedman, P. J.: Computed tomography in lung cancer. Amer. J. Surg. *143* (1982) 685—690
17. Friedman, P. J., D. S. Feigin, S. E. Liston, N. P. Alazraki, P. Haghighi, J. A. Young, R. E. Peters: Sensitivity of chest radiography, computed tomography and Gallium scanning to metastasis of lung carcinoma. Cancer *54* (1984) 1300—1306
18. Gerhardt, P., E. Glück, H. Siems: Der Einfluß der Computertomographie auf die radiologische Diagnostik von malignen Tumoren. Röntgenpraxis *34* (1081) 14—26
19. Glazer, G. M., M. B. Orringer, D. H. Gross, L. E. Quint: The mediastinum in non-small cell lung cancer: CT—surgical correlation. Amer. J. Roentgenol. *142* (1984) 1101—1105
20. Glazer, H. S., J. Duncan-Meyer, D. J. Aronberg, J. F. Morgan, R. G. Levitt, S. S. Sagel: Pleural and chest wall invasion in bronchogenic carcinoma: CT evaluation. Radiology *157* (1985) 191—194
21. Godwin, J. D., J. M. Speckman, G. A. Johnson, C. E. Putman, M. Korobkin: Distinguishing benign from malignant pulmonary nodules by computed tomography. Radiology *144* (1982) 349—351
22. Haaga, J. R., R. J. Alfidi: Computed tomography of the whole body. Vol. 2. C. V. Mosby Comp., St. Louis—Toronto, 1983

23. Hajek, P., H. Imhof, W. Kumpan, M. Schratter, H. Klech, E. Moritz: Mediastinales CT-Staging von Bronchuskarzinomen. Fortschr. Röntgenstr. *142* (1985) 74–79

24. Heavy, L. R., G. M. Glazer, B. H. Gross, I. R. Francis: The role of CT in staging radiographic T1 NO MO lung cancer. Amer. J. Roentgenol. *146* (1986) 285–288

25. Hirleman, M. T., V. S. Yiu-Chiu, L. C. Chiu, R. L. Shapiro: The resectability of primary lung carcinoma: A diagnostic staging review. J. Comp. Ass. Tomogr. *4* (1980) 146–163

26. Ihde, D. C., R. N. Dunnick, A. Johnston-Early, P. A. Bunn, M. H. Cohen: Abdominal computed tomography in small cell lung cancer. Cancer *49* (1982) 1485–1490

27. Jegge, P., G. Ayer, E. Voegeli: Kritische Bemerkungen zur thorakalen Computertomographie beim Staging des Bronchuskarzinoms. Schweiz. Med. Wschr. *115* (1985) 297–301

28. Johnson, D. H., W. W. Windham, J. H. Allen, F. A. Greco: Limited value of CT brain scans in the staging of small cell lung cancer. Amer. J. Roentgenol. *140* (1983) 37–40

29. König, R., G. van Kaick, G. Lüllich, I. Vogt-Moykopf: Computertomographische Beurteilung mediastinaler Lymphknoten beim Bronchialkarzinom. Fortschr. Röntgenstr. *138* (1983) 682–688

30. König, R., M. Steinbächer, G. van Kaick, W. Feussner, J. Schaaf: Computertomographische und röntgenologische Beurteilung solitärer Lungenrundherde. Fortschr. Röntgenstr. *140* (1984) 651–656

31. Kriedemann, E., K.-H. Rotte, K.-H. Dallüge, H. Grunau: Einsatz der CT beim Staging und Verlauf des kleinzelligen Bronchialkarzinoms. Arch. f. Geschwulstf. *56* (1986) 435–444

32. Lewis, E., M. E. Bernardino, M. Valdivieso, P. Farha, P. A. Barnes, J. L. Thomas: Computed tomography and routine chest radiography in oat cell carcinoma of the lung. J. Comp. Ass. Tomogr. *4* (1982) 739–745

33. Müller, H. A., G. van Kaick, J. Schaaf, H. Lüllich, I. Vogt-Moykopf, A. Delphendahl: Präoperatives Staging des Bronchialkarzinoms: Wertigkeit der Computertomographie im Vergleich zur konventionellen Radiologie. Fortschr. Röntgenstr. *134* (1981) 601–607

34. Müller, N. L., W. R. Webb, G. Gamsu: Subcarinal lymph node enlargement: Radiographic findings and CT correlation. Amer. J. Roentgenol. *145* (1985) 15–19

35. Pearlberg, J. L., M. A. Sandler, G. H. Beute, B. L. Madrazo: T1 NO MO Bronchogenic carcinoma: Assessment by CT. Radiology *157* (1985) 187–190

36. Poon, P. Y., R. Feld, W. E. Evans, G. Ege, J. L. Yech, M. L. McLoughlin: Computed tomography of the brain, liver and upper abdomen in the staging of small cell carcinoma of the lung. J. Comp. Ass. Tomogr. *6* (1982) 963–965

37. Quint, L. E., G. M. Glazer, M. E. Orringer, I. R. Francis, F. L. Bookstein: Mediastinal lymph node detection and sizing at CT and autopsy. Amer. J. Roentgenol. *147* (1986) 469–472

38. Rea, H. H., J. E. Shevland, A. J. S. House: Accuracy of computed tomographic scanning in assessment of the mediastinum in bronchial carcinoma. J. thoracic & cardiovasc. surg. *81* (1981) 825–829

39. Rothman, S. L., J. F. Simeone, W. E. Allen, C. E. Putman, H. Redman: Computerized tomography in the assessment of diseases of the thorax. Computerized Tomogr. *1* (1977) 181–196

40. Rotte, K.-H.: Zur Klinik, Diagnose und Therapie des Alveolarzellkrebses. Arch. f. Geschwulstf. *22* (1963) 131–146

41. Rotte, K.-H.: Computerunterstützte Röntgendiagnostik am Beispiel peripherer Lungenprozesse. Akademie Verlag, Berlin, 1977

42. Rotte, K.-H., E. Kriedemann, G.-H. Hieckel, C. Engelmann: Zum Wert der Computertomographie für das Staging des Bronchialkarzinoms. Zeitschr. Erkrank. Atm.-Org. *163* (1984) 153–161

43. Sandler, M. A., J. L. Pearlberg, B. L. Madrazo, K. F. Gitschlag, S. C. Gross: Computed tomographic evaluation of the adrenal gland in the preoperative assessment of bronchogenic carcinoma. Radiology *145* (1982) 733–736

44. Scheid, K. F., J. Lissner, H. Blaha, A. Gebauer: Densitometrische Analyse pulmonaler Rundherde im Computertomogramm. Fortschr. Röntgenstr. *134* (1981) 357–363

45. Shevland, J. E., L. C. Chiu, R. L. Shapiro, J. A. Young, N. P. Rossi: The role of conven-

tional tomography and computed tomography in assessing the resectability of primary lung cancer. J. Comp. Ass. Tomogr. *2* (1978) 1–19
46. SIEGELMAN, S. S., E. A. ZERHOUNI, F. P. LEO, N. F. KHOURI, F. P. STITIK: CT of the solitary pulmonary nodule. Amer. J. Roentgenol. *135* (1980) 1–13
47. SOMMER, B., W. M. BAUER, M. RATH, G. FENZL, W. J. STELZNER, J. LISSNER: Die computertomographische Stadieneinteilung des Bronchialkarzinoms. Auswirkungen auf das diagnostische und therapeutische Vorgehen. Computertomographie, Sonographie *1* (1981) 193–199
48. SONES, P. J., W. E. TORRES, R. S. COLVIN, W. L. MEIER, P. SPRAWIS, J. V. ROGERS: Effectiveness of CT in evaluating intrathoracic masses. Amer. J. Roentgenol. *139* (1982) 469–475
49. STEINBÄCHER, M., G. van KAICK, J. SCHAAF, H. H. VOLLHABER: Computertomographische und röntgenologische Befunde beim bronchiolo-alveolären Karzinom der Lunge. Fortschr. Röntgenstr. *142* (1985) 267–269
50. VAS, W., C. J. ZYLAK, D. MATHER, A. FIGUEREDO: The value of abdominal computed tomography in the pretreatment assessment of small cell carcinoma of the lung. Radiology *138* (1981) 417–418
51. VOCK, P., M. HAERTEL: Die Computertomographie zur Stadieneinteilung des Bronchialkarzinoms. Fortschr. Röntgenstr. *134* (1981) 131–135
52. WEGENER, O.-H., R. FELIX: Computertomographie der Neoplasmen der Bronchien und Lunge. In: Handbuch der inneren Medizin. 5. Aufl., Bd. IV A. Springer-Verlag, Berlin–Heidelberg–New York–Tokyo, 1985
53. WOUTERS, E. F. M., T. K. OBI, J. M. A. van ENGELSHOVEN, H. A. LEMMENS, L. H. GREVE: Evaluation of the contribution of computed tomography to the staging of non-oat-cell primary bronchogenic carcinoma. Fortschr. Röntgenstr. *137* (1982) 540–543
54. YEE, E. S., S. E. RAPER, A. N. THOMAS, P. A. EBERT: Technical accuracy and clinical efficacy of thoracic computed tomography. Amer. J. Surg. *144* (1982) 35–41
55. ZEITLER, E.: Wertigkeit der Kernspintomographie im Bereich des Körperstammes. In: Die klinische Wertigkeit neuer bildgebender Verfahren. Hrsg.: W. FROMMHOLD und P. GERHARDT. Georg Thieme Verlag, Stuttgart–New York, 1985

7.3. Lungenmetastasen

7.3.1. Allgemeine Bemerkungen

Singuläre und multiple Lungenmetastasen können bei fast allen malignen Tumoren vorkommen. Zu den häufigsten Primärtumoren mit pulmonalen Absiedlungen gehören das Hypernephrom, Hodentumoren, maligne Melanome, Schilddrüsenkarzinome, Mammakarzinome, Knochen- und Weichteilsarkome sowie das Bronchialkarzinom. Der Nachweis von Lungenmetastasen bedeutet in jedem Fall eine Prognoseverschlechterung. Die Möglichkeiten der Metastasenchirurgie und der konservativen Therapie erfordern eine frühzeitige und exakte radiologische Diagnose sowie eine zuverlässige Verlaufsbeurteilung. Nach MINTZER et al., 78, LEE et al., 83, LUND u. HEILO, 82, ist die Mehrzahl der Lungenmetastasen im äußeren Drittel des Lungenparenchyms, d. h. im Lungenmantel lokalisiert. Auf Grund des guten räumlichen Auflösungsvermögens kann die Computertomographie besser als die Röntgenübersichtsaufnahmen und die konventionelle Tomographie Befunde in den Lungenspitzen, retrokardial, in den Sinus phrenicocostales und subpleural darstellen.

7.3.2. CT-Kriterien

Computertomographisch können bereits pulmonale Rundherde von 3–6 mm Durchmesser erfaßt werden. Die Interpretation dieser Befunde und ihre Abgrenzung von orthograd getroffenen Gefäßen ist jedoch problematisch. Im allgemeinen gilt, daß ein separater peripherer Herd, dessen Durchmesser größer als der der benachbarten Gefäße ist, verdächtig auf einen Lungenherd angesehen werden muß. Dieses ist bei subpleuralen Herden gut möglich, während bei den mehr zentral gelegenen Herden diese schon eine bestimmte Größe haben müssen, um nicht mit Gefäßstrukturen verwechselt werden zu können. Metastasen, die gleichgroß oder kleiner als die benachbarten Gefäße sind, können nur selten als solche erkannt werden. Intravenöse Kontrastmittelinjektionen helfen hier meist nicht weiter, da die Dichtemessungen bei diesen kleinen Herden infolge des Partialvolumen-Effekts nicht aussagekräftig sind. Lee et al., 83, empfehlen, die CT-Untersuchung zu wiederholen, da Gefäße die Größe und Form manchmal ändern, während Metastasen in ihrer Form konstant bleiben. Auf den benachbarten Scans lassen sich die Gefäße meist in ihrem weiteren, dann schrägen oder axialen Verlauf verfolgen und so besser identifizieren. Der größte Nachteil der CT in der Suche nach pulmonalen Metastasen ist nach Dinkel et al., 85, die Möglichkeit, eine Metastase auf Grund von unbeobachteten Bewegungen des Patienten oder ungleicher Atemstellung zwischen den einzelnen Untersuchungszyklen zu übersehen.

Unregelmäßig konturierte periphere Herdbildungen sprechen eher für Narbenbildungen oder kleinsten Atelektasen, während Metastasen meist gleichmäßig rund sind.

Solitäre Lungenmetastasen finden sich in etwa 20% der Tumoren, ihre Differentialdiagnostik ist problematisch. Das Vorliegen mehrerer Rundherde bei bekanntem Primärtumor erleichtert die Metastasendiagnose. Disseminierte hämatogene Lungenmetastasen finden sich besonders bei Schilddrüsen- und Chorionkarzinomen. Einschmelzungen wie auch Verkalkungen von Metastasen sind selten (Dinkel et al., 85, Gross et al., 85, Kagan u. Steckel, 86). Ein nachweisbares Größenwachstum sowie die zahlenmäßige Zunahme pulmonaler Herde sind wichtige Metastasenkriterien (Abb. 7-13; 7-14).

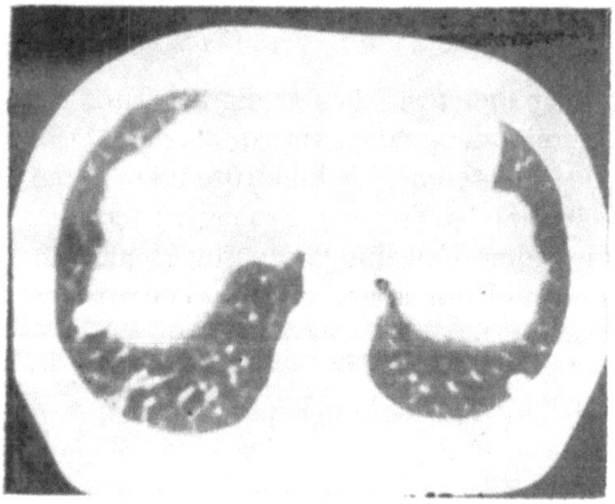

Abb. 7-13. Subpleurale Lungenmetastasen rechts diaphragmal und links dorsal.

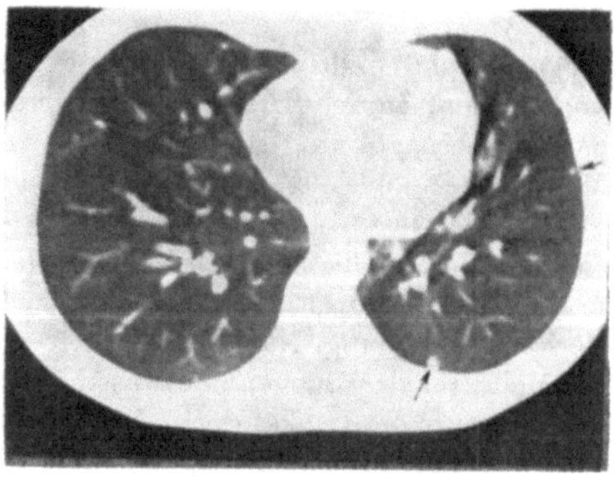

Abb. 7-14. Zwei kleine subpleurale Lungenmetastasen links lateral und dorsal.

7.3.3. Ergebnisse der CT in der Lungenmetastasendiagnostik

Durch die bessere Darstellbarkeit des subpleuralen Raumes und der Lungenperipherie ermöglicht die CT gegenüber der konventionellen Tomographie eine Aussageerweiterung. So fanden MUHM et al., 78 in einem Drittel ihres Krankengutes mehr Lungenmetastasen mit der CT als mit der konventionellen Tomographie. In einer Vergleichsstudie fanden SCHANER et al., 78, daß von den computertomographisch diagnostizierten Lungenmetastasen nur 30% auf den Thoraxübersichtsaufnahmen und 65% auf den konventionellen Tomogrammen nachgewiesen werden konnten. MITCHELL et al., 86, fanden beim kleinzelligem Bronchialkarzinom in 27% und beim nicht-kleinzelligem Karzinom in 28% mit der CT mehr Metastasen als auf den Thoraxübersichtsaufnahmen und konventionellen Tomogrammen. Nach HUSBAND et al., 81, hat die CT die Rate der erfaßten Lungenmetastasen bei Hodentumoren um 20% erhöht.

VANEL et al., 84 fanden in einer vergleichenden Untersuchung mit den Thoraxaufnahmen 68%, mit der konventionellen Tomographie 52%, mit der Szintigraphie 95% und mit der Tomoszintigraphie 92% weniger Lungenmetastasen als mit der Computertomographie. Abweichend von diesen Ergebnissen stellten YEE et al., 82, wie auch LUND u. HEILO, 82, fest, daß die CT ihre Grenzen hat und intraoperativ mehr Metastasen als im Computertomogramm aufgedeckt werden.

7.3.4. CT im Rahmen der Gesamtdiagnostik

Die Nachweisbarkeitsgrenze peripherer Lungenmetastasen liegt bei der CT bei 3 mm und bei den konventionellen Tomographie bei 6 mm (SONES et al., 82). Auf Grund ihrer höheren Sensivität ist nach der konventionellen Röntgendiagnostik die CT dann indiziert, wenn vom Metastasennachweis eine einschneidende Therapie wie Operation oder Umstellung von Strahlen- und/oder Chemotherapie abhängt. Bei solitären Metastasen muß vor einer chirurgischen Therapie eine weitere, röntgenologisch nicht erfaßbare pulmonale Metastasierung ausgeschlossen werden. Kleine subpleurale Metastasen sind häufig nur computertomographisch festzustellen. Hier ist die CT auch die einzige Methode, die die Effektivität einer chemo- oder strahlentherapeutischen Behandlung dieser Metastasen überprüfen kann. Trotz der nachgewiesenen Vorteile der Computertomographie wird bei ihrem Aufwand und limitierten Verfügbarkeit vielerorts noch die Lungenganztomographie Anwendung finden und die CT zweifelhaften bzw. ausgewählten Fällen vorbehalten bleiben.

7.3.5. Literatur

1. DINKEL, E., H. UHL, T. ROEBEN: Lungenmetastasen – Grenzen und Möglichkeiten der radiologischen Diagnostik. Radiologe *25* (1985) 158–165
2. GROSS, B. H., G. M. GLAZER, F. L. BOOKSTEIN: Multiple pulmonary nodules detected by computed tomography. Diagnostic implications. J. Comp. Ass. Tomogr. *9* (1985) 880–885
3. KAGAN, A. R., R. J. STECKEL: Lung metastase. Amer. J. Roentgenol. *147* (1986) 473–476
4. LEE, J. K. T., S. S. SAGEL, R. J. STANLEY: Computed body tomography. Raven Press, New York, 1983
5. LUND, G., A. HEILO: Computed tomography of pulmonary metastases. Acta Radiol. Diagn. *23* (1982) 617–620
6. MINTZER, R. A., S. S. MALAVE, H. L. NEIMAN, L. L. MICHAELIS, R. N. van ECKO, J. H. SAN-

DERS: Computed vs. conventional tomography in evaluation of primary and secondary pulmonary neoplasms. Radiology *132* (1979) 653–659

7. MITCHELL, D. M., S. H. SHAH, S. D. EDWARDS, J. S. TOBIAS, P. G. HARPER, R. L. SOUHAMI: Incidence of pulmonary nodules detected by computed tomography in patients with bronchial carcinoma. Clin. Radiol. *37* (1986) 151–152
8. MUHM, J. R., L. R. BROWN, J. K. CROWE: Detection of pulmonary nodules by computed tomography. Amer. J. Roentgenol. *128* (1977) 267–270
9. MUHM, J. R., L. R. BROWN, J. K. CROWE, P. F. SHEEDY, R. R. HATTERY, D. H. STEPHENS: Comparison of whole lung tomography and computed tomography for detecting pulmonary nodules. Amer. J. Roentgenol. *131* (1978) 981–984
10. SCHANER, E. G., A. E. CHANG, J. L. DOPPMAN, D. M. CONKLE, M. W. FLYE, S. A. ROSENBERG: Comparison of computed and conventional whole lung tomography in detecting pulmonary nodules. Amer. J. Roentgenol. *131* (1978) 51–54
11. VANEL, D., M. HENRY-AMAR, J. LUMBROSO, E. LEMALET, D. COUANET, J. D. PIEKARSKI, J. MASSELOT, A. BODDAERT, C. KALIFA, T. LECHEVALIER: Pulmonary evaluation of patients with osteosarcoma: Roles of standard radiography, tomography, CT, scintigraphy and tomoscintigraphy. Amer. J. Roentgenol. *143* (1984) 519–523

7.4. Mediastinaltumoren

7.4.1. Primäre Mediastinaltumoren

7.4.1.1. Allgemeine Bemerkungen

Basierend auf der überlagerungsfreien computertomographischen Querschnittsanatomie wird das Mediastinum nach anatomischen Gesichtspunkten in 3 Kompartemente unterteilt, das vordere, mittlere und hintere Mediastinum.

Das vordere Mediastinum reicht vom Retrosternalraum bis zum Tracheobronchialbaum. Es besteht beim Erwachsenen aus Fettgewebe, das von den großen Gefäßstämmen durchzogen wird wie von der Aorta aszendens und der V. cava superior, den brachiozephalen und subklavischen Gefäßen und ihren Ästen. Die normalen Lymphknoten lassen sich in der Regel nicht identifizieren, sind jedoch gut nachweisbar, wenn sie vergrößert sind. Bei Kindern füllt der Thymus das vordere Mediastinum aus, wird jedoch mit zunehmendem Alter durch Fettgewebe ersetzt und ist in der Regel ab 16 bis 18 Jahren nicht mehr nachweisbar. Das mittlere Mediastinum erstreckt sich zwischen der Trachea und der Vorderkante der Wirbelsäule und umfaßt den Ösophagus, Lymphknotenregionen und die zentralen Gefäße. Das hintere Mediastinum grenzt an die dorsale Thoraxwand. Auf Grund der topographischen Zuordnung zu einem der 3 Kompartemente sind begrenzte differentialdiagnostische Hinweise möglich. In der Tabelle 7–5 werden die häufigsten mediastinalen Raumforderungen unter Berücksichtigung ihrer Lokalisation zusammengefaßt.

Die CT ermöglicht nicht nur die exakte Lokalisation und Ausbreitungsdiagnostik mediastinaler Raumforderungen, sondern sie kann auch in begrenztem Maße zur Differentialdiagnostik und darüber hinaus durch die CT-gestützte Aspirationsbiopsie zur definitiven Abklärung beitragen (ADLER u. ROSENBERGER, 81, FINK et al., 82).

Tabelle 7–5. Lokalisation mediastinaler Raumforderungen

I. Vorderes Mediastinum

Oben

1. Benigne und maligne Strumen
2. Thymustumoren
3. Nebenschilddrüsenadenome
4. Lipome, Sarkome, Angiome
5. Lymphangiome
6. Teratome
7. LK-Metastasen
8. Mediastinalabszeß, -hämatom

Unten

1. Perikard- und Pleurazysten
2. Perikardtumor
3. Hiatushernien
4. Morganische oder Larreysche Hernien

II. Mittleres Mediastinum

1. Zentr. Bronchialkarzinome
2. Lymphknotenmetastasen
3. Granulome (Tuberkulose, Sarkoidose)
4. Maligne Lymphome
5. Teratoide Zysten
6. Bronchogene Zysten
7. Mediastinalabszeß
8. Mediastinalhämatom
9. Oesophagustumoren
10. Trachealtumoren
11. Aneurysma der Aorta
12. Dilation der V. cava

III. Hinteres Mediastinum

Oben

1. Neurogene Tumoren
2. Chordome
3. Strumen (ausnahmsweise)
4. Abszesse

Mitte und unten

1. Lymphknotenmetastasen
2. Zysten, die sich vom Gastrointestinaltrakt ableiten
3. Abszesse

IV. Tumoren, die in allen Kompartimenten des Mediastinums lokalisiert sein können

1. Lipome
2. Fibrome, Fibrosarkome
3. Xanthome
4. Lymphangiome
5. Hämangiome

7.4.1.2. CT-Kriterien primärer Mediastinaltumoren

Die endothorakalen Strumen gehören zu den häufigsten Raumforderungen des vorderen und oberen Mediastinums. Die Mehrzahl dieser Strumen entspringt von den unteren Polen der Schilddrüsenlappen oder des Isthmus und sind retrosternal lokalisiert. Seltener sind die hinter der Trachea und dem Ösophagus gelegenen Strumen, die von den dorsalen Schilddrüsenanteilen ausgehen. Für die Diagnose einer endothorakalen Struma ist es wichtig, daß eine kontinuierliche Verbindung der Raumforderung mit der Schilddrüse nachgewiesen werden kann. Eine dystope isolierte mediastinale Struma ist selten und computertomographisch kaum als solche zu diagnostizieren. Die endothorakale Struma führt unterhalb der oberen Thoraxapertur als weichteildichte runde oder ovale Raumforderung zur Verlagerung und/oder Stenosierung der Trachea. Auch die brachiozephalen Gefäße und die Vena cava superior können wie auch die Speiseröhre verdrängt sein. Die Dichtewerte der normalen Schilddrüse sind in der Regel höher als die der umgebenden Strukturen, was auf den Jodgehalt des Schilddrüsengewebes zurückgeführt wird. Glattwandige Kolloidzysten zeigen meist höhere Dichtewerte als Zysten mit serösem Inhalt. So fanden Walter u. Hübener, 80, bei den Kolloidzysten

Densitätswerte von 28—39 HE. Unregelmäßig konturierte hypodense Bezirke innerhalb der Struma sprechen mehr für Nekrosen, die besonders bei der malignen Struma vorkommen. Verkalkungen finden sich relativ häufig bei Strumen. Sie können schalenartig oder diffus vorliegen (BASHIST et al., 83, GLAZER et al., 82, POLAK u. SALAMOUN, 85). Die computertomographische Verdachtsdiagnose auf eine maligne Struma läßt sich dann stellen, wenn eine Infiltration in angrenzende Strukturen und größere Nekrosen nachweisbar sind. Benigne Strumen grenzen sich in der Regel scharf ab und sind an der Oberfläche glatt oder gelegentlich polyzyklisch begrenzt (Abb. 7-15).

Seltener sind die Tumoren der Nebenschilddrüse, die, ausgehend vom unteren Pol, im vorderen Mediastinum als zweithäufigste Lokalisation gefunden werden (WEGENER, 81, SOMMER et al., 81, KRUDY et al., 81). Da die Adenome in der Regel sehr klein sind, müssen sie mit Hilfe dünner Schichten und schmaler Schichtabstände gesucht werden. Wichtig sind die Studien über die Kontrastmitteldynamik, d. h. des Verhaltens eines suspekten Befundes vor und nach der Kontrastmittelbolus-Injektion. Aber auch hiermit kann das Auffinden dieser meist nur wenige Millimeter großen Tumoren problematisch sein. Die Diagnose dieser hormonaktiven Tumoren wird klinisch gestellt, der Einsatz der CT erfolgt zur Lokalisation und Größenbestimmung dieser Tumoren. KRUDY und Mitarb., 81, konnten nur 29% der Nebenschilddrüsenadenome mit der CT lokalisieren. Keiner dieser Tumoren war unter 1 cm Durchmesser. Die Angiographie erwies sich hier mit 67% aufgefundener Tumoren als wesentlich sensitiver und stellt bei negativem Computertomogramm die Methode der Wahl dar.

Die vom Thymus ausgehenden Raumforderungen liegen im vorderen oberen und mittlerem Mediastinum, selten auch parakardial oder supradiaphragmal. Bei der Beurteilung von Raumforderungen des Thymus müssen die altersbedingten Thymusveränderungen berücksichtigt werden (HEIBERG et al., 82, MOORE et al., 83). Differentialdiagnostisch muß unterschieden werden zwischen Thymuspersistenz, Thymushyperplasie, den seltenen Thymuszysten sowie Thymomen und Thymuskarzinomen.

Die Thymuspersistenz ist computertomographisch oft schwer zu erkennen, da größere retrosternal gelegene Raumforderungen nur ausnahmsweise beobachtet werden (WALTER u. HÜBENER, 80). Meist findet sich eine geringgradige Erweiterung bzw. Vermehrung des Fettkörpers zwischen Aorta aszendens und Sternum, in dem kleinere dichte Areale mit Ausläufern ins retrosternale Fettgewebe zu finden sind. Das persistierende Thymus ist häufig mit Fett durchsetzt, so daß hier sehr unterschiedliche Dichtewerte gefunden werden können. Die Thymuspersistenz, bevorzugt im Jugendalter auftretend, dehnt

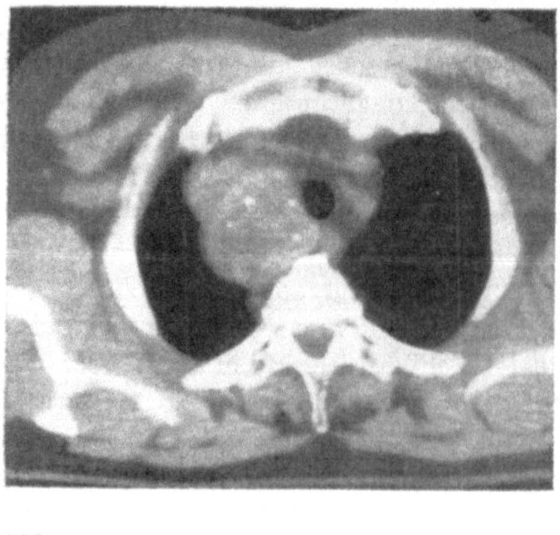

Abb. 7-15. Endothorakale Struma rechts mit Verkalkungen und inhomogenen Strukturen. Verdrängung der Trachea nach links.

sich bilateral im vorderen oberen Mediastinum aus und ist meist als dreiecksförmige Weichteilverdichtung sichtbar. Die seltenen Thymuslipome zeigen häufig vermehrte bindegewebige Anteile und somit oft keine typischen fettäquivalenten Dichtewerte (Wegener, 81). Thymuszysten mit wasseräquivalenten Dichtewerten lassen sich in der Regel computertomographisch gut diagnostizieren. Die lymphoide Thymushyperplasie kann als diffuse Vergrößerung des Organs bei Erhaltung der normalen Form des Thymus imponieren. In einzelnen Fällen können sich Knotenbildungen finden, die dann ein Thymom vortäuschen (Lee et al., 83). Die mikroskopisch nachweisbaren Hyperplasien zeigen im Computertomogramm kein entsprechendes Substrat. Das klinische Bild der Myasthenia gravis wird relativ häufig bei der Thymushyperplasie (Lee et al., 83, Moore et al., 83) sowie bei Thymomen gefunden.

Thymome imponieren als solide Raumforderungen, die eine benigne und eine maligne Verlaufsform haben können. Die Angaben über die Häufigkeit von malignen Thymomen schwanken zwischen 15% (Lee et al., 83) und bis zu 50% (Wegener, 81). Sie sind in 30–70% von einer Myasthenia gravis begleitet (Baron et al., 82, Brown et al., 83, Heitzman et al., 82, Moore et al., 82, Walter u. Hübener, 80, Vock et al., 81). Thymome treten bevorzugt im 4. Lebensjahrzehnt auf.

Computertomographisch finden sich glatt begrenzte, manchmal gelappte, relativ dichte Raumforderungen, meist vor der Aorta aszendens oder am Übergang vom Herzen zu den großen Gefäßen gelegen. Sie sind in der Regel gut gegen die Lunge und die mediastinalen Strukturen abgrenzbar. Walter und Hübener, 80, geben Dichtewerte von 35–55 HE für die Thymome an. Zentrale Nekrosen wie auch feinschollige randständige oder diffuse Verkalkungen werden sowohl bei benignen wie auch bei malignen Thymomen beobachtet. Die Tumorkapsel kann mit dem Perikard und der Pleura bei Fehlen der demarkierenden Fettlamelle gegenüber den mediastinalen Strukturen verwachsen sein. Dieses ist nicht gleichbedeutend mit einer Tumorinfiltration (Brown et al., 80). Sollten jedoch bei Kontrastmittel-Bolusinjektion ein Einbruch in die Vena cava superior oder eine unscharfe Begrenzung an der Pleuragrenze gefunden werden, so spricht dieses für die Malignität des Tumors (Zerhouni et al., 82). Bei Thymuskarzinomen ist neben den Zeichen des infiltrativen Wachstums auch eine meist deutliche Progredienz des Prozesses nachweisbar. Wenn die computertomographische Differenzierung zwischen benignen und malignen Thymustumoren nicht möglich ist, kann die CT-gestützte Feinnadelbiopsie zur definitiven Klärung beitragen (Abb. 7–16; 7–17).

Lipome des Mediastinums führen selten zu Verdrängungen der Nachbarstrukturen. Sie sind meist auf einer Seite stärker ausgeprägt und können in der kraniokaudalen Ausdehnung eine sanduhrähnliche Form annehmen (Bein et al., 78). Die Mehrzahl der Lipome ist im rechten Herz-Zwerchfell-Winkel lokalisiert. Sie sind in der Regel klinisch symptomlos und werden auf Röntgenübersichtsaufnahmen oder bei der CT als Zufallsbefunde entdeckt. Lipome sind meist gegenüber dem Herzen, dem Zwerchfell und der Thoraxwand scharf abgegrenzt. Sie schmiegen sich den anatomisch vorgegebenen Strukturen an, ohne diese zu imprimieren (Walter u. Hübener, 80, Lee et al., 83). Die für lipomatöse Tumoren typischen Dichtewerte liegen bei –80 bis zu –160 HE und erlauben zuverlässig die computertomographische Diagnose eines benignen Lipoms (Abb. 7–18).

Bei parakardial gelegenen Lipomen muß auch an eine allgemeine Lipomatose gedacht werden, bei der sich eine Verdickung des subkutanen Fettsaumes sowie eine allgemeine fettbedingte Verbreiterung des vorderen oberen Mediastinums findet (Bein et al., 78, Crowe et al., 78).

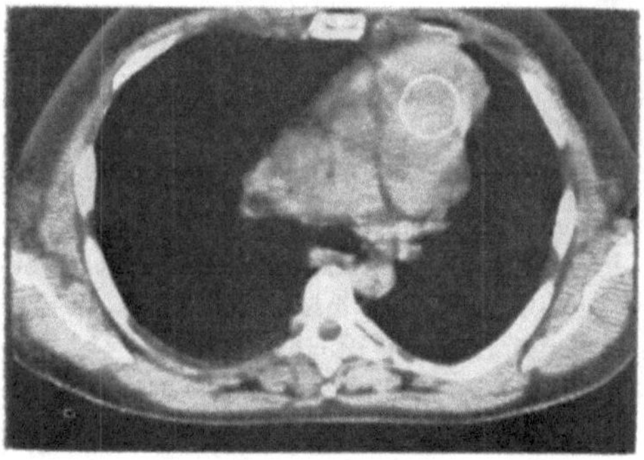

Abb. 7-16. Malignes Thymom im vorderen Mediastinum links.

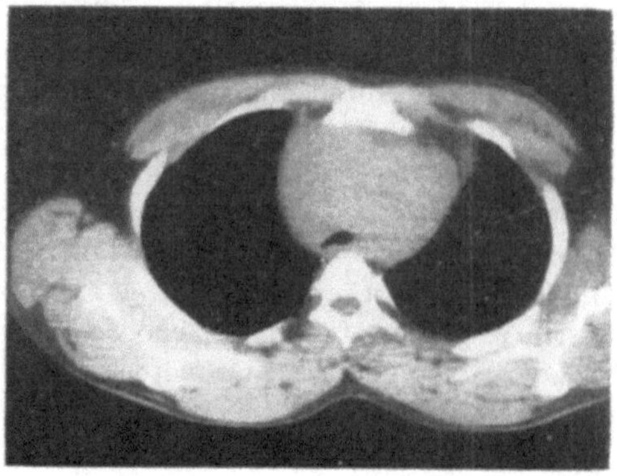

Abb. 7-17. Thymom im vorderen Mediastinum mit Kompression der Trachea.

Liposarkome des Mediastinums sind relativ selten. Sie treten häufiger im hinteren Mediastinum auf. Sie führen zu z. T. erheblichen Verdrängungen der mediastinalen Strukturen. Ihre Dichtewerte liegen höher als die der benignen Lipome und können von −50 HE bis über 0 HE ansteigen (COHEN et al., 77) (Abb. 7-19).

Seltene mesenchymale Tumoren im vorderen Mediastinum sind die Hämangiome, Hämangioendotheliome und das Hämangiosarkom. Im Nativscan können hier Phlebolithen erkennbar sein. Das deutliche Enhancement nach Bolusinjektion weist auf die Vaskularisierung dieser Tumoren hin (WEGENER, 81). Die ebenfalls seltenen Lymphangiome im vorderen Mediastinum imponieren als flüssigkeitshaltige Raumforderungen. Als zystische Raumforderungen im linken Herz-Zwerchfell-Winkel imponieren die Perikardzysten. Sie machen etwa 6% der mediastinalen Raumforderungen aus. Durch die wasseräquivalenten Dichtewerte bei scharfer Abgrenzung gegenüber den umgebenden Strukturen sind sie in der Regel leicht zu diagnostizieren. Differentialdiagnostisch sind im Herz-Zwerchfell-Winkel die Morgagnischen Hernien abzugrenzen. Wenn diese Kolon-, Magen- oder Dünndarmanteile enthalten, sind sie meist schon mit konventionellen Röntgenaufnahmen diagnostizierbar. Wenn sie jedoch Omentum enthalten, ist die Abgrenzung gegenüber einem Lipom schwierig.

Teratoide Tumoren machen etwa 10−18% der Raumforderungen des Mediastinums aus und sind ventral lokalisiert. Die malignen Teratome, die etwa ein Drittel der teratoiden Tumoren ausmachen, imponieren als solide Tumoren, während die benignen

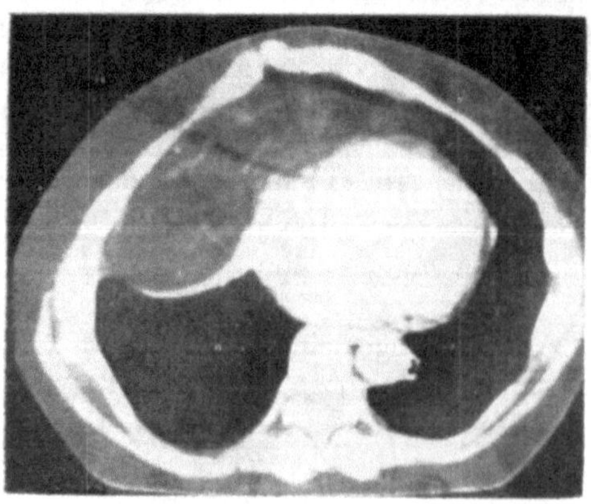

Abb. 7-18. Ausgedehntes Lipom retrosternal und parakardial.

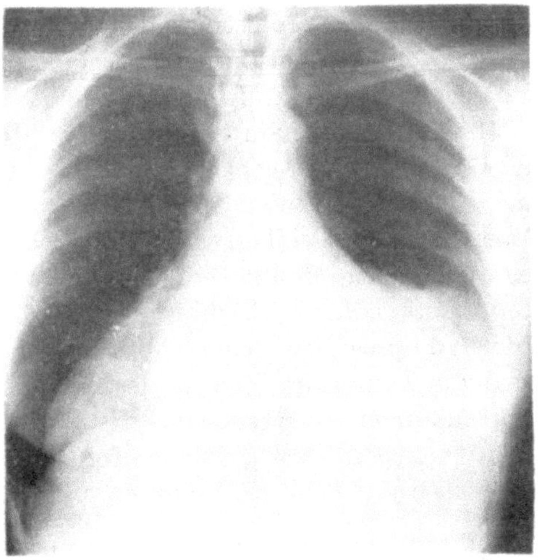

Abb. 7–19a. Liposarkom. Thoraxübersichtsaufnahme pa. Verbreiterung des Mediastinums nach beiden Seiten.

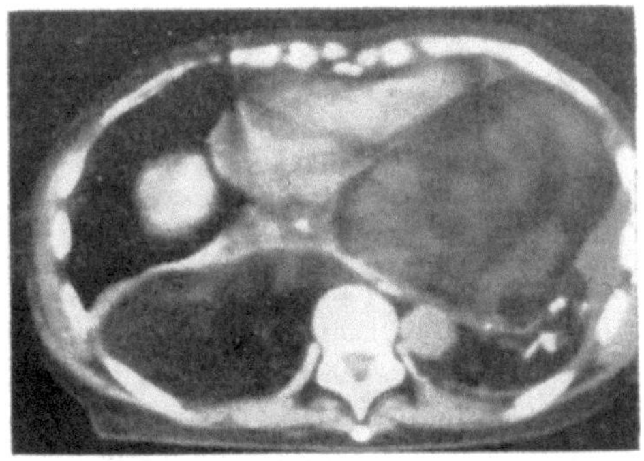

Abb. 7–19b. Computertomogramm: Lipomatöse Raumforderung rechts im hinteren und links im vorderen Mediastinum. Unterschiedliche Strukturen innerhalb des Tumors.

Teratome vorwiegend zystische Strukturen zeigen. Nach WELLAUER, 66, werden Epidermoidzysten von Dermoidzysten und zystischen Teratomen unterschieden, jedoch kann diese pathologisch-anatomische Differenzierung computertomographisch nicht nachvollzogen werden. Diese zystischen Tumoren liegen typischerweise am Abgang der großen Gefäße vom Herzen. Innerhalb des Tumors können talghaltige Anteile mit Dichtewerten bis zu −100 HE vorkommen wie auch Hautanhangsgebilde mit Dichtewerten von +60 HE (WEGENER, 81). In etwa der Hälfte der Fälle lassen sich Verkalkungen nachweisen. Heterogene Dichtewerte finden sich auch bei den malignen Teratomen, jedoch sind sie meist höher als bei den benignen Tumoren. Maligne Teratome zeigen ein relativ schnelles Wachstum, breiten sich zwischen den mediastinalen Gefäßstrukturen aus, können zentrale Nekrosen zeigen und zu Destruktionen des Sternums führen (POLAK et al., 85) (Abb. 7–20).

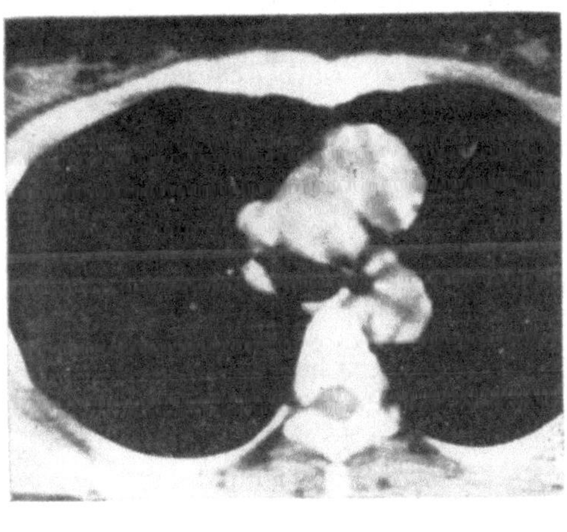

Abb. 7–20. Gesichertes Teratom. Glatt begrenzte inhomogene Raumforderung im vorderen Mediastinum, links ventral des Aortenbogens gelegen.

Thorakale Seminome sind relativ selten. Computertomographisch findet sich eine Verbreiterung des vorderen Mediastinums, das diffus vom Tumor durchsetzt sein kann. Verdrängungen benachbarter Strukturen sind häufiger als direkte Infiltrationen.

Zu den häufigsten Raumforderungen im mittleren Mediastinum gehören neben den Lymphknotenvergrößerungen unterschiedlicher Genese die bronchogenen Zysten sowie die Tumoren der Speiseröhre und der Trachea.

Bronchogene Zysten sind vorwiegend im Tracheobronchialwinkel, selten im hinteren Mediastinum lokalisiert. Sie stellen sich als scharf begrenzte dünnwandige Raumforderungen dar mit flüssigkeitsäquivalenten oder etwas höheren Dichtewerten. Selbst größere Zysten können ohne Verdrängungs- oder Kompressionszeichen einhergehen.

Das Ösophaguskarzinom ist der häufigste maligne Tumor im Bereich des mittleren Mediastinums. Es macht etwa 1% aller Neuerkrankungen an Krebs aus. Histologisch sind etwa 98% Plattenepithelkarzinome und etwa 2% Adenokarzinome. Im oberen Drittel der Speiseröhre sind etwa 10%, im mittleren Drittel 40% und im unteren Drittel etwa 50% der Tumoren lokalisiert.

In der Erfassung und Diagnostik dieser Tumoren dominieren weiterhin die Röntgenkontrastuntersuchung und die Endoskopie. Die Indikationen zur Computertomographie ergeben sich im Rahmen des Staging zur Bestimmung der extraösophagealen Tumorausbreitung und zum Nachweis von regionären Lymphknotenmetastasen (Daffner et al., 79, Crone-Münzebrock et al., 82, Lackner et al., 81, Moss et al., 81, Picus et al., 83, Samuelsson et al., 83).

Nach der TNM-Klassifikation, 87, entspricht

T 1 Tumor infiltriert Lamina propria oder Submukosa
T 2 Tumor infiltriert Muscularis propria
T 3 Tumor infiltriert Adventitia
T 4 Tumor infiltriert Nachbarstrukturen
N 1 Regionäre Lymphknotenmetastasen.

Für die Optimierung der Operations- oder Bestrahlungsplanung ist die Differenzierung der Stadien T 3 und T 4 sowie die Erfassung regionärer Lymphknotenmetastasen wichtig. Computertomographisch stellt sich das Ösophaguskarzinom als konzentrische oder exzentrische Wandverdickung der Speiseröhre mit häufig unscharfer Begrenzung zum periösophagealen Raum dar. Bei sehr schlanken oder kachektischen Patienten mit fehlenden periösophagealen Fettschichten ist die Abgrenzbarkeit von Ösophagus und mediastinalen Strukturen erschwert und kann zur Ursache für falsch positive Befunde werden (Daffner et al., 79, Grosser et al., 82). Die Tumorlängsausdehnung wird computertomographisch häufig unterschätzt (Lackner et al., 81) und ist mit der Röntgenkontrastuntersuchung der Speiseröhre besser beurteilbar. Die Tumorbeziehungen zu den Nachbarorganen können computertomographisch ausreichend dargestellt werden. So muß eine Obliteration der Ösophaguskontur als Zeichen einer Infiltration gewertet werden. Eine Aufhebung der Mobilität des Ösophagus bei Lagewechsel ist ein weiterer Hinweis auf eine Infiltration in die Umgebung (Wegener, 81). Differentialdiagnostisch läßt sich im CT nicht immer ein Ösophaguskarzinom von einem zentralen Bronchialkarzinom unterscheiden. Besser differenzieren lassen sich primäre Mediastinaltumoren, Lymphome und mediastinale Abszesse (Abb. 7–21).

Für die Erfassung mediastinaler Lymphknotenmetastasen beim Ösophaguskarzinom bestehen ähnliche Bedingungen und Probleme wie beim Bronchialkarzinom. Bei hoher Sensivität ist die Spezifität nur begrenzt (Felix u. Lochner, 82). Die Rate der falsch positiven Befunde wird relativ hoch angegeben. Zunehmende Lymphknotenvergröße-

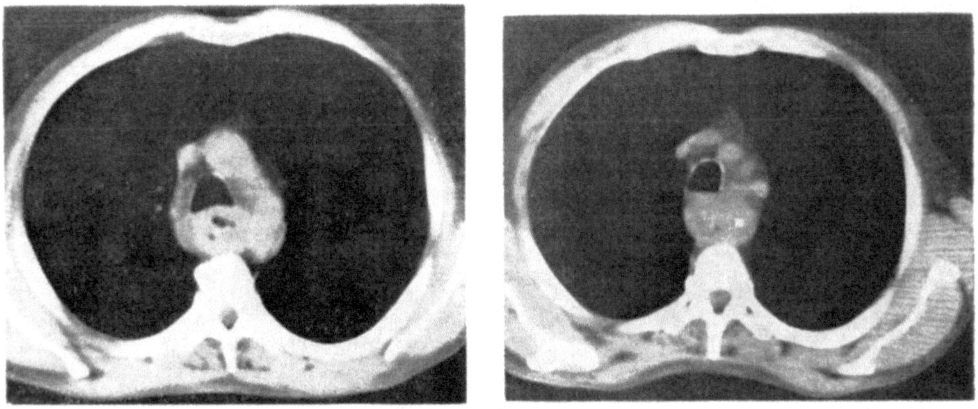

a b

Abb. 7–21 a, b. Ösophaguskarzinom im mittleren Drittel. Zirkuläre Verdickung der Ösophaguswand mit kompletter Stenose im mittleren Drittel.

rungen und Konfluieren mehrerer Lymphknoten gelten als zuverlässige Metastasenkriterien. Durch die Möglichkeit des nicht-invasiven Nachweises von Lymphknotenvergrößerungen mit Hilfe der CT haben Azygographie und Mediastinoskopie an Bedeutung verloren. Die globale Treffsicherheit der CT für die Beurteilung der lokalen Ausbreitung des Ösophaguskarzinoms wird von Crone-Münzebrock et al., 82, mit 89% angegeben.

Tumoren der Trachea sind selten. Hierbei handelt es sich um Zylindrome oder um Karzinome. Die CT ist indiziert bei Karzinomen mit Verdacht auf Ausbreitung in den paratrachealen Raum zur prätherapeutischen Bestimmung des Grades der Tumorinfiltration (Gamsu u. Webb, 82, Spizarny et al., 86). Computertomographisch lassen sich sowohl weichteildichte Veränderungen im Bereich der Trachealknorpel und -wand als auch paratracheal im mittleren Mediastinum darstellen. Hier ist die CT den konventionellen Röntgenaufnahmen überlegen, während insbesondere die konventionelle Tomographie zuverlässigere Aussagen zur kraniokaudalen Tumorausdehnung erlaubt. Eine Stenose und Verlagerung der Trachea ist in Abhängigkeit von der Tumorausdehnung nachweisbar. Die Darstellung einer mediastinalen Tumorinfiltration und von Lymphknotenmetastasen beeinflußt die Indikationen zur Resektion bzw. zur Strahlentherapie. Bei bisher nur kasuistischen Mitteilungen fehlen noch Angaben über die globale Treffsicherheit der CT bei Trachealtumoren (Abb. 7–22).

Die neurogenen Tumoren sind die häufigsten Raumforderungen des hinteren Mediastinums. Als benigne Tumoren finden sich die meist vom sympathischen Grenzstrang ausgehenden Neurinome und Neurofibrome. Sie sind neben den Foramina intervertebralia lokalisiert, manchmal ist eine stielartige Verbindung zum Spinalraum erkennbar. Für einen intraspinalen Ursprung spricht auch eine Aufweitung des knöchernen Wirbelkanals. Ganglioneurinome und Neuroblastome (Sympathikoblastome), die im frühen Kindesalter häufig auftreten, zeigen ein rasches Wachstum und führen zu Verdrängungen oder Kompressionen benachbarter Organe und Strukturen. Die Form der Neurinome ist meist spindelförmig. Verkalkungen innerhalb der neurogenen Tumoren sind nicht selten (Polak u. Salamoun, 85). Die im Erwachsenenalter vorkommenden Neurosarkome zeigen eine relativ schnelle Größenzunahme und haben teilweise unscharfe Konturen als Zeichen eines infiltrativen Wachstums. Wirbel- und Rippendestruktionen sind weitere Malignitätskriterien.

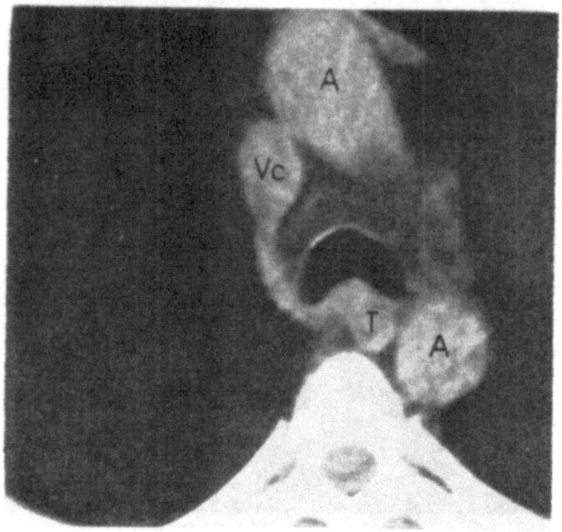

Abb. 7–22. Karzinom der Trachea in Höhe des Aortenbogens. Verdickung und Infiltration der dorsalen Trachealwand. (A Aorta, Vc Vena cava sup., T Tumor)

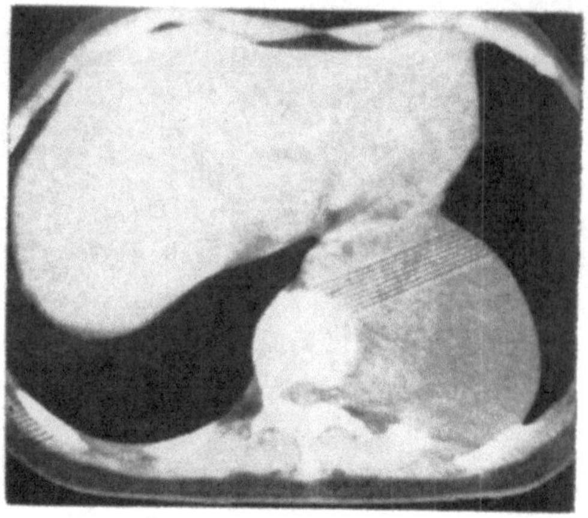

Abb. 7–23. Neurofibrom links paravertebral mit stielartiger Verbindung zum Rückenmark.

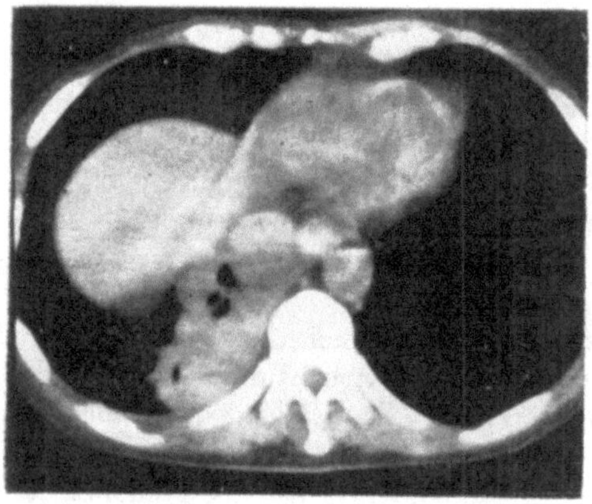

Abb. 7–24. Mediastinaler Abszeß rechts paravertebral mit Gaseinschlüssen.

Die im frühkindlichen Alter auftretenden Meningozelen und neuroenteralen Zysten lassen sich meist densitometrisch gut von den soliden neurogenen Tumoren abgrenzen, die weichteildichte Densitätswerte haben (Abb. 7–23).

Seltene benigne Tumoren im hinteren Mediastinum sind die Fibrome sowie als maligne Verlaufsform die Fibrosarkome. Bezüglich ihrer Form und Dichte ähneln sie den Neurinomen, jedoch fehlt hier die Verbindung zum Spinalkanal.

Primäre, von der Wirbelsäule oder den dorsalen Rippen ausgehende Knochentumoren wie Osteo-, Chondro- oder Ewingsarkome können besonders dann, wenn sie von einem Weichteiltumor begleitet werden, sich in das hintere Mediastinum projizieren. Neben osteolytischen oder/und osteosklerotischen Knochenveränderungen findet sich ein paravertebraler Weichteiltumor mit expansivem Wachstum. Das Bild eines mediastinalen Pseudotumors findet sich bei Senkungsabszeß bei Spondylitis tuberkulosa oder der Osteomyelitis. Typische Knochenveränderungen und meist beidseitige paravertebrale Verdichtungen, die mitunter liquide Dichtewerte haben können, sind hinweisend auf einen Abszeß. Eine weitere Klärung ist durch die CT-gezielte Feinnadelbiopsie zu erreichen (Abb. 7–24).

7.4.1.3. Ergebnisse der CT

Entsprechend der topographisch-anatomischen Lokalisation bringt die Computertomographie im Vergleich zur konventionellen nichtinvasiven Röntgendiagnostik spezifische Zusatzinformationen bei pathologischen Veränderungen im vorderen Mediastinum in 75%, im mittleren Mediastinum in 70%, im hinteren Mediastinum in 80%, in der oberen Thoraxapertur in 95% und parakardial in fast allen Fällen (Sommer et al., 81). Angaben über die globale Treffsicherheit bezüglich der exakten Ausbreitungsdiagnostik sind relativ selten. Bei den primären Mediastinaltumoren liegt die globale Treffsicherheit in Abhängigkeit von der Tumorlokalisation zwischen 85 und 95% (Crowe et al., 78, Polak u. Salamoun, 85, Vock et al., 81). Niedrige Trefferquoten werden nur für die Erfassung von im Mediastinum lokalisierten Tumoren der Nebenschilddrüsen angegeben, die oft unterhalb der computertomographischen Nachweisbarkeitsgrenze liegen.

7.4.1.4. CT im Rahmen der Gesamtdiagnostik

Nach der Basisdiagnostik der primären Mediastinaltumoren mit Hilfe der Thoraxübersichtsaufnahmen in 2 Ebenen kommt der CT heute wesentliche Bedeutung zur weiteren Differential- und Ausbreitungsdiagnostik zu. Die CT ermöglicht die Beurteilung der Tumorausdehnung und seiner Beziehungen zu benachbarten Organen und Strukturen, die exakte Lokalisation und ggf. mit Hilfe der Densitometrie eine Differenzierung in zystische, lipomatöse und solide Prozesse. In begrenztem Maße sind Aussagen zur Dignität der Raumforderung möglich. Kontrastmittel-Bolusinjektionen erlauben die Abgrenzung tumoröser Prozesse von vaskulären Veränderungen wie Aneurysmen. Bei Gefäßanomalien kann nach der CT zur weiteren Abklärung eine Angiographie erforderlich werden. Bei Raumforderungen im oberen vorderen Mediastinum ist die Schilddrüsenszintigraphie die wichtigste Zusatzuntersuchung für den Nachweis bzw. Ausschluß einer endothorakalen Struma. Bei mediastinalen Raumforderungen kann die CT-gezielte Aspirationsbiopsie zur definitiven Klärung der Diagnose beitragen. Das diagnostische Pneumomediastinum ist durch die CT ersetzt worden. Andere invasive Verfahren wie die Mediastinoskopie haben bei den primären Mediastinaltumoren an Bedeutung verloren. Die Aortographie wird nur noch präoperativ bei Aneurysmen der thorakalen Aorta durchgeführt. Die Computertomographie ist zu einem unverzichtbaren, meist entscheidenden Bestandteil in der prätherapeutischen Diagnostik primärer Mediastinaltumoren, Abszesse und Hämatome geworden. Eine wertvolle Ergänzung stellt sie bei Tumoren des Ösophagus und der Trachea, die primär röntgenologisch und endoskopisch diagnostiziert werden dar.

7.4.2. Mediastinale Lymphknotenvergrößerungen

7.4.2.1. Maligne Lymphome

7.4.2.1.1. Allgemeine Bemerkungen

Unter den malignen Lymphomen überwiegen die Non-Hodgkin-Lymphome mit etwa 2,8% aller Krebsneuerkrankungen gegenüber den Hodgkin-Lymphomen mit knapp 1%. Bei den Non-Hodgkin-Lymphomen nimmt die Häufigkeit mit dem Alter zu, während beim Morbus Hodgkin der erste Altersgipfel im 3. und der zweite im 6. bis 8. Lebensjahrzehnt liegt. Die Non-Hodgkin-Lymphome (NHL) stellen histologisch eine sehr heterogene Gruppe dar. Erschwert wird die histologische Klassifizierung durch die Tatsache, daß zur Zeit unterschiedliche Klassifikationen Anwendung finden wie z. B. die RAPPAPORT-Klassifikation, die Klassifikation nach LUKES und COLLINS, die sog. Kiel-Klassifikation und eine von der WHO vorgeschlagene Typisierung (BRUNETON u. SCHNEIDER, 86). Gegenwärtig wird es noch nicht für praktisch gehalten, eine TNM-Klassifikation für die malignen Lymphome vorzuschlagen (BORG u. ROSENTHAL, 84). In der onkologischen Praxis wird vielerorts eine klinische Stadieneinteilung benutzt, die sog. Ann-Arbor-Klassifikation. Hierbei werden 4 Stadien unterschieden:

Stadium I Befall einer Lymphknotenregion oder eine extralymphatische Organlokalisation

Stadium II Befall zweier oder mehrerer Lymphknotenregionen auf der gleichen Seite des Zwerchfells, oder Befall einer Lymphknotenregion und ein lokalisierter extralymphatischer Organbefall

Stadium III Befall von Lymphknoten beidseits des Zwerchfells und lokalisierter Organbefall (Milz)

Stadium IV Diffuser extralymphatischer und Lymphknotenbefall.

Beim Morbus Hodgkin wird eine primäre Manifestation in den mediastinalen Lymphknoten mit nur etwa 5—7% angegeben, während die häufiger mediastinalen Lymphknoten mitbeteiligt sind bei primärer Manifestation der Erkrankung in anderen Lymphknotenregionen. In ca. 20% der Fälle kann es zu einer Infiltration in die Lungen kommen, während ein isolierter Lungenbefall selten ist (ROTTE et al., 69). Bei den Non-Hodgkin-Lymphomen ist der Befall thorakaler Lymphknoten in der Regel der Ausdruck eines fortgeschrittenen Stadiums. Die Häufigkeitsangaben schwanken in Abhängigkeit vom Erkrankungsstadium zwischen 7 und über 50%. Auch hier kann es zu einer Mitbeteiligung der Lungen kommen. Nach FILLY et al., 76, findet sich bei den NHL häufiger ein solitärer Befall von einzelnen Lymphknotengruppen als beim M. Hodgkin. Bevorzugt befallen werden die posterioren und anterioren mediastinalen Lymphknoten sowie die parakardialen LK.

7.4.2.1.2. CT-Kriterien

Thorakaler Lymphknotenbefall bei malignen Lymphomen zeigt röntgenmorphologisch sehr ähnliche Bilder, so daß in der Regel computertomographisch nicht zwischen Hodgkin-Lymphomen und NHL differenziert werden kann. Auch Dichtemessungen können hier nicht zur Differenzierung beitragen (WALTER u. HÜBENER, 80). Maligne Lymphome stellen sich als noduläre oder unstrukturierte Raumforderungen dar. In fortgeschrittenen Erkrankungsstadien bilden sich größere Konglomerattumoren aus, die zu einer asymmetrischen unregelmäßigen Verbreiterung besonders des oberen Mediastinums führen. Rechts können die Vena cava superior und die Vena brachiozephalika und V. azygos verdrängt werden.

Unscharfe Begrenzungen der Lymphknoten sprechen für ein Überschreiten der Lymphknotenkapsel und ein infiltratives Wachstum. In fortgeschrittenen Stadien infiltrieren die Lymphome in angrenzende Strukturen wie die Lungen, Gefäße, Perikard sowie in die angrenzenden Knochen wie Sternum, Rippen und Wirbelsäule. Knochendestruktionen gelten als prognostisch ungünstiges Zeichen. Zur Differenzierung von Lymphknoten und Gefäßen und zur Beurteilung einer Gefäßinfiltration ist eine Kontrastierung der Gefäße, am günstigsten mit Hilfe einer Kontrastmittelinfusion, notwendig. Bei ausgedehnten Lymphknotentumoren sind nekrotische Anteile erkennbar.

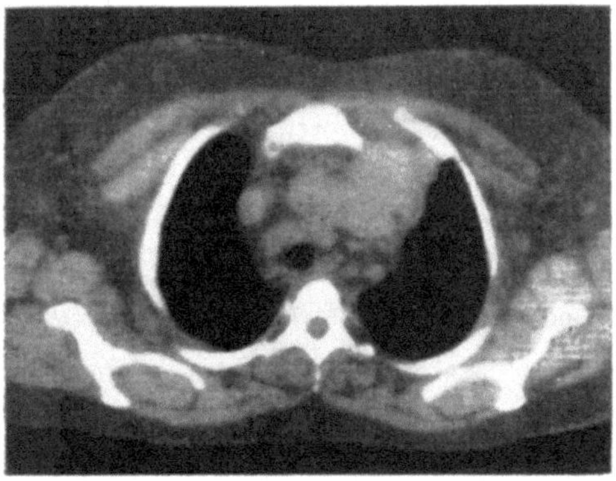

Abb. 7–25. Vermehrte und vergrößerte Lymphknoten im vorderen Mediastinum bei Morbus Hodgkin.

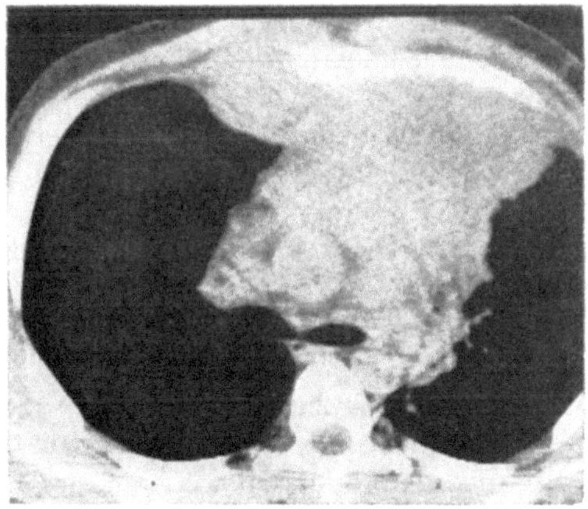

Abb. 7–26. Ausgedehntes Lymphknotenkonglomerat im vorderen Mediastinum mit Infiltration in die vordere Thoraxwand bei Non-Hodgkin-Lymphom.

Diese werden häufiger bei den NHL als bei den Hodgkin-Lymphomen beobachtet. Lymphknotenverkalkungen sind dagegen sehr selten und treten vorwiegend nach einer Strahlentherapie auf (Brereton et al., 74).

Bei primärem thorakalem Lymphknotenbefall ist auf Grund des computertomographischen Bildes allein keine Artdiagnose möglich, wohl aber mit Hilfe der CT-gestützten Feinnadelbiopsie. Differentialdiagnostisch sind die malignen Lymphome besonders von der Sarkoidose abzugrenzen. Hier sind meist die mediastinalen Lymphknoten nicht allein, sondern auch die hilären Lymphknoten befallen, auch sind die Lymphknoten häufig kleiner als bei einem Befall durch ein malignes Lymphom. Oft aber ist keine computertomographische Differenzierung möglich (Rotte et al., 83) (Abb. 7–25; 7–26).

7.4.2.1.3. Ergebnisse der CT

Die Überlegenheit der Computertomographie zeigen die Ergebnisse von Lackner et al., 79, die mit dieser Methode 45% mehr Lymphknotenveränderungen als mit der konventionellen Tomographie aufdecken konnten.

Die CT hat eine hohe Sensitivität bezüglich des Nachweises mediastinaler Lymphknotenvergrößerungen, die mit 90% angegeben wird (Vock et al., 81), jedoch ist ihre Spezifität bei 15–20% unspezifischer Lymphknotenvergrößerungen eingeschränkt. Ein Lymphknotenbefall mit nur geringer Lymphknotenvergrößerung, wie er beim Morbus Hodgkin vorkommen kann, entzieht sich dem computertomographischen Nachweis.

7.4.2.1.4. CT im Rahmen der Gesamtdiagnostik

Die Computertomographie hat die bisherige Diagnosestrategie bei der mediastinalen Lokalisation der malignen Lymphome verändert. Nach den Röntgenthoraxaufnahmen in 2 Ebenen ist die CT die wesentlichste Methode zur prätherapeutischen Befundlokalisation und Ausbreitungsdiagnostik. Auch für Verlaufskontrollen bei Chemo- oder

Strahlentherapie und zur Erfassung von Tumorrezidiven ist sie die Methode der Wahl. Zur Klärung unklarer Befunde ist die CT-gezielte Feinnadelbiopsie oder Mediastinoskopie angezeigt. Bei hier negativen Befunden kann die transbronchiale oder transkavale Biopsie und Durchleuchtungs- oder CT-Kontrolle zur Diagnosesicherung beitragen. Der Einsatz invasiver Verfahren zur Ausbreitungsdiagnostik wie diagnostisches Pneumomediastinum, Azygographie, Kavographie oder Aortographie hat an Bedeutung verloren. Die MRT führt zu einer Erweiterung der diagnostischen Aussagen der CT (Dewes et al., 86).

7.4.2.2. Mediastinale Lymphknotenmetastasen

Mediastinale Lymphknotenmetastasen treten sowohl bei intrathorakalen Tumoren wie dem Bronchial- und dem Ösophaguskarzinom auf als auch bei Tumoren des Magens, Pankreas, der Mamma, der Nieren, des Hodens, der Schilddrüse und des Larynx. Bei Tumoren des Schädels und Halses kann über die zervikalen Lymphknoten eine Metastasierung lymphogen bis zu den oberen mediastinalen Lymphknoten erfolgen. Metastasen von Tumoren der Nieren, Hoden und des Gastrointestinaltraktes sind vorzugsweise in den posterioren mediastinalen Lymphknoten lokalisiert. Mammakarzinome metastasieren bevorzugt in die retrosternalen und anterioren mediastinalen Lymphknoten (Rotte et al., 85, Villari et al., 85, siehe S. 135 Nr. 8, 9), wo sie sich nach Kontrastierung der Gefäße gut abgrenzen lassen.

Das N-Staging bei intrathorakalen Tumoren und das computertomographische Bild mediastinaler Lymphknotenmetastasen wurde bereits im Zusammenhang mit der Diagnostik des Bronchialkarzinoms besprochen. Pathognomonische Metastasenkriterien gibt es im Computertomogramm nicht. Jeder Metastasenverdacht sollte bioptisch, zytologisch oder histologisch gesichert werden. Der Nachweis mediastinaler Lymphknotenmetastasen hat einen relevanten Einfluß auf das therapeutische Vorgehen und die Prognose von intra- und extrathorakalen Tumoren.

7.4.3. Literatur

1. Bashist, B., K. Ellis, R. P. Gold: Computed tomography of intrathoracic goiters. Amer. J. Roentgenol. *140* (1983) 455–460
2. Bein, E. M., A. A. Mancuso, J. H. Mink, G. C. Hansen: Computed tomography in the evaluation of mediastinal lipomatosis. J. Comp. Ass. Tomogr. *2* (1978) 379–383
3. Brereton, H. D., R. E. Johnson: Calcification in mediastinal lymph nodes after radiation therapy of Hodgkin's disease. Radiology *112* (1974) 705–707
4. Brown, L. R., J. R. Muhm, J. E. Gray: Radiographic detection of thymoma. Amer. J. Roentgenol. *134* (1980) 75–87
5. Brown, L. R., J. R. Muhm, P. F. Sheedy, K. K. Unni, P. E. Bernatz, R. C. Herman: The value of computed tomography in myasthenia gravis. Amer. J. Roentgenol. *140* (1983) 31–35
6. Crone-Münzebrock, W., R. Maas, K. F. Gürtler, F. Brassow: Computertomographische Befunde beim Ösophagustumor. Fortschr. Röntgenstr. *136* (1982) 374–378
7. Crowe, J. K., L. R. Brown, J. R. Mum: Computed tomography of the mediastinum. Radiology *128* (1978) 75–87
8. Daffner, R. H., M. D. Halber, R. W. Posrlethwait, M. Korobkin, W. M. Thompson: CT of the esophagus II. Carcinoma. Amer. J. Roentgenol. *133* (1979) 1051–1055
9. Dewes, W., F. Träber, J. Giesecke, V. v. Uexküll-Güldenband: Zur Diagnostik von Lymphomen mit MT-Tomogrammen. Fortschr. Röntgenstr. *145* (1986) 560–564
10. Felix, R., B. Lochner: Die Röntgendiagnostik des Ösophaguskarzinoms. Radiologe *22* (1982) 446–456

11. FILLY, R., N. BLANK, R. A. CASTELLINO: Radiographic distribution of intrathoracic disease in previously untreated patients with Hodgkin's lymphoma disease and Non-Hodgkin's lymphoma. Radiology *120* (1976) 277—281
12. FINK, I., G. GAMSU, L. P. HARTER: CT-guided aspiration biopsy of the thorax. J. Comp. Ass. Tomogr. *6* (1982) 958—962
13. GAMSU, G., W. R. WEBB: Computed tomography of the trachea: Normal and abnormal. Amer. J. Roentgenol. *139* (1982) 321—326
14. GLAZER, G. M., L. AXEL, A. A. MOSS: CT diagnosis of mediastinal thyroid. Amer. J. Roentgenol. *138* (1982) 485—498
15. GROSSER, G., B. WIMMER, G. BROBMANN, G. RUF: Staging des Ösophaguskarzinoms mit konventioneller Radiographie, Azygophlebographie und Computertomographie. Radiologe *22* (1982) 457—460
16. GÜRTLER, K.-F., R. W. C. JANZEN, J. HAGEMANN, H. F. OTTO: Computertomographie des Mediastinums bei Myasthenia gravis pseudoparalytica. Fortschr. Röntgenstr. *136* (1982) 35—40
17. HAERTEL, M., P. PROBST, W. ZAUNBAUER, R. SCHÖPF: Zur Computertomographie des Mediastinums. Röntgenpraxis *34* (1981) 27—32
18. HEIBERG, E., M. K. WOLVERSON, M. SUNDARAM, S. NOURI: Normal thymus: CT characteristics in subjects under age 20. Amer. J. Roentgenol. *138* (1982) 491—494
19. HEITZMAN, E. R.: Computed tomography of the thorax. Current perspectives. Amer. J. Roentgenol. *137* (1981) 2—12
20. HUSBAND, J. E., J. S. MACDONALD, M. J. PECKHAM: Computed tomography in testicular disease: A review. J. Royal Coll. Soc. Med. *74* (1981) 441—445
21. KRUDY, A. G., J. L. DOPPMAN, M. F. BRENNAM, S. J. MARX, A. M. SPIEGEL, J. L. STOCK, G. D. AURBACH: The detection of mediastinal parathyroid glands by computed tomography, selective arteriography and venous sampling. Radiology *140* (1981) 739—744
22. LACKNER, K., R. FELIX, H. OESER, O.-H. WEGENER, E. BÜCHELER, R. BUURMANN, L. HEUSER, U. MÖDDER, P. THURN: Erweiterung der Röntgendiagnostik im Thoraxbereich durch die Computer-Tomographie. Radiologe *19* (1979) 79—86
23. MOORE, A. V., M. KOROBKIN, B. POWERS, W. OLANOW, C. E. RAVEN, C. E. PUTMAN, R. S. BREIMAN, P. C. RAM: Thymoma detection by mediastinal CT in patients with myasthenia gravis. Amer. J. Roentgenol. *138* (1982) 217—222
24. MOORE, A. V., M. KOROBKIN, B. POWERS, W. OLANOW, D. K. HEASTON, P. C. RAM, N. R. DUNNICK, P. M. SILVERMAN: Age-related changes in the thymus gland: CT-pathologic correlation. Am er. J. Roentgenol. *141* (1983) 241—248
25. MOSS, A. A., P. SCHNYDER, R. F. THOENI, A. R. MARGULIS: Esophageal carcinoma: Pretherapy staging by computed tomography. Amer. J. Roentgenol. *136* (1981) 374—379
26. PICUS, D., D. M. BALFE, R. P. KOEHLER, C. L. ROPER, J. W. OWEN: Computed tomography in the staging of esophageal carcinoma. Radiology *146* (1983) 433—438
27. POLAK, J., V. SALAMOUN: Die Computertomographie bei Verbreiterungen des Mediastinums. Radiol. diagn. *26* (1985) 205—212
28. ROTTE, K.-H., G. BAUKE, H. SCHRÖDER: Über die Lymphogranulomatose der Lunge. Arch. f. Geschwulstf. *33* (1969) 383—395
29. ROTTE, K.-H., R. CHRIST, H.-G. HIECKEL, E. KRIEDEMANN: Zum Wert der Computertomographie in der Diagnostik der thorakalen Sarkoidose. Zschr. Erkrank. Atm.-Org. *163* (1983) 208—216
30. SAMUELSSON, L., G. M. HAMBRAEUS, C. E. MERCKE, U. TYLEN: CT staging of oesophageal carcinoma. Acta Radiol. Diagn. *25* (1984) 7—11
31. SCHEID, K. F., H. BERGSTERMANN, J. LISSNER, H. BLAHA: Erweiterung radiologischer Diagnostik des Mediastinums durch die Computertomographie. Prax. Pneumol. *35* (1981) 354 bis 358
32. SOMMER, B., J. L. DOPPMAN, W. STELTER, B. MAYR, R. RIENMÜLLER, J. LISSNER: Der Stellenwert der Computertomographie bei mediastinalen Erkrankungen in Abhängigkeit von deren Lokalisation. Computertomographie, Sonographie *1* (1981) 2—9

33. SPIRO, S. G., D. EDWARDS, P. G. HARPER, D. M. GEDDES, R. L. SOUHAMI: Computed tomography of the thorax in the diagnosis and management of malignant disease. Brit. J. Dis. Chest *76* (1982) 209—222
34. SPIZARNY, D. L., J. A. SHEPARD, T. C. MCLOUD, H. C. GRILLO, C. G. DEDRICK: CT of adenoid cystic carcinoma of the trachea. Amer. J. Roentgenol. *146* (1986) 1129—1132
35. STEINBRICH, W., G. FRIEDMANN, D. BEYER, A. BROUWER: Erste Erfahrungen mit der magnetischen Resonanztomographie (MR) bei tumorösen Erkrankungen des Mediastinums und der Lungenhili. Fortschr. Röntgenstr. *141* (1984) 629—635
36. STEINBRICH, W., D. BEYER, U. MÖDDER: Möglichkeiten der Lymphomdiagnostik mit der MR-Tomographie — ein Vergleich mit anderen bildgebenden Verfahren. Radiologe *25* (1985) 199—205
37. VOCK, P., U. TILLMANN, W. A. FUCHS: Computertomographie des Mediastinums. Radiologe *21* (1981) 330—336
38. WALTER, E., K.-H. HÜBENER: Computertomographische Charakteristika raumfordernder Prozesse im vorderen Mediastinum und ihre Differentialdiagnose. Fortschr. Röntgenstr. *133* (1980) 391—400
39. WEGENER, O.-H.: Die Computertomographie des Mediastinums. Fortschr. Röntgenstr. *129* (1978) 727—735
40. WELLAUER, J.: Die Mischgeschwülste des Mediastinums. Radiologe *3* (1963) 16—23
41. ZEITLER, E.: Wertigkeit der Kernspintomographie im Bereich des Körperstammes. In: Die klinische Wertigkeit neuer bildgebender Verfahren. Hrsg.: W. FROMMHOLD, P. GERHARDT. Georg Thieme Verlag, Stuttgart—New York, 1985
42. ZERHOUNI, E. A., W. W. SCOTT, R. D. BAHR, W. D. WHARAM, S. S. SIEGELMAN: Invasive thymomas: Diagnosis and evaluation by computed tomography. J. Comp. Ass. Tomogr. *6* (1982) 92—100

7.5. Diagnostik von kardialen und perikardialen Tumoren

von H. Cobet

7.5.1. Allgemeine Bemerkungen

Tumoren des Herzens und des Perikards sind selten. Primäre Tumoren werden im Sektionsgut zu 0,0001—0,28% gefunden und sind in über 75% der Fälle benigne (MCALLISTER u. FENOGLIO, 78). Myokardiale und endokardiale Tumoren führen, wenn sie eine bestimmte Größe erreicht haben, zu einer Funktionsbeeinträchtigung und damit zu klinischen Symptomen. Der häufigste Tumor des Herzens ist das Myxom, meist im linken Vorhof lokalisiert, von wo es während der Ventrikelsystole durch die Mitralklappe prolabieren kann. Rhabdomyome werden vorwiegend im Kindesalter beobachtet, andere Tumoren (Lipome, Fibrome, Angiome, Papillome, Teratome, Leiomyome, Xanthome) sind selten. Maligne Herztumoren sind meist Sarkome (Angiosarkome, Rhabdomyosarkome, Fibrosarkome), ferner liegen Beobachtungen über die intrakardiale Ausbreitung von Pleura- bzw. Perikardmesotheliomen vor (SCHLOLAUT et al., 86). Sekundäre Tumoren des Herzens und des Perikards finden sich im Sektionsgut in etwa 10% aller malignen Tumoren (LOKICH, 73), meist durch Tumoreinbruch vom Mediastinum (Bronchialkarzinom, Mammakarzinom), seltener als Fernmetastasen. Perikardiale Metastasen manifestieren sich klinisch häufig durch einen Perikarderguß, während myokardiale in der Regel zu keiner Funktionsbeeinträchtigung führen.

7.5.2. Spezielle Untersuchungstechnik

Die Darstellung endokavitärer Raumforderungen sowie myokardialer Prozesse im CT erfordert eine gute Kontrastierung der betroffenen Herzhöhle. Diese kann durch intravenöse Kontrastmittelinfusion, besser jedoch durch gezielte Kontrastmittel-Bolusinjektion erfolgen (HEUSER u. FRIEDMANN, 82). Bei normalen Kreislaufzeiten hat es sich — ausgehend von nuklearmedizinischen Untersuchungen von SCHAD et al., 81, über die Boluspassage — bewährt, zur Darstellung des linken Ventrikels den Scan in der interessierenden Ebene 9 Herzschläge nach der Mitte der Injektionszeit und zur Darstellung des rechten Ventrikels sofort nach Injektion auszulösen, wobei in der Regel pro Scan 20 ml Kontrastmittel erforderlich sind. Meist sind zur Darstellung des Befundes mehrere Scans und entsprechend mehrere Kontrastmittelinjektionen notwendig, Den Auslösezeitpunkt kann man gegebenenfalls nach dem ersten Scan korrigieren.

Die Untersuchung erfolgt am besten in inspiratorischem Atemstillstand, wobei auf möglichst exakte Reproduktion der Atemlage zu achten ist. Als Schichtdicke und Schichtabstand sind 8—10 mm zweckmäßig. Die Neigung der Gantry ist in Abhängigkeit von dem zu erwartenden Befund zu wählen. Für die Mehrzahl der Fälle ist eine maximale Neigung nach kaudal zweckmäßig, um die Lage der Schicht der Herzachse anzunähern. Befunde an der Hinterwand des linken Ventrikels werden dagegen manchmal mit einer Kranialneigung der Gantry am besten erfaßt. Zur Auswahl der geeigneten Schichtebenen für die Kontrastmitteldarstellung erfolgt nach initialem Topogramm zuerst eine Nativdarstellung des Herzens. Eine EKG-Triggerung kann bei stark beweglichen Tumoren — z. B. zum Nachweis eines Prolaps eines Vorhofmyxoms durch die Mitralklappe — zusätzliche Informationen liefern, ist jedoch in der Mehrzahl der Fälle nicht zu empfehlen, zumal sie nur in einer bis zwei Schichten durchführbar ist. Bei ungetriggerter Untersuchung erreicht man eine scharfe Darstellung in annähernd enddiastolischer Position.

Die Fenstereinstellung richtet sich nach der erreichten Kontrastdichte der interessierenden Herzhöhle.

Die Untersuchungstechnik zur Darstellung perikardialer Prozesse entspricht dem bei der Untersuchung des Mediastinums üblichen Vorgehen (siehe Abschnitt 7.1.).

7.5.3. CT-Kriterien

Endokavitäre Tumoren stellen sich als Kontrastmittelaussparungen dar. Die Dichtewerte hängen von der Art des Tumors ab. Lage, Größe und Ausdehnung des Befundes und seine Beziehung zum Myokard sowie zu den großen Gefäßen sind durch CT meist gut darstellbar, schwieriger dagegen seine Beziehungen zu den Herzklappen, da sich diese selbst nicht abbilden. Eine Artdiagnose ist bei Vorhofmyxomen möglich durch ihre inhomogene Struktur und den Ausgang vom Septum interatriale (TSUCHIYA et al., 84). Lipome können durch ihre Dichtewerte < 0 HE erkannt werden. Für die praktisch wichtige Differentialdiagnose gegenüber endokavitären Thromben ist man auf indirekte Zeichen angewiesen; Thromben treten fast nur im Rahmen anderer Erkrankungen auf, z. B. im linken Vorhof bei Mitralstenose oder im Bereich von Myokardnarben oder Herzwandaneurysmen. Eine konkave Begrenzung gegenüber dem freien Cavum macht einen Thrombus wahrscheinlich, jedoch können Thromben auch unregelmäßige Formen aufweisen oder gestielt sein.

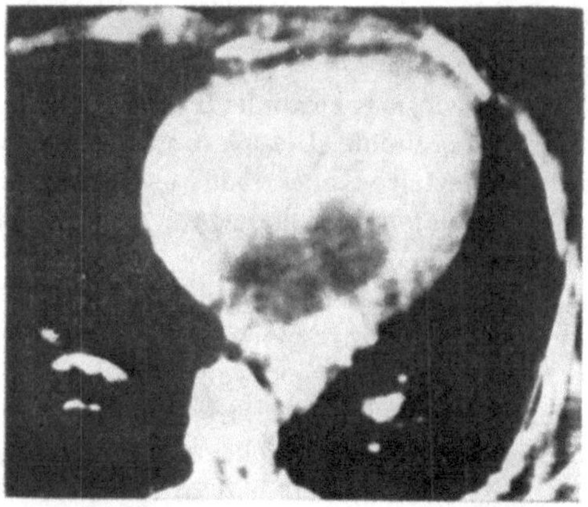

Abb. 7–27. Linksatriales Myxom bei einer 36jährigen Frau: Kontrastmittelaussparung, die vom Septum interatriale ausgeht und in den linken Ventrikel prolabiert (diastolisches Bild bei EKG-getriggerter Untersuchung).

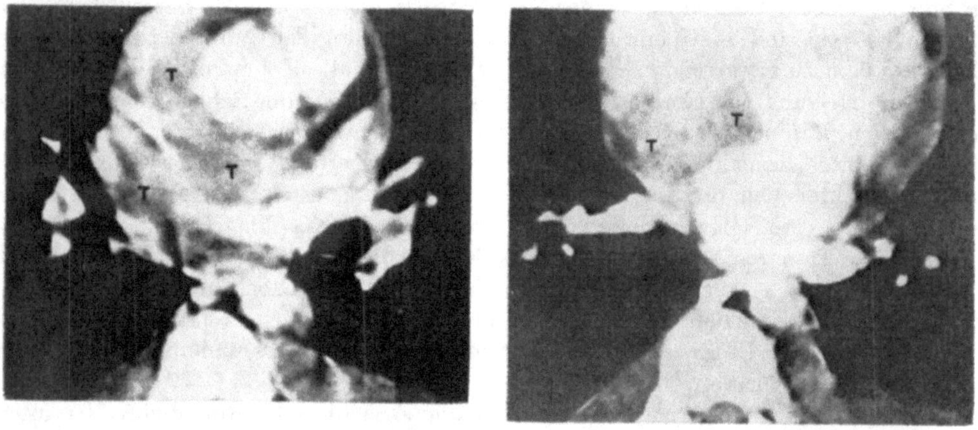

Abb. 7–28. Pleuramesotheliom bei einem 34jährigen Mann:

a. CT-Schnitt oberhalb der Aortenwurzel: Tumorausbreitung oberhalb der Herzbasis. Die Aorta ist von Tumormassen umgeben. Pleuraerguß.

b. Der Tumor füllt den rechten Vorhof weitgehend aus und bricht zapfenförmig in den linkenVorhof ein.

Raumforderungen des Perikards stellen sich im CT direkt dar, die Dichtemessung ermöglicht eine Differenzierung zwischen Lipom, Zyste oder solidem Tumor.
Der Einbruch von mediastinalen Tumoren bzw. Bronchialkarzinomen in das Perikard führt in der Regel zu einem im CT erkennbaren Perikarderguß, genaue Aussagen zur Tumorausbreitung im Perikard sind dagegen schwierig, ebenso wie die exakte Beurteilung der Beziehung von Tumoren im oberen Mediastinum zur Perikardumschlagfalte.

Metastasen im Myokard werden im CT selten erfaßt (Abb. 7–28; 7–29; 7–30).

7.5.4. CT im Rahmen der Gesamtdiagnostik

Die Mehrzahl der endokavitären Herztumoren werden durch die 2-D-Echokardiographie entdeckt. In vielen Fällen, insbesondere bei Vorhofmyxomen, ist dieses Verfahren in der Darstellung der für die Stellung der Operationsindikation und das operative Vorgehen

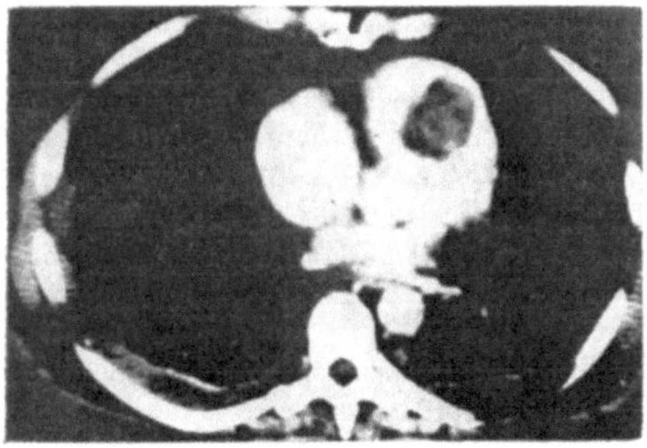

Abb. 7–29. Bronchialkarzinom mit mediastinaler Metastasierung bei einer 52jährigen Frau: Tumoreinbruch in die rechtsventrikuläre Ausflußbahn.

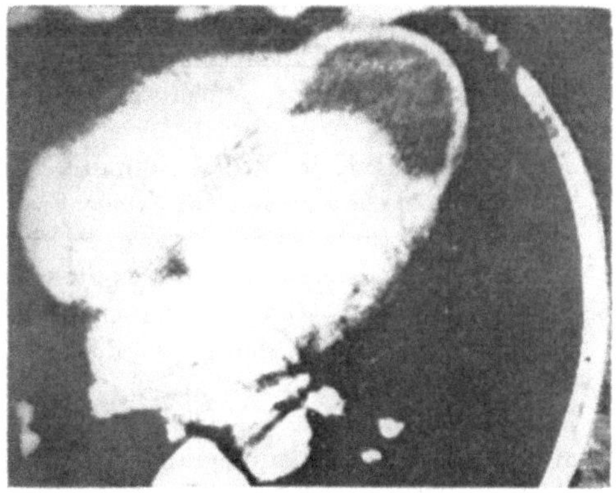

Abb. 7–30. Thrombosiertes Herzwandaneurysma bei einem 49jährigen Mann (kein Tumor).

notwendigen Details der CT überlegen. SCHLOLAUT et al., 86, erzielten in der Darstellung endokavitärer Tumoren gleichgute Ergebnisse mit Echokardiographie und CT, beim Nachweis von Thromben fanden sie dagegen eine deutliche Überlegenheit der CT. Das im Vergleich zur Echokardiographie aufwendigere Verfahren der CT galt als indiziert, wenn die Echokardiographie zweifelhafte oder unsichere Befunde ergibt, z. B. bei schlechtem akustischem Fenster oder in der Beurteilung einer möglichen transmuralen oder perikardialen Tumorausbreitung (SCHÄFER et al., 87). Für die Kombination von 2-D-Echokardiographie und CT wird eine Treffsicherheit von 100% bei intrakardialen Tumoren angegeben (KÖHLER et al., 81, SCHLOLAUT et al., 86).

Die CT des Herzens ist jedoch durch die MRT weitgehend ersetzt, diese ist der Echokardiographie in der Diagnostik von Herztumoren gleichwertig, wenn nicht überlegen (AMPARO et al., 84, GO et al., 85).

Eine zusätzliche Angiokardiographie ist meist nicht erforderlich. In einigen Fällen ergibt sich für therapeutische Entscheidungen die Indikation zur transvarsalen Biopsie. Für die Darstellung perikardialer Tumoren ist die CT der Echokardiographie überlegen, nach den Empfehlungen der Arbeitsgemeinschaft Kernspintomographie der Deutschen Röntgengesellschaft ist sie auch der MRT vorzuziehen.

7.5.5. Literatur

1. AMPARO, E. G., Ch. B. HIGGINS, D. FARMER, G. GAMZU, M. McNAMARA: Erste Empfehlungen mit EKG-getriggerten MR-Untersuchungen kardialer und parakardialer Tumoren. Amer. J. Roentgenol. *143* (1984) 1151
2. GO, R. T., J. K. O'DONNELL, D. A. UNDERWOOD, D. H. FEIGLIN, E. E. SALCEDO, M. PANTOJA, W. J. MACINTYRE, T. F. MEANEY: Comparison of gated cardiac MRI and 2 D echocardiography of intracardiac neoplasms. Amer. J. Roentgenol. *145* (1985) 21–25
3. HEUSER, L., G. FRIEDMANN: Technik der Kontrastmittelapplikation bei der Computertomographie des Herzens. Radiologe *22* (1982) 26–31
4. KÖHLER, E., K. BÄCKER, Ch. LEUNER, R. JUNGBLUT, W. SCHOPPE, L. NESSLER, K. MINAMI, F. LOOGEN: Die diagnostische Wertigkeit von M-Mode-, zweidimensionaler Echokardio-

graphie und Computertomographie im Vergleich zur Herzkatheteruntersuchung bei der Erkennung kardialer Tumoren. Z. Kardiol. *70* (1981) 571–582

5. Lokich, J. J.: The management of malignant pericardial effusion. J. Amer. Assoc. *224* (1973) 1401
6. McAllister, H. A. jr., J. J. Fenoglio: Tumors of the cardiovascular system. Atlas of tumor pathology. 2d series, Fasc. 15. Armed Forces Institute of Pathology, Washington, DC, 1978
7. Schad, N., P. Schepke, U. Rohde, H. Schepke, V. Schmid, A. Breit: Timing of exposure in angiographic computed tomography. Cardiovasc. Intervent. Radiol. *4* (1981) 59
8. Schäfer, R.-O., L. Pahl, D. Wallrabe, B. Adrian, H.-J. Zott, H. Cobet, M. Menz: Zur Diagnostik von Herztumoren — Beitrag der zweidimensionalen und Doppler-Echokardiographie. Z. ges. Innere Medizin, 42 (1987) 511–516
9. Schlolaut, K.-H., K. Lackner, H. Becker, E. Grube, L. Orellano: Treffsicherheit der Kardio-CT und Echokardiographie in der Diagnostik raumfordernder Prozesse des Herzens. Fortschr. Röntgenstr. *145* (1986) 527–535
10. Tsuchiya, F., A. Kohno, R. Saitoh, A. Shigeta: CT findings of atrial myxoma. Radiology *151* (1984) 139–143

7.6. Tumoren der Pleura

von K.-M. Rotte

7.6.1. Primäre Pleuratumoren

7.6.1.1. Allgemeine Bemerkungen

Zu den häufigsten gutartigen Pleuratumoren gehören die benignen Pleuramesotheliome sowie die selteneren Lipome und oft multipel vorkommenden Fibrome.

Pleuramesotheliome sind relativ seltene Tumoren und treten vorwiegend beim männlichen Geschlecht im Alter über 40 Jahren auf. Nach dem Ausbreitungstyp unterscheidet man zwei Tumorgruppen:

1. das lokalisierte, fibröse, meist gutartige Pleuramesotheliom, und
2. das diffuse, maligne Pleuramesotheliom.

Auf Zusammenhänge zwischen Asbestexposition und Pleuramesotheliom ist vielfach hingewiesen worden (Lochner et al., 83, Rabinowitz et al., 82). Die Latenzzeit zwischen Exposition und Entstehung eines malignen Pleuramesothelioms wird mit 30 bis 40 Jahren im Durchschnitt angegeben. Frühe Zeichen der Asbestose sind kleine hyaline Plaques, die computertomographisch früher als mit den konventionellen Röntgenaufnahmen nachweisbar sind (Rotte et al., 86). Die konventionelle Röntgendiagnostik dieser Tumoren ist meist erschwert durch einen massiven hämorrhagischen Erguß, der die Pleuraveränderungen überlagert. Hier ergeben sich die Indikationen zur Computertomographie.

7.6.1.2. CT-Kriterien

Das Pleuralipom und abgekapselte Pleuraergüsse sind gut abgrenzbare und auf Grund typischer Dichtewerte artdiagnostisch differenzierbare Raumforderungen.

Das lokalisierte, meist benigne Pleuramesotheliom ist ein breitbasig oder gestielt von der Pleura ausgehender Tumor mit scharfer Begrenzung und glatten oder gelappten Konturen. Gestielte Tumoren werden in mehr als 30% der Fälle beobachtet. Das benigne Mesotheliom ist meist gut vaskularisiert und zeigt nach intravenöser Kontrastmittelinjektion ein deutliches Enhancement. Hierdurch ist eine relativ gute Abgrenzung von Fibromen, umschriebenen Pleuraschwarten, der tumorähnlichen Amyloidose, der pleuralen Hyaloserositis und umschriebenen Plaques bei der Asbestose möglich. Das benigne Mesotheliom kommt solitär lokalisiert vor und findet sich bevorzugt in der unteren Thoraxhälfte (FRASER und PARÉ, 79). Verkalkungen sind beim benignen Mesotheliom relativ selten, dagegen häufiger bei der Amyloidose und sind ein typisches Hinweiszeichen auf Pleuraplaques bei längerer Asbest-Exposition.

Bei dem malignen, vorwiegend diffus wachsenden Pleuramesotheliom finden sich multiple knollige oder flächenhaft wachsende pleurale Raumforderungen mit unregelmäßigen und unscharfen Randkonturen und teilweise mit Ausläufern in die Umgebung. Diese Tumoren wölben sich zur Lunge hin vor. LOCHNER et al., 83, unterschieden entsprechend den thorakoskopischen Befunden im Computertomogramm zwischen grobknolligen Tumorknoten, trauben- oder blumenkohlartigem Wachstum und einer schwielen- oder rasenartigen breitflächigen Wuchsform mit oder ohne Übergang in pleurale Schwartenbildung. In mehr als der Hälfte der Fälle findet sich ein begleitender, meist sanguilenter Pleuraerguß (ALEXANDER et al., 81, BOHNDORF et al., 85, KREEL, 78, LACKNER et al., 79, LOCHNER et al., 83, RABINOWITZ et al., 82).

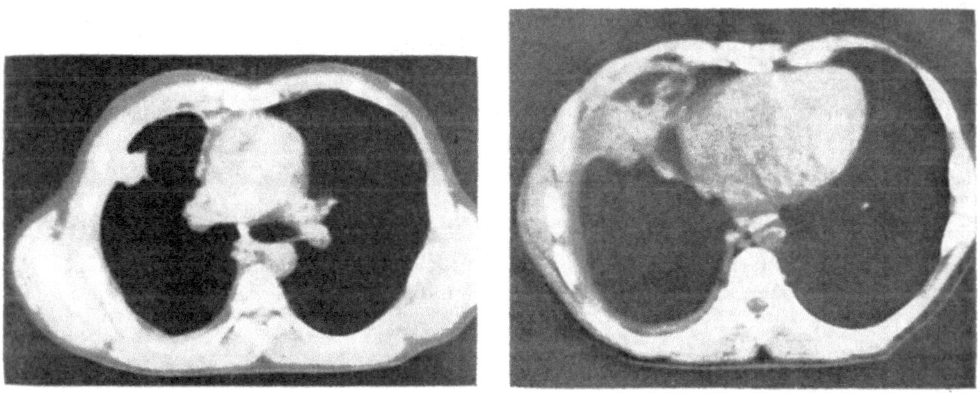

a b

Abb. 7–31 a, b. Solitäres Pleuramesotheliom an der lateralen Thoraxwand rechts mit schmalem Begleiterguß.

Mit Hilfe der computertomographischen Densitometrie läßt sich in der Regel der solide Tumor vom umgebenden Erguß abgrenzen, auch wenn beim sanguilenten Erguß höhere Dichtewerte als beim serösen Erguß vorliegen (Abb. 7–31). Das maligne Mesotheliom ist ein schnell und invasiv wachsender Tumor, der in die Thoraxwand ein- bzw. durchwachst, Rippen, Sternum oder Wirbelkörper destruiert und in die Lungen sowie in das Perikard infiltrieren kann. Als erste Zeichen einer Invasivität sieht WEGENER, 81, die Infiltration in die subpleuralen Lungenanteile im Sinne einer Lymphangiosis carcinomatosa.

Gleichzeitig vorliegende Pleuraschwarten erschweren eine zuverlässige Ausbreitungsdiagnostik. Diese ist wesentlich präziser möglich durch intravenöse Kontrastmittelapplikation in Form einer Bolusinjektion oder einer Schnellinfusion (LOCHNER et al., 83, SALONEN et al., 86), da sich auch die malignen Mesotheliome gut anfärben und somit gut von den benachbarten Strukturen abgrenzen lassen. Allerdings fanden LOCHNER et al., 83, auch bei ausgedehnten Pleuraschwielen ein dem Mesotheliom ähnliches Enhancement. Bei der Diagnose und Bestimmung der Ausbreitung von Pleuratumoren besitzt die CT eine höhere Genauigkeit und größere diagnostische Zuverlässigkeit als die konventionellen Röntgenuntersuchungen (BOHNDORF et al., 85, LOCHNER et al., 83). Die Differentialdiagnose wird insbesondere bei in die Pleura infiltrierende Bronchialkarzinome, bei malignen Lymphomen und bei Pleurametastasen durch die CT eingeengt. Die definitive Abklärung ist durch die CT-gezielte Aspirationsbiopsie möglich, die die Indikation zur invasiven Pleuroskopie einschränkt.

Bei den malignen Pleuratumoren ist durch die Computertomographie eine genaue Beurteilung der Tumorausdehnung möglich. Dadurch können sowohl wichtige therapeutische Entscheidungen als auch prognostische Aussagen getroffen werden (Abb. 7–32).

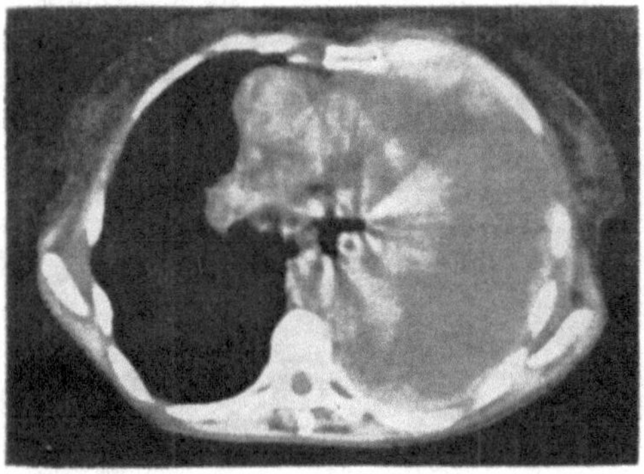

a

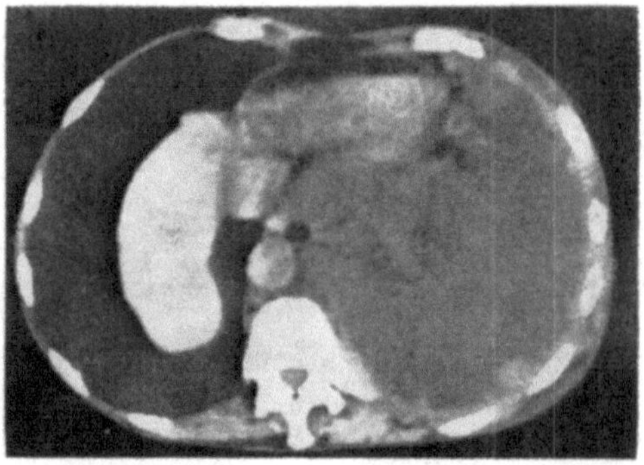

b

Abb. 7–32a, b. Diffus wachsendes malignes Pleuramesotheliom mit multiplen knolligen Vorwölbungen an der ventralen und lateralen Thoraxwand links. Begleiterguß.

7.6.2. Pleurametastasen

Pleurametastasen kommen sowohl bei intrathorakalen Tumoren wie dem Bronchialkarzinom, malignem Thymom und dem Schilddrüsenkarzinom vor und auch bei extrathorakalen Tumoren wie urogenitalen und gastrointestinalen Karzinomen, Knochentumoren, Mammakarzinomen und bei malignen Lymphomen. Pleurametastasen sind meist multipel und stellen sich computertomographisch als kleine, 2—3 mm große Pleuraverdichtungen dar. Sie sind mit der CT wesentlich früher und besser zu erfassen als mit den konventionellen Thoraxübersichtsaufnahmen. Jedoch sind die kleinen Pleuraverdichtungen vieldeutig und können auch durch feine Fibrinbeläge, postentzündliche Veränderungen oder Asbestexposition bedingt sein. Bei zunehmender Größe wird die Diagnose sicherer. In mehr als der Hälfte der Fälle ist ein Pleuraerguß das erste Hinweiszeichen auf eine beginnende Metastasierung. Auch kleine Metastasen können innerhalb des Ergusses abgrenzbar sein. Bei Vorliegen von zusätzlichen Adhäsionen oder Verschwartungen ist ihr Nachweis schwierig. Für die Diagnose von Pleurametastasen ist die subtile Kenntnis der Anamnese sehr wichtig. Bei bekannten Primärtumoren ist die CT eine sehr sensitive und bewährte Methode für die Erfassung von Pleurametastasen (Abb. 7–33).

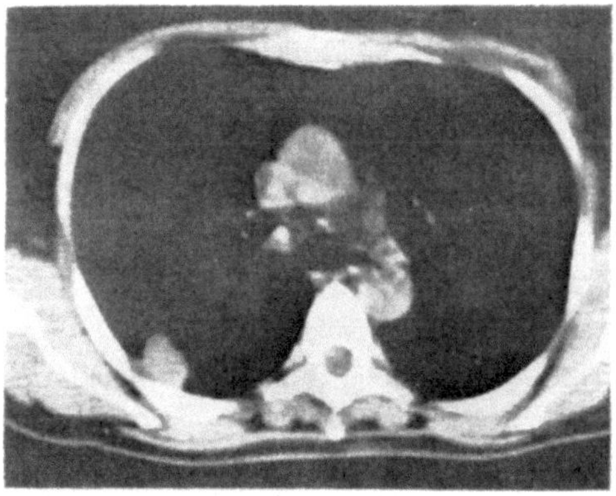

Abb. 7–33. Solitäre Pleurametastase an der dorsalen Thoraxwand rechts bei Mammakarzinom.

7.6.3. Literatur

1. Alexander, E., R. A. Clark, D. P. Colley, S. E. Mitchell: CT of malignant pleural mesothelioma. Amer. J. Roentgenol. *137* (1981) 287–291
2. Bohndorf, K., H. Sepehr, A. Calavreszos, G. Koschel, E. Hain: Malignes diffuses Pleuramesotheliom: Vergleich zwischen Computertomographie und konventioneller Thoraxübersicht. Digit. Bilddiagn. *5* (1985) 10–15
3. Fraser, R. G., J. A. P. Pare: Diagnosis of diseases of the chest. W. B. Saunders Comp., Philadelphia–London–Toronto, 1979
4. Kreel, L.: Computed tomography of the lung and pleura. Sem. Roentgenol. *13* (1978) 213–225
5. Lochner, B., R. Loddenkemper, C. Claussen, O.-H. Wegener: Thorakoskopische und computertomographische Befunde beim Pleuramesotheliom. Fortschr. Röntgenstr. *138* (1983) 570–576
6. Rabinowitz, J. G., S. C. Efremidis, B. Cohen, A. Efremidis, A. P. Chahintan, A. S. Teirstein: A comparative study of mesothelioma and asbestosis using computed tomography and conventional chest radiography. Radiology *144* (1982) 453–460
7. Rotte, K.-H., G. Schmidt, B. Beck, E. Kriedemann: Zum Wert der Computertomographie für die Erfassung und Beurteilung der pleuralen Form der Asbestose. Radiol. diagn. *27* (1986) 471–477
8. Salonen, O., L. Kivisaari, C. G. Standertskjöld-Nordenstam, K. Sommer, K. Matison, L. Tammilekto: Computed tomography of pleural lesions with special reference to the mediastinal pleura. Acta Radiol. Diagn. *27* (1986) 527–531

7.7. Tumoren der äußeren Thoraxwand

7.7.1. Allgemeine Bemerkungen

In den Begriff Thoraxwandtumoren sind einbezogen:

- Tumoren, die von den Weichteilen der äußeren Thoraxwand ausgehen (Muskulatur, Binde-, Fett-, Nervengewebe), und
- Tumoren, die von den knöchernen Anteilen der Thoraxwand ausgehen (Rippen, Sternum, Klavikulae, Skapulae, Wirbelkörper).

Die Erfassung und Ausbreitungsdiagnostik von Weichteiltumoren ist auf den konventionellen Röntgenaufnahmen unzureichend und ist so eine Domäne der Computertomographie geworden. Auch die vom Skelett ausgehenden Thoraxwandtumoren werden mit ihren Weichteilkomponenten exakter mit der CT beurteilt.

7.7.2. Weichteiltumoren der Thoraxwand und ihre CT-Kriterien

Die häufigsten benignen Weichteiltumoren sind die Lipome, Fibrome, Neurinome, myomatösen Tumoren und seltener die Angiome. Sie stellen sich in der Regel als gut abgrenzbare Raumforderungen dar. Lipome sind mit fettäquivalenten Dichtewerten zuverlässig von Zysten, Seromen oder Abszessen zu differenzieren. Die CT ist besonders bei benignen Tumoren in der oberen Thoraxapertur zur Beurteilung der Tumorausdehnung nach kaudal und zur Abgrenzung von intrathorakalen Strukturen indiziert (Abb. 7–34; 7–35).

Als maligne Weichteiltumoren finden sich vorwiegend myogene und neurogene Sarkome, seltener Lipo- und Fibrosarkome. Ein Befall der Thoraxwand bei Patienten mit Hodgkin- und Non-Hodgkin-Lymphomen wurde von Perss et al., 85, in 10% der Patienten mit malignen Lymphomen beobachtet. Bei den malignen Weichteiltumoren handelt es sich um homogene oder inhomogene Raumforderungen mit uncharakteristischen Dichtewerten. Verkalkungen sind selten und können bei neurogenen und myogenen Tumoren auftreten. Häufiger sind Nekrosen. Die Infiltration in die benachbarten Weichteile, die mangelnde Abgrenzbarkeit gegenüber den angrenzenden Strukturen, Knochendestruktionen und eine Infiltration durch die Thoraxwand hindurch in die Pleura und Lungen sind hinweisende Malignitätskriterien. Eine Artdiagnose ist in der Mehrzahl der Fälle nicht möglich (Gouliamos et al., 80, Lackner et al., 81, Rothman et al., 77, Rotte et al., 83). In der Regel sind diese Tumoren einer Biopsie gut zugänglich, so daß die definitive Klärung der Diagnose wenig problematisch ist. Für die exakte Ausbreitungsdiagnostik ist die CT die Methode der Wahl. Zur besseren Abgrenzung des Tumorgewebes von den normalen Weichteilstrukturen trägt die gezielte Kontrastmittel-Bolusinjektion bei (Abb. 7–36; 7–37).

Das primäre Mammakarzinom stellt in der Regel keine Indikation zur Computer-

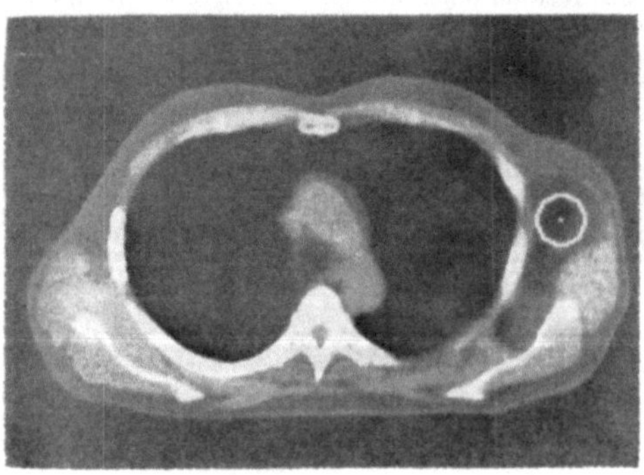

Abb. 7–34. Lipom an der oberen lateralen Thoraxwand links.

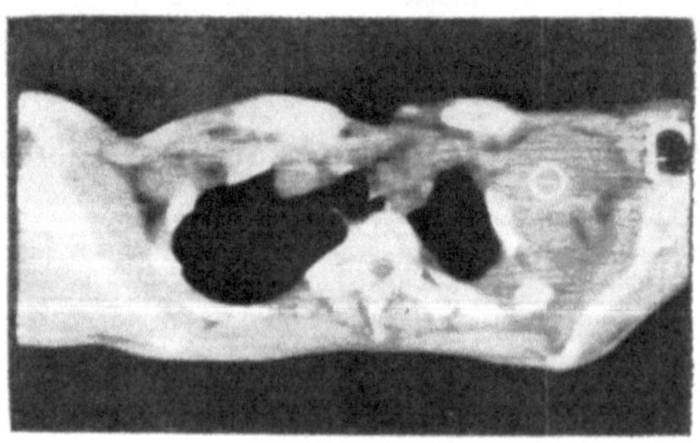

Abb. 7–35. Aggressives Fibrom der linken oberen Thoraxapertur mit Einengung der linken Thoraxhälfte.

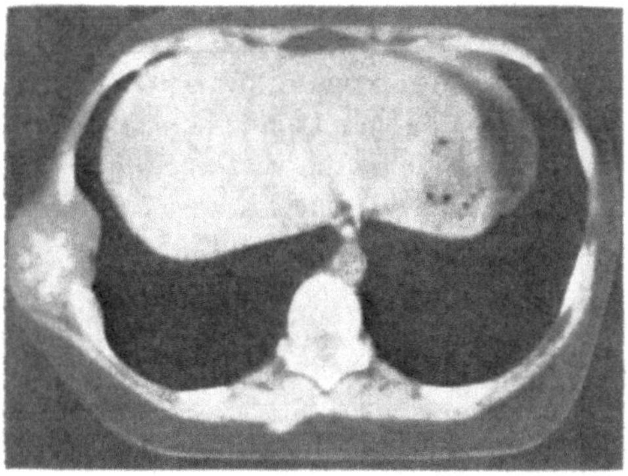

Abb. 7–36. Verkalkter Tumor an der rechten lateralen Thoraxwand. Histologisch bestätigtes Leiomyosarkom.

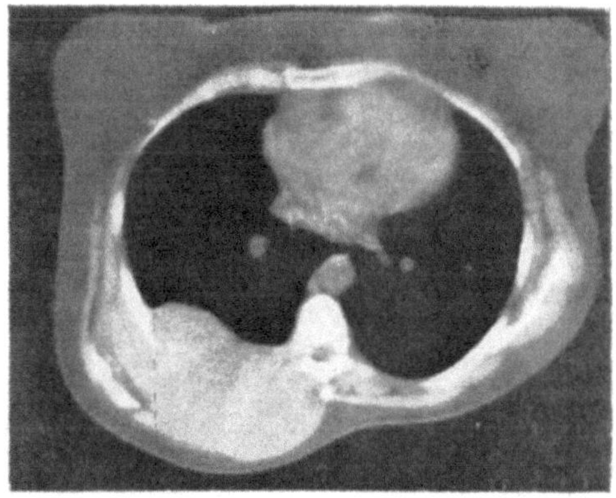

Abb. 7–37. Weichteildichte Infiltration der dorsalen Thoraxwand mit Destruktion von Skapula, Rippe und Querfortsatz des Brustwirbelkörpers bei malignem Lymphom.

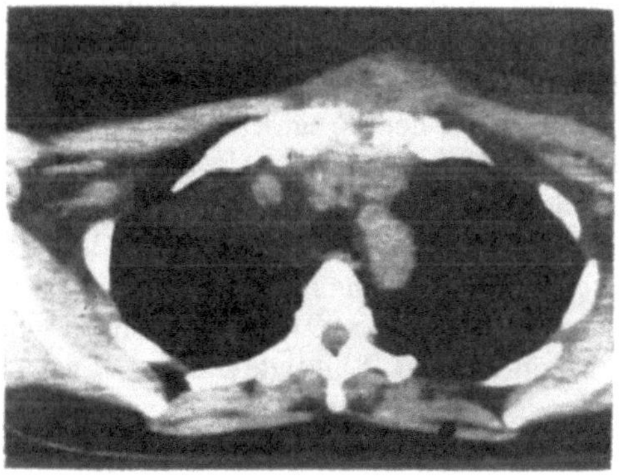

Abb. 7–38. Prästernale Weichteilverdichtung mit Infiltration durch das Sternum in das vordere Mediastinum. Lokales Rezidiv eines operierten Mammakarzinoms.

tomographie dar, da die Mammographie und die Ultraschalltomographie in Kombination mit der gezielten Aspirationsbiopsie eine hinreichende Tumordiagnostik möglich machen. Bei der röntgenologisch dichten Mamma kann die CT gelegentlich zusätzliche Informationen geben, jedoch ist die CT für eine subtile Mammadiagnostik erst bei speziellen Gerätekonfigurationen effektiv und geeignet (Chang et al., 81).

Thoraxwandrezidive operierter Mammakarzinome lassen sich meist palpatorisch erfassen, Destruktionen von Sternum und Rippen werden röntgenologisch festgestellt. Die CT gibt hier jedoch zusätzliche wichtige Informationen über die Tiefenausdehnung des Rezidivs, zur Infiltration in die Pleura und in das vordere Mediastinum, auch zum Ausmaß einer Sternumdestruktion (Rotte et al., 85, Villari et al., 85). Diese Befunde können die chirurgische Behandlung oder eine subtile Strahlentherapie beeinflussen (Abb. 7–38).

Weichteilmetastasen in der Thoraxwand kommen vorzugsweise beim Mammakarzinom vor. Hierbei handelt es sich um kutane oder subkutane palpable Knotenbildungen, die nur dann, wenn sie auf der Unterfläche fixiert sind, vor einer chirurgischen Exstirpation eine Indikation zur CT darstellen können.

7.7.3. Tumoren der knöchernen Thoraxwand und ihre CT-Kriterien

Benigne, von den knöchernen oder knorpeligen Anteilen der Thoraxwand ausgehende Tumoren sind Chondrome, Osteoblastome, Endosteome, Hämangiome, aneurysmatische Knochenzysten und das eosinophile Granulom. Die Mehrzahl dieser Tumoren ist bereits mit konventionellen Röntgenaufnahmen ausreichend diagnostizierbar und erfordert nur in Ausnahmefällen zur Präzisierung der Ausbreitung eine Computertomographie.

Maligne Tumoren sind vorwiegend Chondrosarkome, in ihrer Häufigkeit gefolgt von osteogenen Sarkomen, Ewing-Sarkomen, Myelomen und den seltenen Hämangioendotheliomen und Hämangioperizytomen. Computertomographisch finden sich osteolytische, osteosklerotische oder gemischtförmige Knochenveränderungen sowie meist ein mehr oder weniger ausgeprägter Weichteiltumor. Verkalkungen im Bereich der Weichteilverdichtung finden sich besonders bei Chondrosarkomen. Differentialdiagnostische Aussagen sind nur selten möglich (Abb. 7–39; 7–40).

Der besondere Wert der CT bei diesen Tumoren liegt in der exakten Ausbreitungsdiagnostik als notwendige Ergänzung zur konventionellen Röntgendiagnostik.

Häufiger als die primären Tumoren sind Metastasen in Rippen, Sternum, Skapula oder Brustwirbelkörpern. Besonders Tumoren der Mamma, Lungen, Schilddrüsen, Nieren und der Prostata führen hier zu Absiedlungen. Die Erfassung dieser Metastasen erfolgt in der Regel durch die Knochenszintigraphie und die konventionellen Röntgenaufnahmen. Indikationen zur CT bestehen nur in speziellen Fragestellungen wie dem Nachweis eines zusätzlichen Weichteiltumors mit intrathorakaler Ausbreitung und bei metastatischen Wirbelfrakturen mit entsprechender Symptomatik zur Beurteilung des Wirbelkanals und zum Nachweis einer Rückenmarkskompression. Hier ist der CT-Befund die Basis für ein zweckmäßiges therapeutisches Vorgehen.

Differentialdiagnostisch sind Weichteiltumoren der Thoraxwand abzugrenzen von Weichteilabszessen, die Einschmelzungen und ggf. einen Flüssigkeitsspiegel zeigen können, sowie von Hämatomen. Veränderungen am Skelettsystem sind zu differenzieren von osteomyelitischen, tuberkulösen und mykotischen Veränderungen sowie von einem sekundären Knochenbefall bei primären Weichteilprozessen.

Gegenüber der konventionellen Röntgendiagnostik ergibt die Computertomographie in 74% (Lackner et al., 79) bis zu 82% der Fälle (Rotte et al., 83) wichtige Zusatzbefunde.

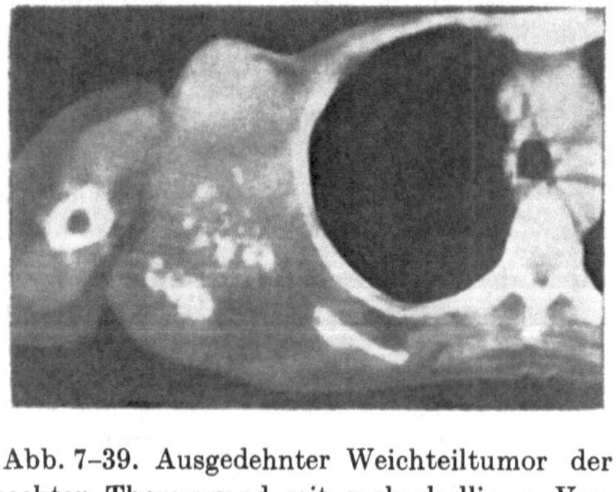

Abb. 7–39. Ausgedehnter Weichteiltumor der rechten Thoraxwand mit grobscholligen Verkalkungen. Histologisch gesichertes Chondrosarkom.

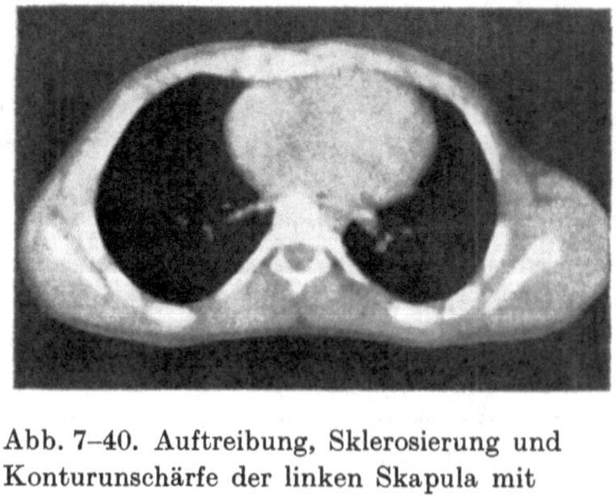

Abb. 7–40. Auftreibung, Sklerosierung und Konturunschärfe der linken Skapula mit Weichteiltumor. Ewing-Sarkom.

7.7.4. CT im Rahmen der Gesamtdiagnostik

Bei Thoraxwandtumoren sind die Thoraxröntgenaufnahmen in 2 Ebenen mit ggf. durchleuchtungsgezielten Aufnahmen die wichtigsten Basisuntersuchungen. Die konventionelle Tomographie bzw. Zonographie führt zu einer besseren Darstellung ossärer Veränderungen im Bereich des Sternums, der Rippen und der Wirbelsäule. Der die Knochentumoren häufig begleitende Weichteiltumor kann allerdings röntgenologisch nur unzureichend beurteilt werden. So ist die Computertomographie ein integrierter Bestandteil in der prätherapeutischen Ausbreitungsdiagnostik von Weichteil- und Knochentumoren der Thoraxwand und Grundlage für die Planung des chirurgischen Vorgehens oder einer kurativen Strahlentherapie.

7.7.5. Literatur

1. Chang, C. H. J., D. E. Nesbit, D. R. Fisher, S. L. Fritz, S. J. Dwyer, A. W. Templeton, F. Lin, W. R. Jewell: Computed tomographic mammography using a conventional body scanner. Amer. J. Roentgenol. *138* (1982) 553—558
2. Cohen, W. N., F. E. Seidelman, P. J. Bryan: Computed tomography of localised adipose deposits presenting as tumor mass. Amer. J. Roentgenol. *128* (1977) 1007—1010
3. Crone-Münzebrock, W., M. Heller, H. Vogel: Computertomographische Befunde bei Brustbeindestruktionen. Fortschr. Röntgenstr. *138* (1983) 703—707
4. Gouliamos, A. D., B. L. Carter, B. Emami: Computed tomography of the chest wall. Radiology *134* (1980) 433—436
5. Lackner, K., G. Weiand, O. Köster: Erweiterung der Röntgendiagnostik raumfordernder Prozesse der Thoraxwand durch die Computertomographie. Fortschr. Röntgenstr. *134* (1981) 607—613
6. Press, G. A., H. S. Glazer, T. H. Wassermann, D. J. Aronberg, J. K. T. Lee, S. S. Sagel: Thoracic wall involvement by Hodgkin disease and Non-Hodgkin lymphoma: CT evaluation. Radiology *157* (1985) 195—198
7. Rotte, K.-H., E. Kriedemann: Zum Wert der Computertomographie in der Diagnostik von Thoraxwand-Tumoren. Arch. f. Geschwulstf. *53* (1983) 441—448
8. Rotte, K.-H., J. Hüttner, E. Kriedemann, K. Welker: Zum Wert der Computertomographie für die Beurteilung postoperativer Mammakarzinomrezidive und mediastinaler Metastasen. Radiobiol. Radiother. *26* (1985) 731—736
9. Villari, N., R. Fargnoli, R. Mungai: CT evaluation of the chest wall recurrences of breast cancer. Europ. J. Radiol. *5* (1985) 206—208

8. Tumoren des Abdomens

von K.-H. Rotte

8.1. Tumoren und Metastasen der Leber, Gallenblase und -wege

8.1.1. Untersuchungstechnik

Eine orale Kontrastierung der Darmschlingen ist nur dann erforderlich, wenn bei malignen Tumoren und bei Lebermetastasen zusätzliche Lymphknotenvergrößerungen im Bereich der Leberpforte ausgeschlossen werden müssen.

Bei der Nativ-Untersuchung der Leber wird das ganze Organ von der Leberkuppe bis zum unteren Pol dargestellt. In der Regel werden Schichtdicken von 8–10 mm benutzt. Im Anschluß daran werden in interessierenden Abschnitten oder im gesamten Leberbereich erneut Scans nach intravenöser ein- oder mehrmaliger Kontrastmittel-Bolusinjektion durchgeführt. Diese können entweder mit schneller Scanfolge in mehreren angrenzenden Schichten erfolgen oder als dynamische CT mit Erstellung von Dichte-Zeit-Kurven in ein und derselben Schichtebene. Eine artdiagnostische Differenzierung auf Grund charakteristischer Kontrastmittelverhalten ist begrenzt möglich. Zuverlässiger sind die Aussagen zur Vaskularisation und zur Abgrenzung der Befunde gegenüber den angrenzenden Strukturen. Spätaufnahmen (3–10 Minuten p.i.) sind weiterführend in der Artdiagnostik bestimmter Krankheitsbilder, wie z. B. beim kavernösen Hämangiom. Bei anderen Fragestellungen, wie z. B. bei der Metastasensuche, kann die Kombination von Bolus- und nachfolgender schneller Infusion aussageerweiternd sein. Bei computertomographisch unklaren Herdbefunden ist die Feinnadelbiopsie indiziert, die bei mehr peripher gelegenen Herden auch ultraschallgezielt, aber bei allen tiefer gelegenen Befunden CT-gezielt durchgeführt wird. In 70 bis über 90% der Fälle kann hiermit die Diagnose bei Raumforderungen der Leber zytologisch geklärt werden (Lüning et al., 84, Sundaram et al., 82, Triller et al., 82).

8.1.2. Primäre Lebertumoren

8.1.2.1. Allgemeine Bemerkungen

Zu den benignen Lebertumoren epithelialen Ursprungs gehören die fokale noduläre Hyperplasie (FNH), das Hamartom, das Adenom (hepatozellulär, cholangiozellulär, gemischtzellig). Nichtepitheliale benigne Tumoren sind Hämangiome sowie die seltenen mesenchymalen Hamartome und benignen Teratome. Häufigste maligne epitheliale Tumoren sind das hepatozelluläre (Hepatom) und das cholangiozelluläre Karzinom. Seltener ist das embryonale Hepatoblastom. Die nicht-epithelialen Tumoren wie das Hämangioendotheliom und das maligne Mesenchymom sind selten.

Die benignen Lebertumoren werden meist klinisch erst auffällig bei dem Auftreten klinischer Symptome als Ausdruck eines expansiven Wachstums. Häufiger werden heute benigne Lebertumoren als Zufallsbefunde bei sonographischen oder computertomographischen Oberbauchuntersuchungen aus anderen Indikationen gefunden.

Das hepatozelluläre Karzinom entsteht bis zu 30% auf dem Boden einer langzeitigen Leberzirrhose (Hübener et al., 86), das cholangiozelluläre Karzinom bis zu 20%. Weiterhin werden auch ätiologische Zusammenhänge mit bestimmten Karzinogenen wie Aflatoxin, Alkaloide, Steroidhormone, Vinylchlorid u. a. sowie mit einer Hepatitis-B-Infektion diskutiert. Karzinome der Leber haben in Europa und in den USA eine Häufigkeit von 1—1,6% aller malignen Tumoren (Borg u. Rosenthal, 84, Gläser, 75), jedoch können sie in einzelnen Ländern Afrikas und Asiens als häufigster maligner Tumor bis zu 50% der bösartigen Geschwülste ausmachen.

Lebertumoren können lange Zeit symptomlos wachsen. Unklare Oberbauchbeschwerden, Gewichtsverlust sowie eine zunehmende Vergrößerung des Organs sind die häufigsten Symptome der dann meist schon fortgeschrittenen Tumoren. Ein Ikterus tritt erst im Spätstadium auf. Das seltene cholangiozelluläre Karzinom geht in der Regel vom Ductus hepaticus communis oder seinen Hauptästen aus. Dieser vorwiegend gefäßarme Tumor kann auch fibröse Komponenten enthalten. Bei oft frühzeitigem Verschluß der Gallenwege ist hier ein Ikterus wesentlich häufiger.

Für die Bestimmung der T- und N-Kategorien der seit 1987 eingeführten TNM-Klassifikation der UICC werden die klinische Untersuchung, bildgebende Verfahren und/oder chirurgische Exploration als geeignete Verfahren angegeben. Nach dieser Klassifikation werden definiert als:

T 1 Solitärer Tumor bis 2 cm Größe ohne Gefäßinvasion
T 2 Solitärer Tumor bis 2 cm Größe mit Gefäßinvasion
T 3 Solitärer Tumor von mehr als 2 cm mit Gefäßinvasion, oder multiple Tumoren, begrenzt auf einen Lappen, einer davon mehr als 2 cm, mit oder ohne Gefäßinvasion
T 4 Multiple Tumoren in mehr als einem Lappen oder Tumor(en) mit Befall eines größeren Astes der V. portae oder Vv. hepaticae
N 1 Regionäre Lymphknotenmetastasen.

Diese Klassifikation gilt nur für primäre hepatozelluläre und Cholangiokarzinome der Leber. Die histologische Sicherung ist erforderlich. Unter dem Aspekt der Fortschritte auf dem Gebiet der Leberchirurgie ist das computertomographische Staging von besonderer Bedeutung für die Therapie-Indikationen.

8.1.2.2. CT-Kriterien

Das *Adenom* der Leber ist eine glatt begrenzte Raumforderung, die teilweise oder völlig abgekapselt sein kann (Fishman et al., 82). Adenome können einzeln oder multipel vorkommen. Sie sind hypo- oder häufiger isodens. Nach Kontrastmittel-Bolusinjektion zeigen die isodensen Adenome ein Enhancement und markieren sich von dem normalen Leberparenchym. Die hypodensen Adenome können nach der Kontrastmittelinjektion isodens werden oder auch hypodens bleiben. Nekrotische Bezirke innerhalb der Adenome werden in bis zu 20% der Fälle beobachtet (Hübener et al., 86) (Abb. 8–1).

Die *fokale noduläre Hyperplasie* ist eine gut begrenzte, singuläre oder multiple auftretende isodense oder hypodense Raumforderung. Sie ist vorwiegend subkapsulär lokalisiert (Fishman et al., 82). Bei der dynamischen CT beobachteten Lüning et al., 85, bei allen Patienten ein rasches Enhancement der gesamten Läsion in der arteriellen

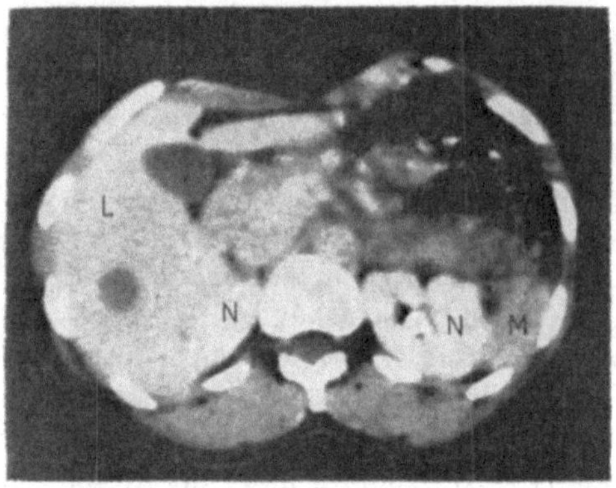

Abb. 8–1. Glatt begrenzter hypodenser Herd im rechten Leberlappen. Kein Enhancement nach i.v.-Kontrastmittelinjektion. Histolog. ges. Adenom. (L Leber, N Nieren, M Milz)

Phase bis zur Hyperdensität und einen raschen Abfall spätestens 30—60 Sekunden nach Injektionsbeginn bis zur Hypodensität. Auch ein sog. Venenstern (zentrale segmentartige Bindegewebszone), der sich nicht am Enhancement beteiligt, kann nachweisbar werden. Beweisend für das Krankheitsbild ist die durch Applikation lebergängiger Kontrastmittel erzielbare Hyperdensität (Hübener et al., 86).

Das *kavernöse Hämangiom* ist der häufigste benigne Lebertumor. Es kommt in etwa 10% der Fälle multifokal vor (Haertel, 80, Freeny et al., 79). Computertomographisch stellt es sich im Nativ-Scan als scharf oder unscharf begrenzter hypodenser Herd dar mit Dichtewerten, die nur gering unter denen der normalen Leberstrukturen liegen. Bei größeren Hämangiomen können nekrotische Veränderungen oder kleinere Einblutungen vorliegen. Sehr selten sind dagegen fibrotische Veränderungen um den Herd oder Hyalin-Einlagerungen (Takayasu et al., 86).

Nach Kontrastmittel-Bolusinjektionen bzw. unter Anwendung der dynamischen CT kommt es zugleich mit einem Dichteanstieg des Leberparenchyms zu einer intensiv-lakunären Kontrastmittelanreicherung der Hämangiomperipherie bei zunächst fehlender Kontrastmittelaufnahme im Zentrum des Tumors. Mit zunehmender Zeitdauer verkleinert sich die zentrale Hypodensität des Hämangioms irisblendenartig infolge eines verzögerten zentripetalen Flusses des kontrastmittelhaltigen Blutes unter gleichzeitiger Dichteabnahme der Hämangiomperipherie, so daß nach 5—10 Minuten p. i. eine Isodensität des kavernösen Hämangioms gegenüber dem bereits wieder dichteverlierenden Leberparenchym erreicht wird. Dieses gilt als ein pathognomonisches Zeichen. Die Zeitdauer bis zum Erreichen dieser Isodensität korreliert mit der Größe des Hämangioms. Unveränderte hypodense, nicht kontrastmittelaufnehmende Bezirke werden als thrombotisch-fibröse Areale betrachtet (Haertel, 80, Lüning et al., 85, 86, Schepke et al., 82, Wegener, 81) (Abb. 8–2).

Die untere Nachweisgrenze der Hämangiome liegt bei 1—1,5 cm Durchmesser. Während kleinere Hämangiome meist relativ scharf begrenzt sind, können ausgedehntere Befunde unregelmäßige und unscharfe Konturen haben.

Das sehr seltene intrahepatische *Lipom* läßt sich auf Grund charakteristischer fettäquivalenter Dichtewerte computertomographisch zuverlässig diagnostizieren (Hübener u. Hippeli, 80).

Teratoide Tumoren und *Hamartome* der Leber sind ebenfalls selten. Sie zeigen häufig einen heterogenen Aufbau mit weichteildichten, fetthaltigen und verkalkten Strukturen. Die anderen seltenen benignen Tumoren der Leber zeigen sehr unspezifische CT-Bilder und lassen kaum eine Artdiagnose zu. Dieses trifft auch auf Leberinfiltrationen bei Sarkoidose zu.

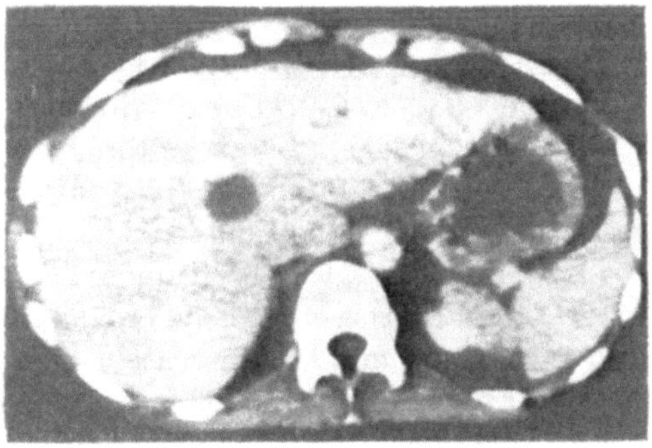

Abb. 8–2a. Hämangiom des rechten Leberlappens. Hypodenser Herd im Nativ-CT.

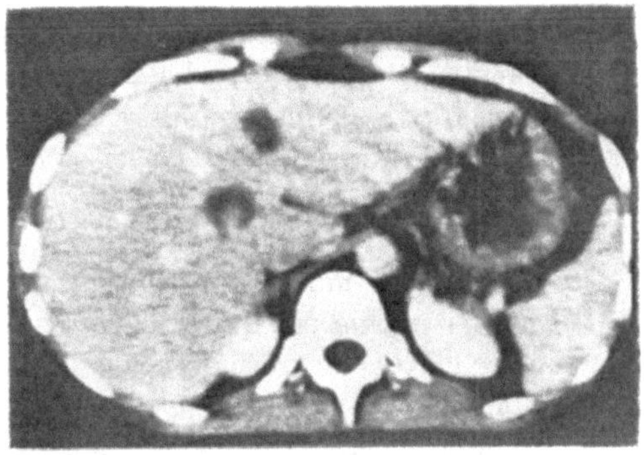

Abb. 8–2b. CT nach Bolusinjektion. Gefäßanfärbung und beginnende scheinbare Verkleinerung.

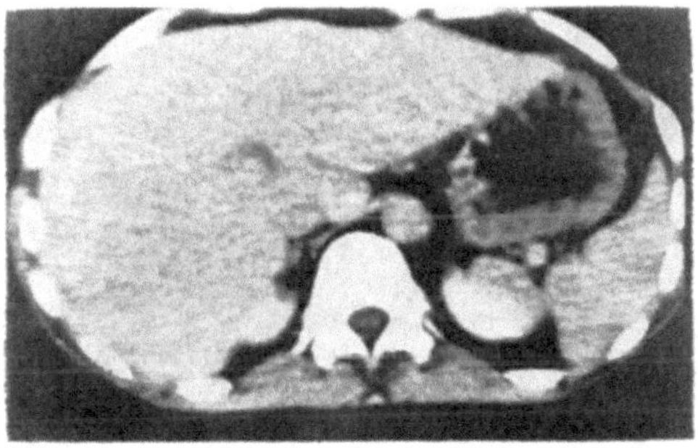

Abb. 8–2c. Spätaufnahme, 5 Minuten nach der Injektion. Jetzt homogene Anfärbung des Herdes.

Häufigster *maligner Lebertumor* ist das *hepatozelluläre Karzinom* (Hepatom). Es wird eine solitäre von einer multizentrischen und einer seltenen diffusen Form unterschieden (Hosoki et al., 82, Inamoto et al., 80, Korobkin et al., 81, Lüning et al., 85, 86, Smevik, 82, Wegener, 81).

Im Nativ-Scan stellen sich die Hepatome meist als hypodense Raumforderungen dar, die mit einer Vergrößerung der Leber einhergehen können. Sie grenzen sich meist relativ scharf vom Leberparenchym ab, können aber auch unscharfe Konturen zeigen. Die Dichtedifferenzen gegenüber den normalen Leberstrukturen können mitunter nur sehr gering sein, so daß kleine Tumoren nur schwer nachweisbar sind. Größere Tumoren markieren sich im Nativ-Scan deutlicher vom übrigen Leberparenchym und können Nekrosen zeigen. Verkalkungen sind sehr selten. In einzelnen Fällen können Hepatome isodense Strukturen zeigen und sind erst nach Kontrastmittelinjektion nachweisbar. Vereinzelt wurde eine parallele Anfärbung von isodensem Tumor und gesundem Lebergewebe beobachtet, so daß sich diese Tumoren dem computertomographischen Nachweis entzogen (Prando et al., 79). Diffus wachsende Leberkarzinome sind im Nativ-Scan oft schwer nachweisbar und häufig nicht von einer beginnenden Fettleber abzugrenzen.

Die gezielte Bolusinjektion führt zu einer besseren Demarkierung der Hepatome. Das Kontrastmittelverhalten dieser Tumoren ist unterschiedlich. Bezüglich ihrer Densitätsverhalten werden 3 Typen unterschieden. So fanden Simon et al., 87, den Typ A, das bedeutet ein schnelles und deutliches Enhancement in der arteriellen Phase in 42% ihrer Krankengutes, Typ B, d. h. ein protrahiertes Enhancement ebenfalls in 42%, und Typ C, das bedeutet kein Enhancement in 16% der Fälle. Bei dem Typ A sind in der arteriellen Phase mitunter pathologische Gefäße in der Tumorperipherie erkennbar. Das Dichte-Zeit-Verhalten der Tumoren vom Typ A wird in der Literatur als charakteristisch für das hepatozelluläre Karzinom angesehen (HOSOKI et al., 80, ITAI et al., 79, INAMOTO et al., 80). Im Gegensatz zu diesen Befunden sahen andere Autoren vorwiegend Hepatome mit fehlendem oder nur geringem Enhancement. Nach diesen Autoren ist eine artdiagnostische Zuordnung von primären Lebertumoren kaum zu erreichen, da Tumoren mit unterschiedlicher Histologie ein gleiches, Tumoren mit gleicher Histologie ein unterschiedliches Kontrastverhalten zeigen und außerdem das dynamische Kontrastverhalten der Tumoren mit Wachstum und Größe wechseln kann. Die Bolus-Kontrastmittelinjektion dient in erster Linie der besseren Erfassung und Beurteilung der Ausdehnung von hepatozellulären Karzinomen. Gleichzeitig lassen sich eventuelle Thrombosen in der V. portae nachweisen, die als Abbruch des kontrastierten Gefäßbandes imponieren, sowie arterioportale Shunts mit frühzeitiger Kontrastanhebung der V. portae (HÜBENER et al., 86) (Abb. 8–3; 8–4).

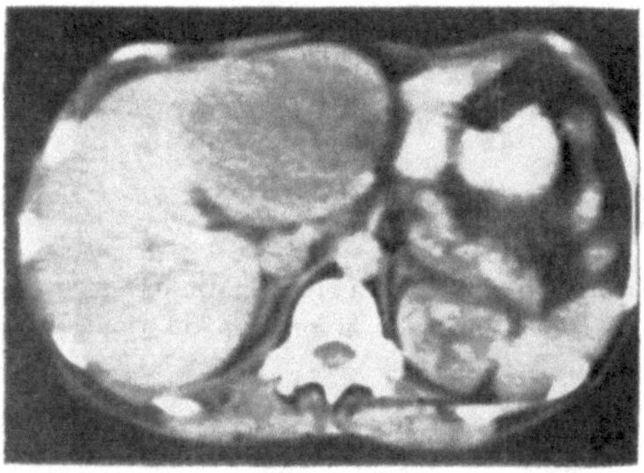

Abb. 8–3a. Großer hypodenser Bezirk im linken Leberlappen. Histologisch gesichertes hepatozelluläres Karzinom.

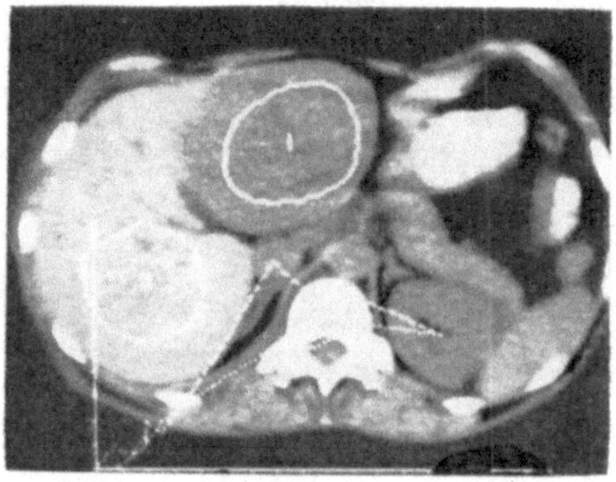

Abb. 8–3b. Dynamische CT. Steilerer Kurvenanstieg über dem normalen Leberparenchym. Die flachere Kurve stellt den geringer durchbluteten Tumor dar.

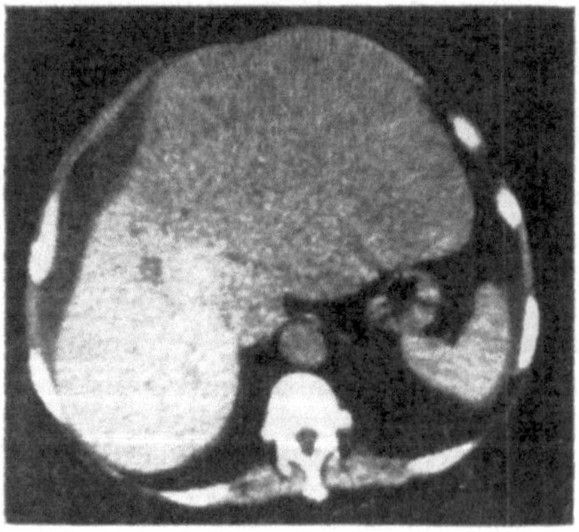

Abb. 8–4. Ausgedehntes hypodenses Hepatom des linken Leberlappens mit Infiltration in den rechten Lappen. Umschriebener Aszites.

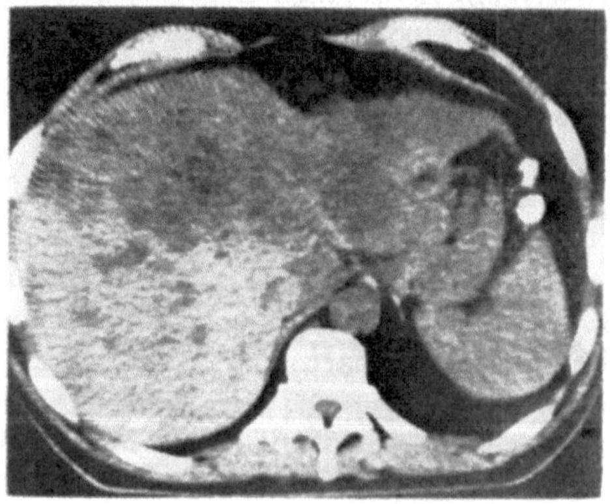

Abb. 8–5. Multiple, teils konfluierende hypodense Herdbildungen im linken und rechten Leberlappen. Histologisch bestätigtes Cholangiokarzinom.

Die Nachweisbarkeitsgrenze für solitäre Hepatome wird mit 2—2,5 cm Durchmesser angegeben (ITAI et al., 79, INAMOTO et al., 80, MAJEWSKI et al., 83, KNOPF et al., 82, TAKASHIMA et al., 82). Bei den multizentrisch wachsenden Hepatomen kommen bei Bolusinjektionen häufig zusätzliche Tumoren zur Abbildung (ITAI et al., 79). Diffuser Tumorbefall der Leber ist ebenfalls nach Kontrastmittel-Bolusinjektion besser abgrenzbar.

Regionale, d. h. portale und paraaortale Lymphknotenmetastasen sind relativ selten. Bei nachgewiesenen malignen Lebertumoren sind Lymphknotenvergrößerungen in diesen Regionen als metastasenverdächtig anzusehen.

Hepatoblastome kommen vorwiegend im Säuglings- und Kindesalter vor. Sie imponieren meist als hypodense Raumforderung mit deutlicher Vergrößerung des betroffenen Organabschnittes. In ihrem Kontrastmittelverhalten ähneln sie den Hepatomen (HÜBENER et al., 86, KOROBKIN et al., 81).

Das *Cholangiokarzinom* erscheint im Computertomogramm als unscharf begrenzte, unregelmäßig konturierte, meist singuläre hypodense Raumforderung. In einem Teil der Fälle lassen sich dilatierte Gallengänge nachweisen (CARR et al., 85). Nach Bolusinjektion läßt sich in der Mehrzahl der Fälle kein oder nur ein geringes Enhancement erkennen (Abb. 8-5).

8.1.2.3. Differentialdiagnostik

Eine computertomographische Artdiagnostik ist in begrenztem Maße bei dem kavernösen Hämangiom und bei der fokalen nodulären Hyperplasie möglich. Kleine Befunde oder thrombosierte Hämangiome können jedoch die Artdiagnose unmöglich machen. Eine computertomographische Differenzierung in hepatozellulären und cholangiozellulären Karzinomen ist in der Regel nicht möglich. Leberbefall bei malignen Lymphomen (Hodgkin-, Non-Hodgkin-Lymphomen) ist meist Ausdruck eines fortgeschrittenen Erkrankungsstadiums und geht häufig mit abdominellen Lymphknotenvergrößerungen einher. Im CT sind eine Hepatomegalie sowie diffuse hypodense Strukturen, seltener umschriebene Herdbildungen nachweisbar (BRUNETON u. SCHNEIDER, 86, ZORNOZA u. GINALDI, 81). Besteht nur ein isolierter Leberbefall, so ist zwischen anderen primären Lebertumoren und Metastasen zu differenzieren (Abb. 8-6). Die Differentialdiagnostik fokaler Leberläsionen umfaßt auch Leberabszesse, Veränderungen bei Echinokokkus alveolaris und Hämatome. Abszesse imponieren im Nativ-Scan als umschriebene singuläre, selten multiple hypodense Herde mit unregelmäßigen und z. T. unscharfen Begrenzungen. Nach Kontrastmittel-Bolusinjektion findet sich meist ein ringförmiger

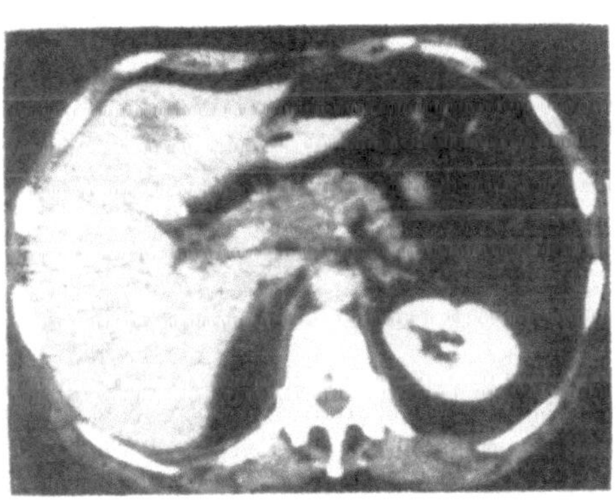

Abb. 8-6. Unregelmäßig begrenzter hypodenser Herd im rechten Leberlappen. Bestätigter Leberbefall bei Lymphogranulomatose.

hyperdenser Randsaum bei fehlendem Enhancement in den hypodensen zentralen Partien (Abb. 8–7).

Spiegelbildungen in der Abszeßhöhle oder Gaseinschlüsse erleichtern die Abszeßdiagnose. Fehlen diese oder das Target-Zeichen (hyperdense innere Zone nach Kontrastmittelinjektion, die die Abszeßhöhle von der hypodensen peripheren Region abgrenzt), dann ist die Differenzierung gegenüber primären und sekundären Tumoren der Leber schwierig. Die Herde des Echinokokkus alveolaris zeigen auf Grund ihrer infiltrierenden, an Malignome erinnernden Wachstumsform unscharfe Begrenzungen mit zentraler Hypodensität (Schulze et al., 80). Kontrastmittelinjektionen führen zu einem perifokalen Enhancement oder zu einer inhomogenen Dichteanhebung innerhalb des Befundes Haertel et al., 80). Das Vorliegen peripherer Verkalkungen kann hinweisend auf eine Echinokokkose sein und erfordert eine weitere serologische Abklärung (Abb. 8–8).

Frische intrahepatische oder subkapsuläre Hämatome stellen sich als sehr dichte Raumforderungen dar. Bei längerem Bestehen gehen sie durch Abbau der Erythrozyten allmählich in hypodense Herde über und sind dann ohne Kenntnis der Anamnese kaum von Abszessen, Zysten oder nekrotischen Tumoren abzugrenzen. Intrahepatische Zysten mit dünnen glatten Wandungen und liquidem Inhalt sind meist zuverlässig von primären Lebertumoren oder Metastasen zu unterscheiden.

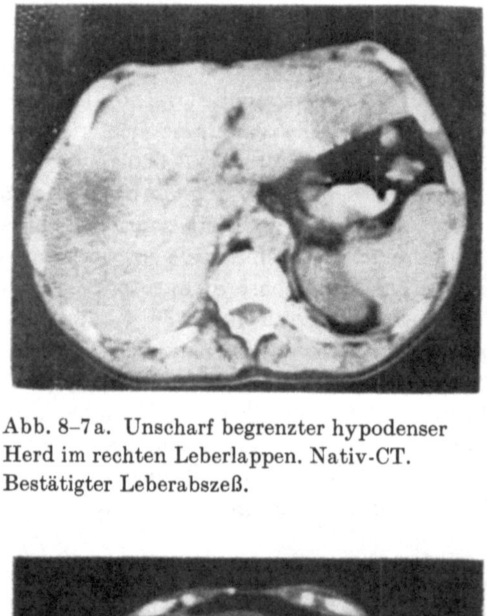

Abb. 8–7a. Unscharf begrenzter hypodenser Herd im rechten Leberlappen. Nativ-CT. Bestätigter Leberabszeß.

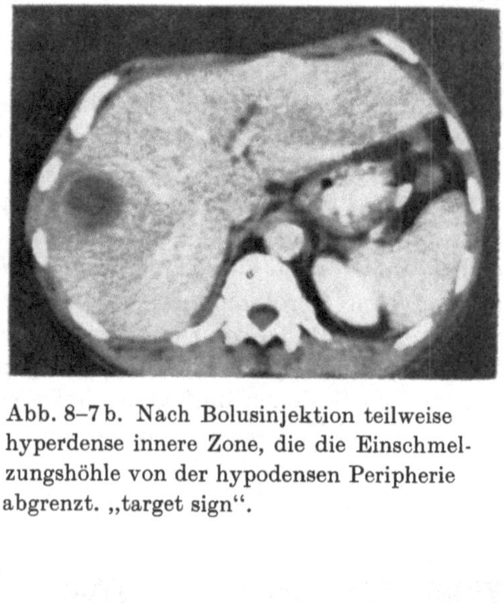

Abb. 8–7b. Nach Bolusinjektion teilweise hyperdense innere Zone, die die Einschmelzungshöhle von der hypodensen Peripherie abgrenzt. „target sign“.

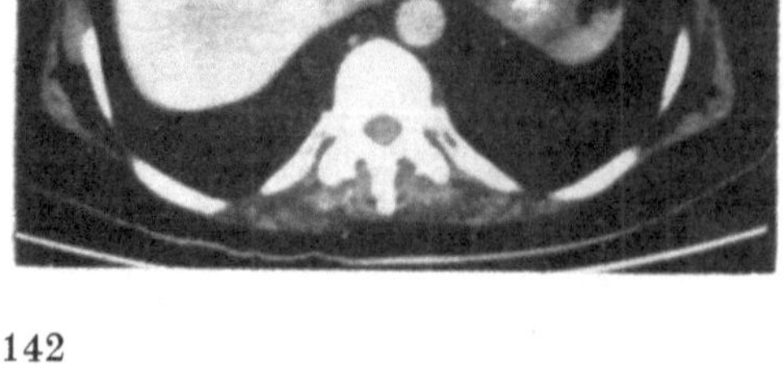

Abb. 8–8. Glatt begrenzte Zyste mit einzelnen Kalkeinlagerungen in der Zystenwand. Zystische Echinokokkose.

8.1.2.4. Ergebnisse der CT

Für die Erfassung fokaler Raumforderungen der Leber wird für die CT eine Treffsicherheit von 85–95% angegeben (Bartolozzi et al., 81, Moss et al., 79). Diese Ergebnisse sind abhängig von der Größe des Herdes und den Dichtedifferenzen zur Umgebung sowie vom Kontrastmittelverhalten. So besteht bei Tumoren unter 4 cm nur eine Treffsicherheit von 56–75% (Itai et al., 79, Shinagawa et al., 84, Takashima et al., 82), während bei Tumoren über 3–5 cm Durchmesser diese Angaben über 80% liegen (Knopf et al., 82, Shinagawa et al., 84). Niedriger sind die Angaben über die Treffsicherheit der Dignitäts- und Artdiagnostik. So fanden Neymeyer et al., 85, für die Dignitätsdiagnose eine Treffsicherheit der CT von 93% bei den Hämangiomen, 75% bei der fokalen nodulären Hyperplasie und von 94% beim primären Karzinom, während auch unter Anwendung der dynamischen CT die Treffsicherheit der Artdiagnostik mit 93% beim Hämangiom, 63% bei der fokalen nodulären Hyperplasie und 53% beim primären Leberkarzinom angegeben wird.

8.1.3. Lebermetastasen

8.1.3.1. Vorbemerkungen

Lebermetastasen finden sich vorwiegend bei Tumoren des Gastrointestinaltraktes, der Brustdrüse, der Lungen, der Nieren, des Uterus sowie beim malignen Melanom, aber auch maligne Tumoren anderer Lokalisationen können in die Leber metastasieren. Sie kommen zu 85–90% der Fälle multiple vor, können aber auch solitär oder konfluierend auftreten. Der Nachweis von Lebermetastasen ist nicht nur ein Teil des Tumorstagings, sondern hat einen entscheidenden Einfluß auf die Therapie-Planung und Prognose des Tumorleidens. Die Metastasierung erfolgt vorwiegend hämatogen über die Vena portae und die Arteria hepatica. Größere Metastasen sollen überwiegend aus der A. hepatica versorgt werden, während die Durchblutung der normalen Leber und Mikrometastasen zu über 70% durch die V. portae erfolgt (Flentje et al., 86).

8.1.3.2. CT-Kriterien

Obwohl die Metastasen pathologisch-anatomisch ihrem Primärtumor ähneln, machen sie doch im Computertomogramm ein recht uniformes Bild. Im Nativ-Scan stellen sie sich in etwa 90% der Fälle als hypodense, unregelmäßig und unscharf begrenzte, meist rundliche Herde dar. Die Dichtewerte liegen in der Regel zwischen 35–45 HE. Große Metastasen können die Leberoberfläche vorwölben und neigen zu zentralen Nekrosebildungen. Das gleiche Bild entsteht häufig auch nach regionärer Strahlentherapie oder Chemotherapie von Lebermetastasen. Verkalkungen innerhalb der Metastasen sind selten und kommen bei Osteosarkomen sowie seltener bei Metastasen von Adenokarzinomen des Kolons vor. Auch nach Chemo- oder Strahlentherapie können als Zeichen einer Regression Verkalkungen auftreten.

Die Erkennbarkeit der Lebermetastasen liegt bei etwa 1 cm Durchmesser. Dieses hängt jedoch von den Dichtedifferenzen zum normalen Leberparenchym ab. So konnte in einer experimentellen Studie nachgewiesen werden, daß Herde mit nur 4 HE Dichtedifferenz zum Leberparenchym erst mit 24 mm Durchmesser erfaßt wurden, während bei 10 HE Dichtedifferenz bereits Herde ab 10 mm erfaßt wurden (Rockstroh et al., 85). Eine diffuse kleinknotige Metastasierung führt nur zu einer gering heterogenen

Dichteminderung mit Organvergrößerung und einzelnen kleinen separierbaren Strukturen (HÜBENER et al., 86). Hyperdense Lebermetastasen sind selten. Meist handelt es sich um frische Einblutungen oder Verkalkungen. Bei extremer Dichteabnahme des verfetteten Lebergewebes erscheinen Metastasen als hyperdens, bei mittelgradiger Leberverfettung isodens (WERNECKE und PETERS, 85) (Abb. 8–9; 8–10). Auch nach Kontrastmittelinjektion bleiben die meisten Lebermetastasen hypodens. Bei dynamischer CT mit schneller Bildsequenz können in Abhängigkeit von der Tumorvaskularisation und dem Zeitpunkt der Aufnahme nach dem Kontrast-Bolus vorübergehend homogene oder ringförmige Dichteanhebungen beobachtet werden. CLAUSSEN u. LOCHNER, 83, haben die Lebermetastasen auf Grund ihres Zeit-Dichte-Verhaltens in vier Gruppen eingeteilt:

Gruppe I: Nativ hypodense bis isodense Metastasen ohne Kontrastmittel-Enhance ment. Fast alle Bronchialkarzinome sowie der überwiegende Anteil der Prostata- und Mammakarzinommetastasen zeigen dieses KM-Verhalten.

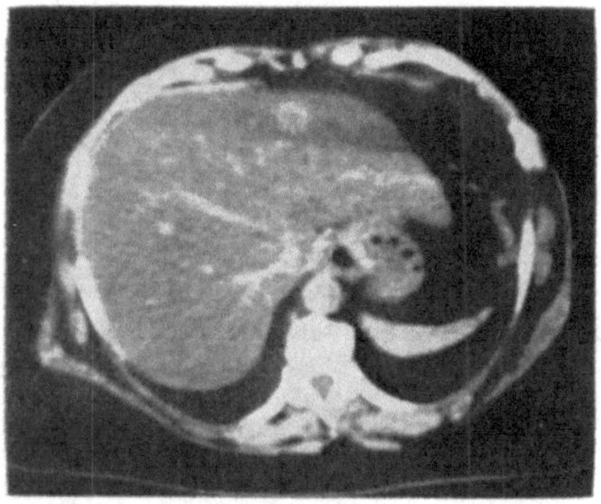

Abb. 8–9. Isolierte, hyperdens erscheinende Metastase bei ausgeprägter Fettleber.

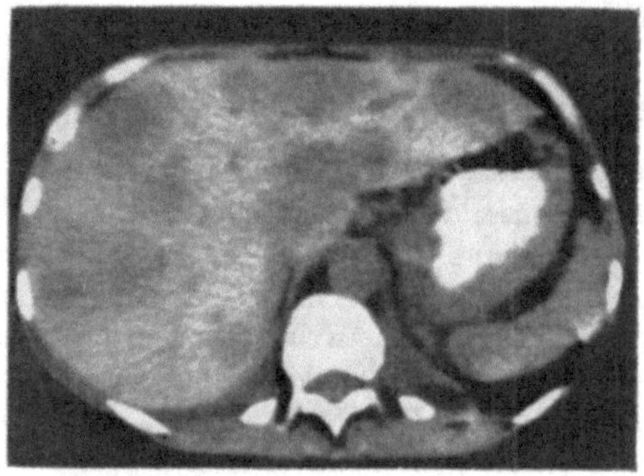

Abb. 8–10. Multiple großknotige Lebermetastasen bei kleinzelligem Bronchialkarzinom.

Gruppe II: Nativ hypodense Metastasen mit peripherer ringförmiger Dichteanhebung 12 bis 70 sec. nach Bolus. Dieses KM-Verhalten ist vorwiegend bei Metastasen gastrointestinaler Tumoren (Ösophagus-, Pankreas-, Magen- und Kolonkarzinomen) zu finden.

Gruppe III: Nativ hypodense oder isodense Metastasen mit extremer Dichtezunahme während der arteriellen Phase (12 bis 22 sec.) und einem ebenso raschen Dichteabfall. Dieses Verhalten findet sich häufig bei Metastasen des Nierenzellkarzinoms.

Gruppe IV: Nativ hypodense Metastasen mit langsamen Dichteanstieg bis 10 min. nach KM-Injektion. Bei fehlenden Nekrosen zu diesem Zeitpunkt Isodensität am normalen Lebergewebe („vanishing lesion"). Ein Teil der Bronchial-, Magen- und Kolonkarzinome zeigen dieses KM-Verhalten.

Auf Grund ihrer etwas günstigeren Prognose nehmen die Metastasen kolorektaler Karzinome eine besondere Stellung ein. Ihre wesentlichsten Kriterien sind Verkalkungen (25%), nach Bolusinjektion kein (36%) bzw. protrahiertes (64%) Enhancement und ein ringförmiger hyperdenser Randsaum (52%) (LÜNING et al., 87).

Die verstärkte ringförmige Kontrastanhebung, auch als „rim sign" bekannt, wird durch die Kompression des Lebergewebes bei raschem Tumorwachstum oder durch eine entzündliche Hyperämie erklärt. Die Kontrastanhebung kann auf späteren Aufnahmen konzentrisch fortschreiten und zu einer Verkleinerung des hypodensen Bezirkes führen.

In der zirrhotischen Leber ist relativ selten ein Enhancement der Metastasen oder des Leberparenchyms bzw. von Regeneratknoten zu beobachten. Die CT dient in erster Linie der besseren Darstellung und Abgrenzung und weniger der Klassifizierung von Lebermetastasen (WERNECKE u. PETERS, 85). Die Grenzen der CT liegen in der eingeschränkten Beurteilbarkeit der Leber bei Artefakten. Kleine Leberherde können bei unterschiedlicher In- oder Exspiration verfehlt werden. Eine diffus kleinknotige Metastasierung kann dem CT-Nachweis entgehen. Eine hochgradige Leberverfettung erschwert den Metastasennachweis. Die computertomographische Differenzierung gegenüber multiplen Herden bei malignen Lymphomen, Sarkoidose sowie multizentrisch entstehenden primären Lebertumoren ist häufig nicht möglich.

8.1.3.3. Ergebnisse der CT bei Lebermetastasen

Die globale Treffsicherheit der CT bei Lebermetastasen wird mit 85—95% angegeben (BIELLO et al., 78, HÜBENER et al., 86, SCHERER et al., 82, SMITH et al., 82, ROTTE et al., 84). Die Angaben zur Sensivität liegen zwischen 80—90% und die Spezifität wird ebenfalls mit 80—93% veranschlagt (BIELLO et al., 78, KNOPF et al., 82, NEYMEYER et al., 85, HÜBENER et al., 86, SMITH et al., 82). Für den Leberbefall bei malignen Lymphomen schwanken die Angaben über die globale Treffsicherheit zwischen 60—85% (HÜBENER et al., 86, ZORNOZA et al., 81), die Angaben zur Sensivität zwischen 57 und 65% und zur Spezifität zwischen 70—88%.

8.1.3.4. CT im Gesamtrahmen der Diagnostik von Raumforderungen der Leber

Bei klinischem Verdacht auf primären oder sekundären Tumorbefall der Leber wird bei annähernd gleich hoher Treffsicherheit von Sonographie und Computertomographie der Ultraschalltomographie als initialer Untersuchung der Vorrang gegeben (kein Strahlen- und Kontrastmittelrisiko, breitere Verfügbarkeit). Die Indikation zur CT ergibt sich bei zweifelhaften Ultraschallbefunden zur weiteren Klärung. Hierzu gehören auch negative Ultraschallbefunde, die nicht mit den übrigen klinischen und paraklinischen Befunden korrelieren. Bei positiven sonographischen Befunden ermöglicht die CT insbesondere mit Hilfe der dynamischen Studien eine weitere artdiagnostische Differenzierung. Ist diese hiermit nicht in ausreichender Weise möglich, dann trägt der Einsatz der Ultraschall- oder CT-gezielten Aspirationsbiopsie zur definitiven Diagnose bei.

Der Einsatz der Leberszintigraphie ist bei relativ hoher Rate falsch positiver Befunde und bei geringerem Auflösungsvermögen zurückgegangen. Vor einer chirurgischen Therapie von Raumforderungen der Leber ist die Angiographie als letzter diagnostischer Schritt zur Klärung der Gefäßversorgung indiziert. Eine Erweiterung der computertomographischen Aussagen bietet die Magnet-Resonanz-Tomographie (FERRUCCI, 86) und wird hier eine breitere Anwendung finden.

8.1.3.5. Literatur

1. BARTOLOZZI, C., S. CIATTI, E. LUCARELLI, N. VILLARI, R. DE DOMINICIS: Ultrasound and computer tomography in the evaluation of focal liver disease. Acta Radiol. Diagn. *22* (1981) 515 518
2. BIELLO, D. R., E. G. LEVITT, S. A. SIEGEL, S. S. SAGEL, R. J. STANLEY: Computed tomography and radionuclide imaging of the liver — a comparative evaluation. Radiology *127* (1978) 159—163

3. BURGENER, F. A., D. J. HAMLIN: Contrast enhancement of hepatic tumors in CT: Comparison between bolus and infusion techniques. Amer. J. Roentgenol. *140* (1983) 291–295
4. CARR, D. H., N. S. HADJIS, L. M. BANKS, A. P. HEMINGWAY, L. H. BLUMGART: Computed tomography of hilar cholangiocarcinoma: A new sign. Amer. J. Roentgenol. *145* (1985) 53–56
5. FERRUCCI, J. T.: MR imaging of the liver. Amer. J. Roentgenol. *147* (1986) 1103–1116
6. FISHMAN, E. K., E. FARMLETT, S. KADIR, S. S. SIEGELMAN: Computed tomography of benign hepatic tumors. J. Comp. Ass. Tomogr. *6* (1982) 472–481
7. FLENTJE, M., P. HOHENBERGER, J. ADOLPH, B. KOBER: Intraarterielle dynamische Computertomographie in der Charakterisierung von Lebermetastasen kolorektaler Karzinome. Fortschr. Röntgenstr. *145* (1986) 263–267
8. FREENY, P. C., T. R. VIAMONTE, D. C. BARNETT: Cavernous haemangioma of the liver: Ultrasonography, arteriography and computed tomography. Radiology *132* (1979) 143–148
9. HAERTEL, M.: Das kavernöse Leberhämangiom im Computertomogramm. Fortschr. Röntgenstr. *133* (1980) 379–381
10. HOSOKI, T., M. CHATANI, S. MORI: Dynamic computed tomography of hepatocellular carcinoma. Amer. J. Roentgenol. *139* (1982) 1099–1106
11. HÜBENER, K.-H., R. HIPPERLI: Das Leberlipom. Fortschr. Röntgenstr. *133* (1980) 176–179
12. HÜBENER, K.-H., M. LÜNING, J. WOJTOWICZ: Leber. Computertomographie. In: M. LÜNING u. G. LIESS: Bildgebende Diagnostik abdominaler Erkrankungen. VEB Georg Thieme Verlag, Leipzig, 1986
13. INAMOTO, K., K. SUGIKI, H. YAMASAKI, N. NAKAO, T. MIURA: Computed tomography and angiography of hepatocellular carcinoma. J. Comp. Ass. Tomogr. *4* (1980) 832–839
14. ITAI, Y., J. NISHIKAWA, A. TASAKA: Computed tomography in the evaluation of hepatocellular carcinoma. Radiology *131* (1979) 165–170
15. ITAI, Y., K. OHTOMO, T. ARAKI, S. FURUI, M. ITO, M. CHATANI: Computed tomography and sonography in cavernous hemangioma of the liver. Amer. J. Roentgenol. *141* (1983) 315 bis 319
16. KNOPF, D. R., W. E. TORRES, W. J. FAJMAN, P. J. SONES jr.: Liver lesions: Comparative accuracy of scintigraphy and computed tomography. Amer. J. Roentgenol. *138* (1982) 623–627
17. KOROBKIN, M., D. R. KIRKS, D. C. SULLIVAN, S. R. MILLS, J. D. BOWIE: Computed tomography of primary liver tumors in children. Radiology *139* (1981) 431–435
18. KÖSTER, O., W. K. LELBACH, N. LEIPNER, W. DISTELMAIER: Maligne mesenchymale Lebertumoren im Computertomogramm. Fortschr. Röntgenstr. *139* (1983) 394–399
19. LÜNING, M., B. SCHMEISSER, H. WOLF, W. SCHÖPKE, E. HOPPE, R. MEYER: Ergebnisanalyse 96 CT-gestützter Feinnadelbiopsien bei Raumforderungen der Leber. Fortschr. Röntgenstr. *141* (1984) 267–275
20. LÜNING, M., H. WOLFF, W. SCHÖPKE: CT-Drainage von Leberabszessen. Medizin aktuell *11* (1985) 70–72
21. LÜNING, M., H. WOLFF, F. HERPOLSHEIMER, O. JORDAN: Dynamische Computertomographie – Eine Hilfe zur artdiagnostischen Differenzierung von Leberraumforderungen. Radiol. diagn. *26* (1985) 501–515
22. LÜNING, M., H. WOLFF, C. SIMON, Ch. DEWEY, T. DECKER: CT-Diagnostik der fokalen modulären Hyperplasie. Fortschr. Röntgenstr. *145* (1986) 456–463
23. LÜNING, M., C. SIMON, H. WOLFF, T. DECKER, CH. DEWEY: CT-Symptomatologie von Lebermetastasen kolorektaler Karzinome. Radiol. diagn. *28* (1987) 169–182
24. MAJEWSKI, A., P. HENDRICKX, CH. BRÖLSCH, H. WIESE: Computertomographische Densitometrie primärer Lebertumoren. Fortschr. Röntgenstr. *138* (1983) 8–14
25. MARCHAL, G. J., A. L. BAERT, G. E. WILMS: CT of noncystic liver lesions: Bolus enhancement. Amer. J. Roentgenol. *135* (1980) 57–65
26. METZGER, H. O. F., K.-H. HÜBENER: Dynamic sequential computed tomography in abdominal tumours. Europ. J. Radiol. *5* (1985) 30–34
27. MOSS, A. A., J. SCHRUMPF, P. SCHNYDER, M. KOROBKIN, R. R. SHIMSHAK: Computed tomo-

graphy of focal hepatic lesions: A blind clinical evaluation of the effects of contrast enhancement. Radiology *131* (1979) 427–430

28. NEYMEYER, I., M. LÜNING, K. DUSOLD: Vergleich der Dignitäts- und Artdiagnostik von Leberraumforderungen bei Sonographie und Computertomographie. Z. klin. Med. *40* (1985) 1377–1380
29. PAMILO, M., I. SURAMO, S. LÄHDE: Comparison of ultrasound and CT images of liver metastases. Acta Radiol. Diagn. *24* (1983) 139--143
30. PRANDO, A., S. WALLACE, M. E. BERNARDINO, M. M. LINDALL: Computed tomographic arteriography of the liver. Radiology *130* (1979) 697–701
31. ROCKSTROH, G., K.-H. ROTTE, E. KRIEDEMANN, H. COBET, F. BOITZ, N. CIMANOWSKI: ROC-Untersuchung zur Erkennbarkeit von Leberläsionen in Computertomogrammen. Digit. Bilddiagn. *5* (1985) 70–73
32. ROTTE, K.-H., H. KLEINAU, H.-J. ALTENBRUNN, P. REITZIG, E. KRIEDEMANN: Zum Stellenwert diagnostischer Methoden bei Lebermetastasen. Kongreß für Computertomographie mit intern. Beteiligung, Berlin, 1984
33. RUBINSON, H. A., M. B. ISIKOFF, M. C. HILL: Diagnostic imaging of hepatic abscesses. Amer. J. Roentgenol. *135* (1980) 735–740
34. SAGER, E. M., B. SCHEEL, K. TALLE: Increased detectability of liver metastases by the use of contrast enhancement in computed tomography. Acta Radiol. Diagn. *26* (1985) 369–372
35. SCHEPKE, P., R. HOFFMANN, F. FRANKE: Radiologische Diagnostik kavernöser Leberhämangiome. Röntgen-Blätter *35* (1982) 167–170
36. SCHEERER, U., J. LISSNER, B. BÜLL, J. EISENBERG, M. ZREUNER, F. SCHILDBERG: Computertomographie der Leber. Fortschr. Röntgenstr. *130* (1979) 531–535
37. SCHULZE, K., K.-H. HÜBENER, K. KLOTT, H. JENSS, R. BÄHR: Computertomographische und sonographische Diagnostik der Echinokokkose. Fortschr. Röntgenstr. *132* (1980) 514–521
38. SIMON, C., M. LÜNING, H. WOLFF, T. DECKER, Ch. DEWEY: CT-Symptomatologie des hepatozellulären Karzinoms. Radiol. diagn. *28* (1987) 295–307
39. SMEVIK, K., F. KOLMANNSKOG: Computed tomography and angiography in hepatocellular carcinoma. Acta Radiol. Diagn. *23* (1982) 573–576
40. SMITH, T. J., H. KEMENY, P. H. SUGARBAKER, A. E. JONES, M. VERMESS, T. H. SHAWKER, B. K. EDWARDS: A prospektive study of hepatic imaging in the detection of metastatic disease. Ann. Surg. *195* (1982) 486–491
41. STANLEY, R. J., S. S. SAGEL, R. G. LEVITT: Computed tomography of the liver. Radiol. Clin. N. Amer. *155* (1977) 331–348
42. SUNDARAM, M., M. K. WOLVERSON, E. HEIBERG, T. PILLA, W. G. VAS, J. SHIELDS: Utility of CT-guided abdominal aspiration procedures. Amer. J. Roentgenol. *139* (1982) 1111–1115
43. SURAMO, I., S. LÄHDE, M. PAMILO, V. MYLLYLÄ, A. LEINONEN, M. KAIRALUOMA: Ultrasound and computed tomography of small asymptomatic haemangiomas of the liver. Acta Radiol. Diagn. *23* (1982) 577–583
44. TAKASHIMA, T., O. MATSUI, M. SUZUKI, M. IDA: Diagnosis and screening of small hepatocellular carcinomas. Radiology *145* (1982) 635–638
45. TAKAYASU, K., N. MORIYAMA, Y. SHIMA, Y. MURAMATSU, T. YAMADA, M. MAKUUCHI, S. YAMASAKI, S. HIROHASHI: Atypical radiographic findings in hepatic cavernous hemangioma: Correlation with histologic features. Amer. J. Roentgenol. *146* (1986) 1149–1153
46. TERRIER, F., CH. D. BECKER, J. K. TRILLER: Morphologic aspects of hepatic abscesses at computed tomography and ultrasound. Acta Radiol. *24* (1983) 129–137
47. TRILLER, J., G. SCHNEEKLOTH, B. MARINCEK, R. KRAFT: Computertomographisch gezielte Feinnadelpunktion abdominaler Raumforderungen. Radiologe *22* (1982) 484–492
48. WEGENER, O.-H.: Ganzkörper-Computertomographie. S. Karger, Basel München Paris London–New York–Sydney, 1981
49. WERNECKE, K., P. E. PETERS: Sonographische und computertomographische Diagnostik von Lebermetastasen. Radiologe *25* (1985) 141–151
50. ZORNOZA, J., S. GINALDI: Computed tomography in hepatic lymphoma. Radiology *138* (1981) 405–410

8.1.4. Tumoren der Gallenblase und -gänge

8.1.4.1. Vorbemerkungen

Die computertomographische Darstellung der Gallenblase ist in der Regel gut möglich. Der Ductus choledochus ist nativ nur bei einer Dilatation von mehr als 15 mm erkennbar sowie bei normalem Kaliber nach Kontrastierung mit lebergängigem Kontrastmittel. Der normal weite Ductus zystikus ist nicht im Computertomogramm erkennbar.

Tumoren der Gallenblase und -wege sind relativ selten. Zu den häufigsten benignen Tumoren gehören die soliden Adenome, Zystadenome, die Adenomyomatose, Cholesterolpolypose und mesenchymale Tumoren. Sie zeigen z. T. eine hohe Koinzidenz mit der Cholezystolithiasis und werden häufig sonographisch als Zufallsbefunde erfaßt.

Die Adeno- und Zystadenokarzinome sind die häufigsten malignen Tumoren der Gallenblase, während maligne mesenchymale Tumoren und Metastasen hier sehr selten vorkommen.

Bei den Tumoren der Gallenwege handelt es sich überwiegend um Adenokarzinome. Der Häufigkeit nach sind befallen der distale Choledochus, die Ampulla Vateri, der proximale Ductus hepaticus nahe der Hepaticusgabel und der Ductus cysticus (WEGENER, 81). Diese Tumoren metastasieren relativ häufig in die portalen und peripankreatischen Lymphknoten. Gallenblasenkarzinome haben lange eine unspezifische Symptomatik. Tumoren der Gallenwege führen relativ früh zum Verschlußikterus und werden somit klinisch auffällig.

8.1.4.2. CT-Kriterien

Im Nativ-Scan findet sich häufig eine inhomogene Raumforderung der Gallenblase, die sich bei malignen Tumoren unscharf von dem umgebenden Lebergewebe abgrenzt. Kleine wandständige und lageunabhängige Prozesse in der Gallenblase finden sich bei benignen Tumoren, und selten bei malignen Tumoren. Die Gallenblasenwand ist meist konzentrisch verdickt. Die Erkennung kleiner Gallenblasentumoren ist oft schwierig (REID u. PHILIPPS, 81). Mit Hilfe der Kontrastmittel-Bolusinjektion ist eine zuverlässigere Bestimmung des Grades der Tumorinfiltration in die Leber möglich. Die meist weichteilgewebsdichten Tumoren zeigen in der Regel einen Dichteanstieg. Bei Infiltration des Tumors in die Leberpforte kann es zu einer Erweiterung intrahepatischer Gallengänge, zu Lymphknotenvergrößerungen im Gebiet des Leberhilus und zu einer Obstruktion des Ductus choledochus kommen (Abb. 8–11).

Gallenwegskarzinome werden in der Regel erst im Stadium der Cholestase und des Eindringens in die Nachbarorgane diagnostiziert (WOJTOWICZ u. SCHULZ, 86). Sie sind meist nicht von anderen Tumoren dieser Region wie Pankreaskopf-, Duodenalpapillen- und Leberpfortentumoren abzugrenzen. Die Höhe der Gallengangsobstruktion kann nach einem von PEDROSA et al., 81, entwickeltem Schema bestimmt werden. Dabei wird die Distanz zwischen Hepatikusgabel und der Gallengangsobstruktion gemessen und dem entsprechenden Choledochussegment zugeordnet. Der Leberhilus entspricht dem Nullwert. Das suprapankreatische Choledochussegment liegt 1–2 cm, der pankreatische Anteil 3–6 cm und der ampulläre Choledochusanteil 7 cm und mehr distal davon. Diese Einteilung erleichtert vor allem bei Tumoren in den distalen Gallengangsabschnitten eine Unterscheidung zwischen primären Gallengangs- und Pankreastumoren. Eine bevorzugte Lokalisation in einem dieser Segmente ist nicht gefunden worden. Fast alle Gallengangstumoren zeigen eine extrahepatische biliäre Obstruktion, teilweise kann

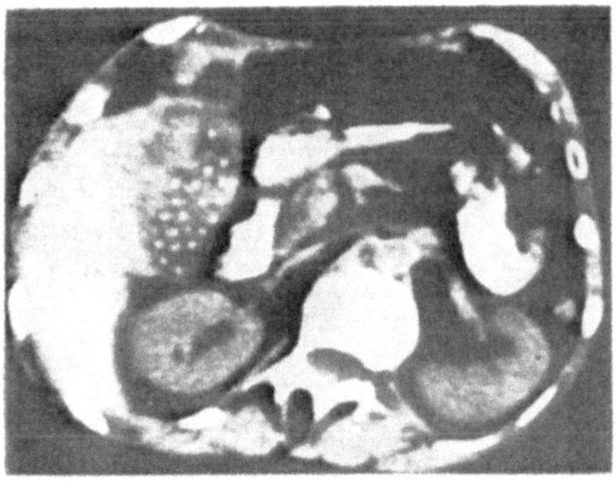

Abb. 8–11. Karzinom der Gallenblase. Infiltration der lateralen Gallenblasenwand mit Infiltration in den medialen Rand des rechten Leberlappens. Multiple verkalkte Gallenblasenkonkremente.

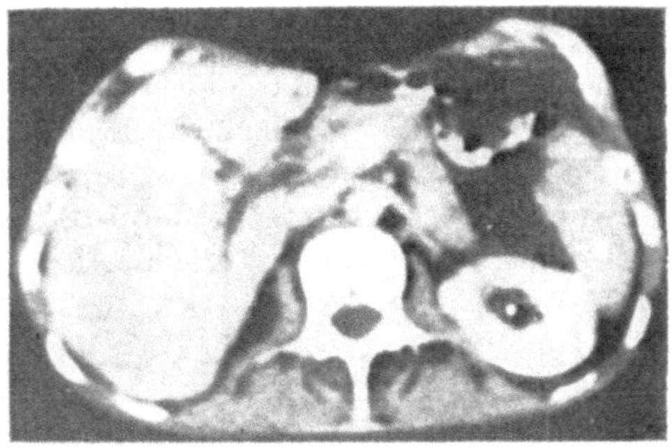

Abb. 8–12. Gesichertes Papillenkarzinom. Nur geringgradige Vergrößerung des Pankreaskopfes, der sich unscharf darstellt. Dilatation des Ductus choledochus.

auch eine intrahepatische Cholestase bestehen. Größere Tumoren stellen sich hypodens gegenüber der Leber und hyperdens gegenüber der Galle dar. Noch Bolusinjektion zeigen sie ein Enhancement (Fischedick u. Müller, 82).

Bei der Cholestase sind die erweiterten intra- und extrahepatischen Gallengänge gut erkennbar und nach Kontrastmittelinjektion (nierengängiges Kontrastmittel) auch gut von den Pfortaderästen unterscheidbar.

Bei Papillenkarzinomen findet sich zusätzlich eine deutlich erweiterte Gallenblase (Inamoto et al., 82, Pedrosa et al., 81). Der intrahepatische Choledochusanteil ist hier dilatiert, was die Abgrenzung gegenüber dem Pankreaskopfkarzinom erleichtert, da hier vorwiegend der distale Choledochusanteil stenosiert ist. Direkt darstellbar sind Gallengangstumoren ab einer Größe von 2 cm. Kleinere Tumoren sind nur indirekt durch die Cholestase anzunehmen. Gallengangstumoren neigen zur Infiltration in das Leberparenchym und markieren sich besser nach Kontrastmittelinjektion von dem normalen Lebergewebe. Differentialdiagnostisch sind sie nur schwer von primären Leberzellkarzinomen zu unterscheiden (Abb. 8–12).

8.1.4.3. Ergebnisse der CT

Der Nachweis einer Cholestase ist computertomographisch mit einer Treffsicherheit von 77–98% möglich ebenso wie die Lokalisation der Obstruktion, während die ätiologische Klärung der Obstruktion nur in 30 bis 72% der Fälle gelingt (Havrilla et al., 79, Inamoto et al., 82, Scherer et al., 78, Stanley et al., 77). Für die Diagnostik von Gallenblasentumoren wird eine Sensivität von etwa 80% angegeben (Wojtowicz u. Schulz, 80). Eine Artdiagnose dieser Tumoren ist computertomographisch nicht möglich.

8.1.4.4. CT im Rahmen der Gesamtdiagnostik

In der Diagnostik benigner Tumoren der Gallenblase ist die Ultraschalltomographie die Methode der Wahl und bedarf in der Regel keiner weiterführenden Diagnostik mit anderen bildgebenden Verfahren. Bei malignen Tumoren der Gallenblase und -gänge bedarf die Sonographie für eine präzisere Ausbreitungsdiagnostik der Ergänzung durch die Computertomographie. Bei Verdacht auf ein Gallengangskarzinom ist der Einsatz der endoskopisch retrograden Cholangiographie (ERC) und gegebenenfalls auch der perkutanen transhepatischen Cholangiographie (PTC) indiziert, da beide Methoden in der Lage sind mit einiger Sicherheit zwischen malignen und benignen Stenosen zu unterscheiden und auch therapeutisch wirksam zu werden (WOJTOWICZ u. SCHULZ, 86). Der Nachweis von papillennahen Tumoren gelingt am besten mit der endoskopisch retrograden Cholangio-Pankreatographie (ERCP) und mit der PTC. Hier gilt die Angiographie als wichtiges ergänzendes diagnostisches Verfahren und steht am Ende der insbesondere präoperativen Diagnostik.

8.1.4.5. Literatur

1. FISCHEDICK, A.-R., R.-P. MÜLLER: Computertomographische Diagnostik von Gallengangskarzinomen. Medizin. Welt *33* (1982) 936–938
2. HAVRILLA, Th. R., N. E. REICH, J. R. HAAGA, R. E. SEIDELMAN, A. M. COOPERMAN, R. J. ALFIDI: Computed tomography of the gallbladder. Amer. J. Roentgenol. *130* (1978) 1059–1067
3. INAMOTO, K., S. TANAKA, H. YAMASAKI, E. SUZUKI, Y. ISHIKAWA: Computed tomography of carcinoma of the ampulla of Vater. Fortschr. Röntgenstr. *136* (1982) 689–693
4. IZUMI, N., W. KOYAMA, T. IRIE, H. MIYAKAWA, Y. ITO, M. KANAYAMA, Y. HASUMURA, J. TAKEUCHI: Ultrasonography and computed tomography on adenomyomatosis of the gallbladder. Acta Radiol. Diagn. *26* (1985) 689–692
5. PEDROSA, C. S., R. CASANOVA, R. RODRIGUEZ: Computed tomography in obstructive jaundice. Part I. Radiology *139* (1981) 627–634
6. PEDROSA, C. S., R. CASANOVA, A. H. LEZANA, M. C. FERNANDEZ: Computed tomography in obstructive jaundice. Part II. Radiology *139* (1981) 635–645
7. REID, M. H., H. E. PHILLIPS: The role of computed tomography and ultrasound imaging in biliary tract disease. Surg. Clin. N. Amer. *61* (1981) 787–825
8. WOJTOWICZ, J., G. SCHULZ: Gallenwege. Computertomographie. In: M. LÜNING u. G. LIESS: Bildgebende Diagnostik abdominaler Erkrankungen. VEB Georg Thieme Verlag, Leipzig, 1986

8.2. Tumoren der Milz

8.2.1. Allgemeine Bemerkungen

Die Milz läßt sich computertomographisch fast immer gut darstellen. Die Formvariabilität erschwert jedoch eine Größeneinschätzung. Im Horizontalschnitt wird die maximale Längsachse bis zu 10 cm, und die senkrecht dazu verlaufende Querachse bis zu 6 cm als normal angesehen. Die kraniokaudale Ausdehnung soll beim Gesunden maximal 15 cm betragen (WEGENER, 81). Bei dem sog. Milzindex handelt es sich um das Produkt aus Länge, Breite und Dicke der Milz (LACKNER et al., 80). Diese Autoren fanden bei pathologischen Milzveränderungen einen Index von 450 und mehr. Eine Splenomegalie wird dann angenommen, wenn mindestens 2 der beschriebenen Achsen eindeutig die Normwerte überschreiten. Die Nachweisbarkeit diskreter Milzveränderungen wird durch intravenöse Kontrastmittel-Bolusinjektionen verbessert. Spezielle, kontrastverbessernde Präparationen mit Liposomen und wasser- oder fettlöslichen Kontrastmitteln haben bisher keinen breiten Eingang in die computertomographische Routinediagnostik der Milz gefunden (HAVRON et al., 81, VERMESS et al., 81).

Primäre Tumoren der Milz sind sehr selten. Vereinzelt wurden beobachtet Hämangiome, Lymphangiome, Hamartome, Fibrome, Myxome und Chondrome. Auch primäre maligne Tumoren wie Sarkome und das maligne Hämangioendotheliom gehören zu den Raritäten. Die Milz ist jedoch relativ häufig primärer und sekundärer Manifestationsort von Hodgkin- und Non-Hodgkin-Lymphomen. In der prätherapeutischen Diagnostik wird in 37,6—39% des Morbus Hodgkin und in 32,8% der Non-Hodgkin-Lymphome ein Milzbefall gefunden (BRUNETON u. SCHNEIDER, 86). Bei den autoptischen Befunden steigt diese Häufigkeit auf 60—72% an. Milzveränderungen sind häufiger bei Lymphomen vom histiozytären Typ zu finden als bei anderen Typen (FREEMAN et al., 76). Milzmetastasen können auftreten bei Ovarial-, Chorion-, Endometrium-, Mamma-, Bronchial-, Pankreaskarzinomen und bei malignen Melanomen (PIEKARSKI et al., 80). Oft sind diese Metastasen jedoch kleiner als 1 cm Durchmesser und damit an der Grenze oder unterhalb der Nachweisbarkeit durch die CT.

8.2.2. CT-Kriterien

Die Splenomegalie ist ein markantes, aber mehrdeutiges Merkmal. Maligne Lymphome gehen häufig mit einer Organvergrößerung einher, jedoch ist bei einer normal großen Milz ein Befall nicht ausgeschlossen. Weitere Ursachen für eine Milzvergrößerung sind die portale Hypertonie, die Milzvenenthrombose sowie eine Herzinsuffizienz. Hier sind die Organstrukturen in der Regel homogen. Nach Kontrastmittelinjektion lassen sich Kollateralgefäße erkennen. Auch entzündliche Prozesse, insbesondere Abszesse, können zu einer Splenomegalie führen (LEE et al., 83) (Abb. 8-13).

Bei malignen Lymphomen ist ein homogener oder miliarer Befall häufiger (73%) als solitäre oder multiple Herde (27%) (BRUNETON u. SCHNEIDER, 86). Ein diffuser Milzbefall mit Herden unterhalb der computertomographischen Nachweisgrenze ohne gleichzeitige Splenomegalie sind computertomographisch oft nicht zu erfassen. Eine Splenomegalie bei malignem Lymphom ist auch dann tumorverdächtig, wenn homogene Strukturen vorliegen. Etwas größere Infiltrate erscheinen als umschriebene, unscharf begrenzte hypodense Areale. Mögliche zentrale Tumornekrosen werden nach Kontrastmittelinjektion deutlicher abgebildet (Abb. 8-14; 8-15).

Metastasen imponieren als meist multiple kleine Herdbildungen von geringerer Dichte als das normale Milzgewebe. Sie führen seltener zu einer Milzvergrößerung. Die Größe der Einzelherde muß zwischen 1—2 cm Durchmesser liegen, um sie computertomographisch sichtbar machen zu können.

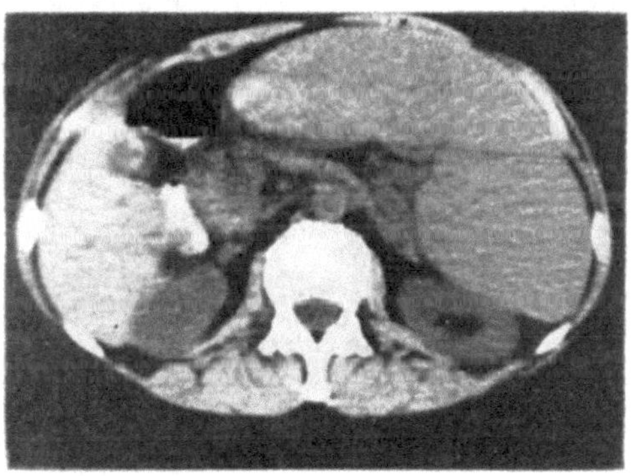

Abb. 8-13. Splenomegalie bei Zustand nach bakterieller Infektion.

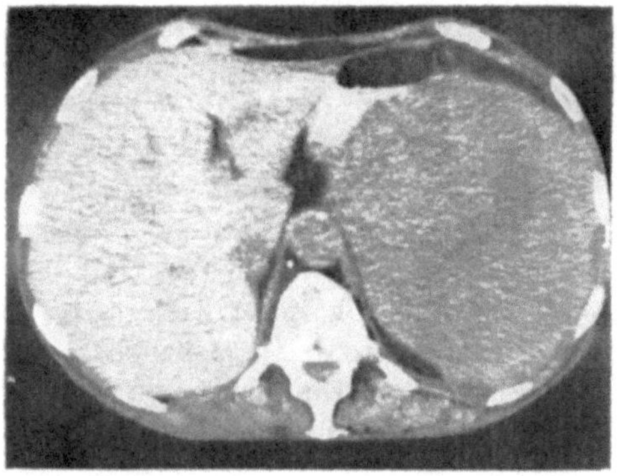

Abb. 8–14. Histologisch gesicherte Lymphogranulomatose der Milz. Deutliche Vergrößerung der Milz mit hypodensen Arealen.

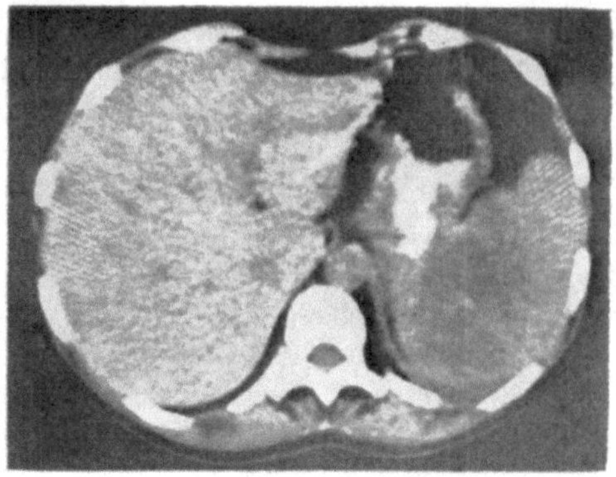

Abb. 8–15. Milzbefall bei Non-Hodgkin-Lymphom. Nekrotische Veränderungen in der Milz. Tumorinfiltration in den Magen.

8.2.3. Differentialdiagnostik

Ursachen für eine Splenomegalie können neben den tumorösen Erkrankungen auch hämodynamische Störungen im portalen Kreislauf sein, Speicherkrankheiten, infektiöse und entzündliche Milzerkrankungen sowie bestimmte Erkrankungen des Hämatopoetischen Systems. Die CT trägt hier nur sehr begrenzt zur Artdiagnose bei.

Milzabszesse täuschen mitunter einen nekrotischen Tumor vor und sind bei ähnlichem Kontrastmittelverhalten manchmal schwer zu diagnostizieren. Eine entsprechende klinische Symptomatik und zusätzliche perilienale Veränderungen wie Flüssigkeitsansammlungen können die Diagnose erleichtern (Abb. 8–16).

Zysten der Milz (echte Zysten, posttraumatische Zysten, Echinokokkuszysten) sind meist auf Grund ihrer glatten Zystenwand und ihres wasseräquivalenten Inhaltes in der Regel gut von nekrotischen Tumoren abgrenzbar. Echinokokkuszysten sind mit den

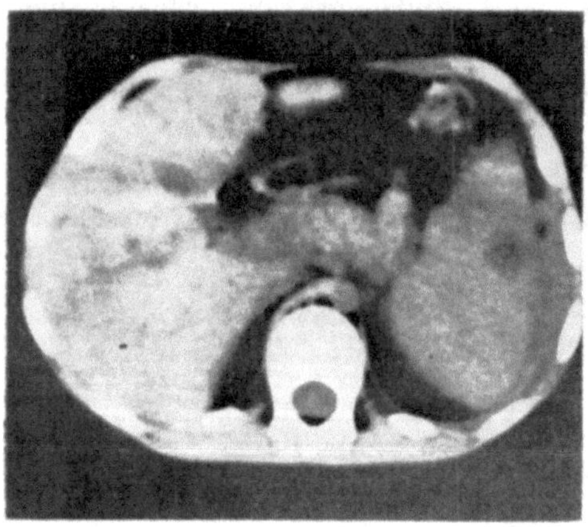

Abb. 8–16. Milzabszeß. Hypodense Einschmelzungshöhle. Umschriebene Exsudatbildung zwischen Milz und lateraler Thoraxwand.

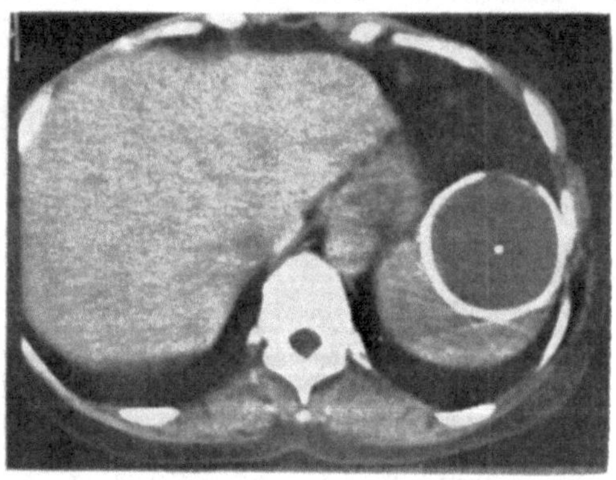

Abb. 8–17. Verkalkte Milzzyste bei Echinokokkose.

häufig nachweisbaren schalenförmigen Verkalkungen der Zystenwand ebenfalls zuverlässig diagnostizierbar (Abb. 8–17).

Der mitunter klinisch stumm verlaufende Milzinfarkt stellt sich als hypodenses Areal dar. Er kann bei längerem Bestehen einschmelzen und Pseudozysten oder bei Infektionen Abszesse ausbilden.

8.2.4. Ergebnisse der CT

Die Angaben zur diagnostischen Treffsicherheit der CT bei tumorösen Veränderungen der Milz beziehen sich im wesentlichen auf die Milzveränderungen bei malignen Lymphomen. Nach CASTELLINO et al., 84, wird für den Milzbefall beim Morbus Hodgkin eine globale Treffsicherheit der Computertomographie von 58% angegeben, die Sensitivität betrug 33% und die Spezifität 76%. Die geringe Sensitivität wird auch von GÜNTHER u. WOLFF, 85, sowie von BRUNETON u. SCHNEIDER, 86, bestätigt. Falsch negative Befunde in der Milz erhoben HONEGGER et al., 84, in 18% der Hodgkin-Patienten mit der CT. Vergleichsweise hierzu waren die sonographischen Ergebnisse mit nur 13% falsch negativer Befunde besser.

8.2.5. CT im Rahmen der Gesamtdiagnostik

In der Diagnostik von tumorösen Veränderungen der Milz sind heute die Ultraschalltomographie und die Computertomographie die Methoden der Wahl. Die Milz-Szintigraphie wird weniger häufig eingesetzt. Die Resultate der CT der Milz sind im Vergleich zur Ultraschalltomographie nur geringfügig besser (BÜCHELER et al., 85), so daß initial der Einsatz der Sonographie gerechtfertigt ist und die CT erst zur Abklärung unklarer Ultraschall-Befunde Anwendung findet. Für die Erfassung von Lymphom-Infiltrationen bei Splenomegalie wird der Computertomographie Vorrang gegeben (SCHULZ u. PÖTZSCHKE, 86). Die Angiographie hat bei der Diagnostik von Milztumoren an Bedeutung verloren und wird vorwiegend bei vaskulären Erkrankungen der Milzgefäße bzw. des Pfortaderkreislaufs eingesetzt.

8.2.6. Literatur

1. BRUNETON, J.-N., M. SCHNEIDER: Radiology of lymphomas. Springer-Verlag, Berlin—Heidelberg—New York—Tokyo, 1986
2. BÜCHELER, E., J. HAGEMANN, H. DENKHAUS: Wertigkeit der Computertomographie des Rumpfes. In: Die klinische Wertigkeit neuer bildgebender Verfahren. Hrsg.: W. FROMMHOLD, P. GERHARDT. Georg Thieme Verlag, Stuttgart—New York, 1985
3. BUURMANN, R., E. GRABBE: Milz. In: Ganzkörper-Computertomographie. Hrsg.: G. FRIEDMANN, E. BÜCHELER, P. THURN. Georg Thieme Verlag, Stuttgart, 1981
4. CASTELLINO, R. A., R. T. HOPPE, N. BLANK, S. W. YOUNG, C. NEUMANN, S. A. ROSENBERG, H. S. KAPLAN: Computed tomography, lymphography and staging laparotomy: Correlations in initial staging of Hodgkin disease. Amer. J. Roentgenol. *143* (1984) 37—41
5. FREEMAN, M. H., A. K. TONKIN: Focal splenic defects. Radiology *121* (1976) 689—692
6. FRICK, M. P., S. B. FEINBERG, M. K. LOKEN: Non-invasive spleen scanning in Hodgkin's and Non-Hodgkin's lymphoma. Comput. Tomogr. *5* (1980) 73—80
7. GÜNTHER, R., P. WOLFF: Lymphogranulomatose: Diagnostik durch konventionelle Röntgenuntersuchungen und Computertomographie. Strahlentherapie *161* (1985) 257—263

8. HARELL, G. S.: The current status of splenic computed tomography in patients with lymphoma. In: Contrast media in CT. Hrsg.: R. FELIX, E. KAZNER, O.-H. WEGENER. Excerpta medica, Amsterdam, 1981, S. 237–242
9. HAVRON, A., S. E. SELTZER, M. A. DAVIS, P. SHULKIN: Radiopaque liposomas: A promising new contrast material for computed tomography of the spleen. Radiology *140* (1981) 507–511
10. HONEGGER, H. P., R. OTTO, R. MAUER, U. METZGER, R. STREULI: Was leisten Computertomographie und abdominale Ultraschalluntersuchung beim „Staging" des Morbus Hodgkin? Schweiz. med. Wschr. *114* (1984) 475–481
11. LACKNER, K., G. BRECHT, R. JANSON, K. SCHERHOLZ, A. LÜTZELER, P. THURN: Wertigkeit der Computertomographie bei der Stadieneinteilung primärer Lymphknotenneoplasien. Fortschr. Röntgenstr. *132* (1980) 21–30
12. LEE, J. K. T., S. S. SAGEL, R. J. STANLEY: Computed body tomography. Raven Press, New York, 1983
13. LISSNER, J., U. SCHERER: Der Wert der Computertomographie bei Leber- und Milzerkrankungen. Röntgen-Blätter *32* (1979) 1–14
14. LORENZ, R., D. BEYER, G. FRIEDEMANN, U. MÖDDER: Grenzen der Differenzierung fokaler Milzläsionen durch Sonographie und Computertomographie. Fortschr. Röntgenstr. *138* (1983) 447–452
15. PIEKARSKI, J., M. P. FEDERLE, A. A. MOSS, S. S. LONDON: Computed tomography of the spleen. Radiology *135* (1980) 683–689
16. SCHERTEL: Computertomographie der Milz. Röntgen-Blätter *33* (1980) 91–99
17. SCHULZ, G., B. PÖTZSCHKE: Milz. Computertomographie. In: M. LÜNING u. G. LIESS: Bildgebende Diagnostik abdominaler Erkrankungen. VEB Georg Thieme Verlag, Leipzig, 1986
18. VERMESS, M., M. E. BERNARDINO, J. L. DOPPMAN, R. I. FISHER, J. L. VELASQUEZ, C. M. FULLER, A. RUSSO: Use of intravenous liposoluble contrast material for the examination of the liver and spleen in lymphoma. J. Comp. Ass. Tomogr. *5* (1981) 709–713
19. WEGENER, O.-H.: Gankörper-Computertomographie. S. Karger Verlag, Basel–München–Paris–London–New York–Sydney, 1981

8.3. Tumoren der Pankreas

8.3.1. Vorbemerkungen

Das Pankreas als vorwiegend retroperitoneal gelegenes Organ hat eine Größe von etwa 14–18 cm Länge, 3–9 cm Breite und 2–3 cm Dicke. In den meisten Fällen ist das Pankreas gekrümmt. Dabei nimmt der Durchmesser von Kopf zum Schwanz stetig ab (HAAGA et al., 76, KREEL et al., 77). Die Konturen des Pankreas sind in ca. 80% glatt begrenzt (lineare Form) und ca. 20% gelappt (lobulierte Form). Die durchschnittliche Dichte des normalen Pankreas liegt bei 30–45 HE.

Dorsal des Pankreas liegen die großen Gefäße wie die Aorta, die A. mesenterica superior, der Truncus coeliacus mit der A. hepatica communis und der A. lienalis sowie die großen Venen. Ventral vom Pankreas befindet sich der Magen, während das Duodenal-C den Pankreaskopf umfaßt. Weiterhin zeigt der Pankreaskopf enge Nachbarschaft zum Leberhilus und zur rechten Niere. Der Pankreasschwanz liegt nahe der Milz und der linken Niere. Auf Grund der geringen Dichteunterschiede läßt sich normalerweise der Inselapparat nicht von den übrigen Pankreasstrukturen abgrenzen. Der normalweite Ductus pancreaticus major ist im Computertomogramm nicht erkennbar, jedoch ist ein erweiterter Pankreasgang gut sichtbar. Das Pankreas dehnt sich schräg zur Körperachse aus und wird auf mehreren axialen Schichten dargestellt.

Unter den relativ seltenen gutartigen Tumoren ist das Zystadenom der häufigste

Tumor. Es neigt zur Malignisierung. Selten sind auch die endokrinen Inselzelltumoren, die nach ihrer endokrinen Aktivität auf Grund der Immunhistochemie und der Ultrastruktur differenziert werden in Insulinome, Glucagonome, Gastrinome, Somatostatinome, Lipome und Karzinoide. Gastrinome entarten wesentlich häufiger maligne als Insulinome. Das Pankreaskarzinom macht etwa 3% aller Krebsneuerkrankungen aus (GLÄSER, 75, BORG u. ROSENTHAL, 85). In den Industrieländern zeigt das Pankreaskarzinom eine zunehmende Tendenz. Die Ätiologie ist noch nicht hinreichend abgeklärt, jedoch scheinen bestimmte Eßgewohnheiten, Alkohol, Nikotin und Diabetes das Risiko zu erhöhen. Pathologisch-anatomisch handelt es sich in mehr als 80% der Tumoren um von den Pankreasgängen ausgehende szirrhöse Adenokarzinome oder Zystadenokarzinome, während die von den Azinuszellen ausgehende Adenokarzinome (muzinös, azinös) etwa 20% der Pankreaskarzinome ausmachen. Sie metastasieren früh lymphogen in die peripankreatischen und paraaortalen Lymphknoten sowie in die LK des Leberhilus. Hämatogene Metastasen finden sich vorzugsweise in der Leber und in den Lungen. Bei den engen Nachbarschaftsbeziehungen infiltrieren Pankreaskarzinome bevorzugt in Magen, Duodenum, Kolon, Milz und Leber.

Die Mehrzahl der Karzinome ist im Pankreaskopf lokalisiert (70–90%). Hierbei handelt es sich vorwiegend um die sogenannten periampullären Tumoren, die im Processus uncinatus, in der Papilla duodeni major und im ampullären Teil des Ductus choledochus lokalisiert sind. Etwa 20% der Karzinome treten im Bereich des Pankreaskörpers und -schwanzes auf. Nur etwa 10% zeigen das Bild eines diffusen Pankreasbefalls. Die endokrinen Pankreastumoren zeigen keine bevorzugte Lokalisation, sondern treten in allen Pankreasabschnitten mit etwa gleicher Häufigkeit auf.

Bei längerzeitigem symptomlosen Verlauf können Pankreaskarzinome eine beträchtliche Größe erreichen, ehe sie klinisch auffällig werden. Je nach Tumorlokalisation differieren die klinischen Symptome. Bei allen Lokalisationen finden sich Gewichtsverlust, abdominaler und Rückenschmerz, Anorexie und allgemeine Schwäche. Bei Tumoren im Bereich des Pankreaskopfes ist der Ikterus das Leitsymptom. Weitere häufige Hinweiszeichen sind Gallenblasenhydrops, Lebervergrößerung, Aszites und ein tastbarer Tumor. Karzinome im Bereich des Pankreaskörpers und -schwanzes können, bedingt durch die unmittelbare Nachbarschaft zum Magendarmtrakt, auch zu gastrointestinalen Blutungen sowie zu Übelkeit und Erbrechen führen. Ein Diabetes wird relativ häufig bei Pankreastumoren beobachtet.

Die relativ spät auftretende klinische Symptomatik führt dazu, daß vorwiegend fortgeschrittene, häufig bereits inoperable Pankreaskarzinome diagnostiziert werden.

8.3.2. Spezielle Untersuchungstechnik

Zur zuverlässigen Abgrenzung des Pankreaskopfes ist eine gute orale Kontrastierung der duodenalen C-Schlinge erforderlich. Die Gabe von Spasmolytika wie Buscopan kann die gleichmäßige Kontrastierung des Duodenums verbessern. Manchmal gelingt eine bessere Abgrenzung des Kopfes in Rechtsseitenlage des Patienten. Gleichzeitig kommt auch der Pankreasschwanz bei Überlagerung durch den Magenfundus besser zur Darstellung. Als übliche Schichtdicken reichen 8–10 mm Schichten aus, jedoch erfordern kleine Tumoren sowie die Darstellung des Pankreasganges 2 bis 4 mm Schichten. Intravenöse Kontrastmittelinjektionen, in der Regel in Form der gezielten Bolusinjektion, erweitern die Aussagen in der Tumorlokalisation sowie Ausbreitungs- und Differentialdiagnostik.

Als wertvoll hat sich der Einsatz der dynamischen CT erwiesen (CLAUSSEN u. LOCH-

NER, 83, KLÖPPEL et al., 85, SEIDEL u. LÜNING, 84). Hierbei werden 50–70 ml eines wasserlöslichen Kontrastmittels als Bolus i. v. injiziert in Verbindung mit einer sequentiellen Aufnahmeserie. Besonders kleinere und hormonaktive Tumoren können hiermit erst demaskiert und lokalisiert werden (BUCK u. BINDER, 82, ROSSI et al., 85).

Einen festen Stellenwert in der weiteren Abklärung von Raumforderungen des Pankreas hat die CT-gezielte Feinnadelbiopsie (BEAZLEY, 81, BOURBEAU et al., 79, LÜNING et al., 85, MITTY et al., 81, TRILLER et al., 83).

8.3.3. TNM-Klassifikation der Pankreastumoren

Die TNM-Klassifikation der UICC für das Pankreaskarzinom wird bisher nur begrenzt angewendet. Danach bedeutet

T 1 Tumor auf das Pankreas beschränkt
T 2 begrenzte direkte Ausbreitung (zum Duodenum, Gallengängen, Magen) bei noch bestehender Resektabilität
T 3 ausgedehnte direkte Tumorausbreitung. Tumor nicht resezierbar
N 0 keine regionären Metastasen
N 1 regionäre Lymphknotenmetastasen nachweisbar
M 0 keine Fernmetastasen
M 1 Fernmetastasen nachweisbar.

Im klinischen Staging entsprechen

Stadium 1 T 1–2, N 0, M 0
Stadium 2 T 3, N 0, M 0
Stadium 3 T 1–3, N 1, M 0,
Stadium 4 jedes M 1-Stadium.

8.3.4. CT-Kriterien

Die benignen *Zystadenome* stellen sich dar als runde zystische, uni- oder multilokuläre Raumforderungen. Die Dichtewerte liegen zwischen wasser- und weichteiläquivalent. Nach Bolusinjektion lassen sich solide Tumorkomponenten besser von den zystischen Strukturen differenzieren. Zystadenome können eine beträchtliche Größe erreichen. Die computertomographische Abgrenzung vom Zystadenokarzinom ist nicht möglich.

Von den *endokrin aktiven Tumoren* sind die Insulinome vorwiegend im Pankreaskörper und -schwanz, die Glucagon, Gastrin und Serotonin produzierenden Tumoren häufiger im Pankreaskopf und -körper lokalisiert. Im Nativ-CT sind diese meist kleinen, bis zu 2 cm im Durchmesser großen Tumoren dichtemäßig kaum vom umgebenden normalen Pankreasgewebe zu unterscheiden. Wenn diese Tumoren größer als 2 cm sind, können sie auch hyperdens erscheinen. Nach gezielter Bolusinjektion zeigen die meist hypervaskularisierten Tumoren ein deutliches Enhancement (BUCK u. BINDER, 81, DUNNICK et al., 80, GÜNTHER et al., 80, ROSSI et al., 85). Das unterschiedliche Verhalten unter Bolusinjektion kann diagnoserelevant sein bei der Abgrenzung gegenüber peripankreatischen Gefäßstrukturen (LÜNING u. HÜBENER, 86). Bei maligner Entartung zeigen diese Tumoren das Bild eines Pankreaskarzinoms. Computertomographisch läßt sich nicht immer beurteilen, ob ein nachweisbarer Tumor vom Inselapparat oder vom übrigen Pankreasgewebe seinen Ausgang genommen hat. Endokrinologische Untersuchungen können hier weiterführend sein.

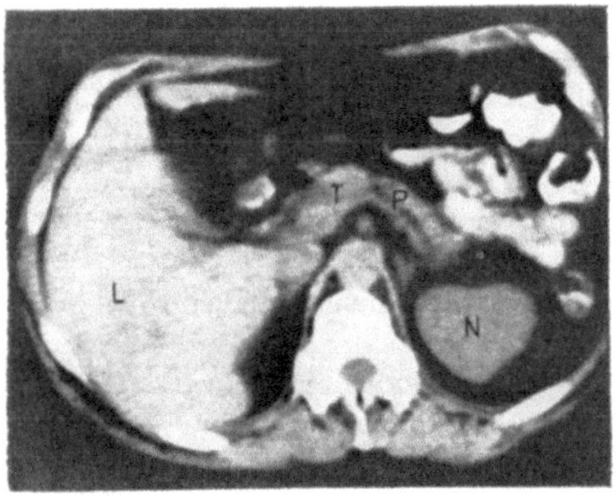

Abb. 8-18. Kleines Karzinom des Pankreaskopfes. Umschriebene homogene Verbreiterung des Kopfes. Dilatation des Ductus pancreaticus. (P Pankreas, T Tumor im Pankreaskopf, L Leber, N Niere links)

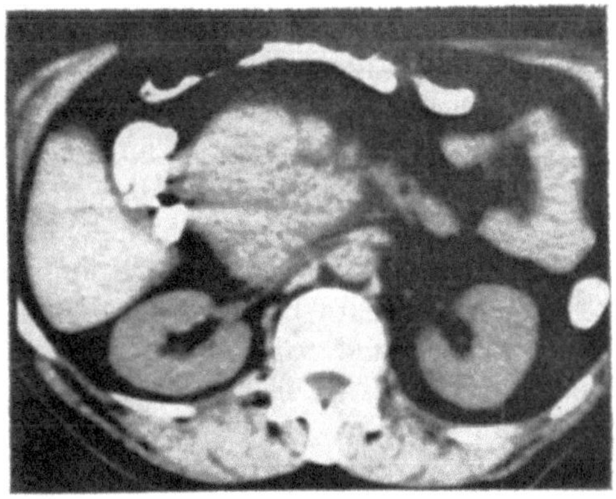

Abb. 8-19. Massive Vergrößerung des Pankreaskopfes bei histologisch gesichertem Pankreaskarzinom.

Bei den *Pankreaskarzinomen* lassen sich direkte und indirekte Tumorzeichen unterscheiden. Zu den direkten Zeichen gehört die lokalisierte solide Raumforderung mit lokaler Vergrößerung und Konturdeformität. Kleine isodense Tumoren zeigen dieses Zeichen nicht und können sich mitunter dem Nachweis entziehen. Bei größeren Tumoren mit gleichzeitiger Atrophie der übrigen Pankreasanteile findet sich ein „Kalibersprung". Eine Infiltration in die Umgebung äußert sich in einer Obliteration der umgebenden Fettschichten des Retroperitonealraumes. Das Pankreas ist dann nicht mehr von der Umgebung abgrenzbar. Auch die retroperitonealen Gefäße sind bei ausgedehnten Tumoren nicht mehr erkennbar. Eine Verbreiterung der A. coeliaca und/oder der A. mesenterica superior wird von Megibow et al., 81, als ein weiteres Hinweiszeichen angesehen und gilt als Ausdruck einer perivaskulären lymphatischen Infiltration. Häufig findet sich eine kolbige Auftreibung des Processus uncinatus mit Verdrängung der Vena mesenterica superior und Infiltration in das Duodenum. Eine diffuse Vergrößerung des Pankreas ist selten (Abb. 8-18; 8-19; 8-20; 8-21).

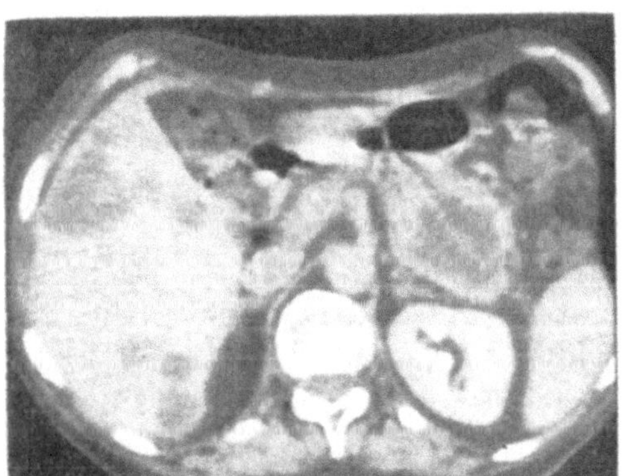

Abb. 8-20. Nekrotisches Karzinom des Pankreasschwanzes mit multiplen Lebermetastasen.

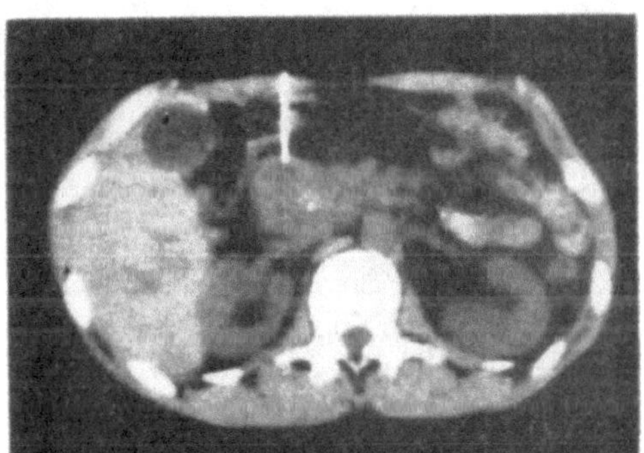

Abb. 8-21. Pankreaskopfkarzinom. CT-gezielte Feinnadelbiopsie.

Die Strukturen des Pankreaskarzinoms sind iso- oder hypodens. Nekrosen, die als hypodense Areale imponieren, sind ein weiteres direktes Hinweiszeichen. Mit Hilfe der dynamischen CT lassen sich die wenig von den stark vaskularisierten Tumoren unterscheiden (CLAUSSEN u. LOCHNER, 83, KLÖPPEL et al., 85) sowie auch Tumoranteile von Nekrosen besser abgrenzen. Indirekte Hinweiszeichen sind Dilatation der intra- und extrahepatischen Gallengänge, ein Gallenblasenhydrops und eine Dilatation des Ductus pancreaticus als Ausdruck einer Kompression des Gangsystems.

Weitere indirekte Hinweiszeichen auf ein Pankreaskarzinom sind vergrößerte peripankreatische und paraaortale Lymphknoten, Lebermetastasen und seltener tumorbedingter Aszites. Keines dieser Zeichen ist allein pathognomonisch für das Pankreaskarzinom, sondern erst die Kombination mehrerer Merkmale stützt den Verdacht auf ein Karzinom (HAERTEL et al., 80, LEE et al., 83).

Als Nachweisgrenze für das Pankreaskarzinom gilt im Nativ-Scan eine Volumenzunahme von mindestens 2 cm, während mit Hilfe der dynamischen CT Tumoren von bereits 1—2 cm nachgewiesen werden können (KUCKEIN, 80, SAGER et al., 81, CLAUSSEN u. LOCHNER, 83, KLÖPPEL et al., 83).

Das seltenere *Zystadenokarzinom* ist vorwiegend im Pankreaskopf lokalisiert. Es stellt sich als abgegrenzte, gelegentlich polylobuläre große Raumforderung dar. Feinere, röntgenologisch nicht erkennbare Verkalkungen können computertomographisch nachweisbar werden. Die zystischen Veränderungen sind mitunter von Septen durchsetzt. Nach Kontrastinjektion findet sich eine Dichteanhebung in der Zystenwand (CAROLL et al., 78, ERESUE et al., 85, WOLFMAN et al., 82). Der Nachweis einer peripankreatischen Infiltration und von Metastasen erleichtert die Differenzierung gegenüber dem benignen Zystadenom. *Pankreasmetastasen* können auftreten bei zahlreichen Organtumoren wie

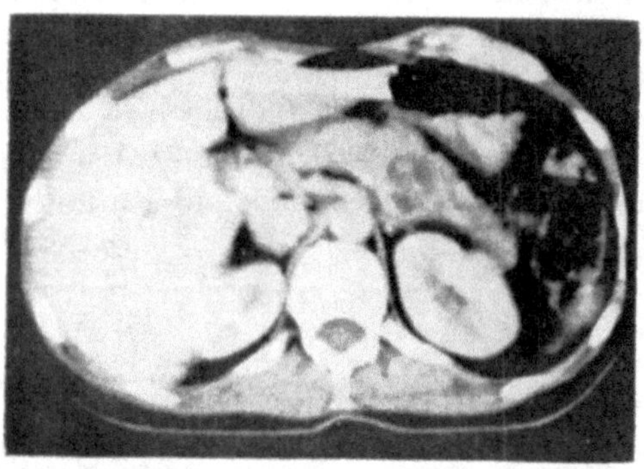

Abb. 8–22. Umschriebener runder Herd im mittleren Pankreasdrittel (Korpus). Histologisch bestätigte Metastase eines kleinzelligen Bronchialkarzinoms.

Bronchialkarzinomen, Mamma-, Schilddrüsen-, Ovarial- und Nierenkarzinomen sowie bei Hodentumoren. Sie sind in der Regel bei der Nativ-Untersuchung nicht vom normalen Pankreasgewebe abgrenzbar. Nach Bolusinjektion stellen sie sich als runde hypodense Herde dar. Kleine Metastasen entziehen sich leicht dem computertomographischen Nachweis (KRIEDEMANN et al., 86). (Abb. 8–22).

Maligne Lymphome machen nur etwa 0,2% aller malignen Tumoren des Pankreas aus. Häufiger als der primäre Befall ist die Infiltration von benachbarten befallenen Lymphknoten in das Pankreas. Das computertomographische Bild ähnelt dem primärer Pankreaskarzinome (BRUNETON u. SCHNEIDER, 86).

8.3.5. Differentialdiagnostik von Raumforderungen des Pankreas

Die *chronische Pankreatitis*, insbesondere die umschriebene Form, stellt die häufigste und oft auch schwierigste differentialdiagnostische Entität dar. Auch hier finden sich umschriebene Vergrößerungen einzelner Organabschnitte, Hypodensitäten und Erweiterung des Pankreasganges. Zusätzliche Verkalkungen und eine Atrophie der übrigen Organabschnitte können hinweisend auf einen chronisch-entzündlichen Prozeß sein. Das Kontrastmittelverhalten unterscheidet sich nicht wesentlich von dem der Karzinome. Besonders schwierig ist die Diagnostik dann, wenn sich auf dem Boden einer chronischen Pankreatitis ein Karzinom entwickelt (Abb. 8–23).

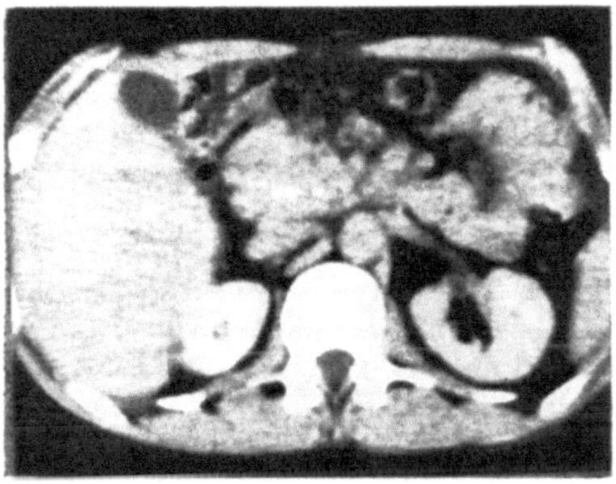

Abb. 8–23. Umschriebene Pankreaskopfvergrößerung mit Verkalkungen. Bioptisch gesicherte chronische Pankreatitis.

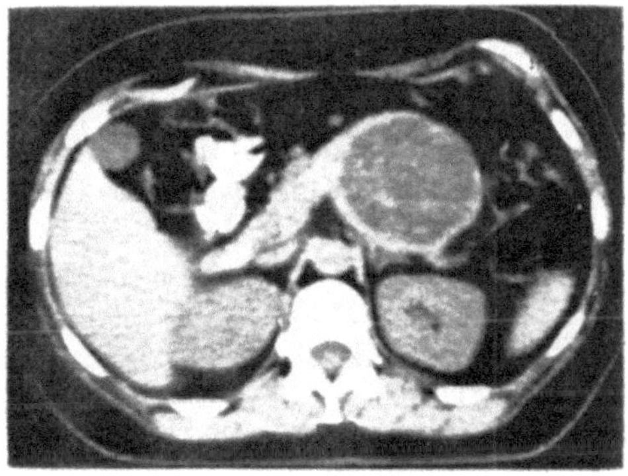

Abb. 8–24. Pseudozyste des Pankreasschwanzes.

Die *akute Pankreatitis* läßt sich in der Regel auf Grund typischer klinischer und laborchemischer Befunde diagnostizieren. Computertomographisch lassen sich eine ödematöse, eine hämorrhagisch-nekrotisierende und eine suppurativ-abszedierende Form unterscheiden. Die Abgrenzung zum Pankreaskarzinom ist in der Regel wenig problematisch (Grabbe et al., 82). *Pankreasabszesse* können ein nekrotisches Karzinom vortäuschen. Ein stärkeres Kontrast-Enhancement in den Randpartien nach Bolusinjektion sowie Flüssigkeitsspiegel oder Gaseinschlüsse erleichtern die Differenzierung vom Pankreaskarzinom (Federle et al., 81).

Pankreaszysten und *Pseudozysten* stellen sich als runde oder ovale glatt begrenzte Raumforderungen mit wasseräquivalenten Dichtewerten dar. Im Gegensatz zu den echten Zysten fehlt bei den Pseudozysten die Epithelauskleidung der aus narbigem Bindegewebe bestehenden Zystenwand. Nur wenn die Zysten und Pseudozysten infiziert sind, kann ihre Unterscheidung von einem nekrotischen Tumor Schwierigkeiten bereiten (Abb. 8–24).

8.3.6. Ergebnisse der CT

Die Angaben über die globale Treffsicherheit der CT in der Diagnostik des Pankreaskarzinoms schwanken zwischen 70 und 95% (Bücheler et al., 85, Ferrucci et al., 79, Fiegler et al., 80, Gmelin et al., 81, Haaga et al., 80, Kamin et al., 80, Lammer et al., 80, Lüning u. Hübener, 86, Mödder et al., 80, Kolmannskog et al., 82, Pistolesi et al., 80, SAGER et al., 81, SHEEDY et al., 77). Diese Angaben beziehen sich auf die Gesamtheit der diagnostizierten Pankreaskarzinome. Bei operablen Tumoren ist diese Rate deutlich geringer. So konnten MACKIE et al., 80, nur 47% der operablen Pankreaskarzinome computertomographisch nachweisen. Ähnliche Erfahrungen machten auch ARYAMA et al., 80. Dagegen konnten ITAI et al., 82, 8 von 11 resezierbaren Pankreaskarzinomen computertomographisch erfassen. Die Sensivität der CT wird von LÜNING und HÜBENER, 86, mit 65–90%, die Spezifität mit 90% angegeben. Die gleichen Autoren fanden für das Papillenkarzinom eine globale Treffsicherheit von 75% bei einer Sensivität von 80% und einer Spezifität von 70%. Bei den hormonaktiven Tumoren beträgt die globale Treffsicherheit 80–90% (LÜNING u. HÜBENER, 86, ROSSI et al., 85).

8.3.7. CT im Rahmen der Gesamtdiagnostik

Bei klinischem Verdacht auf eine Raumforderung im Bereich des Pankreas ist die Ultraschalltomographie als initiale Untersuchungsmethode zur Erfassung und Lokalisation indiziert. Bei Zysten und Pseudozysten kann die Sonographie als alleinige Untersuchungsmethode ausreichend sein. Bei soliden Prozessen und bei unklaren sonographischen Befunden muß die Computertomographie als komplementäre Methode eingesetzt werden. Sie ergänzt die Aussagen zur Tumorausbreitung und kann mit Hilfe der dynamischen CT und der CT-gezielten Feinnadelbiopsie die Diagnose definitiv sichern. Bei dem klinischen Bild der Cholestase mit Verdacht auf einen Papillentumor sind die ERCP und ggf. die PTC weiterführende diagnostische Verfahren. Sie können den Tumor exakter lokalisieren und ggf. durch Zangen- oder Saugbiopsie zur zytologischen oder histologischen Abklärung beitragen. Bei den hormonaktiven Pankreastumoren kann die dynamische CT diese Tumoren besser erfassen und lokalisieren. Bei kleineren Tumoren ist die Pankreasphlebographie mit selektiver Venenblutentnahme zur Hormonbestimmung oft empfindlicher als die CT. Kleine, unterhalb der computertomographisch erfaßbaren Größe liegende Insulinome sind mitunter bereits mit Hilfe der Arteriographie nachweisbar. In der präoperativen Diagnostik ist zur Klärung der Resektabilität und dem „vascular mapping“ für die Planung des chirurgischen Vorgehens die Angiographie weiterhin unverzichtbar.

8.3.8. Literatur

1. ARIYAMA, J., H. SHIRAKABE, S. SHIMAGUCHI, J. AUTENRIETH: Kritischer Vergleich der Untersuchungsmethoden bei der Frage nach einem Pankreaskarzinom. Fortschr. Röntgenstr. *133* (1980) 6–9
2. BEAZLEY, R. M.: Needle biopsy diagnosis of pancreatic cancer. Cancer *47* (1981) 1685–1687
3. BORG, S. A., S. ROSENTHAL: Handbook of cancer diagnosis and staging. J. Wiley & Sons, New York–Chichester–Brisbane–Toronto–Singapore, 1984
4. BOURBEAU, D., J. SYLVESTER, H. P. LEVESQUE, R. G. DUSSAULT, Y. BOIVIN, S. DUBE: Computerized axial tomography and fine-needle biopsy in surgery of the pancreas. Canad. J. Surg. *22* (1979) 29–33
5. BUCK, J., J. P. BINDER: Nachweis des Insulinoms im Pankreas durch die Röntgen-Computertomographie. Radiologe *22* (1982) 279–282
6. BÜCHELER, E., J. HAGEMANN, H. DENKHAUS: Wertigkeit der Computertomographie des Rumpfes. In: Die klinische Wertigkeit neuer bildgebender Verfahren. Hrsg.: W. FROMMHOLD, P. GERHARDT. Georg Thieme Verlag, Stuttgart–New York, 1985

7. Buurmann, R., E. Grabbe: Pankreas. In: Ganzkörper-Computertomographie. Hrsg.: G. Friedmann, E. Bücheler, P. Thurn. Georg Thieme Verlag, Stuttgart—New York, 1981
8. Carroll, B., W. F. Sample: Pancreatic cystadenocarcinoma: CT body scan and gray scale ultrasound appearance. Amer. J. Roentgenol. *131* (1978) 339—341
9. Clark, L. R., M. H. Jaffe, P. L. Choyke, E. G. Grant, R. K. Zeman: Pancreatic imaging. Radiol. Clin. N. Amer. *23* (1985) 484—501
10. Claussen, C., B. Lochner: Pankreaskarzinomdiagnostik durch Einsatz der dynamischen Computertomographie (Serien CT). Fortschr. Röntgenstr. *139* (1983) 389—393
11. Dunnick, N. R., J. A. Long, A. Krudy: Localizing insulinomas with combined radiographic methods. Amer. J. Roentgenol. *135* (1970) 747—752
12. Eresue, J., J. Drouillard, J.-G. Philippe, J.-L. Guibert, P. Roux, J. Tavernier: CT and US findings in pancreatic ductal tumours. Europ. J. Radiol. *5* (1985) 40—42
13. Federle, M. P., R. Brooke Jeffrey, R. A. Crass, V. van Dalsem: Computed tomography of pancreatic abscesses. Amer. J. Roentgenol. *136* (1981) 879—882
14. Ferrucci, J. T. jr., J. Wittenberg, A. R. Margulis: Pankreas: Relative merits. In: Alimentary tract radiology. Vol. III. Ed. by A. R. Margulis, H. J. Burhenne. Mosby Comp., St. Louis—Toronto, 1979
15. Fiegler, W., C. Claussen, J. P. Hedde: Vergleich Computertomographie, automatisierter Multisektorscanner (Octoson) und konventionellem Ultraschall bei Pankreaserkrankungen. Fortschr. Röntgenstr. *140* (1984) 50—53
16. Gläser, A.: Onkologie. VEB Verlag Volk und Gesundheit, Berlin, 1975
17. Gmelin, E., H.-D. Weiss, H.-D. Fuchs, M. Reiser: Vergleich der diagnostischen Treffsicherheit von Ultraschall, Computertomographie und ERPC bei der chronischen Pankreatitis und beim Pankreaskarzinom. Fortschr. Röntgenstr. *134* (1981) 136—141
18. Grabbe, E., H. G. Damman, M. Heller: Wert der Computertomographie für die Prognose der akuten Pankreatitis. Fortschr. Röntgenstr. *136* (1982) 534—537
19. Günther, R., F. Kummerle, J. Beyer: Lokalisationsdiagnostik von Inselzelltumoren durch Sonographie, Computertomographie, Arteriographie und selektive Hormonbestimmung. Fortschr. Röntgenstr. *135* (1981) 657—661
20. Haaga, J. R., R. J. Alfidi, M. G. Zelch, T. F. Meany, M. Boller, L. Gonzales, G. L. Jelden: Computed tomography of the pancreas. Radiology *120* (1976) 589—595
21. Haaga, J. R., R. J. Alfidi, T. R. Havrilla, R. Tubbs, L. Gonzales, T. F. Meany, M. A. Corsi: Definitive role of CT scanning of the pancreas. Radiology *124* (1977) 723—730
22. Haertel, M., W. Zaunbauer, W. A. Fuchs: Die computertomographische Morphologie des Pankreaskarzinoms. Fortschr. Röntgenstr. *133* (1980) 1—5
23. Haertel, M., W. Zaunbauer, J. Triller: Computer-Tomographie und Sonographie beim Pankreasneoplasma. Schweiz. med. Wschr. *110* (1980) 838—841
24. Itai, Y., T. Araki, A. Tasaka, M. Maruyama: Computed tomographic appearance of resectable pancreatic carcinoma. Radiology *143* (1982) 719—726
25. Kamin, P. D., M. E. Bernardino, S. Wallace, B.-S. Jing: Comparison of ultrasound and computed tomography in the detection of pancreatic malignancy. Cancer *46* (1980) 2410—2412
26. Klöppel, R., H. G. Schulz, S. Lieberenz: Zweijährige Erfahrung mit der dynamischen Computertomographie des Pankreas. Radiol diagn. *26* (1985) 31—39
27. Kolmannskog, F., E. Schrumpf, A. Bergan, S. Larsen: Diagnostic value of computer tomography in chronic pancreatitis. Acta Radiol. Diagn. *22* (1981) 649—655
28. Kolmannskog, F., E. Schrumpf, A. Bergan, S. Larsen: Diagnostic value of computed tomography in pancreatic carcinoma. Acta Radiol. Diagn. *23* (1982) 131—141
29. Kreel, L., M. Haertel, D. Kaiz: Computed tomography of the normal pancreas. J. Comp. Ass. Tomogr. *1* (1977) 290—299
30. Kreel, L.: Medical Imaging. HM and M. Publishers Ltd., Aylesbury, 1979
31. Kriedemann, E., K.-H. Rotte, K.-H. Dallüge, H. Grunau: Einsatz der CT beim Staging und Verlauf des kleinzelligen Bronchialkarzimoms. Arch. Geschwulstf. *56* (1986) 435—444
32. Kuckein, D.: Das Pankreasneoplasma im Computertomogramm. Röntgen-Blätter *33* (1980) 520—524

33. LAMMER, J., E. TÖLLY, M. HÖRMANN, G. ZALAUDEK: Pankreaskarzinom: Staging mittels dynamischer CT. Digit. Bilddiagn. *4* (1984) 121–126
34. LEE, J. K. T., S. S. SAGEL, R. J. STANLEY: Computed body tomography. Raven Press, New York, 1983
35. LÜNING, M., R. KURSAWE, D. LORENZ, A. MENZEL, W. SCHÖPKE, A. STARGARDT, E. HOPPE, R. MEYER: Reduktion des diagnostischen Aufwands durch CT-gestützte Feinnadelbiopsien bei Pankreasraumforderungen. Radiol. diagn. *25* (1984) 701–717
36. LÜNING, M., K.-H. HÜBENER: Pankreas. Computertomographie. In: M. LÜNING u. G. LIESS: Bildgebende Diagnostik abdominaler Erkrankungen. VEB Georg Thieme Verlag, Leipzig, 1986
37. MACKIE, C. R., J. DHORAJIWALA, H. O. BLACKSTONE, J. BOWIE, A. R. MOOSA: Value of new diagnostic aids in relations to the disease process in pancreatic cancer. Lancet II (1979) 385 bis 389
38. MEGIBOW, A. J., M. A. BOSNIAK, M. A. AMBOSE, E. R. BERANBAUM: Thickening of the celiac axis and/or superior mesenteric artery: A sign of pancreatic carcinoma on computed tomography. Radiology *141* (1981) 449–453
39. MITTY, H. A., S. C. EFREMIDIS, H.-C. YEH: Impact of fine-needle biopsy on management of patients with carcinoma of the pancreas. Amer. J. Roentgenol. *137* (1981) 1119–1121
40. MÖDDER, U., G. FRIEDMANN, E. BÜCHELER, A. BAERT, K. LACKNER, G. BRECHT, R. BUURMANN, N. RUPP, M. HELLER: Wert und Ergebnisse der Computertomographie bei Pankreaserkrankungen. Fortschr. Röntgenstr. *136* (1979) 57–61
41. PISTOLESI, G. F., C. PROCACCI, C. FUGAZZOLA, G. P. MARZOLI, P. PEDERZOLI, P. QUARTA COLOSSA: Place of computed tomography in pancreatic disease. Comparison with other radiological methods. Computerized Tomogr. *5* (1981) 115–157
42. ROSSI, P., A. BAERT, R. PASSARIELLO, G. SIMONETTI, P. PAVONE, P. TEMPESTA: CT of functioning tumors of the pancreas. Amer. J. Roentgenol. *144* (1985) 57–60
43. SAGER, W. D., D. ZUR NEDDEN, H. LEPUSCHÜTZ, G. ZALAUDEK, E. BODNER, R. FITTER, J. LAMMER: Computertomographische Diagnostik der Pankreatitis und des Pankreaskarzinoms. Computertomographie, Sonographie *1* (1981) 52–58
44. SEIDEL, K., M. LÜNING: Dynamische CT. Medizin aktuell *10* (1984) 443–447
45. SHEEDY, P. F., D. H. STEPHENS, R. R. MATTERY, R. L. MCCARTY: Computed tomography in the evaluation of patients with suspected carcinoma of the pancreas. Radiology *124* (1977) 731–736
46. TRILLER, J., F. TERRIER, P. PROBST: Computertomographisch gezielte Punktion des retroperitonealen Raumes. Computertomographie, Sonographie *3* (1983) 67–74
47. TRILLER, J., M. KAPPELER, T. CORAY, F. HALTER: CT und ERCP als Kombinationsuntersuchung bei Erkrankungen des Pankreas. Fortschr. Röntgenstr. *141* (1984) 483–490
48. WOLFMAN, N. T., N. A. RAMQUIST, N. KARSTAEDT, M. B. HOPKINS: Cystic neoplasms of the pancreas: CT and sonography. Amer. J. Roentgenol. *138* (1982) 37–41

8.4. Tumoren des Magen-Darm-Traktes

8.4.1. Allgemeine Bemerkungen

In der Diagnostik von Magen-Darm-Erkrankungen sind die konventionelle Röntgendiagnostik und die Endoskopie den anderen verfügbaren Untersuchungsmethoden überlegen und dominieren auch heute. Die Computertomographie zeigt besonders bei diesen Hohlorganen eine ungünstige Abbildungsgeometrie und ein unzulängliches räumliches Auflösungsvermögen. Hierdurch wird der Einsatz dieser Methode eingegrenzt. In

Problemfällen wird die CT zu komplementären Aussagen zur Tumorausbreitung in benachbarten Strukturen und Organen bei fortgeschrittenen Tumorstadien vor relevanten Therapie-Entscheidungen herangezogen.

8.4.2. Spezielle Untersuchungstechnik

Wichtig ist die orale Kontrastierung des Magen-Darm-Traktes mit 500—1000 ml einer 3%igen Lösung von Gastrografin oder eines anderen, geschmackskorrigierten jodhaltigen wasserlöslichen Kontrastmittels. Während bei Tumoren des Magens und Duodenums 300—500 ml der Kontrastmittel-Lösung, kurz vor der Untersuchung getrunken, ausreichen, sind für die Kontrastierung der distalen Dünndarmabschnitte und des Dickdarms mindestens 1000 ml KM-Lösung notwendig, die ca. 2 Stunden vor dem Untersuchungsbeginn getrunken werden sollten. Bei ausgedehnten Tumoren erleichtert eine gezielte Bolusinjektion die Abgrenzung des Tumors von den umgebenden Strukturen.

8.4.3. CT bei Magentumoren

Benigne Tumoren des Magens stellen sehr selten eine Indikation zur CT dar. Bei den seltenen Lipomen des Magens läßt sich auf Grund typischer Dichtewerte eine Artdiagnose stellen.

Bei den intramuralwachsenden Leiomyomen mit meist intakter Magenschleimhaut ermöglicht die CT ergänzende Aussagen zur Ausdehnung dieses Tumors. Artdiagnostische Aussagen sind in der Regel nicht möglich.

Frühe maligne Magentumoren (95% Adenokarzinome, selten Sarkome) lassen sich nur endoskopisch und mit der Röntgen-Doppelkontrastuntersuchung erfassen und stellen keine Indikation zur CT dar. Bei fortgeschrittenen Tumoren kann die CT vor relevanten Therapie-Entscheidungen zusätzliche Informationen zur lokalen Tumorausdehnung geben.

Bei den primären Magenkarzinomen finden sich als wesentliche Kriterien

- Verdickung der Magenwand mit/ohne endogastralen Veränderungen, Einengung des Lumens
- Verdickung der Magenwand mit Ausläufern in das paragastrale Gewebe
- Infiltration in benachbarte Organe wie Pankreas, Milz, Kolon
- paragastrale, paraaortale, retropankreatische, mesenteriale Lymphknotenvergrößerungen (Abb. 8–25).

Für die Erfassung und Beurteilung extraluminaler Tumorrezidive kann die CT von großem Wert sein (Mullin u. Shirkhoda, 85, Rotte et al., 83). Bei partiell resezierten Mägen und Rezidiven im Restmagen oder Stumpfkarzinomen ist das CT-Bild ähnlich wie bei den primären Magenkarzinomen und zeigt eine Verdickung der Magenwand sowie eine extragastrale Raumforderung mit Einengung des Lumens (Abb. 8–26).

Nach totaler Gastrektomie findet sich ein weichteildichter Tumor im Bereich des früheren Operations-Gebietes, häufig mit Einengung der Anastomose. Oft kann im CT-Bild nicht der Ursprung von der Anastomose oder von einem Lymphknoten differenziert werden. Der Wert der CT liegt besonders bei den röntgenologisch und endoskopisch nicht erfaßbaren Rezidiven in ihrer Lokalisierung und der Beurteilung ihrer Ausdehnung (Abb. 8–27).

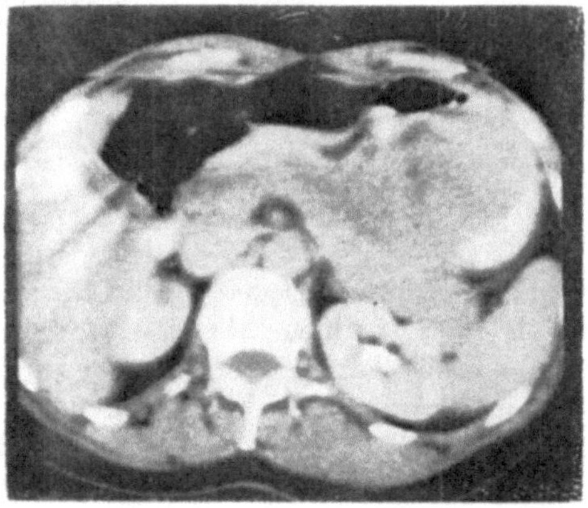

Abb. 8–25. Ausgedehnter polypöser Magentumor (Neurosarkom) mit breiter Infiltration in das Korpus pancreati.

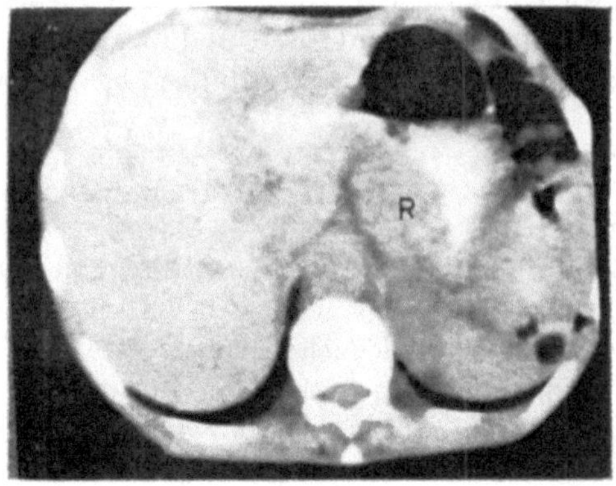

Abb. 8–26. Magenstumpf-Tumorrezidiv mit deutlichen Wandverdickungen und Infiltration in die Umgebung. (R Rezidiv)

Unter den malignen Lymphomen sind die Non-Hodgkin-Lymphome wesentlich häufiger als der Morbus Hodgkin im Magen manifestiert. Sie machen etwa 4–6% aller malignen Tumoren des Magens aus. Auch hier erfolgt die initiale Diagnostik mit Endoskopie und konventioneller Röntgendiagnostik. Der Einsatz der CT ergibt sich im Rahmen der prätherapeutischen Ausbreitungsdiagnostik. Computertomographisch finden sich Wandverdickungen und Infiltrationen in die Umgebung. Gleichzeitig können intraabdominale und retroperitoneale Lymphknotenvergrößerungen sowie ein eventueller Leber- und Milzbefall nachgewiesen werden. (Bruneton u. Schneider, 86, Crone-Münzebrock u. Brockmann, 83, Köster u. Harder, 82, Megibow et al., 83) (Abb. 8–28).

Die Grenzen der CT liegen bei kachektischen Patienten mit fehlendem intraperitonealem Fett, was eine Differenzierung der verschiedenen Oberbauchstrukturen voneinander erschwert. Artefaktbildungen, bedingt durch verbliebene metallene Operations-Clips sowie durch massive Gasansammlungen im Darm, schränken die Aussagefähig-

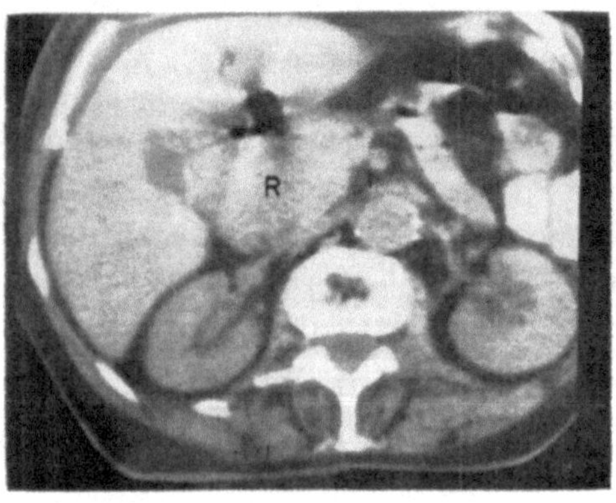

Abb. 8–27. Zustand nach totaler Gastrektomie wegen eines Adenokarzinom des Magens. Ausgedehntes extraluminales Tumorrezidiv nahe dem Leberhilus. (R Rezidiv)

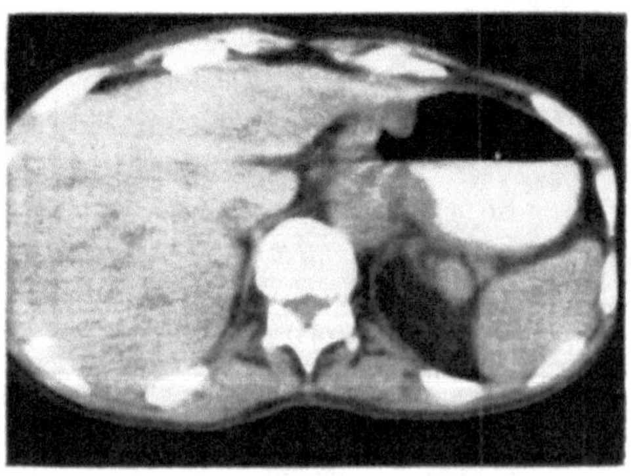

Abb. 8–28. Lymphogranulomatose des Magens. Deutliche Wandinfiltration an der kleinen Kurvatur.

keit dieser Methode ein. Ein unvollständiger Füllungszustand des Magens kann eine Wandinfiltration vortäuschen.

Gute Korrelationen zwischen den CT- und Operationsbefunden werden von zahlreichen Autoren angegeben (Balfe et al., 81, Grote et al., 84, Lackner et al., Moss et al., 81, Rotte und Kriedemann, 83). Es wurden jedoch bisher keine konkreten Angaben zur globalen Treffsicherheit sowie zur Sensivität und Spezifität der CT bei Magentumoren gemacht.

Bei der Klärung von Wandinfiltrationen und organüberschreitenden Veränderungen hat sich auch die Ultraschalltomographie bewährt (Aufschneiter, 81, Jenss, 82), jedoch konnten in einer vergleichenden Untersuchung zwischen Sonographie und CT Komaiko, 79, sowie Yeh u. Rabinowitz, 81, darauf hinweisen, daß die CT mehr relevante Zusatzinformationen geben kann. Der Einsatz der CT begrenzt sich auf die Ausbreitungsdiagnostik fortgeschrittener Magenkarzinome zur Klärung ihrer lokalen Operabilität und als Ausgangsbefund für die Planung einer hochdosierten Strahlentherapie (Oehler et al., 87). Vorgeschaltet sein müssen sowohl bei den primären Magentumoren wie auch in der Rezidivdiagnostik die Endoskopie und die konventionelle Röntgendiagnostik des Magens.

8.4.4. Tumoren des Dünndarms

In der Diagnostik von Dünndarmtumoren dominiert die konventionelle Röntgendiagnostik, die die Erfassung, exakte Lokalisierung und Differentialdiagnostik ermöglicht. Bei sehr ausgedehnten Tumoren spielt die CT nur eine begrenzte Rolle in der Erfassung des organüberschreitenden Wachstums, der mesenterialen Lymphknotenvergrößerungen sowie von Lebermetastasen und Aszites. Der Einsatz der CT bleibt auf Einzelfälle beschränkt, zumal primäre Dünndarmtumoren selten sind. Dünndarmkarzinome liegen meist unterhalb der computertomographischen Nachweisbarkeitsgrenze und werden auch heute am besten angiographisch abgeklärt. Häufiger als von primären Tumoren wird der Dünndarm von malignen Lymphomen befallen. Nach der konventionellen Röntgendiagnostik ist hier die CT indiziert zum Nachweis extraluminaler Tumormassen und kann ihre Beziehungen zu den benachbarten Darmschlingen und zum Retroperitonealraum klären. Insbesondere lassen sich retroperitoneale und mesenteriale Lymphknotenvergrößerungen erfassen wie auch ein gleichzeitiger Befall von Leber und Milz. Für die Beurteilung der Prognose und für die Therapie-Entscheidungen ist die Differenzierung zwischen einem alleinigen Dünndarmbefall und einer Infiltration in den Dünndarm von befallenen mesenterialen Lymphknoten oder von einer Generalisation der Erkrankung wichtig (Pagani et al., 81, Bruneton u. Schneider, 86).

8.4.5. Tumoren des Kolons, Sigmas und Rektums

8.4.5.1. Vorbemerkungen

Auch in der Diagnostik von Tumoren des Dickdarms, Sigmas und Rektums dominieren die Röntgen-Doppelkontrastuntersuchung und die Endoskopie. Bei benignen Kolontumoren besteht keine Indikation zur Computertomographie. Maligne Tumoren des Rektums und Sigmas machen 6,6% bei den Männern und 6,4% bei den Frauen an Krebsneuerkrankungen aus. Im übrigen Kolon sind es 5,6% bei den Männern und 8%

bei Frauen an Krebsneuerkrankungen in der DDR. Bei den fortgeschrittenen Kolonkarzinomen bestehen Indikationen zur CT zur Beurteilung der extraluminalen Tumorausbreitung und der Beziehungen zu den benachbarten Organen und Strukturen. Während in höheren Lokalisationen die CT nur vereinzelt eingesetzt wird, wird sie in der präoperativen Diagnostik fortgeschrittener Rektumkarzinome häufiger angewendet (Clark et al., 84, Koehler et al., 84, van Waes et al., 83). Hier ist das präoperative Staging bedeutungsvoll für die Therapie-Entscheidungen und Prognose. Die wesentlichste Indikation zur CT besteht jedoch in der Erfassung und Ausbreitungsdiagnostik von Rezidiven operierter Rektumkarzinome. Hier ist die CT die Methode der Wahl und in der Regel die einzige Methode, die die direkte Darstellung des Rezidivs ermöglicht.

In Ergänzung zur Untersuchungstechnik kann bei tiefsitzenden Karzinomen eine Kontrastierung des Rektums und Sigmas mit wasserlöslichem Kontrastmittel erforderlich sein. In der Regel markiert sich das gasgefüllte Rektum gut von den umgebenden Strukturen. Die Tampon-Markierung der Vagina erlaubt eine bessere Beurteilung der Tumorbeziehungen zur Vagina. Kontrastfüllung der Harnblase kann notwendig sein bei Verdacht auf Tumoreinbruch.

8.4.5.2. Stadieneinteilung

Die Klassifikation der UICC, 1987, gilt nur für Karzinome. Die histologische Diagnosesicherung ist erforderlich. Als Verfahren zur Bestimmung der T-Kategorie werden klinische Untersuchung, bildgebende Verfahren, Endoskopie und/oder chirurgische Exploration angegeben. Mit Ausnahme der Endoskopie kommen diese Verfahren auch für die Bestimmung der N-Kategorie in Frage. Nach dieser Klassifikation entspricht

T 1 Tumor infiltriert Submukosa
T 2 Tumor infiltriert Muscularis propria
T 3 Tumor infiltriert zur Subserosa, aber nicht in das peritonealisierte perikolische/perirektale Gewebe
T 4 Tumor perforiert das viszerale Peritoneum oder infiltriert direkt in andere Organe oder Strukturen
N 1 Metastasen in 1—3 perikolischen bzw. perirektalen LK
N 2 Metastasen in 4 oder mehr perikolischen bzw. perirektalen Lymphknoten
N 3 Lymphknotenmetastasen entlang eines benannten Gefäßstammes.

Vielfach wird jedoch noch das modifizierte Staging-System nach Dukes verwendet. Danach bedeutet

Stadium A Tumor auf Mukosa und Submukosa begrenzt
B 1 Infiltration in die Muskularis
B 2 Ausbreitung durch die Serosa
C Befall regionaler Lymphknoten
D Befall angrenzender Organe oder Fernmetastasen.

Die Aussagen der Computertomographie beziehen sich vorwiegend auf die Differenzierung der Stadien T 3 und T 4 bzw. von Dukes B und D.

8.4.5.3. CT-Kriterien

Bei Tumoren der höheren Kolonabschnitte finden sich unregelmäßige Wandinfiltrationen, die umschrieben oder zirkulär sein können. Das Darmlumen ist häufig eingeengt. Bei Infiltration in die umgebenden Strukturen kommt es zu unscharfen Organbegrenzungen.

Bei Lokalrezidiven operierter Kolonkarzinome lassen sich weichteildichte Raumforderungen im Bereich der Anastomase mit Einengung des Lumens und extraluminalem Tumoranteil nachweisen (SHIRKHODA et al., 84, ROTTE, 85) (Abb. 8–29). Bei prätherapeutisch untersuchten Rektumkarzinomen läßt sich eine Verdickung der Rektumwand nachweisen. Streifige, unscharf begrenzte Ausläufer weisen auf eine Infiltration in das pararektale Gewebe hin. Ausgedehnte Tumoren zeigen eine Infiltration in die Samenblase oder Prostata sowie in die Vagina, seltener in die inneren Genitalorgane der Frau, sowie in die Harnblase, Beckenbodenmuskulatur oder in das Kreuzbein. Diese Zeichen gelten als Inoperabilitätskriterien (Abb. 8–30).

Für die Erfassung von Rezidiven operierter Rektumkarzinome ist die CT am wertvollsten (ADALSTEINSSON et al., 81, FROMMHOLD u. HÜBENER, 81, GRABBE u. WINKLER, 79, HUSBAND et al., 80, KELVIN et al., 83, KLÖPPEL et al., 84, KUCKEIN, 81, REZNEK et al., 83, SCHEPKE et al., 82, ROTTE u. KRIEDEMANN, 82, WUNDERLICH et al., 83). Die Indikation zur CT ergibt sich aus den klinischen Beschwerden, dem klinischen Untersuchungsbefund und einem Anstieg der CEA-Werte (carcinoembryonic antigen).

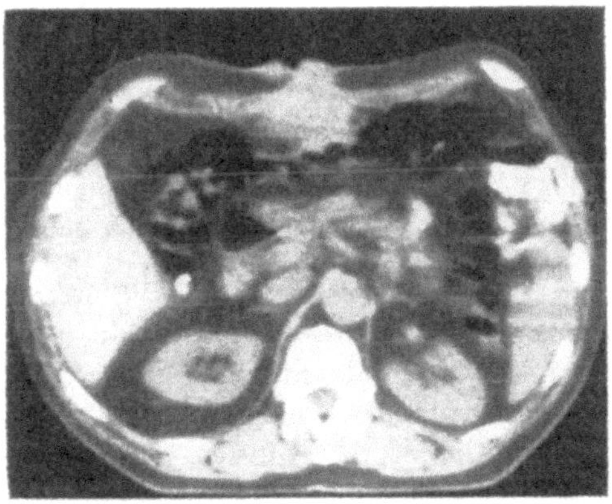

Abb. 8–29. Rezidiv eines Querkolon-Karzinoms mit Infiltration durch die ventrale Bauchwand.

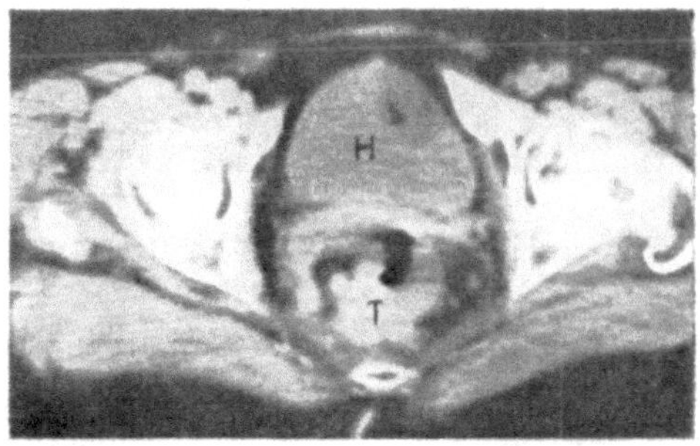

Abb. 8–30. Rektumkarzinom. Deutliche Wandverdickung mit intraluminalen Veränderungen und Infiltration in das pararektale Gewebe links. (T Tumor, H Harnblase)

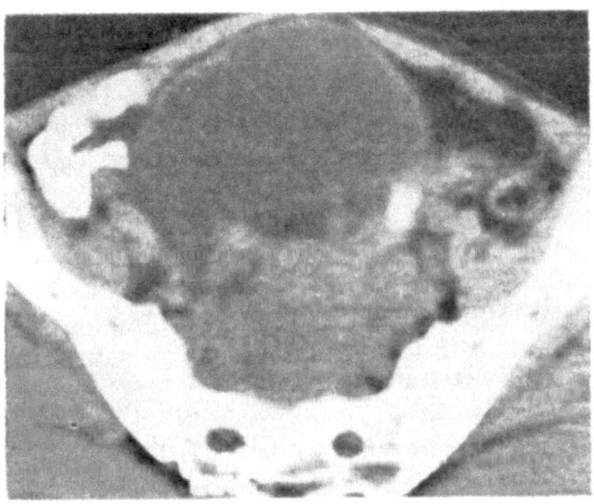

Abb. 8–31. Ausgedehntes polypös wachsendes Rezidiv eines nach Quenu operierten Rektumkarzinoms.

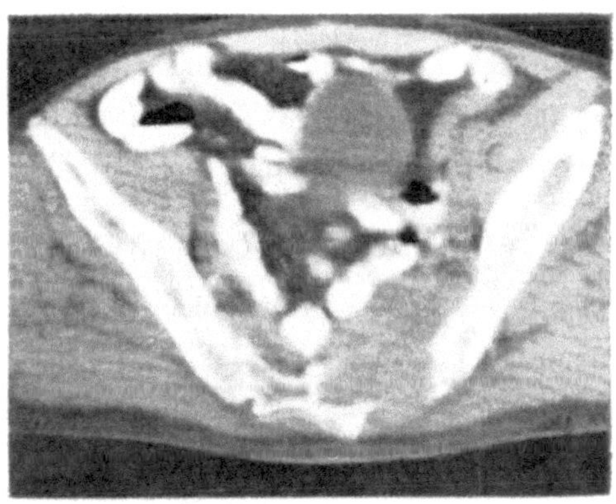

Abb. 8–32. Präsakrales Rezidiv eines Rektumkarzinoms mit Destruktion des Os sacrum und des linken Os ileum.

Das augenscheinlichste Merkmal ist eine präsakrale, unregelmäßig konturierte Raumforderung. Meist zeigt sie eine unregelmäßige Begrenzung. Diese Raumforderung kann homogene Strukturen zeigen mit Dichtewerten zwischen 40—60 HE, aber es können sich auch hypodense Nekrosen nachweisen lassen. Infiltrationen in die angrenzenden Muskeln wie M. obturetorius internus und M. piriformis, sowie in die Samenblase und Prostata, Harnblase und Vagina sind weitere Symptome. Destruktionen des Kreuz- und Steißbeins sind Ausdruck eines fortgeschrittenen Tumorrezidivs (Abb. 8–31; 8–32). Zuverlässig nachweisbar sind Rezidive ab einer Größe von etwa 2 cm Durchmesser. Kleinere Rezidive sind zwar wahrnehmbar, jedoch ist ihre Abgrenzung von postoperativen narbigen Veränderungen schwierig. Bei inhomogenen Raumforderungen mit z. T. liquiden Dichtewerten ist ein präsakraler Abszeß abzugrenzen (Abb. 8–33).

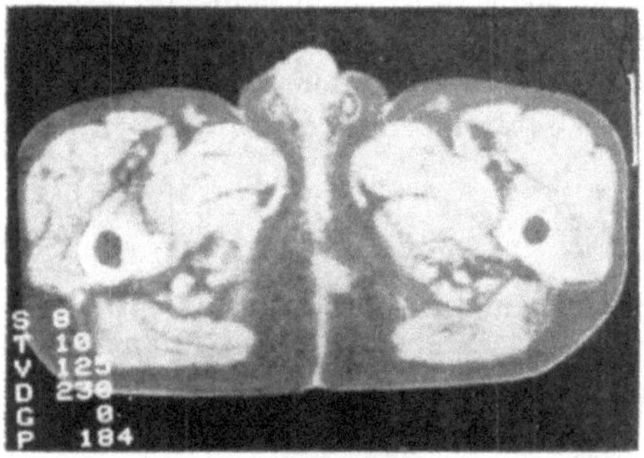

Abb. 8–33. Kleines perineales Tumorrezidiv bei Zustand nach Rektumamputation wegen eines Karzinoms.

Tumorrezidive nach Anterior-Resektion als kontinenzerhaltender Operation imponieren als extra- und intraluminale Raumforderung mit Wandverdickung und Lumeneinengung. Bei Tumoren des Analkanals lassen sich computertomographisch Infiltrationen in die ischiorektale Fossa und in das perirektale Fett sowie in den Glutäus und Destruktionen des Steißbeins nachweisen (Cohan et al., 85).

8.4.5.4. Ergebnisse der CT bei Rektumtumoren

In der präoperativen Diagnostik des Rektumkarzinoms konnten die computertomographischen Befunde in mehr als 90% durch die Operationsbefunde bestätigt werden. Bei fast 50% der Patienten beeinflußten die CT-Befunde das therapeutische Vorgehen (Koehler et al., 84).

Ähnliche Ergebnisse werden auch von Cohan et al., 85, bei der präoperativen CT-Diagnostik des Analkarzinoms mitgeteilt. Bei den meist inoperablen Rezidiven rektaler Karzinome fehlt in der Regel die chirurgische Bestätigung der CT-Befunde. Unter Bezugnahme auf bioptische Ergebnisse darf eine globale Treffsicherheit der CT von 85 bis 90% angenommen werden.

8.4.5.5. CT im Rahmen der Gesamtdiagnostik kolorektaler Tumoren

In der präoperativen Diagnostik spielen die Röntgen-Doppelkontrastuntersuchung des Kolons und die Endoskopie die dominierende Rolle. Nur bei Zweifel an der lokalen Operabilität ist die CT im Rahmen der Ausbreitungsdiagnostik indiziert. Komplementäre Aussagen ermöglicht die CT auch in der Diagnostik von Anastomosenrezidiven.

Bei postoperativen Rektumkarzinom-Rezidiven ist die CT die Methode der Wahl, die in dieser nun weder röntgenologisch noch endoskopisch einsehbaren Region einen zuverlässigen Rezidiv-Nachweis erlaubt. Der regelmäßige Einsatz der CT in der Tumornachsorge ist durchaus gerechtfertigt (GRABBE et al., 78, KUCKEIN, 81), aber nur dort konsequent durchführbar, wo ausreichende Untersuchungskapazitäten bestehen. Das CEA ist ein sehr sensibler Indikator für ein Rezidiv, der erst bei Abweichungen von der Norm den Einsatz der CT erfordert. Unklare präsakrale Raumforderungen können durch die CT-gezielte Feinnadelbiopsie abgeklärt werden. Bei mitunter schwierigen Zugangswegen für die Nadel zur Raumforderung sind hier die Punktionsergebnisse nicht ganz so gut wie bei anderen Tumorlokalisationen.

8.4.5.6. Literatur

1. ADALSTEINSSON, B., B. GLIMELIUS, S. GRAFFMAN, A. HEMMINGSSON, L. FAHLMAN, A. RIMSTEIN: Computed tomography of recurrent rectal carcinoma. Acta Radiol. Diagn. *22* (1981) 669–672
2. AUFSCHNEITER, M.: Das sonographische Bild des diffusen infiltrierenden Magentumors. Fortschr. Röntgenstr. *134* (1981) 677–682
3. BALFE, D. M., R. E. KOEHLER, N. KARSTAEDT, R. J. STANLEY, S. S. SAGEL: Computed tomography of gastric neoplasms. Radiology *140* (1981) 431–436
4. BORG, S. A., S. ROSENTHAL: Handbook of cancer diagnosis and staging. J. Wiley & Sons, New York—Chichester—Brisbane—Toronto—Singapore, 1984
5. BRUNETON, J.-N., M. SCHNEIDER: Radiology of lymphomas. Springer-Verlag, Berlin—Heidelberg—New York—Tokyo, 1986
6. CLARK, J., M. BANKOFF, B. CARTER, T. J. SMITH: The use of computerized tomography scan in the staging and follow-up study of carcinoma of rectum. Surg. Gynec. & Obst. *159* (1984) 335–342
7. COHAN, R. H., P. M. SILVERMAN, W. M. THOMPSON, R. A. HALVORSEN, M. E. BAKER: Computed tomography of epithelial neoplasms of the anal canal. Amer. J. Roentgenol. *145* (1985) 569–573
8. CRONE-MÜNZEBROCK, W., R. MAAS, K. F. GÜRTLER, F. BRASSOE: Computertomographische und sonographische Diagnostik und Verlaufskontrolle beim malignen Lymphom des Magens. Fortschr. Röntgenstr. *139* (1983) 676–680
9. FROMMHOLD, W., K.-H. HÜBENER: The role of computerized tomography in the after care of patients suffering from a carcinoma of the rectum. Computerized Tomogr. *5* (1981) 161–168
10. GRABBE, E., R. WINKLER: Radiologische Diagnostik nach abdominoperinealer Rektumamputation. Fortschr. Röntgenstr. *131* (1979) 127–135
11. GROTE, R., W. DÖHRING, H.-J. MEYER, W. SCHMIED, D. LÖHLEIN: Computertomographie bei malignen Tumoren des Magens. Fortschr. Röntgenstr. *141* (1984) 654–660
12. HUSBAND, J. E., N. J. HODSON, C. A. PARSONS: The use of computed tomography on recurrent rectal tumors. Radiology *134* (1980) 677–682
13. JENSS, H.: Die Bedeutung der Sonographie für die Magen- und Darmdiagnostik. Internist *23* (1982) 541–547
14. KLÖPPEL, R., M. WEHR, F. KAMPRAD: CT nach abdominosakraler Rektumamputation — eine methodenkritische Studie. Radiol. diagn. *25* (1984) 497–505
15. KOEHLER, P. R., M. A. M. FELDBERG, P. F. G. M. VAN WAES: Preoperative staging of rectal cancer with computerized tomography. Cancer *54* (1984) 512–516
16. KOMAIKO, M. S.: Gastric neoplasms: Ultrasound and CT evaluation. Gastrointest. Radiol. *4* (1979) 131–137
17. KÖSTER, C., TH. HARDER: Computertomographische und sonographische Therapiekontrolle beim Non-Hodgkin-Lymphom des Magens. Fortschr. Röntgenstr. *137* (1982) 727–729
18. KUCKEIN, D.: Das Rektumkarzinom-Rezidiv im Computertomogramm. Computertomographie, Sonographie *1* (1981) 17–21
19. LACKNER, K., G. WEIAND, O. KÖSTER, K. ENGEL: Computertomographie bei Tumoren des Ösophagus und Magens. Fortschr. Röntgenstr. *134* (1981) 364–370
20. LEE, J. K. T., E. LEVINE, R. G. MOFFAT, L. R. HERMRECK: Computed tomographic staging of malignant gastric neoplasms. Radiology *133* (1979) 151–155

21. MEGIBOW, A. J., E. J. BALTHAZAR, D. P. NAIDICH, H. A. BOSNIAK: Computed tomography of gastrointestinal lymphoma. Amer. J. Roentgenol. *141* (1983) 541—547
22. MEYER, J. E., D. E. DESORETZ, L. L. GUNDERSON, P. STARK, D. KOPOUS: CT evaluation on locally advanced carcinoma of the distal colon and rectum. J. Comp. Ass. Tomogr. *7* (1983) 265—267
23. MULLIN, D., A. SHIRKHODA: Computed tomography after gastrectomy in primary gastric carcinoma. J. Comp. Ass. Tomogr. *9* (1985) 30—33
24. OEHLER, W., A. LESSEL, J. HÜTTNER: Ergebnisse der Hochvolt- und Neutronentherapie in der Behandlung des Anastomosenrezidivs beim operierten Magenkarzinom. Arch. f. Geschwulstforsch. *57* (1987) 53—60
25. PAGANI, J. J., M. E. BERNARDINO: CT radiographic correlation of ulcerating small bowel lymphoma. Amer. J. Roentgenol. *136* (1981) 998—1000
26. REZNECK, R. H., F. G. WHITE, J. W. R. YOUNG, J. KELSEY, R. J. NICHOLLS: The appearance on computed tomography after abdominoperineal resection for carcinoma of the rectum. Brit. J. Radiol. *56* (1983) 237—240
27. ROTTE, K.-H., E. KRIEDEMANN: Diagnostik präsakraler Tumorrezidive nach Rektumexstirpation mit Hilfe der Computertomographie. Dt. Zschr. Verdauungs- u. Stoffwechselkrh. *42* (1982) 203—209
28. ROTTE, K.-H., E. KRIEDEMANN: Möglichkeiten und Grenzen der Computertomographie in der Diagnostik des fortgeschrittenen Magenkarzinoms und des Tumorrezidivs. Arch. f. Geschwulstforsch. *52* (1983) 449—457
29. ROTTE, K.-H.: Die Computertomographie in der Rezidivdiagnostik des Rektum- und Kolonkarzinoms. Zbl. Chir. *110* (1985) 89—92
30. SCHEPKE, P., W. HAUBNER, T. HAGER: CT nach Rektumamputation. Eine radiologisch-klinische Nachuntersuchung. Radiologe *22* (1982) 162—165
31. SHIRKHODA, A., E. V. STAAB, L. A. BUNCE, C. A. HERBST, W. H. MCCARTNY: Computed tomography in recurrent or metastatic colon cancer: Relation to rising serum carcinoembryonic antigen. J. Comp. Ass. Tomogr. *8* (1984) 704—708
32. VAN WAES, P. F. G. M., P. R. KOEHLER, M. A. A. FELDBERG: Management of rectal carcinoma: Impact of computed tomography. Amer. J. Roentgenol. *140* (1983) 1137—1142
33. WUNDERLICH, M., R. SCHIESSEL, E. KORVATS, R. RAUHS, W. SEIDL, H. IMHOF, P. HAJEK: Der Wert der Computertomographie des kleinen Beckens zur frühzeitigen Diagnose von Lokalrezidiven nach operiertem Rektumkarzinom. Wien. klin. Wschr. *95* (1983) 291—294
32. YEH, H. C., J. G. RABINOWITZ: Ultrasonography and computed tomography of gastric wall lesions. Radiology *138* (1981) 405—410

8.5. Tumoren und Metastasen der Peritonealhöhle und der Bauchdecke

8.5.1. Allgemeine Bemerkungen

Die Wände der Bauchhöhle werden von den aus mesothelialen Zellen bestehendem Peritoneum ausgekleidet. Die Mesenterien sind zarte, vom Mesenchym abstammende Bindegewebsblätter, die auf beiden Seiten von Peritoneum überdeckt sind und die intraperitoneale Darmabschnitte über Blut- und Lymphgefäße sowie Nerven mit dem Retroperitonealraum verbinden (HARDER et al., 83). Aus einem Teil des embryonal angelegten Mesenterium dorsale entwickelt sich das Omentum majus, welches ventral den Dünndarm und das Querkolon nahezu vollständig bedeckt. Der an die große Kurvatur des Magens angrenzende Teil des Omentum majus wird als Ligamentum gastrocolicum bezeichnet. Die Bursa omentalis ist eine mit Peritoneum ausgekleidete Tasche und liegt vorwiegend hinter dem Magen mit Ausbuchtungen zwischen Magen und Kolon transversum und Aussackungen zwischen V. cava inferior und dem abdominalen Teil des Ösophagus.

Normalerweise sind die Peritonealfalten im Computertomogramm nicht erkennbar, wohl aber darin enthaltene Lymphknoten und Gefäße. Sie werden sichtbar bei Verdickungen durch Flüssigkeitsansammlungen oder durch tumoröse Veränderungen. Das Mesocolon transversum unterteilt die Bauchhöhle in Kompartimente, so das superiore und das inferiore mesocolische Kompartiment. Die wesentlichsten Kompartimente im Bereich des Beckens sind bei der Frau der Douglassche Raum, beim Mann die rektovesikale und die paravesikalen Rezessi. Die Kenntnis der unterschiedlichen Kompartimente erleichtert das Verständnis der Ausbreitungswege von intraperitonealen Flüssigkeitsansammlungen, Abszessen sowie Tumoren und Metastasen.

Primäre Tumoren des Peritoneums sind selten. In der Mehrzahl der Fälle handelt es sich um Mesotheliome und myxomatöse Tumoren (Lee et al., 83, Yeh et al., 80, Whitley et al., 82). Diese Tumoren können mit Aszites einhergehen. Das seltene benigne Desmoid entwickelt sich aus deu fibrösen Strukturen des Mesenteriums.

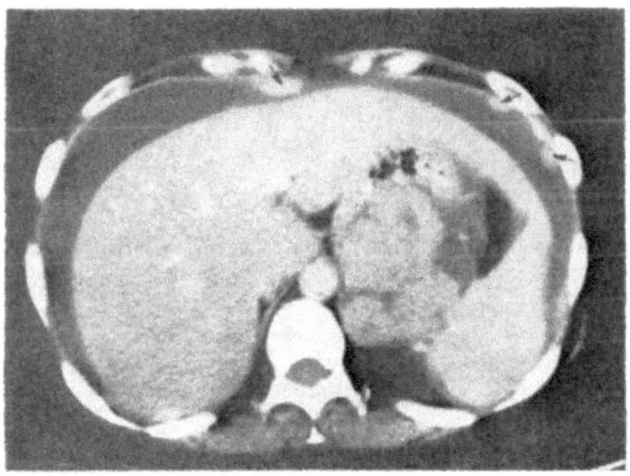

Abb. 8–34. Aszites mit kleinen, ventral gelegenen Peritonealmetastasen bei Ovarialkarzinom. (→)

Wesentlich häufiger sind peritoneale Metastasen, die besonders bei Magen-, Kolon-, Pankreas-, Ovarial-, Uterus- sowie Gallenblasen- und -gangskarzinomen auftreten. Als bevorzugte Orte einer peritonealen Metastasierung gelten die Oberflächen parenchymatöser Organe wie der Leber, der Douglas-Raum, die Mesenterialwurzel, das Mesosigmoid sowie der rechte parakolische und der rechte subphrenische Raum. Peritoneale Metastasen von Tumoren des Gastrointestinaltraktes und der weiblichen Genitalorgane breiten sich per continuitatem an der Oberfläche des viszeralen Peritoneums aus. Weitere Ausbreitungswege sind durch die Mesenterialblätter, entlang der Ligamenta sowie auf Lymph- oder hämatogenem Wege (Abb. 8–34).

Primäre mesenteriale Tumoren sind relativ selten. Als benigne Tumoren kommen Fibrome, Neurofibrome, Myxome, Myome, Lipome vor. Diese Tumoren zeigen z. T. eine Tendenz zur malignen Entartung. Als maligne Tumoren treten auf die differenzierten und undifferenzierten Lipo-, Myxo-, Leiomyo- und Angiosarkome sowie spindelzellige und polymorphzellige Sarkome (Triller und Robotti, 84). Häufiger sind mesenteriale Zysten, die meist embryonalen Ursprungs sind und vorwiegend einen chylolymphatischen Aufbau zeigen (Stout et al., 63, Tondury, 70). Mesenteriale Tumoren entwickeln sich in der Regel innerhalb der peritonealen Blätter des Mesenterium, Mesokolon sowie des Omentum majus. Bevorzugt wird das Mesenterium von Jejunum und Ileum sowie das Mesokolon (Triller und Robotti, 84). Seltener sind Tumoren im Omentum oder intraligamentär lokalisiert (Stout et al., 63).

Primäre Tumoren des Mesenteriums zeigen lange Zeit keine klinischen Symptome und können sich infolge ihrer nahezu ungehinderten Wachstumsmöglichkeiten innerhalb des Abdomens zu einer beträchtlichen Größe entwickeln, bis sie klinische Beschwerden wie Schmerzen, Obstipation, Erbrechen oder Atemnot verursachen. Als charakteristischer klinischer Befund gilt ein palpabler und mobiler Abdominaltumor. Im Vergleich zu den primären Mesenterialtumoren wird das Mesenterium und das Omentum relativ häufig befallen bzw. mitbeteiligt bei malignen Lymphomen wie den Non-Hodgkin-Lymphomen und der Lymphogranulomatose. So wurden von Whitley et al., 82, in 30% der Non-Hodgkin-Lymphome computertomographisch ein Befall der mesenterialen Lymphknoten beobachtet. Die Abgrenzung mesenterialer Lymphknoten von retroperitonealen Lymphknoten wird durch die Lagebeziehungen zur Aorta und Vena cava inferior erleichtert. Mesenteriale Lymphknoten liegen vor den großen Gefäßen, während retroperitoneale LK lateral oder hinter den großen Gefäßen lokalisiert sind.

Häufig ist auch eine direkte Infiltration in das Omentum oder Mesenterium bei ausgedehnten gastrointestinalen Tumoren oder Pankreaskarzinomen zu beobachten.

Metastasen im Mesenterium und Omentum haben ihren bevorzugten Ausgangsort von Primärtumoren des Pankreas und der Ovarien (Lee et al., 83, Levitt et al., 78).

Tumoren der Bauchwand gehen von bindegewebigen Strukturen aus. Als benigne Tumoren finden sich Lipome, Fibrome, Myome und Neurinome. Häufigste maligne Tumoren sind die Lipo-, Fibro-, Neuro- und Rhabdomyosarkome. Insgesamt sind primäre Bauchwandtumoren selten. Häufiger infiltrieren maligne Lymphome in die Bauchwand. Direkte Tumorinfiltration in die Bauchwand ist auch nachweisbar bei ausgedehnten Karzinomen des Magens und Kolons. Hämotogene Metastasen sind hier relativ selten.

8.5.2. CT-Kriterien

Benigne Peritonealtumoren wie Desmoidtumoren imponieren im Computertomogramm als scharf begrenzte und gut umschriebene Weichteiltumoren, die die benachbarten intestinalen Strukturen verdrängen (Baron et al., 81, Lee et al., 83). Karzinoide können als weichteildichte Raumforderungen strahlige Ausläufer zeigen (Gould und Johnson, 86). Sie sind bevorzugt lokalisiert im rechten oberen Quadranten (Lee et al., 83). Primäre peritoneale Mesotheliome wachsen meist entlang der peritonealen Oberfläche und imponieren als fokale plaquesartige Tumoren mit Verdickung der mesenterialen Blätter. In der Regel findet sich ein begleitender Aszites (Yeh und Chaninian, 80, Whitley et al., 82).

Maligne Lymphome, insbesondere die Non-Hodgkin-Lymphome, breiten sich über die Lymphwege zunächst in die mesenterialen Lymphknoten aus, seltener disseminieren sie an der peritonealen Oberfläche und sind dann oft nicht von disseminierten Karzinommetastasen zu unterscheiden. Peritoneale Metastasen von Tumoren des Gastrointestinal- und Urogenitaltraktes breiten sich häufig per continuitatem an der Oberfläche des viszeralen Peritoneums aus.

Nach Mödder et al., 82, Lorenz et al., 82, werden direkte und indirekte Zeichen einer Peritonealkarzinose unterschieden. Zu den direkten Zeichen gehören: Verdickung und unregelmäßige Konturierung des parietalen Peritoneums (39% der Pat.), plattenförmige Verdickung des Omentum majus, als Hinweis auf Tumorinfiltration, „omental cake" (in 22%), außerhalb des Darmlumens gelegene, nicht kontrastierte Raumforderungen (15,3%), und Verdickung der Zwerchfellschenkel (13,6%). Indirekte computertomographische Zeichen sind Aszites (54,2%) und eine netzig-streifige Zeichnung des mesenterialen und parametranen Fett- und Bindegewebes (40,7%). MÖDDER et al., 82, konnten in 85% ihrer Fälle computertomographisch den Nachweis einer peritonealen Metastasierung erbringen (Abb. 8–35). Bei muzinösen Zystadenokarzinomen des Ovars und der Appendix kann nach Ruptur des Tumors das Peritoneum mit muzinösem Material bedeckt werden. Hieraus können sich disseminierte zystenähnliche Metastasen entwickeln. Größere derartige Metastasen sind mitunter kaum von multilokulärem abgekapseltem Aszites zu unterscheiden.

Bei ausgedehntem Aszites können unter günstigen Bedingungen Metastasen ab 2 bis 3 mm Durchmesser nachgewiesen werden (LEE et al., 83). Bei geringem oder fehlendem

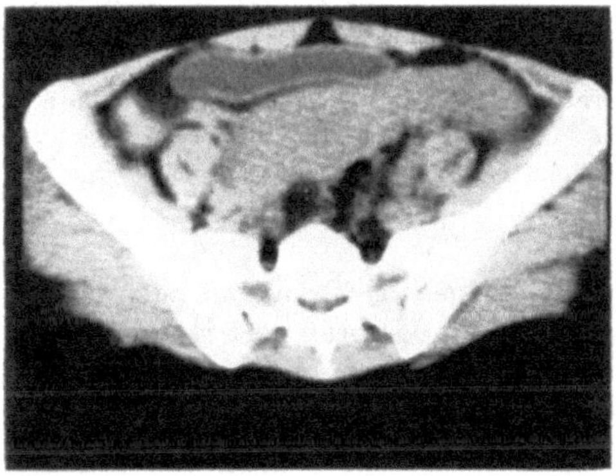

Abb. 8–35. Netzinfiltration bei einem Ovarialkarzinom. „omental cake".

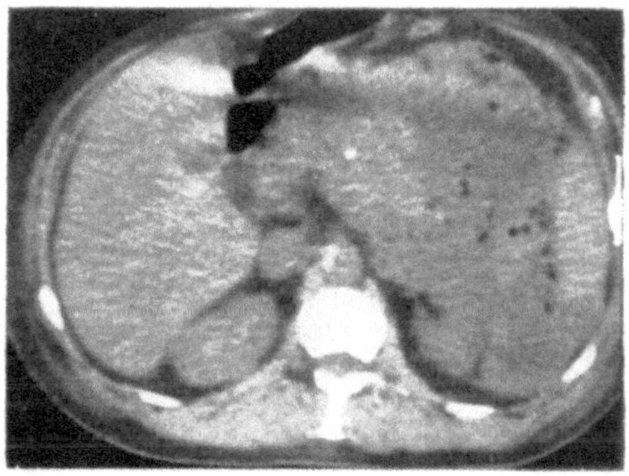

Abb. 8–36. Intraperitonealer Abszeß links mit kleinen Gasblasen.

Aszites sind in der Regel Metastasen unter 10 mm Durchmesser nicht erkennbar. Ohne begleitendem Aszites ist die intraperitoneale Lage von Raumforderungen nicht immer zu sichern. Differentialdiagnostisch sind peritoneale Tumoren von intraperitonealen Abszessen und Hämatomen abzugrenzen. Abszesse imponieren ebenfalls als weichteildichte Raumforderungen mit Enhancement nach Kontrastmittelinjektion. Hinweisend auf die Abszeßdiagnose sind computertomographisch nachweisbare Flüssigkeitsspiegel und evtl. Gaseinschlüsse (BYDDER u. KREEL, 80, ALEXANDER et al., 83, KLÖPPEL et al., 84, KOEHLER u. MOSS, 80) (Abb. 8–36).

Mesenteriale Tumoren imponieren als intraabdominelle Raumforderungen, die von den kontrastmittelhaltigen intestinalen Strukturen und angrenzenden Organen abgegrenzt werden können. Die Verlagerung intestinaler Strukturen kann hinweisen auf den Ausgangspunkt des Tumors in der Mesenterialwurzel, dem Dünndarmmesenterium, Mesokolon oder Omentum majus (BERNARDINO et al., 70, TRILLER u. LEVITT et. al., 79, RODOTTI, 84). Nach BERNARDINO et al. soll ein mesenterialer Tumor auch dorsal von kontrastierten Darmschlingen umgeben sein. Dieses Kriterium erleichtert die Differenzierung gegenüber primären Retroperitonealtumoren, die auch eine intraperitoneale Ausbreitung zeigen können.

Bei soliden mesenterialen Tumoren erlauben die Dichtemessungen keine nähere Differenzierung. Lediglich zystische und lipomatöse Tumoren lassen sich auf Grund charakteristischer Dichtewerte als solche einordnen. Nekrosen innerhalb solider Tumoren weisen auf eine Malignität hin (Abb. 8–37; 8–38). Die Diagnose eines primären mesenterialen Tumors läßt sich beim Nachweis einer intraabdominellen Raumforderung dann

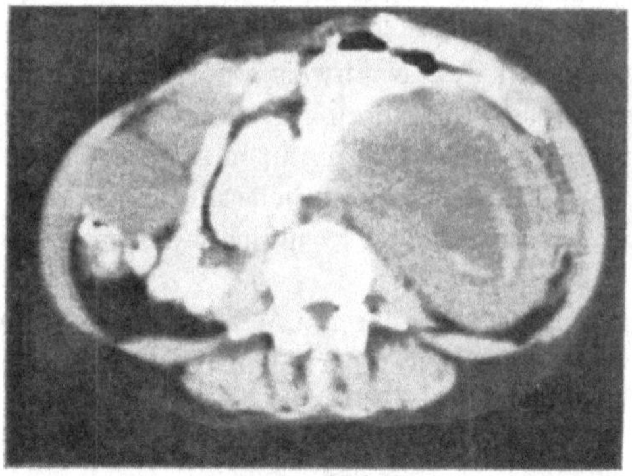

Abb. 8-37. Intraperitoneales Neurosarkom mit großem nekrotisierendem Tumor links sowie kleineren Knoten rechts.

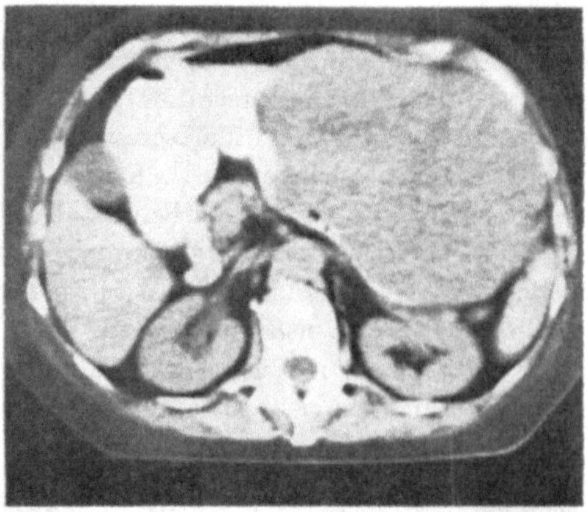

Abb. 8-38. Großes intraperitoneales Leiomyosarkom links mit Kompression und Verdrängung von Darmschlingen nach rechts.

stellen, wenn es gelingt, den Tumor sowohl vom Retroperitonealraum als auch von den intraabdominellen Organen abzugrenzen bzw. diese als Ursprungsort auszuschließen. Im Omentum majus sind selten primäre Tumoren beschrieben worden (Stout et al. 63). Es ist jedoch relativ häufig Manifestationsort von Metastasen (Levitt et al., 82). Nachgewiesen wurden omentale Metastasen bei Karzinomen der Ovarien, des Uterus, Kolons, der Gallenblase und des Pankreas sowie Absiedlungen bei malignen Lymphomen. Von Cooper et al., 86, werden 4 unterschiedliche Erscheinungsformen im CT beschrieben:

- Ersatz des normalen Fettgewebes durch eine solide Raumforderung
- kleine Knötchen und infiltriertes Fettgewebe
- zystische Raumforderungen
- multiple diskrete, schwer nachweisbare Knötchen.

Die häufigste Erscheinungsform ist die solide Raumforderung, die durch den Ersatz des Fettgewebes durch Tumorgewebe sichtbar wird. Die sich ausbildende dichte Platte, auch als „omental cake“ bezeichnet, ist ein relativ zuverlässiges Hinweiszeichen auf eine omentale Metastasierung.

Der Befall des Mesenteriums und Omentums bei Non-Hodgkin-Lymphomen ist durch multiple Lymphknotenvergrößerungen gekennzeichnet, die nicht nur die mesenterialen, sondern auch die retroperitonealen Lymphknoten und die LK in anderen Regionen betreffen. Die ventrale Lage zu den großen Gefäßen sowie die Differenzierbarkeit von Aorta und Vena cava inferior sind die wichtigsten Kriterien für die Zuordnung von Lymphknotenveränderungen und primären Tumoren zum Mesenterium (Hübener, 81).

Tumoren der Bauchwand werden in der Regel durch Inspektion und Palpation erfaßt. Die CT wird im Rahmen der Ausbreitungsdiagnostik bei ausgedehnten Tumoren sowie zur Erfassung von Tumorrezidiven eingesetzt. Im Computertomogramm imponieren primäre Tumoren wie auch Metastasen als weichteildichte Raumforderungen. Lipomatöse und zystische Tumoren lassen sich differenzieren von soliden Tumoren. Letztere lassen sich computertomographisch allein nicht immer von Bauchwandabszessen und -hämatomen unterscheiden (Abb. 8-39).

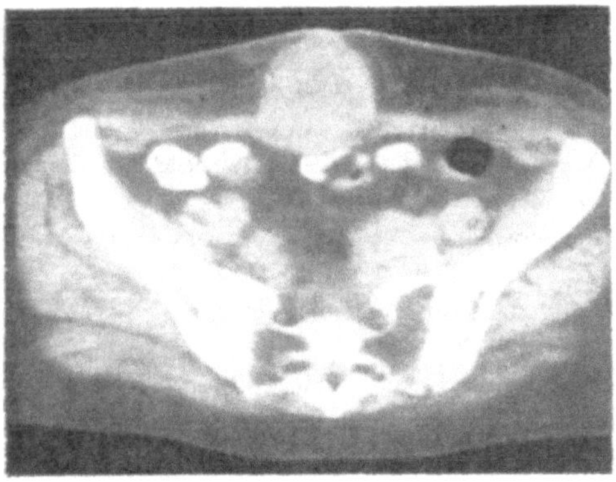

Abb. 8-39. Große umschriebene Metastase eines kleinzelligen Bronchialkarzinoms in der vorderen Bauchwand.

8.5.3. CT im Rahmen der Gesamtdiagnostik

Bei klinischem Verdacht auf eine intraabdominelle Raumforderung können vorgeschaltete Abdomenübersichtsaufnahmen im Stehen und Liegen bereits Hinweise auf Aszites, Abszesse oder andere Raumforderungen durch Verdrängung von Darmschlingen geben. Mit der Ultraschalltomographie als nächstem wichtigen diagnostischen Schritt können intraperitoneale Raumforderungen erfaßt und lokalisiert werden. Oberflächliche peritoneale und omentale Metastasen sind z. T. besser sonographisch als mit der CT nachweisbar. So konnten Yeh et al., 79, auch bei Vorliegen eines ausgedehnten Aszites sonographisch peritoneale Metastasen von 2—3 mm Durchmesser nachweisen. In Ergänzung der Ultraschalltomographie bei unklaren Befunden und bei tiefer im Abdomen gelegenen Tumoren ist die Computertomographie indiziert und stellt eine wertvolle Grundlage für Therapie-Entscheidungen dar. Bei bleibenden Unklarheiten über die Beziehungen der Raumforderung zu den benachbarten Organen kann die Röntgenkontrastdarstellung des Magen-Darm-Traktes zusätzliche Informationen geben. Die Angiographie ist bei diesen Befunden deutlich in ihrem Einsatz zurückgegangen. Nach der abgeschlossenen Lokalisations- und Ausbreitungsdiagnostik durch die Ultraschalltomographie und ggf. Computertomographie kann auch mit Unterstützung durch diese Methoden bei einer gezielten Aspirationsbiopsie die Diagnose definitiv geklärt werden.

8.5.4. Literatur

1. Alexander, E. S., A. V. Proto, R. A. Clark: CT differentiation of subphrenic abscess and pleural effusion. Amer. J. Roentgenol. *140* (1983) 47—51
2. Baron, R. L., J. K. T. Lee: Mesenteric desmoid tumors: Computed tomographic and sonographic appearance. Radiology *140* (1981) 777—779
3. Bernardino, M. E., B. S. Jing, S. Wallace: Computed tomography diagnosis of mesenteric masses. Amer. J. Roentgenol. *132* (1979) 33—36
4. Bydder, G. M., L. Kreel: Computed tomography in the diagnosis of abdominal abscess. Comp. Tomogr. *1* (1980) 132—145
5. Cooper, C., R. B. Jeffrey, P. M. Silverman, M. P. Federle, G. H. Chun: Computed tomography of omental pathology. J. Comp. Ass. Tomogr. *10* (1986) 62—66
6. Dunnick, N. R., E. F. Schaner, J. L. Doppman: Detection of subcutaneous metastases by computed tomography. J. Comp. Ass. Tomogr. *2* (1978) 275—279
7. Fisch, A. E., P. A. Brodey: Computed tomography of the anterior abdominal wall: Normal anatomy and pathology. J. Comp. Ass. Tomogr. *5* (1981) 728—733

8. Gore, R. M., P. W. Callen, R. A. Filly: Lesser sac fluid in predicting the etiology of ascites: CT findings. Amer. J. Roentgenol. *139* (1982) 71–74
9. Gould, M., R. J. Johnson: Computed tomography of abdominal carcinoid tumour. Brit. J. Radiol. *59* (1986) 881–885
10. Harder, Th., D. Koischwitz, C. Engel: Primäre Tumoren der Mesenterien und des Omentum majus. Fortschr. Röntgenstr. *139* (1983) 274–280
11. Hübener, K.-H.: Computertomographie des Körperstammes. Georg Thieme Verlag, Stuttgart–New York, 1981
12. Klöppel, R., Th. Neumann, G. Lasek, H.-G. Schulz: Computertomographische Abszeßdiagnostik des Körperstammes. Radiol. diagn. *25* (1985) 507–515
13. Koehler, P. R., A. A. Moss: Diagnosis of intra-abdominal and pelvic abscesses by computerized tomography. JAMA *244* (1980) 49–52
14. Lee, J. K. T., S. S. Sagel, R. J. Stanley: Computed body tomography. Raven Press, New York, 1983
15. Levitt, R. G., S. S. Sagel, R. J. Stanley: Detection of neoplastic involvement of the mesentery and omentum by computed tomography. Amer. J. Roentgenol. *131* (1978) 835–838
16. Levitt, R. G., R. E. Koehler, S. S. Sagel, J. K. T. Lee: Metastatic disease of the mesentery and omentum. Radiol. Clin. N. Amer. *20* (1982) 501–510
17. Lorenz, R., V. Fiedler, U. Mödder, D. Beyer: Bedeutung von Sonographie und Computertomographie für die Diagnose der Peritonealkarzinose. Röntgen-Blätter *35* (1982) 187–190
18. Mödder, U., V. Fiedler, R. Lorenz: Computertomographische Zeichen der Peritonealkarzinose. Fortschr. Röntgenstr. *136* (1982) 60–63
19. Mueller, P. R., J. T. Ferrucci, W. P. Harben, R. H. Kirkpatrick, J. F. Simeone: J. Wittenberg: Appearance of lymphomatous involvement of the mesentery by ultrasound and body computed tomography. Radiology *124* (1980) 467–473
20. Stout, A. P., P. J. Hendry, F. J. Prudie: Primary solid tumors of the great omentum. Cancer *16* (1963) 231–243
21. Tondury, G.: Tumoren des großen Netzes und der Mesenterien. In: Spezielle pathologische Anatomie. Bd. 2, Teil 2. Springer-Verlag, Berlin–Heidelberg–New York, 1976
22. Triller, J., G. Robotti: Computertomographie bei primären mesenterialen Tumoren. Fortschr. Röntgenstr. *140* (1984) 40–45
23. Wegener, O.-H.: Ganzkörper-Computertomographie. S. Karger Verlag, Basel–München–Paris–London–New York, 1981
24. Whitley, N. O., M. E. Bohlmann, L. P. Baker: CT patterns of mesenteric disease. J. Comp. Ass. Tomogr. *6* (1982) 490–496
25. Whitley, N. O., D. E. Brenner, K. H. Antman, D. Grant, J. Aisner: CT of peritoneal mesothelioma: Analysis of eight cases. Amer. J. Roentgenol. *138* (1982) 531–535
26. Yeh, H. C.: Ultrasonography of peritoneal tumors. Radiology *133* (1979) 419–424
27. Yeh, H. C., A. P. Chaninian: Ultrasonography and computed tomography of peritoneal mesothelioma. Radiology *135* (1980) 705–712

9. Tumoren des Beckens

von K.-H. Rotte

9.1. Spezielle Untersuchungstechnik

Die orale Kontrastierung der Darmschlingen im kleinen Becken ist bei allen CT-Untersuchungen in dieser Region notwendig. Dazu werden 20 ml eines wasserlöslichen Kontrastmittels auf 1 l Flüssigkeit verdünnt 2—3 Stunden vor der Untersuchung verabreicht.

Das luftgefüllte Rektum läßt sich meist gut von den benachbarten Strukturen abgrenzen. Bei besonderen Fragestellungen wie bei Rektumkarzinomen oder bei aus der Nachbarschaft in das Rektum einwachsende Tumoren erlaubt die retrograde Auffüllung des Rektum und Sigmas mit wasserlöslichem jodhaltigem Kontrastmittel eine präzisere Aussage.

Die Kontrastierung der Vagina mit Hilfe eines Tampons erlaubt ihre Identifizierung und Lokalisation der Cervix uteri. In der uringefüllten Harnblase lassen sich endoluminale und Wandveränderungen meist gut erkennen, so daß initial die Nativuntersuchung gerechtfertigt ist. Kontrastfüllungen der Harnblase sind bei unklaren Befunden oder fehlender Abgrenzbarkeit der Harnblase weiterführend. Hierbei kann die Füllung der Blase über die Nieren nach i.v. Injektion erfolgen oder über eine Katheterfüllung.

Intravenöse Kontrastmittel-Bolusinjektionen sind besonders bei ausgedehnteren Tumoren erforderlich zur besseren Abgrenzung der tumorösen Infiltrationen und Klärung der Nachbarschaftsbeziehungen. Bei Kombination von Bolusinjektion und Kontrastmittelinfusion lassen sich gleichzeitig auch die Beckengefäße zuverlässiger von den Lymphknoten abgrenzen.

9.2. Tumoren der Harnblase

9.2.1. Allgemeine Bemerkungen

Benigne Tumoren der Harnblase stellen in der Regel keine Indikation zur Computertomographie dar.

Karzinome der Harnblase machen bei den Männern 5,5% aller Tumorneuerkrankungen aus. Ein erhöhtes Risiko besteht bei Exposition mit bestimmten aromatischen Aminen, wie z. B. bei der Anilin- und Plasteherstellung, bei Zigarettenrauchern sowie bei an Bilharziosis erkrankten Personen.

Mehr als 90—98% aller Blasenkarzinome sind Übergangszellkarzinome, etwa 6—8% Plattenepithelkarzinome und nur 1—2% sind Adenokarzinome.

Häufigste Tumorlokalisationen sind die lateralen Blasenwände (40—50%), gefolgt von dem Trigonum und dem Blasenhals (etwa 25%) sowie dem Blasendach (5—10%). Die Metastasierung erfolgt zunächst in die perivesikalen und iliakalen, später in die paraaortalen Lymphknoten. Fernmetastasen können vorwiegend in Leber, Lungen und Knochen auftreten.

Als klinische Leitsymptome finden sich Hämaturie, Dysurie, suprapubische Schmerzen, häufiges Wasserlassen oder seltener eine akute Harnverhaltung. Zusätzlich können Infektionen des Harntraktes auftreten.

Indikationen zur CT bestehen bei fortgeschrittenen Blasenkarzinomen im Rahmen des spättherapeutischen Stagings bzw. der Ausbreitungsdiagnostik.

9.2.2. TNM-Klassifikation des Harnblasenkarzinoms

Die Klassifikation der UICC gilt nur für epitheliale Tumoren. Hiernach entsprechen

T 1 Tumorinfiltration subepithelial. Der Tumor breitet sich nicht über die Lamina propria aus

T 2 Tumor infiltriert die oberflächliche Muskulatur

T 3 Tumor infiltriert tiefe Muskulatur oder perivesikales Fettgewebe
- T 3a Tumor infiltriert tiefe Muskulatur (äußere Hälfte)
- T 3b Tumor infiltriert perivesikales Fettgewebe

T 4 Tumor infiltriert Prostata oder Uterus oder Vagina oder Becken- oder Bauchwand

N 1 Metastase in solitärem Lymphknoten, 2 cm oder weniger in der größten Ausdehnung

N 2 Metastase(n) in solitärem Lymphknoten, mehr als 2 cm, aber nicht mehr als 5 cm in größter Ausdehnung, oder in multiplen Lymphknoten, keine mehr als 5 cm

N 3 Metastasen in Lymphknoten, mehr als 5 cm in größter Ausdehnung.

Der Einsatz der Computertomographie beschränkt sich in der Regel auf die Beurteilung der T- und N-Stadien.

9.2.3. CT-Kriterien des Harnblasenkarzinoms

Im Computertomogramm stellen sich Harnblasentumoren als in das Blasenlumen vorwölbende Raumforderungen dar. Sie imponieren bei Kontrastfüllung als Kontrastaussparung. Hierbei handelt es sich vorwiegend um auf die Schleimhaut oder oberflächliche Muskelschicht begrenzte Tumoren der Stadien T 1 und T 2. Bei endovesikalen Tumoren kann die Nachweisbarkeitsgrenze unter 1 cm Durchmesser liegen. In Fällen mit sehr günstigen Abbildungsbedingungen sind bereits Tumoren von 5 mm erkennbar. Tumoren im Bereich des Blasenbodens kommen schlechter zur Abbildung als Tumoren am Blasendach.

Wenn Karzinome in die tiefere Muskulatur infiltrieren, wird eine Wandverdickung auffällig. Eine Asymmetrie der Harnblasenkontur bei prall gefüllter Blase sowie eine lokale Einziehung oder ein Plateauphänomen deuten nach Wegener, 81, auf eine weitgehende Tumorinfiltration der Muskulatur hin, d. h., auf ein Stadium T 3 oder T 4. Eine unscharfe Begrenzung der Blase zum perivesikalen Fett bei verdickter Blasenwand spricht für einen organüberschreitenden Tumor. Ein T-4-Stadium liegt vor bei computertomographisch nachweisbarer Infiltration in benachbarte Organe wie Samenblase, Prostata, Vagina oder Zervix uteri oder in die Bauch- bzw. Beckenwand. So sind eine Verdickung der Vaginalwand oder eine unregelmäßige Vergrößerung der Prostata oder Zervix uteri Zeichen für eine Tumorinfiltration. Bei Infiltration in die Samenblase ist diese nach Bonney et al., 78, verklumpt und vergrößert. Außerdem kommt es zu einer Aufhebung des von Fettgewebe ausgefüllten Winkels zwischen Harnblase und Samenblase. Streifenförmige Ausläufer oder eine unscharf begrenzte extravesikale Raumforderung sind Zeichen für eine perivesikale Infiltration. Streifige Ausläufer zur Bauchwand und eine Verdickung der Bauchwand weisen auf eine direkte Tumorinfiltration in die Bauchwand. Ausgedehntere, vorwiegend extravesikal wachsende Tumoren können Nekrosen zeigen. Dichtemessungen sind nicht relevant, da Tumor, Blasenwand sowie die angrenzenden Organe wie Prostata, Samenblase oder Uterus ähnliche Dichtewerte zeigen können.

Neben der lokalen Tumorausbreitung erfaßt die CT auch die regionären Lymphknotenstationen wie die präsakralen und iliakalen Lymphknoten. Nur Lymphknotenvergrößerungen können gesehen werden. Kleine Metastasen ohne eindeutige Lymphknotenvergrößerung kann die CT nicht erfassen, sondern nur die Lymphographie (Abb. 9–1; 9–2; 9–3; 9–4).

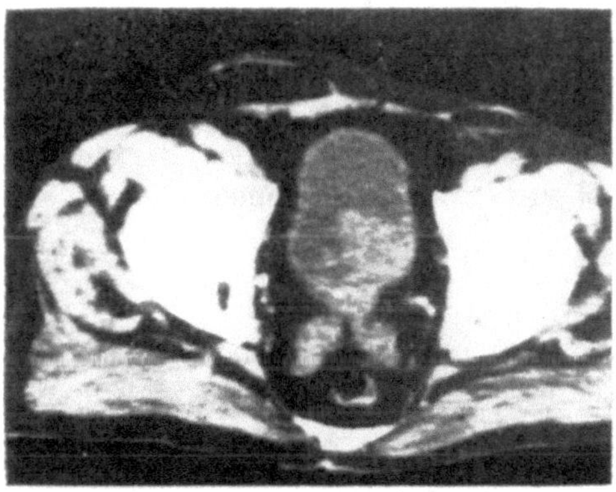

Abb. 9–1. Vorwiegend endovesikal und intramural wachsendes Harnblasenkarzinom.

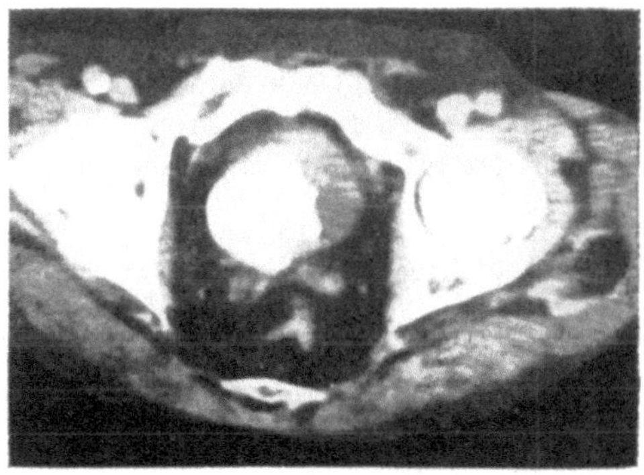

Abb. 9–2. Intramural wachsendes Harnblasenkarzinom, das sich gut von dem mit Kontrastmittel gefüllten Blasenlumen abgrenzen läßt.

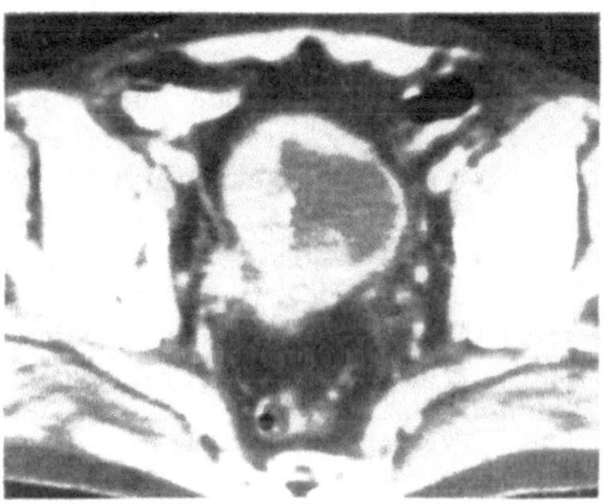

Abb. 9–3. Ausgedehntes intramural wachsendes Blasenkarzinom mit Verdickung der rechten lateralen, der ventralen und dorsalen Blasenwand mit perivesikaler Infiltration rechts. Stadium T 3 b.

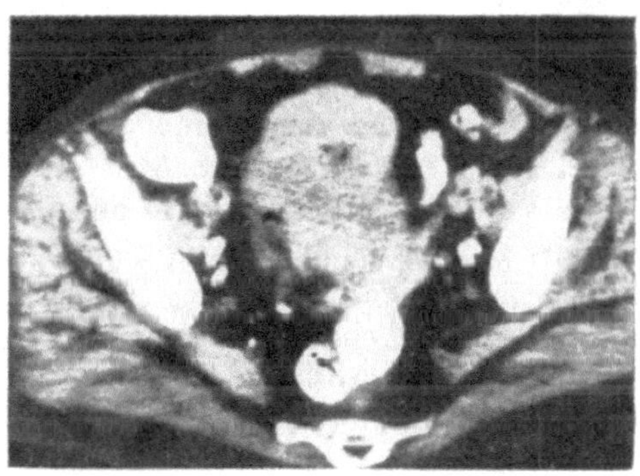

Abb. 9–4. Ausgedehntes, in die Umgebung infiltrierendes Harnblasenkarzinom. Das Blasenlumen ist fast völlig durch Tumormassen ausgefüllt. Infiltration in die Prostata. Stadium T 4.

9.2.4. Differentialdiagnostische Probleme

Schwierigkeiten können auftreten bei der Abgrenzung primärer Harnblasentumoren von Tumoren der Nachbarorgane wie Prostata oder Uterus oder von präsakralen Rezidiven operierter Rektumkarzinome, die auf die Blase übergreifen. Eine subtile klinische Untersuchung sowie die Zystoskopie mit Biopsie kann zur Abklärung der Diagnose beitragen.

Tumoren, die in der Umgebung der Harnblase entstehen, führen zu Impressionen oder Verlagerung der Blase. Sie lassen sich im Computertomogramm als extravesikale Raumforderungen darstellen. Die CT kann klären, ob eine Verlagerung der Harnblase durch Narben, eine benachbarte Raumforderung oder Beckenlipomatose bedingt ist (Gürtler et al., 81). Problematisch ist bei Verlaufskontrollen die Differenzierung von postoperativen Narben oder Strahlenfibrosen von einem Rest- oder Rezidivtumor. Auch hier muß in der Mehrzahl der Fälle die Zystoskopie mit Biopsie zur Klärung herangezogen werden.

Der primäre Blasenbefall bei malignen Lymphomen ist sehr selten und computertomographisch nicht von einem Blasenkarzinom unterscheidbar. Bei dem häufigeren sekundären Befall finden sich zusätzliche Lymphknotenmanifestationen, die eine Verdachtsdiagnose im Sinne eines malignen Lymphoms ermöglichen können.

9.2.5. Ergebnisse der CT

Die Anwendung der CT beim Harnblasenkarzinom erfolgt vorwiegend unter dem Aspekt des prätherapeutischen Stagings. Die Angaben zur globalen Treffsicherheit der CT in der prätherapeutischen Ausbreitungsdiagnostik des fortgeschrittenen Harnblasenkarzinoms schwanken zwischen 70 und 87% (Kelett et al., 80, Koss et al., 81, z. Nedden et al., 83, Rotte et al., 84, Sager et al., 83, Salo et al., 85, Schmidt et al., 84, Schönbauer et al., 81, Seidelmann et al., 78, Hodson et al., 79). Die Übereinstimmung zwischen CT- und Operationsbefunden bezieht sich vorwiegend auf die Differenzierung der Stadien T 1–3a von den Stadien T 3b und T 4. Eine computertomographische Differenzierung der Stadien T 1, T 2 und T 3a ist nicht möglich. Die postoperative Diagnostik ist durch Ödem und Narbenbildungen mit einer höheren Fehlerquote belastet (Frödin et al., 80, Hodson et al., 79).

Bei Vergleich der CT mit den klinischen und endoskopischen Befunden führt die CT in 9 bis zu 33% der Fälle zu einem „Upstaging", d. h., sie deckt eine größere Tumorausdehnung auf als auf Grund der Voruntersuchungen angenommen wurde (Lütgemeier et al., 81, Rotte et al., 84).

Die Vorteile der CT liegen in der Erfassung der extravesikalen Tumorausbreitung und der Lymphknotendiagnostik im gleichen Untersuchungsgang. Ihre Grenzen liegen in der mangelhaften Erfassung flacher Tumoren und in der unzureichenden Differenzierung entzündlicher von tumorösen Schleimhautveränderungen. Bei schwer darstellbaren Tumoren am Blasenboden und -dach kann mit Hilfe von koronaren Rekonstruktionen der Tumor besser sichtbar gemacht werden.

9.2.6. CT im Rahmen der Gesamtdiagnostik

Bei klinischem Verdacht auf einen Harnblasentumor stehen die Ausscheidungsurographie, Zystoskopie und Urinzytologie am Anfang der Diagnostik. Wertvolle Zusatzinformationen über den Grad der Wandinfiltration vermittelt die Zystographie. Bei wandüberschreitendem Tumorwachstum sind zur weiteren Präzisierung der Tumorausbreitung die Ultraschalltomographie und die CT indiziert (SCHMIDT et al., 84). In frühen Stadien ist die Ultraschalltomographie insbesondere bei intravesikaler bzw. transrektaler Anwendung der CT überlegen (DENKHAUS et al., 83), während bei fortgeschrittenen Stadien mit Infiltration in die Samenblase und andere Organe die CT umfangreichere Informationen gibt, ebenso zur Infiltration in das perivesikale Fettgewebe. Andere Autoren (SCHMIDT et al., 84) halten die Sonographie für aussagekräftiger in der Beurteilung von Samenblase und Prostata bezüglich einer Tumorinfiltration. Für die Planung einer Strahlentherapie bei inoperablen Harnblasenkarzinomen wird heute der CT der Vorzug gegeben. Für das Monitoring und für die Rezidivdiagnostik kommt der CT nur eine sehr begrenzte Bedeutung zu. Für die Diagnostik von Lymphknotenmetastasen bedarf die CT aus methodisch bedingten Begrenzungen der Ergänzung durch die Lymphographie.

Die in früheren Jahren im Rahmen der Ausbreitungsdiagnostik häufiger angewendeten invasiven Methoden wie die Parietographie und die Arteriographie der Harnblase (MATEEV et al., 72) haben durch den Einsatz der Computertomographie an Bedeutung verloren und sind in ihrem Einsatz deutlich zurückgegangen. Weiterführende Aussagen bei Tumoren der Blasenwand sind durch die Magnet-Resonanz-Tomographie zu erwarten (ZEITLER, 85).

9.2.7. Literatur

1. BONNEY, W. W., L. C. CHIU, C. A. CULP: Computed tomography of the pelvis. J. Urol. *120* (1978) 457–460
2. COLLEEN, S., L. EKELUND, H. HENDRIKSON, W. KARP, W. MANSSON: Staging of bladder carcinoma with computed tomography. Scand. J. Urol. Nephrol. *15* (1981) 109–113
3. DENKHAUS, H., W. DIERKOPF, E. GRABBE, F. DONN: Comparative study of suprapubic sonography and computed tomography for staging of prostatic carcinoma. Urol. Radiol. *5* (1983) 1–8
4. FRÖDIN, L., A. HEMMINGSSON, A. JOHANSSON, H. WICKLUND: Computed tomography in staging of bladder carcinoma. Acta Radiol. Diagn. *21* (1980) 763–767
5. GÜRTLER, K. E., E. GRABBE, W. STEINBRICH: Becken. In: Ganzkörper-Computertomographie. Hrsg.: G. Friedmann, E. Bücheler, P. Thurn. Georg Thieme Verlag, Stuttgart–New York, 1981
6. HAMLIN, D. J., A. T. K. COCKETT, F. A. BURGENER: Computed tomography of the pelvis: Sagital and coronal image reconstruction in the evaluation of infiltrative bladder carcinoma. J. Comp. Ass. Tomogr. *5* (1981) 27–31
7. HODSON, N. J., J. E. HUSBAND, J. S. MACDONALD: The role of computed tomography in the staging of bladder cancer. Clin. Radiol. *30* (1979) 389–392
8. KELETT, M. J., R. T. OLIVER, J. E. HUSBAND, I. K. FRY: Computed tomography as an adjunct to bimanual examination for staging bladder tumors. Brit. J. Urol. *52* (1980) 101–106
9. KOSS, J. C., P. H. ARGER, B. C. COLEMAN, C. B. MULHERN, H. M. POLLACK, A. J. WEIN: CT staging of bladder carcinoma. Amer. J. Roentgenol. *137* (1981) 359–362
10. LÜTGEMEIER, J., F. WUNSCHIK, M. HÖRST: Die Rolle der Computertomographie beim Staging von Harnblasenkarzinomen. Fortschr. Röntgenstr. *134* (1981) 661–665
11. MATEEV, B., K.-H. ROTTE, H.-J. EICHHORN: Zur Bedeutung verschiedener röntgenologischer Untersuchungsmethoden für die Diagnostik des Harnblasenkarzinoms. Arch. f. Geschwulstforsch. *39* (1972) 335–347
12. MORGAN, C. L., R. F. CALKINS, E. J. CAVALCANTI: Computed tomography in the evaluation, staging and therapy of carcinoma of the bladder and prostate. Radiology *140* (1981) 751–761

13. NEDDEN, D. ZUR, G. JASKE, M. REIFFERSTUHL: Die Computertomographie beim Blasentumor — eine Verbesserung der Diagnostik? Röntgenpraxis *36* (1983) 359—364
14. ROTTE, K.-H., W. OEHLER, K. MERKLE, E. KRIEDEMANN: Zum Wert der Computertomographie für das Staging des Harnblasenkarzinoms und ihr Einfluß auf die Bestrahlungsplanung. Dt. Gesundh.-Wesen *39* (1984) 1379—1382
15. SAGER, E. M., K. TALLE, S. FOSSA, S. OUS, A. E. STENWIG: The role of CT in demonstrating perivesical tumor growth in the preoperative staging of carcinoma of the urinary bladder. Radiology *146* (1983) 443—446
16. SALO, J. O., L. KIVISAARI, T. LEHTONEN: CT in determining the depth of infiltration of bladder tumors. Urol. Radiol. *7* (1985) 88—93
17. SCHMIDT, F., H.-G. SCHULZ: Stellenwert der Computertomographie in der Ausbreitungsdiagnostik von Geschwülsten des weiblichen Genitale und der Harnblase. Zbl. Gynäkol. *105* (1983) 1239—1247
18. SCHMIDT, S., M. LÜNING, H. SCHILLING, B. KUNZ, H. VOGLER, J. GROSSMANN: Die Computertomographie (CT) im prätherapeutischen Komplexprogramm bei Harnblasentumoren. Radiol. diagn. *25* (1984) 689—699
19. SCHÖNBAUER, CH., H. IMHOF, H. KÜSTER, D. LATAL, W. KUBER, H. RICHELT: Die Computertomographie zur Stadieneinteilung der Blasentumoren. Röntgen-Blätter *34* (1981) 173—175
20. SEIDELMANN, F. E., W. N. COHEN, P. J. BRYAN, S. P. TEMES, D. KRAUS, G. SCHOENROCK: Accuracy of CT staging of bladder neoplasms using the gasfilled method. Amer. J. Roentgenol. *130* (1978) 735—739
21. WEGENER, O.-H.: Ganzkörper-Computertomographie. S. Karger Verlag, Basel—München—Paris—London—New York—Sydney, 1981

9.3. Tumoren der Prostata

9.3.1. Allgemeine Bemerkungen

Die häufigsten Tumoren der Prostata sind das benigne Adenom sowie das Prostatakarzinom. Sarkome kommen sehr selten in dieser Lokalisation vor.

Das Prostataadenom ist vorwiegend in den zentralen Anteilen der Prostata lokalisiert und stellt durch Impression des Blasenbodens und Kompression der Urethra die häufigste Ursache einer Blasenentleerungsstörung bei älteren Männern dar. Hier besteht in der Regel keine Indikation zur CT. Das Prostatakarzinom macht etwa 11% aller Krebsneuerkrankungen bei Männern in der DDR aus. Betroffen sind vor allem Männer nach dem 50. Lebensjahr. Die Ätiologie ist noch weitgehend unbekannt.

Karzinome entwickeln sich in der Mehrzahl der Fälle in den peripheren Anteilen der Prostata und wachsen in die Umgebung bzw. infiltrieren in die Samenblase oder Harnblase. Mehr als 95% der Prostatakarzinome sind Adenokarzinome. Viele Prostatakarzinome bleiben lange symptomlos und werden mitunter als Zufallsbefunde bei einer routinemäßigen rektalen Untersuchung gefunden. Bei den symptomatischen Tumoren sind die Hauptsymptome ein zu häufiges und/oder verzögertes Wasserlassen, Harnretention und Hämaturie.

Die Erfassung und Sicherung der Diagnose erfolgt durch die digitale rektale Untersuchung mit transrektaler oder transperinealer Biopsie oder durch die transurethrale Resektion. Auch die Zytologie des Prostatasekrets kann zur Diagnose beitragen. Der Einsatz der Computertomographie ergibt sich bei palpatorisch ausgedehnten Befunden im Rahmen einer subtilen Ausbreitungsdiagnostik bzw. eines prätherapeutischen Stagings.

9.3.2. TNM-Klassifikation des Prostatakarzinoms

Die genaue Kenntnis des Ausbreitungsstadiums eines Tumors ist eine wichtige Voraussetzung für relevante Therapie-Entscheidungen und die Prognose. Von der UICC wurde folgende Klassifikation für das Prostatakarzinom festgelegt:

T1 Tumor ist zufälliger histologischer Befund (incidental carcinoma)
T2 Tumor klinisch oder makroskopisch feststellbar, auf die Drüse begrenzt
- T 2a Tumor 1,5 cm oder weniger in größter Ausdehnung, mit normalem Gewebe an zumindest drei Seiten
- T 2b Tumor mehr als 1,5 cm in größter Ausdehnung oder in mehr als einem Lappen

T 3 Tumor infiltriert in Apex der Prostata oder in die oder jenseits der Prostatakapsel oder in Blasenhals oder Samenblasen, ist jedoch nicht fixiert
T 4 Tumor ist fixiert oder infiltriert Nachbarstrukturen, die bei T 3 nicht aufgeführt sind.

Die N-Stadien (regionäre und juxtaregionäre Metastasen) entsprechen denen des Harnblasenkarzinoms. Tumoren im Stadium T 1 sind computertomographisch nicht erfaßbar. Der Einsatz der CT erstreckt sich vorwiegend auf die Stadien T 3 und T 4.

9.3.3. CT-Kriterien

Die normale Prostata stellt sich als glatt begrenzter Drüsenkörper dar mit einem Durchmesser von ca. 4 cm, der im Alter bis auf 5 cm ansteigen kann.

Adenome der Prostata zeigen sich als glatt begrenzte Raumforderungen mit polyzyklischer Vorwölbung in den Blasenboden. Nur bei Vergrößerung der Drüse oder bei umschriebener Vorwölbung der Kontur ist die Verdachtsdiagnose eines Adenoms möglich.

Karzinome, die auf die Prostata beschränkt sind und die Kapsel nicht überschreiten, lassen sich computertomographisch meist nicht erfassen, zumal sie sich kaum in ihrer Dichte vom normalen Drüsenparenchym unterscheiden. Auch läßt sich ein auf die Drüse begrenzter Tumor schwer von einer Prostatahypertrophie unterscheiden (Lee et al., 83, Price et al., 79, Sukov et al., 77, v. Engelshoven et al., 79).

Beim Karzinom kann eine asymmetrische, manchmal polyzyklische Vorwölbung sowie eine Verlagerung der Urethra erkennbar sein. Bei extrakapsulärer Tumorausbreitung kommt es zu einer Aufhebung des von Fettgewebe ausgefüllten Raumes zwischen Samen- und Harnblase. Eine unscharfe Abgrenzung einer asymmetrisch vergrößerten Samenblase deutet auf eine direkte Tumorinfiltration hin. Bei streifigen Konturen im angrenzenden Plexus prostaticus ist keine Differenzierung von Tumorinfiltration und fibrotischen Veränderungen möglich (Gürtler et al., 81). Eine Tumorinfiltration in die Harnblase läßt sich in der Regel durch Verdickung der Blasenwand erkennen. Unregelmäßige Vorwölbungen der Blasenwand gelten als relativ zuverlässige Kriterien für eine Blaseninfiltration. Selten wächst ein Prostatakarzinom in das Rektum ein. Ausgedehnte Prostatakarzinome können als pelvine Raumforderungen imponieren, wobei ohne Kenntnis der Histologie häufig der Ursprungsort nicht bestimmt werden kann. Größere Tumoren können Nekrosen zeigen. Verkalkungen finden sich schon normalerweise bei ca. 60% der Männer über 60 Jahre und sind nicht pathognomonisch für ein Karzinom.

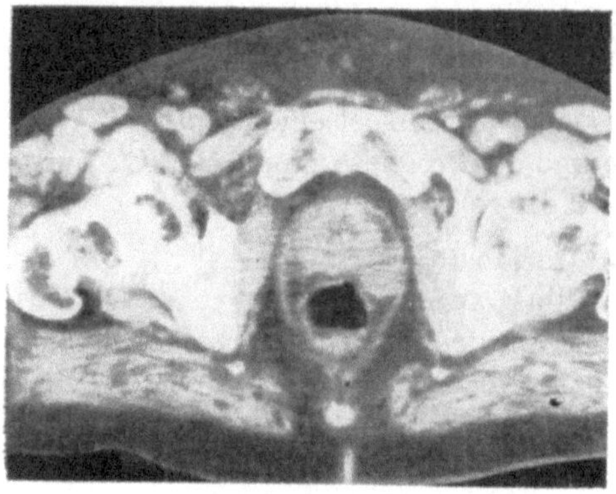

Abb. 9–5. Prostatakarzinom mit knotenförmiger Vorwölbung nach links und Infiltration in das Fettgewebe. (P Prostata, Re Rektum)

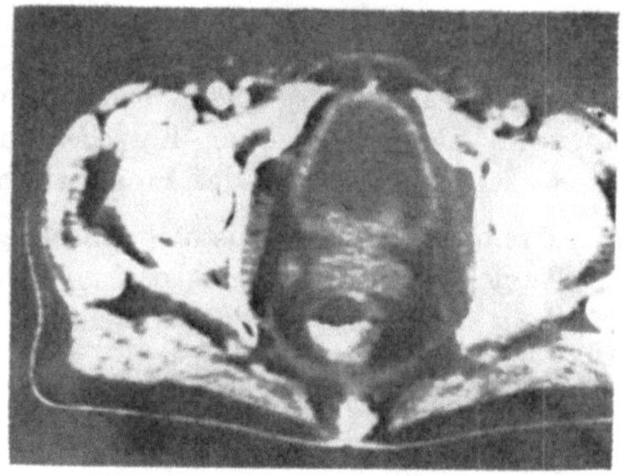

Abb. 9–6. Prostatakarzinom mit Infiltration in die dorsale Blasenwand. Stadium T 3.

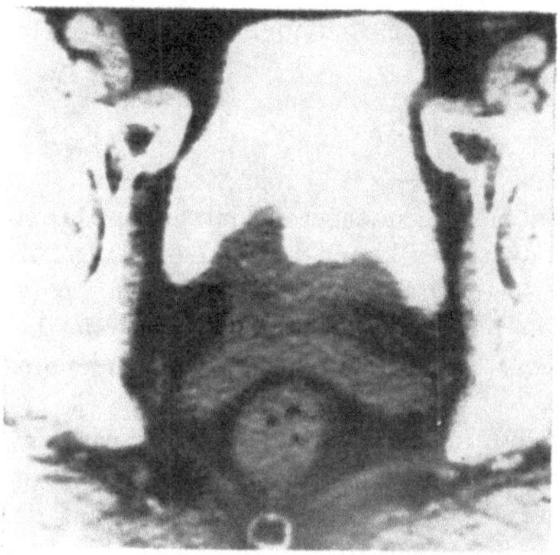

Abb. 9–7. Infiltration der Samenblase und der hinteren Harnblasenwand bei einem Prostatakarzinom.

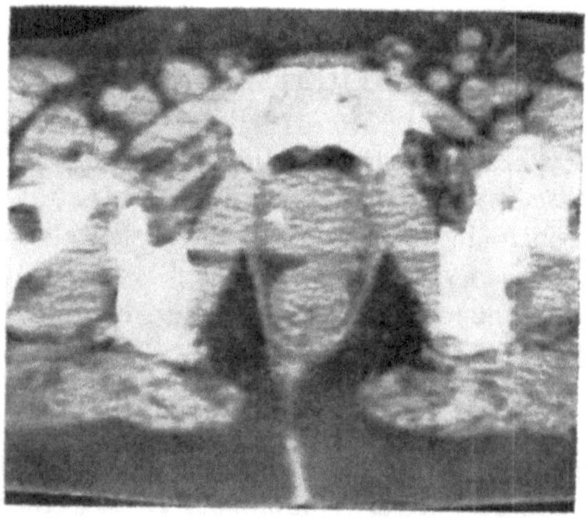

Abb. 9–8. Verdickung der vorderen Rektumwand durch Tumorinfiltration bei Prostatakarzinom. Stadium T 4.

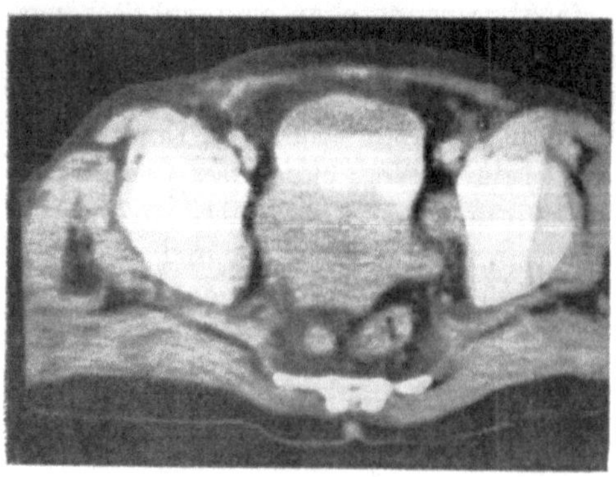

Abb. 9–9. Ausgedehntes Prostatakarzinom mit zentraler Nekrose. Infiltration in die Blasenhinterwand und in das periprostatische Gewebe. Vergrößerte Lymphknoten an der linken Beckenwand. Stadium T 4 N 1.

Differentialdiagnostische Probleme ergeben sich bei ausgedehnten Tumoren in der Unterscheidung von Prostatakarzinomen und in die Drüse eingebrochenen Harnblasenkarzinomen oder Rektumkarzinom-Rezidiven (Abb. 9–5; 9–6; 9–7; 9–8; 9–9).

9.3.4. Ergebnisse der CT

Die Angaben zur globalen Treffsicherheit der CT beziehen sich vorwiegend auf die richtige Zuordnung zu den T-Stadien. So wird für die Zuordnung zum Stadium T 2 eine diagnostische Genauigkeit von 50 bis zu 70% und bei den Stadien T 3 und T 4 von 80–85% angegeben (Lütgemeier et al., 81, Rotte et al., 84, Triller u. Fuchs, 82). Die computertomographische Klassifizierung wurde hier nicht durch eine vorausgegangene transurethrale Tumorresektion beeinflußt. Für die Beurteilung der extrakapsulären Tumorausbreitung zeigt die CT eine hohe Spezifität, jedoch relativ geringe Sensivität (Golimba et al., 81). Ein „Understaging" durch die CT findet man bei mikroskopischer Infiltration in das periprostatische Fettgewebe und bei metastatischen, nicht vergrößerten Lymphknoten. Im Vergleich zur klinischen Untersuchung bewirkt die CT jedoch häufiger ein „Upstaging" und kann die Bestrahlungsplanung beeinflussen (Rotte et al., 84).

Die Angaben über die globale Treffsicherheit der CT für die Erfassung regionaler Lymphknotenmetastasen schwanken zwischen 70–85% bei einer Sensivität von 85% und einer Spezifität von 65–75% (Benson et al., 81, Golimba et al., 81, Levine et al., 81, Latal et al., 81, Price u. Davidson, 79, Walsh et al., 80).

9.3.5. CT im Rahmen der Gesamtdiagnostik

Die initiale Diagnostik des Prostatakarzinoms erfolgt mit der digitalen rektalen Untersuchung und Biopsie. Die Zystographie und Zystoskopie sind als ergänzende Untersuchungen zur Beurteilung einer eventuellen Infiltration in die Blase indiziert. In der lokalen Ausbreitungsdiagnostik hat sich die transrektale Ultraschalltomographie bewährt (Denkhaus et al., 83). Sie bedarf nur bei unklaren Befunden und bei sehr ausgedehnten Tumoren einer Präzisierung der Tumorausbreitung, insbesondere vor einer kurativen Strahlentherapie. Hier kann auch die CT für das Monitoring wertvoll sein. Ein Tumorrezidiv ist jedoch nur dann computertomographisch nachweisbar, wenn nach einer Therapie eine erneute Volumenzunahme oder extraprostatische Infiltration nachweisbar sind. Präoperativ ist in jedem Fall die Lymphographie indiziert, da sie auch kleinere, computertomographisch okkulte Lymphknotenmetastasen erfassen kann.

Die Magnet-Resonanz-Tomographie ermöglicht die Erfassung früher Stadien des Prostatakarzinoms und liefert auch präzisere Aussagen zur Tumorausbreitung als die CT (Zeitler, 85).

9.3.6. Literatur

1. Benson, K. H., R. A. Watson, D. B. Spring, R. E. Agee: The value of computerized tomography in evaluation of pelvic lymph nodes. J. Urol. *126* (1981) 63–69
2. Denkhaus, H., W. Dierkopf, E. Grabbe, F. Donn: Comparative study of suprapubic sonography and computed tomography for staging of prostatic carcinoma. Urol. Radiol. *5* (1983) 1–8

3. GABUNIYA, R. I., G. V. MOLCHANOV, K. MERKLE: Computed tomography in the diagnosis of tumours of the prostate. Urologia i Nephrologia *3* (1981) 6—11
4. Gesundheitswesen der DDR 1985, 20. Jahrgang, Berlin, 1985
5. GIRI, P. G., J. W. WALSH, T. A. HAZRA, J. H. TEXTER, W. W. KOONTZ: Role of computed tomography in the evaluation and management of carcinoma of the prostate. Int. J. Rad. Oncol. Biol. Phys. *8* (1982) 283—287
6. GOLIMBA, M., P. MORALES, S. AL-ASKARI, Y. SHULMAN: CAT scanning in staging of prostatic cancer. Urology *18* (1981) 205—208
7. GÜRTLER, K. E., E. GRABBE, W. STEINBRICH: Becken. In: Ganzkörper-Computertomographie. Hrsg.: G. FRIEDMANN, E. BÜCHELER, P. THURN. Georg Thieme Verlag, Stuttgart—New York, 1981
8. LATAL, D., W. KUBER, H. IMHOF, W. KÜSTER: Treffsicherheit der Computertomographie in der urologischen Tumordiagnostik. Wiener klin. Wochenschr. *93* (1981) 415—419
9. LEE, J. K. T., S. S. SAGEL, R. J. STANLEY: Computed body tomography. Raven Press, New York, 1983
10. LEVINE, M. S., P. H. ARGER, B. C. COLEMAN, C. B. MULHERN, H. M. POLLACK, A. J. WEIN: Detecting lymphatic metastases from prostatic carcinoma. Amer. J. Roentgenol. *137* (1981) 207—211
11. LÜTGEMEIER, J., F. WUNSCHIK, M. HÖRST: Computertomographisches Staging des Prostatakarzinoms. Fortschr. Röntgenstr. *124* (1981) 503—506
12. PAQUETTE, F. R., A. S. AHUJA, P. L. CARSON, L. A. MACK, G. S. IBBOTT, M. L. JOHNSON: A comparative study of computerized tomography and ultrasound imaging for treatment planning of prostatic carcinoma. Int. J. Rad. Oncol. Biol. Phys. *5* (1979) 284—294
13. PILEPICH, M. V., C. A. PEREZ, S. PRASAD: Computed tomography in definitive radiotherapy of prostatic carcinoma. Int. J. Rad. Oncol. Biol. Phys. *6* (1980) 923—926
14. PRICE, J. M., A. J. DAVIDSON: Computed tomography in the evaluation of the suspected carcinomatous prostate. Urol. Radiol. *1* (1979) 38—42
15. ROTTE, K.-H., W. OEHLER, E. KRIEDEMANN, K. MERKLE, H.-J. BRENNECKE: Die Rolle der Computertomographie in der Diagnostik und für die Therapieplanung des Prostatakarzinoms. Z. Urol. u. Nephrol. *77* (1984) 513—520
16. STEINBRICH, W., G. FRIEDMANN: CT der Organe des kleinen Beckens — normale und pathologische Anatomie, Indikationen, Ergebnisse. Fortschr. Röntgenstr. *134* (1981) 115—122
17. SUKOV, R., P. SCARDINO, W. SAMPLE, J. WINTER, D. CONFER: Computed tomography and transabdominal ultrasound in the evaluation of the prostate. J. Comp. Ass. Tomogr. *1* (1978) 281—286
18. TRILLER, J., W. A. FUCHS: Die computertomographische Stadieneinteilung beim Prostatakarzinom. Fortschr. Röntgenstr. *137* (1982) 669—674
19. VAN ENGELSHOVEN, J. M. A., L. KREEL: Computed tomography of the prostate. J. Comp. Ass. Tomogr. *3* (1979) 45—51
20. WALSH, J. W., M. A. AMENDOLA, K. F. KONERDING, J. TISNADO, T. A. HAZRA: Computed tomographic detection of pelvic and inguinal lymph-node metastases from primary and recurrent pelvic malignant disease. Radiology *137* (1980) 157—166
21. ZEITLER, E.: Wertigkeit der Kernspintomographie im Bereich des Körperstammes. In: W. FROMMHOLD, P. GERHARDT: Die klinische Wertigkeit neuer bildgebender Verfahren. Georg Thieme Verlag, Stuttgart—New York, 1985

9.4. Gynäkologische Tumoren

von Ellinor KRIEDEMANN

9.4.1. Häufigkeit

Nach dem nationalen Krebsregister der DDR (1983) ist bei den Frauen eine deutliche Zunahme der Brustdrüsenerkrankungen an bösartigen Neubildungen zu beobachten, während Gebärmutterkrebsgeschwülste eine leicht fallende Tendenz aufweisen. (In:

Das Gesundheitswesen der Deutschen Demokratischen Republik 1986.) Geordnet nach der Häufigkeit finden sich folgende Tumorlokalisationen:

1. Mammacarcinom
2. Cervix uteri
5. Corpus uteri
7. Ovar

Die Stadienverteilung soll hier für alle 3 gynäkologischen Tumoren vorangestellt werden:

Stadienverteilung bei Neuerkrankungen an bösartigen Neubildungen in der DDR 1983 in Prozent

Gynäkologische Tumoren	Stadien				
Frauen	1	2	3	4	o. Angaben[1]
Cervix uteri					
80	51,9	21,3	19,3	4,9	2,6
Corpus uteri					
182	66,7	16,3	6,8	4,4	5,8
Ovar					
183	18,0	8,6	25,2	25,9	12,3

In der Gruppe ohne Stadienangabe sind hauptsächlich Fälle enthalten, die erst nach der Obduktion diagnostiziert wurden.

Mortalität

Geschwulstleiden sind in der DDR die zweithäufigsten Todesursachen. An der Gesamtzahl der zum Tode führenden gemeldeten bösartigen Neubildungen sind als häufigste Todesursache bei der Frau Tumoren der Mamma mit 16% und der Ovarien und Adnexe mit 7,2% beteiligt.

9.4.2. Das Zervixkarzinom

Das Zervixkarzinom ist der häufigste *Genitaltumor* der Frau. Histologisch dominiert zu 90% das Plattenepithelkarzinom, in 10% findet sich ein Adenokarzinom. Das Wachstum kann exophytisch und endophytisch sein. Bei der endophytischen Infiltration wird die Zervix knotig knollig aufgetrieben und zeigt stärker durchblutete und weniger stark durchblutete sowie hyalin umgewandelte nekrotisierte Zonen. Die Tumorausbreitung erfolgt kontinuierlich oder diskontinuierlich in die Parametrien und kann sich ebenso in die Vagina fortsetzen.

Regionäre Lymphknotenmetastasen können in allen Stadien vorkommen, so daß die Diagnostik derselben einer besonderen Bewertung bedarf.

9.4.2.1. TNM-Klassifikation

Die von der UICC 1987 überarbeitete Klassifikation gynäkologischer Tumoren ist so definiert worden, daß sie mit den seit über 50 Jahren benutzten FIGO[1]-Stadien übereinstimmen. In Zusammenarbeit mit der FIGO wurden einige Zusätze gemacht. Es gilt die TNM-prätherapeutische klinische Klassifikation. Voraussetzung ist die vorherige histologische Sicherung des Tumors. Für die Festlegung der T-Kategorien werden als klinische Voruntersuchungen gefordert: Inspektion, Palpation, Kolposkopie und fraktionierter Kürettage, außerdem Zystoskopie, Urographie und Rektoskopie. Für die N-Kategorie gilt klinische Untersuchung, Lymphographie evtl. US oder CT. Für die M-Kategorie sind klinische Untersuchungen und bildgebende Verfahren nötig.

Damit ergibt sich für den Primärtumor folgende Stadieneinteilung:

Kurzfassung der TNM-Klassifikation

TNM			Cervix uteri	FIGO		
Tis			Carcinoma in situ	0		
T1			Begrenzt auf Uterus	1		
	T1a		Diagnose nur durch Mikroskopie		1a	
		T1a1	Minimale Stromainvasion			1a1
		T1a2	Tiefe $\leqq$ 5 mm, horizontale Ausbreitung $\leqq$ 7 mm			1a2
	T1b		Läsionen größer als T1a2		1b	
T2			Ausdehnung jenseits Uterus, aber nicht zur Beckenwand und nicht zu Vagina/unteres Drittel	II		
	T2a		Parametrium frei		IIa	
	T2b		Parametrium befallen		IIb	
T3			Ausdehnung zu Vagina/unteres Drittel/Beckenwand/Hydronephrose	III		
	T3a		Vagina/unteres Drittel		IIIa	
	T3b		Beckenwand/Hydronephrose		IIIb	
T4			Schleimhaut von Harnblase/Rektum/jenseits kleines Becken		IVa	
M1			Fernmetastasen		IVb	

Der Befall von Lymphknoten wird angegeben mit:

N-Regionäre Lymphknoten

NX Regionäre Lymphknoten können nicht beurteilt werden
N0 Keine regionären Lymphknotenmetastasen
N1 Regionäre Lymphknotenmetastasen

9.4.2.2. CT-Kriterien des Zervixkarzinoms

Einige topographisch-anatomische Bemerkungen seien vorangestellt. Die Parametrien werden gebildet vom Ligamentum cardinale, dem sogenannten Zervixpfeiler. Dieser zieht von der Zervix nach lateral zur Beckenwand. Faserzüge, die nach ventral ziehen,

[1] FIGO — Fédération Internationale de Gynaecologie et d'Obstrétique

bilden das Ligamentum vesico-uterinum, den Blasenpfeiler. Die nach dorsal verlaufenden Züge, das Ligamentum recto-uterinum, bilden den Rektumpfeiler. Der nach laterodorsal verlaufende Anteil wird das Ligamentum sacro-uterinum genannt.

Die Ureteren verlaufen zuerst dorsal durch den Rektumpfeiler, durchqueren das Parametrium und treten medial vom lateralen Blasenpfeiler in den Blasengrund. In den Parametrien verläuft außerdem die Arteria uterina.

Zwischen den einzelnen Bandzügen ist mit Fett durchsetztes Bindegewebe angeordnet. Am Uterusfundus entspringt das Ligamentum teres uteri.

Im CT-Bild sind diese einzelnen Bandzüge oft nicht abzugrenzen. Durch Infiltration entzündlicher oder tumoröser Art oder auch narbige Veränderungen werden sie verdickt und können so besonders hervortreten.

Frühe Zervixkarzinome, d. h. solche im Stadium T1 und T2a sind im CT schlecht nachzuweisen, wenn sie nicht z. B. zu einer erheblichen Organvergrößerung geführt haben oder nekrotisierte Zonen sichtbar werden, die nach intravenöser Bolus-Kontrastmittelgabe besonders hervortreten (Hübener 81, 85, Steinbrich et al., 82). In der Auswertung eines größeren *operierten* Krankengutes wiesen Räber und Pötzschke, 85, nach, daß die CT im Stadium T1–T2a eine Treffsicherheit von 46,6% gegenüber einer klinischen von 82,4% erbrachte. Bei CT lag ein Overstaging von 53,4% und klinisch von 17,6% vor.

Die Ausbreitung in das parametrane Gewebe, dem Stadium T2b und T3b entsprechend, wird im CT durch diffus nach lateral gerichtete streifenförmige Verdichtungen oder knotenförmige Infiltrationen erkenntlich. Im Stadium T2b soll immer noch ein mit Fettgewebe ausgefüllter Raum zwischen Beckenwand und Zervix erhalten sein (Breit und Rohde, 83, Hübener, 81, 85, Räber und Pötzschke et al., 85).

Im Stadium T3b reicht die Infiltration bis zur Beckenwand. Der Musculus obturatorius bleibt meist sichtbar, da Fascie und Muskel nur selten infiltriert werden (Hübener, 85, Breit et al., 83, Steinbrich et al., 82).

Durch intravenöse Kontrastmittelgabe und evtl. Durchführung einer dynamischen CT-Untersuchung ist eine bessere Abgrenzung von Gefäßen und Sichtbarmachung der Ureteren innerhalb der Parametrien zu erzielen. Eine nähere Differenzierung streifenartiger Verdichtungen oder knotenförmiger Einlagerungen von entzündlichen oder

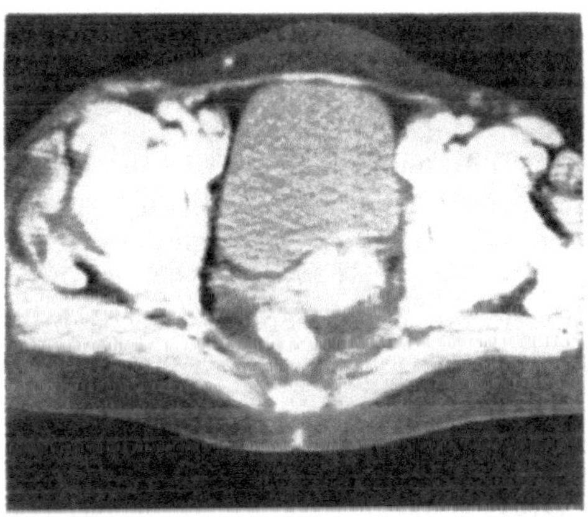

Abb. 9–10. Zervixkarzinom, klinisch Stadium T 2 B. Im Computertomogramm Infiltration der Parametrien bis zur Beckenwand. Somit Stadium T 3 B.

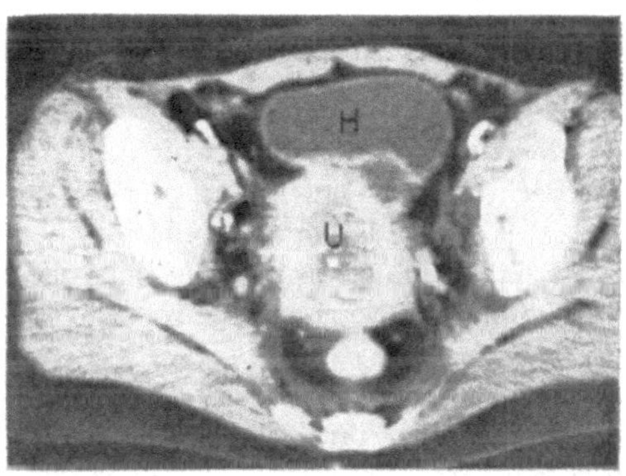

Abb. 9–11. Nekrotisierendes Zervixkarzinom mit Infiltration in beide Parametrien sowie in die Blasen- und Rektumwand. Stadium T 4. (U Uterus, H Harnblase)

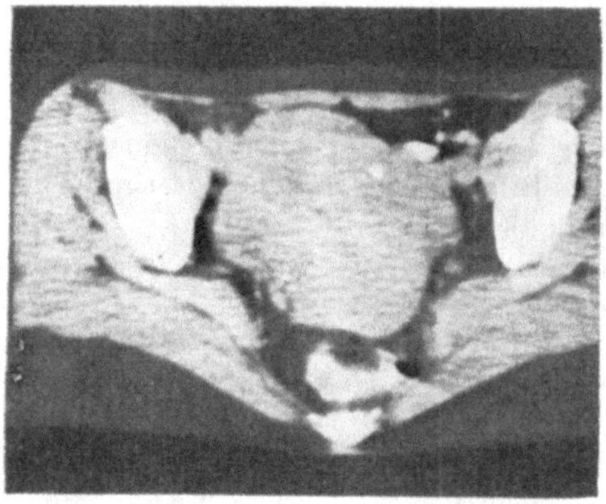

Abb. 9–12. Extrem aufgetriebener Uterus. Die Parametrien sind nicht beurteilbar. Stadium T 1 B.

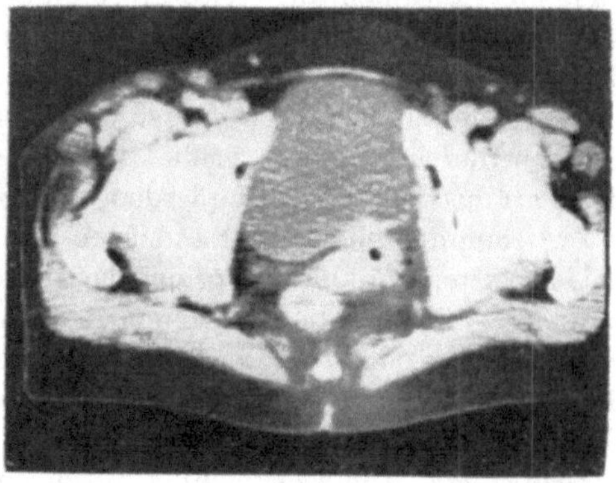

Abb. 9–13. Zervixkarzinom mit Infiltration in die Harnblase. Stadium T 4.

tumorbedingten Veränderungen ist aber auch hiernach nicht sicher möglich (Breit et al., 83, Grumbine et al., 81, Köster et al., 84, Steinbrich et al., 80, Vick et al., 84, Whitley et al., 82).

Nach Mitteilungen von Räber und Pötzschke, 85, bringt die dynamische CT auch keinen entscheidenden Informationsgewinn in der Differenzierung der parametranen Infiltrationen. Nach ihren Angaben können trotz intravenöser Kontrastmittelgabe normale parametrane Strukturen zu Fehldeutungen Anlaß geben. So können zum Beispiel Gefäßschlängelungen mehrfach angeschnitten werden und Gewebeinfiltrationen vortäuschen. Die Dichtemessung wird durch die Feinheit der Veränderungen und den Partialvolumeneffekt benachbarter Strukturen erschwert. Die vergleichenden Untersuchungen von Räber und Pötzschke, 85, für das Stadium T2b erbrachte eine Treffsicherheit mit 64,9% für CT gegenüber einer klinischen von 52,6%. Ein Overstaging bei CT mit 13,5% gegenüber der klinischen mit 5,3% und ein Understaging mit 21,6% gegenüber der klinischen von 42,1%. Ähnliche Ergebnisse hatten Marcinek et al., 84, und Engelhoven et al., 84.

Im Stadium T3b ergaben sich bei Räber und Pötzschke, 85, eine klinische Treffsicherheit von 75% gegenüber CT von 66,6%. Ein Understaging fand sich klinisch in 25% der Fälle und bei CT in 33,4%.

Die Differenzierung der Tumorstadien T2b und T3b mit Hilfe der CT ist umstritten. Während nach Mittelungen von Breit et al., 83, eine fortschreitende Infiltration bis zur Beckenwand eindeutig zu erfassen ist, kann nach Angaben von Räber und Pötzschke, 85, die Stadienfestlegung mittels CT nicht immer eindeutig erfolgen. (Die Verfasser haben prätherapeutische klinische und radiologische Ergebnisse mit postoperativen Stadienfestlegungen eines eigenen Krankengutes von 79 operierten Patienten verglichen).

Selbst ein Stadium T4 ist nicht immer eindeutig zu bestimmen, da eine unscharfe Begrenzung zur Harnblasenwand auch ein Zeichen einer entzündlichen Wandinfiltration sein kann. Deshalb werden nach wie vor Zystoskopie und Rektoskopie zur Stadieneinteilung mitgefordert und sind unentbehrlich (Breit und Rohde, 83, Engelhoven et al., 83). Zuverlässig wird im CT die Harnstauung erfaßt, wenn der erweiterte Ureter differenziert werden kann (mit oder ohne Kontrastmittel) oder wenn von vornherein Schnitte in Höhe des Nierenbeckens erfolgen (Abb. 9–10; 9–11; 9–12; 9–13).

9.4.2.3. Besonderheiten in der Lymphknotenmetastasierung

Zur TNM-Klassifikation gehört der Nachweis von *Lymphknotenmetastasen*. Die computertomographischen Zeichen einer Lymphknotenmetastasierung bestehen lediglich in der Aussage einer Lymphknotenvergrößerung, wobei pathologische Strukturveränderungen nicht nachgewiesen werden können. Dabei sind Normvarianten von Neoplasien nicht zu differenzieren (Creasman et al., 76, Räber et al., 86).

Im Stadium T1 und T2 erfolgt beim Cervix-Ca die Absiedlung bevorzugt in die ersten Filterstationen, die Lnn. iliaci interni und obturatorii (Köhler et al., 75, 83). Diese sind jedoch im CT-Schichtbild nur selten zu differenzieren (Marcinek et al., 84, Räber et al., 86). Im Stadium T3 und T4 können schon in 40 bis 80% die Lymphknoten der 2. und 3. Filterstation, die Lnn. iliaci externi und communes und Lnn. lumbales befallen sein (Köhler et al., 75, 83). Die Kenntnis einer möglichen Lymphknotenmetastasierung beim Zervix-Ca schon im Stadium T1 und T2, nämlich von Mikrometastasen in die 1. Filterstation ohne Vergrößerung der Lymphknoten (Kindermann et al., 72) hat die Forderung nach dem unbedingten präoperativen Einsatz der CT aufgehoben und für die Lymphographie eingeschränkt. Beim operablen Zervixkarzinom sollte deshalb stets die radikale Operation mit pelviner Lymphadenektomie durchgeführt werden. Andere Autoren fordern die präoperative Lymphographie weiterhin vornehmlich zur Kontrolle einer radikal durchgeführten Operation und zur Verlaufskontrolle (Ginaldi et al., 81, Marcinek et al., 84, Steinbrich et al., 82). Die Ultraschalluntersuchung ist nur zum Nachweis lumbaler Lymphknoten dienlich. Der primäre Einsatz der CT kann indiziert sein bei Kontraindikationen zur Lymphographie oder falls diese aus technischen Gründen nicht durchführbar ist (Räber et al., 86).

Zur Beurteilung von Lymphknotenpaketen und ihrer Beziehung zur Beckenwand oder anderen benachbarten Strukturen ist die CT indiziert und auch zur Abklärung oder Ergänzung fraglicher Lymphographiebefunde einzusetzen (Lüning et al., 83, Räber et al., 86).

9.4.2.4. Differentialdiagnostische Probleme

Im Stadium T1 und T2a werden sich kaum differentialdiagnostische Probleme ergeben. Die im Abschnitt 9.4.2.2 besprochenen Kriterien zeigen die Schwierigkeiten der Differenzierung der parametranen Infiltration auf. So ist neben tumorbedingten parametranen Infiltrationen auch eine entzündliche Infiltration zu erwägen. Eine sichere Abgrenzung wird nicht in jedem Fall möglich sein. Außerdem kann in einigen Fällen der Zervixtumor so groß sein, daß es zu einer extremen Auftreibung des Organs kommt, wodurch die benachbarten Strukturen nicht mehr beurteilt, bzw. abgegrenzt werden können.

9.4.2.5. Ergebnisse der CT

Für die Stadien T1 und T2a ist die Computertomographie zum Nachweis nicht geeignet. Die klinischen Untersuchungen sind der CT eindeutig überlegen. Für das Stadium T2b und T3b bringt die CT zusätzliche Befundinformationen in bezug auf eine Parametrieninfiltration. Allerdings besteht die Gefahr des Overstagings. Eine unbedingte Aussagefähigkeit über die parametrane Gewebeinfiltration, ja sogar benachbarte Organinfiltration (T4) ist mit CT nicht in jedem Fall zu erwarten.

Eine sichere Differenzierung der Stadien T2b, T3b und T4 scheint also nicht immer möglich. Hierzu werden jedoch in der Literatur verschiedene Meinungen vertreten. So wird der Einsatz der CT nur bei einem unklaren klinischen Tastbefund empfohlen bzw. beim primär inoperablen Zervixkarzinom zum weiteren Therapieentscheid und zur Therapiekontrolle.

Die Lymphographie hat gegenüber der CT Vorteile, da durch das bessere Auflösungsvermögen der konventionellen Röntgentechnik die Struktur beurteilt werden kann. Damit kann im Gegensatz zur CT eine Aussage über die Dignität vergrößerter Lymphknoten getroffen werden. Die diagnostische Treffsicherheit der Lymphographie wird in der Literatur mit 50—97% angegeben (LÜNING et al., 76).

Für die Diagnostik der *regionären* Lymphknotenmetastasen ist der Wert der CT ebenfalls begrenzt, da Neubildungen in nicht vergrößerten Lymphknoten auch nicht erfaßt werden können. Außerdem können sehr kleine Lymphknoten nicht immer von Nerven und Gefäßen differenziert werden. Besonders in der iliakalen Region sind die Lnn. interni und obturatorii nur selten zu erkennen, wenn sie nicht deutlich vergrößert sind.

9.4.3. Das Korpuskarzinom

Das Endometriumkarzinom steht an 5. Stelle in der Häufigkeit der Karzinomerkrankungen der Frau und an 2. Stelle der Genitaltumoren. Laut „Das Gesundheitswesen der DDR“ (1986) ist ein Ansteigen dieser Tumorlokalisation zu beobachten. Ein hoher Anteil, nämlich 66,7%, befinden sich zum Zeitpunkt der Entdeckung im Stadium T1.

Das Korpuskarzinom bleibt relativ lange auf das Endometrium begrenzt und breitet sich hier exophytisch aus, ehe es das Myometrium infiltriert. Im fortgeschrittenen Stadium kann sich der Tumor auf die Zervix, die Vagina und auch in die freie Bauchhöhle ausdehnen. Übergriffe auf die Ovarien und Parametrien werden beobachtet. Auch metastasiert der Tumor in die Ovarien (LOHDE et al., 81).

Mit zunehmender Wandinfiltration ist eine lymphogene Metastasierung zu erwarten. Die lymphogene Aussaat erfolgt bei fundusnahem Sitz über die Lymphbahnen entlang der Vasa ovarica in die paraaortalen Lymphknoten, bei zervixnahem Sitz in die beckenwandnahen iliakalen Lymphknoten.

9.4.3.1. TNM-Klassifikation

Die Stadieneinteilung der T-Kategorien erfolgt nach den Richtlinien der FIGO. Die Erkrankung muß histologisch gesichert sein. Für die T-Kategorien gelten:
Klinische Untersuchung, Zystoskopie und bildgebende Verfahren. Für die N-Kategorie wird gefordert:
Klinische Untersuchung, bildgebende Verfahren einschließlich der Urographie.
Die M-Kategorie ist durch röntgenologische Untersuchungen festzulegen.
Die regionären Lymphknotenmetastasen sind die Lnn. hypogastrici, iliaci externi, communes, praesacrales und paraaortici. Die Infiltrationstiefe bleibt bei der FIGO und der UICC unberücksichtigt. Der Malignitätsgrad wird postoperativ histopathologisch bestimmt. Die prätherapeutische klinische Klassifikation ist aus der nachfolgenden Übersicht zu ersehen:

Kurzfassung der TNM-Klassifikation

TNM		Corpus uteri	FIGO	
Tis		Carcinoma in situ	0	
T1		Begrenzt auf Corpus	I	
	T1a	Cavum ≦ 8 cm		Ia
	T1b	Cavum > 8 cm		Ib
T2		Ausbreitung auf Zervix	II	
T3		Ausbreitung jenseits Uterus/innerhalb kleinen Beckens	III	
T4		Ausbreitung auf Schleimhaut von Harnblase/Rektum/ jenseits kleines Becken		IVa
M1		Fernmetastasen		IVb

9.4.3.2. CT-Kriterien des Korpuskarzinoms

Einige topographisch-anatomische Ausführungen seien vorangestellt. Die Größe des Uterus ist insgesamt sehr variabel und auch altersabhängig (Breit et al., 83, Hübener, 85). So ist besonders die Längsausdehnung schwer zu bestimmen. Durch Ante- oder Retroflexion wird sie zusätzlich erschwert. Durch die Anteflexion wird das Blasendach eingedellt, wodurch in einer Schnittlinie seitlich vom Uterus Teile der Harnblase dargestellt werden können.

Der Querdurchmesser läßt sich bei scharfer Begrenzung besser beurteilen (Steinbrich et al., 80). Der Uterus kann auch physiologischerweise gebuckelt sein. Am Fundus finden sich lateral stumpf- bis spitzwinklige Ausläufer, die dem Eileiterabgang entsprechen. Etwas caudal davon entspringt das Ligamentum teres uteri. Die normalen Dichtewerte des Corpus uteri betragen zwischen 40 und 50 HE. Das Cavum läßt sich nur selten abgrenzen (Breit und Rohde, 83, Hübener, 81, 85, Räber und Pötzschke, 83, Wegener, 81).

Tumoröse Veränderungen der Gebärmutter zeigen gegenüber dem normalen Gewebe besonders bei geringer Wandinfiltration keine eindeutigen Differenzen im CT-Bild (Hamlin et al., 81, Hübener, 85, Räber et al., 85). Hypodense Zonen können durch Tumorzerfall im Nativbild und stärker noch nach Kontrastmittelgabe sichtbar werden. Sie sind aber keine pathognomonischen Zeichen für das Vorliegen eines Karzinoms. Ähnliche Veränderungen finden sich auch beim regressiven Myom (Breit et al., 83, Hübener, 85, Räber et al., 85). Auch einseitige Vorbuckelungen können sowohl beim benignen als auch malignen Tumor vorkommen. Sekretstau in der erweiterten Gebärmutterhöhle kann bei gutartigen Prozessen wie Sero- und Pyometra infolge entzündlicher Prozesse auftreten. Die Ausbreitung des Tumors auf die Cervix uteri entgeht der CT-Darstellung (Breit et al., 83, Haertel, 80, Steinbrich et al., 82, Walsh et al., 81).

Eine Darstellung der Stadien T1 und T2 gelingt nach allgemeiner Auffassung nicht. Dagegen soll das Stadium T3 nach Angaben von Breit und Rohde, 83, Hasumi et al., 82, und Steinbrich et al., 82, zu erfassen sein. Nach vergleichenden Untersuchungen eines größeren Krankengutes von Räber und Pötzschke, 85, und Angaben von Hübener, 85, ist aber sogar die Ausbreitung im kleinen Becken mit Befall der Parametrien erschwert. Im fortgeschrittenen Stadium T4 mit Übergreifen des Tumors auf Blase und Rektum kann die CT für die Therapieplanung eine Entscheidungshilfe sein. Allerdings ist der Befall von Vagina, Blase und Rektum durch Kolposkopie, Zystoskopie und Rektoskopie ebenfalls abzuklären.

Ein wichtiges Kriterium für das Endometriumkarzinom im fortgeschrittenen Stadium wäre der Nachweis der Infiltrationstiefe in das Myometrium. Mit fortschreitender Infiltrationstiefe ist der Lymphknotenbefall und die Rezidivhäufigkeit abhängig. HAMLIN et al., 81, HASUMI et al., 82, haben versucht, nach Kontrastmittelinfusionen die Infiltrationstiefe eines Tumors in das Myometrium zu bestimmen. Tumorbefallene Bezirke sollen gegenüber gesundem Gewebe hypodens bleiben. Andere Autoren kommen zu dem Schluß, daß hypodense Zonen nicht spezifisch für karzinomatöse Infiltrationen sind, sondern auch bei regressiven Myomen sichtbar werden können (BREIT et al., 83, HÄRTEL et al., 80, RÄBER et al., 85).

9.4.3.3. Besonderheiten in der Lymphknotenmetastasierung

Ein Befall der Lymphknoten ist für den Verlauf des Korpuskarzinoms von entscheidender Bedeutung. So sinkt die 5-Jahre-Überlebenszeit bei einer bereits eingetretenen Metastasierung und soll nur noch 10 bis 30% betragen (BALTZER et al., 83, KÄSER et al., 83). Der Lymphknotenbefall ist abhängig von der Infiltrationstiefe des Tumors, der Ausbreitung in benachbarte Strukturen und seinem Differenzierungsgrad. Schon im Stadium T1 ist in Abhängigkeit vom Differenzierungsgrad des Tumors mit einem Befall von Lymphknoten in 2–3% und im Stadium T2 bis zu 40% zu rechnen. Es finden sich pelvine und lumbale Lymphknotenmetastasen, wobei unabhängig voneinander durch die kontinuierliche Tumorausbreitung die eine oder andere Station befallen sein kann (CREASMANN et al., 76, HEBERLING et al., 82, KÄSER, 83, LÜNING et al., 76, MUSUMECI et al., PETERS et al., 81) (Abb. 9–14).

9.4.3.4. Differentialdiagnostische Probleme

Wie schon im Kapitel 9.4.3.2 besprochen, gibt es in den frühen Stadien des Endometriumkarzinoms keine sichere Differenzierung gegenüber den Myombildungen. Eine exzentrische Auftreibung des Uterus kann bei beiden Tumorarten vorkommen, ebenso das Sichtbarwerden von Nekrosezonen nach Kontrastmittelinfusion. Je nach Vaskulari-

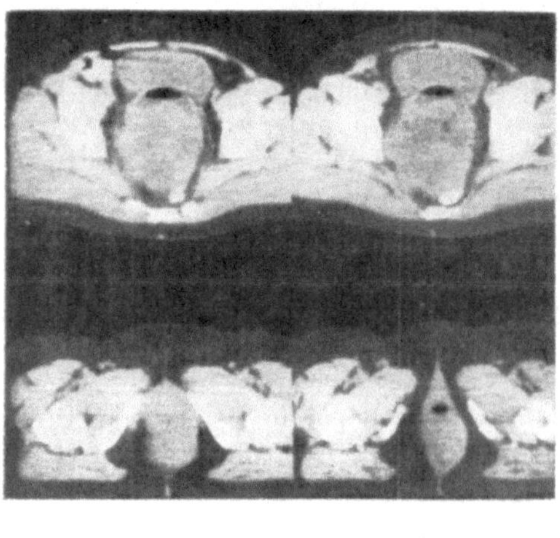

Abb. 9–14. Korpuskarzinom im Stadium T4 mit Infiltration in die rechte Beckenwand und Vagina. Nekrosen im Tumor.

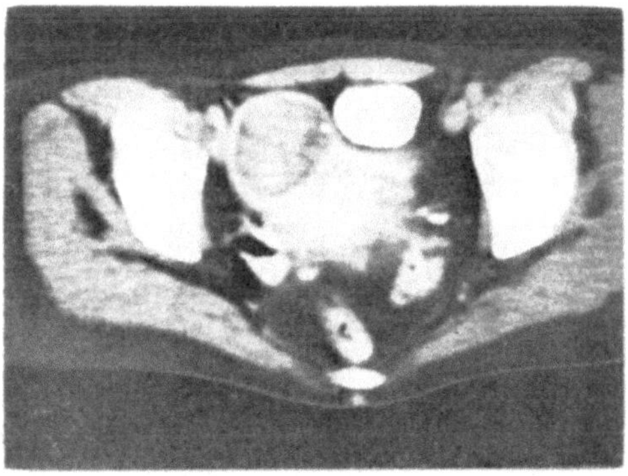

Abb. 9–15. Gut abgekapselte, breitbasig vom Uterus ausgehende Raumforderung mit regressiven Veränderungen. Uterusmyom.

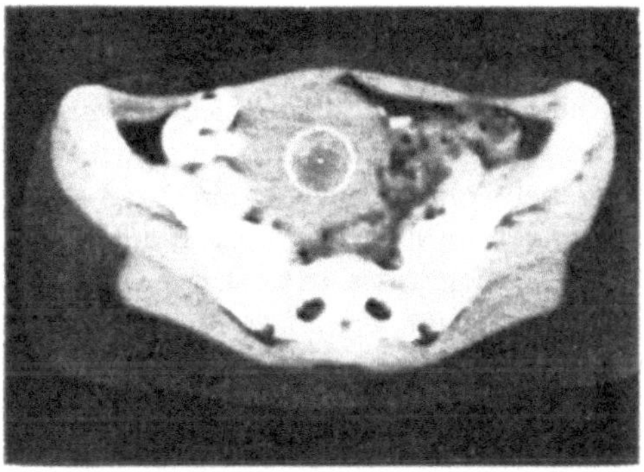

Abb. 9–16. Vergrößerter Uterus mit zentraler Nekrose. Histologisch gesichertes Chorionkarzinom.

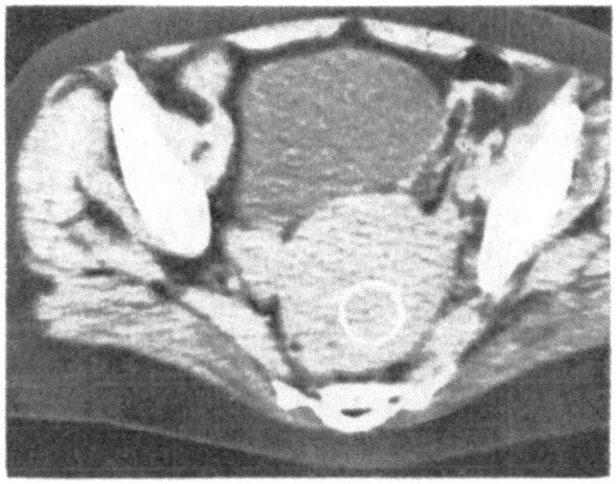

Abb. 9–17. Vergrößerter Uterus mit Infiltration in die Myometrien. Gesichertes Chorionkarzinom.

sation sollen sich die Myome im Angiocomputertomogramm besser abheben (Steinbrich et al., 82). Die Größe oder Verformung der Gebärmutter ist ebenfalls nicht hinweisend auf einen tumorösen Befall, da 1. keine Vergleichsuntersuchungen vorliegen und 2. die Organgröße erheblichen individuellen Schwankungen unterliegt (Hübener, 81, 85, Steinbrich et al., 82) (Abb. 9–15).

Außerdem können mit Hilfe der CT auch andere maligne Tumoren nicht differenziert werden. Hier wären zu erwähnen die malignen Trophoblasten-Tumoren wie das Chorionkarzinom, daß die Uteruswand diffus durchsetzen kann und zu einer Auftreibung des Organs führt, ohne daß eine erhebliche Vergrößerung zu verzeichnen ist (Szigetwari et al., 86, Wegener, 81). Hier kann nur die Anamnese hinweisend sein (Abort, Geburt, Blasenmole) (Abb. 9–16; 9–17).

Das Uterussarkom als Schleimhautsarkom und das Myosarkom kommen zwar selten vor, soll aber etwa 2% der malignen Uterustumoren ausmachen (Wegener, 81) und durch ein schnelles Wachstum zu einer erheblichen Auftreibung der Gebärmutter führen. Hier wäre eine Möglichkeit bei vergleichenden Untersuchungen gegeben. Auch Abflußbehinderungen können bei Sero-, Pyo- und Hämatometra zu einer erheblichen Organvergrößerung führen. Sie lassen das flüssigkeitsgefullte Cavum uteri als vergrößerte hypodense Zone erkennen, ohne daß bei fehlenden klinischen Hinweisen eine sichere Abgrenzung gegenüber malignen Prozessen zu stellen ist.

Auch bei der Adenomyomatosis uteri, die mit Schleimhauthyperplasien und regressiven Veränderungen einhergeht, kann ein infiltrativ wachsendes Karzinom vorgetäuscht werden (Haertel, 80, Räber et al., 85, Wegener, 81).

9.4.3.5. Ergebnisse der CT

Tumoren des Corpus uteri lassen sich im Stadium T 1 und T 2 mit Hilfe der Computertomographie entweder nicht erkennen oder von gutartigen Prozessen oder bösartigen Neubildungen sicher differenzieren.

Auch der Nachweis von Nekrosezonen ist nicht beweisend für das Vorliegen eines Malignoms. Grobschollige Verkalkungen sollen mehr für Myombildungen sprechen. Die für die Prognose wichtige Infiltrationstiefe läßt sich bisher nicht eindeutig mit CT feststellen, wenn auch einige Autoren angeben, daß mit Hilfe der Angio-CT die Infiltration infolge des veränderten Dichteverhaltens gegenüber dem gesunden Gewebe erkennbar gemacht werden kann. Diese Möglichkeit ist nach Aussagen anderer Untersucher umstritten. Regressive Veränderungen können sowohl in benignen als auch in malignen Tumoren auftreten und sind ebenfalls für das Endometriumkarzinom nicht beweisend. Für das Stadium T 4 kann die CT hinweisgebend sein in bezug auf die Infiltration des Tumors in die benachbarten Organe. An 1. Stelle stehen hier aber noch die Zystoskopie und Rektoskopie zur Beurteilung einer Wandinfiltration von Blase und Rektum. Die Lymphknotenmetastasierung ist besser mit der Lymphographie zu bestimmen, da mit dieser Strukturveränderungen in den Lymphknoten erfaßt werden können. So sollte die CT nur bei Kontraindikation oder technischer Unmöglichkeit angewandt werden.

9.4.4. Das Ovarialkarzinom

Das Ovarialkarzinom steht nach Angaben der DDR-Statistik an 7. Stelle in der Häufigkeit der Organtumoren. Infolge eines lange Zeit stummen Verlaufes und damit fehlender charakteristischer klinischer Erscheinungsformen wird es in mehr als 50% der Fälle erst im Stadium T 3 und M 1 aufgedeckt („Das Gesundheitswesen der DDR" 1986, FIGO 1972). Entsprechend lauten andere internationale Angaben (Amendola et al., 81, Balfe et al., 83, Whitley et al., 82). Nur in maximal 18,6% der Erkrankungen sind die Tumoren noch auf die Ovarien beschränkt (Nationales Krebsregister der DDR 1983). Damit ist eine hohe Mortalitätsrate von 7,2% an der Gesamtzahl der bösartigen Neubildungen verbunden und sie stehen an 5. Stelle der Todesursachen überhaupt. Der Altersgipfel liegt zwischen dem 5. und 6. Lebensjahrzehnt. Die Keimzelltumoren sind dagegen vorwiegend im jüngeren Alter anzutreffen.

Pathologisch-anatomisch zeigen die Ovarialtumoren einen vielfältigen histologischen Aufbau. Nach der WHO-Klassifikation werden unterschieden (Serov et al., 73):

I Die epithelialen Tumoren
II Tumoren des sexuell differenzierten Parenchyms
III Lipidzelltumoren
IV Keimzelltumoren
V Gonadoblastome
VI Weichteiltumoren, nicht organspezifisch
VII unklassifizierbare Tumoren
VIII sekundär (metastatische) Tumoren
IX tumorähnliche Veränderungen.

Die epithelialen Tumoren machen 75–80% aller Ovarialgeschwülste aus. Sie werden in benigne, potentiell maligne und maligne Formen unterteilt. Danach folgen die Blastome und die tumorähnlichen Veränderungen. In die Gruppe der tumorähnlichen Erkrankungen gehören alle gutartigen Ovarialzysten. Da diese mit zystischen Raumforderungen maligner Genese große Ähnlichkeit haben und sich wie diese computertomographisch gut erkennen lassen, müssen sie bei den CT-Kriterien mit abgehandelt werden.

Die Tumorausbreitung erfolgt durch:

1. Intraperitoneale Aussaat und Implantation
2. Vaskuläre Invasion: Lymphogen, venös und arteriell (20%)
3. Kontinuierliche Tumorausbreitung (10%)
4. Tumorausbreitung entlang präformierter Räume (20%)
5. Implantationsmetastasen (1%)

(Breit und Rohde, 83, Busch et al., 79, Rutledge et al., 76). Die epithelialen Tumoren treten in 20–25% doppelseitig auf, brechen frühzeitig durch ihre Kapsel und breiten sich auf das Netz, Peritoneum und Mesenterium aus. Sie wachsen kontinuierlich in die Tuben und greifen über oder metastasieren in das kontralaterale Ovar. Regionäre Lymphknotenmetastasen sollen nur in 15% auftreten (Musumeci et al., 80). Die nicht epithelialen Karzinome neigen dagegen zu einer frühzeitigen lymphogenen und hämatogenen Metastasierung (Bush, 79). Die lymphogene Aussaat erfolgt entlang der Ovarialgefäße in die paraaortalen Lymphknoten und in die Lymphknoten der Nierenhili. Über den Weg des Ligamentum latum werden die iliakalen und über das Ligamentum rotundum die inguinalen Lymphknoten befallen. Von besonderer Bedeutung ist die frühe transperitoneale Aussaat. Die hämatogene Metastasierung erfolgt vorrangig in Leber, Pleura und in die Lungen (Noltenius, 81, Plentl und Friedmann, 71).

9.4.4.1. TNM-Klassifikation

Die Voraussetzung für eine Klassifikation ist die histologische Sicherung. Postoperativ erfolgt eine Aufteilung nach dem histologischen Typ und damit gleichzeitig dem von der WHO empfohlenen Malignitätsgrad.

Die Stadieneinteilung der T-Kategorien basieren auf den Richtlinien der FIGO und stimmen mit denen der UICC überein. Für die Bestimmung der T-Kriterien gilt die klinische Untersuchung. Außer der Palpation und Inspektion werden Laparoskopie und evtl. Laparotomie herangezogen. Im Urogramm lassen sich Abflußstörungen nachweisen. Darmuntersuchungen können Kompressionen und Verlagerungen zeigen. Infolge Netz- und Peritonealmetastasierung kann es zusätzlich zu Verklebungen von Darmschlingen kommen und damit zu einer Passagebehinderung. Für die N-Kategorie werden Laparoskopie und Laparotomie empfohlen. Die Lymphographie wird nicht als unbedingte Voraussetzung angesehen, da die frühe peritoneale Aussaat hiermit auch nicht erfaßt wird. Als neuere Methoden können Sonographie und CT zur Diagnostik herangezogen werden.

Für die Bestimmung der M-Kategorie werden neben klinischer und röntgenologischer Untersuchung ebenfalls Sonographie und CT empfohlen (Mitbeurteilung der Leber und anderer Oberbauchorgane). Für die prätherapeutische klinische Klassifikation ergibt sich damit folgende Stadieneinteilung:

TNM		Ovar	FIGO	
T1		Begrenzt auf Ovarien	I	
	T1a	Ein Ovar, Kapsel intakt		Ia
	T1b	Beide Ovarien, Kapsel intakt		Ib
	T1c	Kapselruptur, Tumor an Oberfläche, maligne Zellen in Aszites oder bei Peritonealspülung		Ic
T2		Ausbreitung im Becken	II	
	T2a	Uterus, Tube(n)		IIa
	T2b	Andere Beckengewebe		IIb
	T2c	Maligne Zellen in Aszites oder bei Peritonealspülung		IIc
T3 und/ oder N1		Peritonealmetastasen jenseits Becken und/oder regionäre Lymphknotenmetastasen	III	
	T3a	Mikroskopische Peritonealmetastasen		IIIa
	T3b	Makroskopische Peritonealmetastasen $\leqq$ 2 cm		IIIb
	T3c und/ oder N1	Peritonealmetastase(n) 2 cm und/oder regionäre Lymphknotenmetastasen		IIIc
M1		Fernmetastasen (ausschließlich Peritonealmetastasen)	IV	

9.4.4.2. CT-Kriterien des Ovarialkarzinoms

Einige topographisch-anatomische Ausführungen seien vorangestellt.

Die Größe des Ovars ist sehr variabel und schwankt individuell hormonell und altersbedingt. Die Länge wird mit ca. 3 cm angegeben. Die Breite und Dicke soll zwischen 2 und 1,5 cm bzw. 0,75 und 1,5 cm betragen. Das Ovar liegt in einer Peritonealduplikatur an der seitlichen Beckenwand zwischen Arteria iliaca externa und interna. Die Ureteren verlaufen entweder dorsal oder ventro-medial der Fossa ovarica.

Das Ligamentum teres uteri entspringt etwas caudal der Tube und zieht nach ventral zur Bauchdecke, während der Eileiter nach latero-dorsal verläuft. Meist liegt das Ovar in der Höhe des Fundus uteri. Die Schwierigkeiten im Nachweis der Ovarien im CT liegen in ihrem kleinen Durchmesser und in der Isodenz zu ihren Nachbarstrukturen, sowie in Größen- und Lagevarianten des Uterus (Steinbrich et al., 80).

Manchmal lassen sich sehr kleine zystische Substrate besonders nach einer Hysterektomie erkennen. Die Tuben und die Haltebänder des Ovars sind im CT jedoch nicht sichtbar. Die Geschwulstentwicklung erfolgt überwiegend nach cranial-ventral, selten nach caudal oder dorsal. Letztere kann nach Rektumresektionen präsakral vorkommen.

Computertomographisch lassen sich zystische, zystisch-solide und solide Strukturen differenzieren. Da differentialdiagnostisch die benignen zystischen Gebilde in der Abgrenzung von malignen Tumoren von Bedeutung sind, müssen diese mit abgehandelt werden. Zu den *benignen* zystischen Tumoren gehört die Gruppe der tumorähnlichen Veränderungen. Dazu gehören die Follikel- und Luteinzysten und die serösen papillären Zystadenome (Abb. 9–18).

Die Follikel- und Luteinzysten sind dünnwandig und erreichen eine Größe von maximal 10 cm ⌀. Sie enthalten seröses Sekret und haben eine dünnwandige Kapsel. Die Dichtewerte liegen zwischen 0 und 20 HE. Durch Kontrastmittelgabe kann es zur Randanhebung kommen, wodurch sie sich noch schärfer zur Umgebung absetzen. Ein

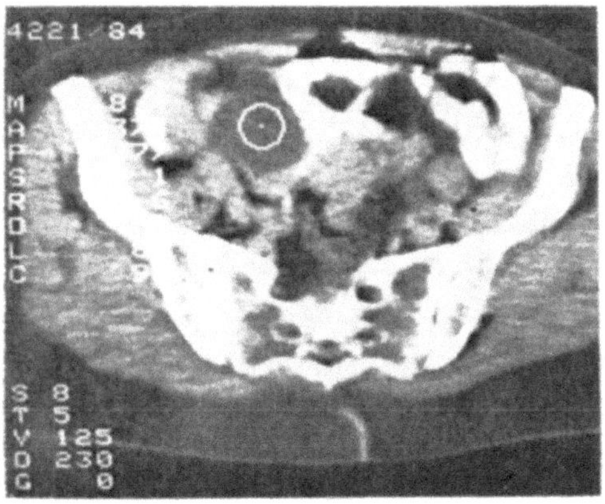

Abb. 9–18. Etwa 3 × 4 cm große Ovarialzyste rechts mit wasseräquivalenten Dichtewerten.

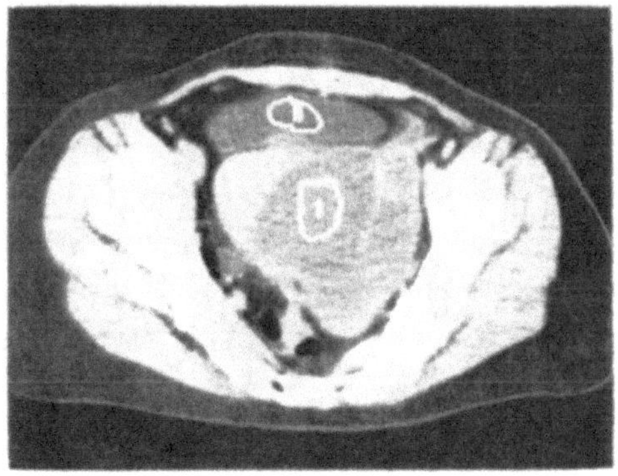

Abb. 9–19. Ovarialkarzinom mit überwiegend zystischen, aber auch soliden Tumoranteilen mit Kompression der Harnblase.

Dichteanstieg im Zysteninhalt wird niemals beobachtet. Teer- und Schokoladenzysten entstehen durch Einblutungen bei ektopischem Endometriumgewebe, wodurch inhomogene Strukturen auftreten können. Dies kann vorübergehend zu einem höheren Dichteverhalten führen (Hübener, 81, 85). Endometriosezysten können seröse und solide Anteile aufweisen. Die serösen papillären Zystadenome können doppelseitig auftreten und ein erhebliches Ausmaß erreichen. Sie sind oft septiert. In ihnen werden ebenfalls solide Strukturen beobachtet. Der Zysteninhalt ist wasserähnlich. Es können wandständige Verkalkungen vorkommen. Die Dichtewerte liegen in den serösen Anteilen zwischen 0 und 20 HE und betragen in den soliden Strukturen bis zu 45 HE. Das benigne Zystadenom soll nach KM-Gabe keinen Dichteanstieg zeigen (Breit und Rohde, 83). Von den *malignen Tumoren* werden epitheliale und mucinöse Formen differenziert. Zu ersteren gehört als wichtigster Vertreter das seröse, papilläre Zystadenokarzinom. Dieses geht in etwa 70% von der Oberfläche des Ovars aus und ist häufig bilateral angelegt (Breit et al., 83, Hübener, 81, 85, Wegener, 81). Es ist mehr zystisch als solide aufgebaut und kann Einblutungen, Nekrosen, zuweilen auch Verkalkungen aufweisen. Computertomographisch zeigen sich ausgedehnte Tumorbildungen, oft mit verwaschenen Strukturen (extrakapsuläre Ausbreitungen) und soliden Anteilen. Es finden sich Septierungen und selten Verkalkungen. Die Dichtewerte liegen nativ zwischen 20 und 50 HE, also höher als bei den benignen Zysten. In den soliden Anteilen soll es nach intravenöser Kontrastmittelgabe zu einem Dichteanstieg kommen (Breit et al., 83).

Die mucinösen Zystadenokarzinome zeigen gegenüber den epithelialen Formen im CT keine Besonderheiten. Sie können ebenfalls bilateral vorkommen. Als Komplikation wäre zu erwähnen, daß große mucinöse Karzinome platzen können und sich weiterwachsend intraperitoneal ausbreiten. Im CT finden sich dann sehr ausgedehnte zystische Raumforderungen, die zu Kompression von Darmschlingen und zu Verklebungen mit niedrigen Dichtewerten führen.

Eine große Gruppe bilden die endometroiden Karzinome, die ca. 25% der malignen Ovarialkarzinome ausmachen. Es sind meist sehr ausgedehnte, teils solide, teils zystische Tumoren, die von Einblutungen durchsetzt sind. Im CT finden sich ähnliche Bilder wie bei den anderen Malignomen. Die Dichtewerte können infolge frischer Blut-

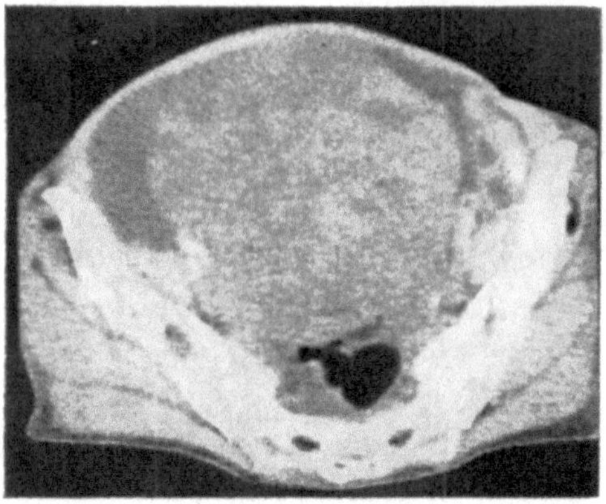

Abb. 9–20. Palpabler Tumor im Unterbauch bei Zustand nach Gastrektomie wegen eines Magenkarzinoms vor 10 Monaten. Großer Krukenberg-Tumor mit teils soliden, teils zystischen Anteilen.

beimengungen eine beträchtliche Höhe erreichen. Verkalkungen werden nicht beobachtet.

Die undifferenzierten und nicht klassifizierbaren Karzinome zeigen im CT keine Unterscheidungskriterien (Abb. 9–19). Zu den Tumoren des *sexuell differenzierten Parenchyms* gehören die Granulosazelltumoren, Fibrome und Thekome. 25% der Granulosazelltumoren sind bösartig. Sie sind Hormonbildner und können ebenfalls sehr groß werden.

Im CT findet sich ein solider Tumor, der teilweise gelappt und im Zentrum oft nekrotiert ist. Es zeigt sich ein infiltratives Wachstum. Nach Kontrastmittelapplikation kommt es zum Dichteanstieg in den soliden Anteilen. Das gutartige Fibrom entwickelt sich meist einseitig und macht etwa 30% aller Ovarialtumoren aus. Wie beim Thekom kommen in soliden Anteilen Nekrosen und Blutbeimengungen vor. Im CT finden sich solide Tumoren mit hypodensen Zonen.

Zu den *Keimzelltumoren* gehören das Dysgerminom und die Dermoidzyste. Dysgerminome sind maligne und metastasieren frühzeitig. Sie sind solide Tumoren und zeigen sehr häufig ausgedehnte iliakale und inguinale Lymphknotenmetastasen. Die Dermoidzyste ist in 20% schon bei Kindern zu finden. Sie tritt in der Regel einseitig auf. Der Inhalt zeigt fettige Strukturen, in denen sich Haare und Zähne finden. In der Literatur werden maligne Entartungen beschrieben. Im CT zeigen sich glatt begrenzte rundliche Raumforderungen. Infolge der fetthaltigen Strukturen werden Dichtewerte im Minusbereich, bis zu −140 HE gemessen.

Abschließend wären die *sekundären Tumorbildungen* zu nennen, wie die Krukenbergtumoren und Non-Krukenbergtumoren (Metastasen des Verdauungstraktes und anderer Oberbauchorgane), sowie Metastasen von Corpus und Cervix uteri (Abb. 9–20). Im CT finden sich raumfordernde, überwiegend solide, häufig doppelseitige Tumoren, die Zysten, Nekrosen und Einblutungen enthalten können.

Die *Komplikationen* des Ovarialtumors liegen in seinem Ausbreitungs- und Metastasierungsmodus. Es kommt frühzeitig zum Kapseldurchbruch, was durch Infiltrationen in umgebendes Fettgewebe oder Organe gekennzeichnet ist. So können Dünn- und Dickdarminfiltrationen auftreten, die im CT sichtbar werden, aber nicht eindeutig von Adhäsionen differenziert werden können (Amendola et al., 81, Hübener, 85, Rohde et al., 83).

Ascites läßt sich mit CT frühzeitig nachweisen. Die Dichtemessung kann je nach Gehalt (Eiweiß oder Blut) unterschiedlich hoch sein. Peritoneale Metastasenaussaat kann zu knotigen und streifigen Verdichtungen führen und damit im CT sichtbar werden (Mödder et al., 82). Ein metastatischer Befall des Netzes zeigt sich als solide Tumormasse im ventralen Anteil des Abdomens (Breit et al., 78).

Lebermetastasen können schon frühzeitig auftreten und sind bei der computertomographischen Untersuchung bei entsprechendem Höhenbeginn mit zu erfassen. Sie grenzen sich überwiegend als hypodense Zonen ab. Große Metastasen können im Zentrum Nekrosen aufweisen. Bei disseminiertem Befall kann es zu einer diffusen Dichteverminderung kommen und zu Fehldeutungen einer Fettleber Anlaß geben.

9.4.4.3. Besonderheiten in der Lymphknotenmetastasierung

Mit Hilfe der CT können vergrößerte retroperitoneale Lymphknoten erkannt werden. Wie schon bei den anderen gynäkologischen Tumoren besprochen, gibt es jedoch auch bei den Ovarialtumoren keinen spezifischen Nachweis. Es können vergrößerte iliakale und hoch lumbale Lymphknoten diagnostiziert werden, die z. B. der lymphographischen Darstellung entgehen. Strukturveränderungen lassen sich jedoch nicht erkennen, wodurch eine Spezifizierung nicht möglich ist. Die CT kann also nur hinweisgebend sein.

Die Häufigkeitsangaben des Nachweises von Lymphknotenmetastasen mit Lymphographie schwanken zwischen 16 und 59% (Ginaldi et al., 81, Köhler et al., 73). Nach Lüning, 76, ist die präoperative Lymphographie deshalb nicht dringend erforderlich, da zur morphologischen Abklärung eines Ovarialtumors sowieso laparotomiert werden muß.

9.4.4.4. Differentialdiagnostische Probleme

Nach Literaturangaben können Ovarialtumoren bereits in einer Größe ab 3 cm ⌀ erkannt werden (Breit et al., 79, Hübener, 81, Räber et al., 85). Eine sichere Abgrenzung zwischen benignen Zysten und den malignen zystischen Tumoren ist kaum möglich. Zystische Tumoren können sich auch innerhalb eines Ascites verbergen und abgekapselter Ascites kann wiederum Blastome vortäuschen (Langer et al., 81). Solide Raumforderungen mit Ascites können ein Hinweiszeichen auf eine maligne Raumforderung sein (Wegener, 81).

Fettgewebshaltige Tumoren, wie die Dermoidzysten lassen sich mit CT differenzieren.

Irreguläre Strukturen, verdickte Wandungen zystischer Gebilde, verdichtete Netzplatten, pathologische Dichteanhebungen und ein evtl. gleichzeitiger Metastasennachweis sowie sehr ausgedehnte Tumorwucherungen mit zystischen und soliden Anteilen können im CT Kriterien für eine Malignität sein (Triller et al., 84).

Ascites und der Nachweis von Fernmetastasen sind ein mögliches Malignitätskriterium (Breit et al., 83, Räber et al., 85, Triller et al., 84).

Homogene, glattwandige Raumforderungen sollen mehr für Benignität sprechen. Auch tumorähnliche Prozesse sind nicht immer eindeutig von malignen Tumoren zu differenzieren. So führen Einblutungen zu Dichteanhebungen und solide Anteile können eine Malignität vortäuschen.

9.4.4.5. Ergebnisse der CT

Wie mit der Abhandlung der CT-Kriterien und den differentialdiagnostischen Problemen bereits dargestellt, ist die Computertomographie für die Diagnostik von malignen Ovarialprozessen nur bedingt von Bedeutung. Für die Tumorstadien T1 und T2 ist sie nicht aussagekräftig. Durch Nachweis von Ascites kann ein positiver Befund als malignitätsverdächtig untermauert werden. Die Ausdehnungsbestimmung im Stadium T3, nämlich der Netzinfiltration, Übergriff auf Darmschlingen kann ebenfalls schwierig sein. Die Dünndarminfiltration wird indirekt als Konglomerattumor sichtbar, kann aber auch durch Verklebungen infolge einer Peritonealkarzinose vorgetäuscht werden. In beiden Fällen kommt es zu Passagebehinderungen, die zu einer erheblichen Transportverlangsamung führen können. Dadurch wird häufig die so notwendige Darmkontrastierung und damit wiederum die Beurteilung im CT erschwert. Wichtig ist die gleichzeitige Aufdeckung von Organmetastasen.

Lymphknotenvergrößerungen können besonders in Regionen erkannt werden, die der Lymphographie entgehen. Sie sind zwar nicht tumorspezifisch, aber hinweisend auf eine lymphogene Aussaat. Bei sehr ausgedehnten Tumorbildungen ist auch mit Hilfe der CT nicht immer der Organursprung sicher zu bestimmen, sondern nur zu vermuten.

9.4.5. Rezidivdiagnostik

Die Computertomographie zeigt in der Diagnostik von Rezidivtumoren gute Möglichkeiten (Breit und Rohde, 83). Über ein größeres Krankengut berichten Räber und Pötzschke, 85, sowie Gritzmann et al., 86. Diese und andere Autoren geben Treffsicherheiten in der Rezidiverkennung von 80—90% an. Differentialdiagnostisch müssen Beckwandrezidive von Fibrosen, postoperativen serösen Infiltrationen mit Abszedierungen und auch Lymphknotenmetastasen unterschieden werden. Besonders nach einer stattgefundenen Strahlentherapie können ausgedehnte Fibrosen entstehen und somit Schwierigkeiten in der Differenzierung von Rezidivtumoren bringen. Zur weiteren Abklärung kann die Feinnadelpunktion eingesetzt werden. Besondere Beachtung bedarf die einseitige Auftreibung der Vaginalplatte. Beim Ovarialkarzinom sind als Zeichen eines Lokalrezidivs Raumforderungen im Adnex- und Uterusbereich mit soliden Strukturen zu erwarten (Gritzmann et al., 86), sie müssen von verbliebenen Resttumoren unterschieden werden (Operationsbericht!).

Als Voruntersuchung sollte die Urographie eingesetzt werden, da Ureteraufweitungen und hydronephrotisch erweiterte Nierenbecken schon hinweisgebend sind.

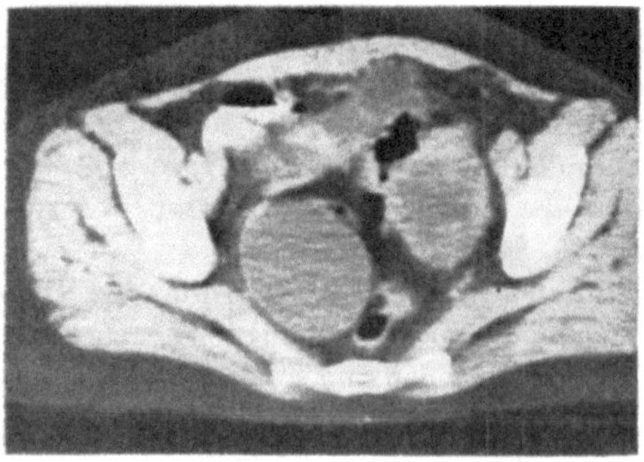

Abb. 9-21. Zustand nach Hysterektomie und Ovarektomie beidseits wegen eines Ovarialkarzinoms. Jetzt ausgedehnter Rezidivtumor beidseits im kleinen Becken. Rechts zystischer links solider Tumor mit Nekrosen.

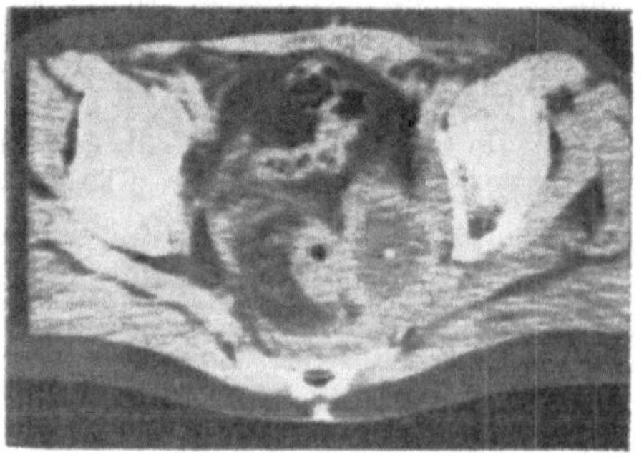

Abb. 9-22. Beckenwandrezidiv eines Zervixkarzinoms des Stadiums T 1b N0 M0.

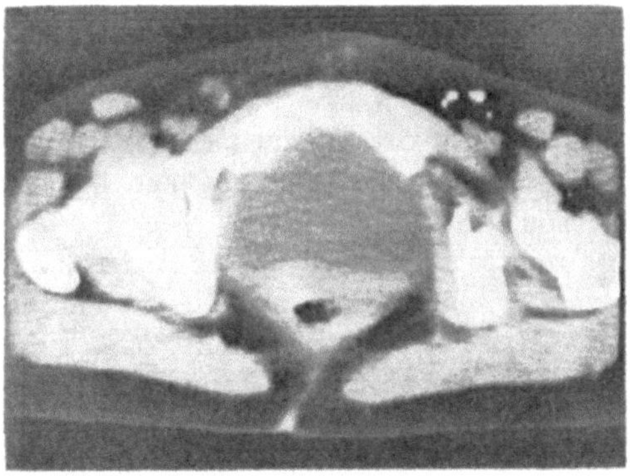

Abb. 9–23. Scheidenstumpfrezidiv eines operierten und nachbestrahlten Zervixkarzinoms des Stadiums T 2b N1.

Ureterstenosen können aber ebensogut bei Fibrosen beobachtet werden (HÖTZINGER et al., 86). Normale Urogramme sind andererseits nicht hinreichend genau in der Aussage einer Rezidivfreiheit, sie sind vor allem bei Vaginalstumpfrezidiven zu erwarten. In den letzten Jahren wurde zunehmend auch die Sonographie zur Rezidivdiagnostik eingesetzt (BREIT et al., 83, HÖTZINGER et al., 86, RÄBER et al., 85). Inwieweit die Ultraschalltomographie geeignet ist, Rezidive aufzudecken, ist jedoch noch nicht geklärt (JIROUS et al., 83, POPP et al., 83, SANDERS et al., 83). Zunehmend etablieren sich die endokavitären US-Verfahren (HÖTZINGER et al., 86).

Die Computertomographie hat bis jetzt die größte Treffsicherheit im Nachweis von Rezidiven gynäkologischer Tumoren. Kleine Tumoren am Scheidenstumpf können aber auch hiermit dem Nachweis entgehen (BREIT et al., 83, RÄBER et al., 85) (Abb. 9–21; 9–22; 9–23).

Abschließend kann gesagt werden:

Beim Beckenwandrezidiv ist die CT allen übrigen Untersuchungsmethoden überlegen. Beim unklaren Befund sowohl an der Beckenwand als auch am Scheidenstumpf kann die Feinnadelpunktion Abklärung bringen (RÄBER et al., 85, TRILLER et al., 82). Die schwierigste Unterscheidung ist die Fibrose vom Rezidiv. Kontrastmittelgaben erleichtern die Diagnosefindung nicht. Fibrotische Veränderungen stellen sich allgemein als beiderseitige streifige Verdichtungen dar, die das gesamte kleine Becken ausfüllen können. Rezidive sollen mehr durch einseitige Gewebevermehrungen auffallen. Insgesamt ist die CT in ihrer Treffsicherheit im Nachweis von Rezidivtumoren bisher als die geeignetste Methode anzusehen.

9.4.6. CT im Rahmen der Gesamtdiagnostik

Wie die Ausführungen im Kapitel der gynäkologischen Tumordiagnostik mit Hilfe der Computertomographie erkennen lassen, ist der Einsatz der Methode insgesamt gesehen noch nicht voll abgeklärt bzw. unterschiedlich anzusehen. In Hinsicht auf eine frühe Tumorerfassung spielt die CT bislang keine Rolle, da frühe Tumorstadien mit ihr nicht aufgedeckt werden können. Auch in den fortgeschrittenen Stadien des Zervixkarzinoms ist der Einsatz der CT sowohl in der Tumorausdehnungsbestimmung als auch im Nachweis einer Lymphknotenmetastasierung umstritten. So können nicht eindeutig Tumorinfiltrationen in benachbarte Gewebe oder Organe von entzündlichen Infiltrationen differenziert werden, so daß eine sichere Beantwortung der Frage nach Operabilität nicht erfolgen kann. Deshalb wird die CT beim Zervixkarzinom auch nicht präoperativ zum Einsatz kommen. Bei der Lymphknotendiagnostik steht die Lymphographie weiterhin an 1. Stelle, da diese in ihrer Spezifität eine wesentlich höhere Aussagekraft besitzt. Lediglich bei primär inoperablen Zervixkarzinomen oder unklaren Tastbefunden hat die CT ihre Einsatzberechtigung. Die primäre Abklärung erfolgt auch weiterhin durch die beschriebenen klinischen Untersuchungen einschließlich histologischer Sicherung durch Abrasio und Probeexcision.

Das Korpuskarzinom ist in einem hohen Prozentsatz noch bei seiner Aufdeckung auf die Gebärmutter begrenzt und läßt keine typischen CT-Zeichen einer Tumorinfiltration erkennen. Auch die Bestimmung der Myometriuminfiltration, von der die Lymphknotenmetastasierung abhängt, ist bisher trotz einiger Literaturberichte nicht eindeutig möglich. Bei den Ovarialtumoren können zwar mit Hilfe der CT schon kleine umschriebene vor allem zystische Veränderungen erfaßt und als gutartig gedeutet werden, eine sichere Differenzierung und Aussage zur Dignität ist jedoch kaum möglich. Bei Nachweis von Ascites, verdichteten Netzplatten und Darmkonvoluten ist eine maligne Tumorerkrankung eher wahrscheinlich. Sowohl benigne als maligne Tumoren können sehr ausgedehnt sein und solide wie auch zystische Strukturen aufweisen. Neben klinischer Untersuchung nimmt die Sonographie an Bedeutung zu. Bei klinischem Verdacht auf das Vorliegen eines Ovarialtumors sollte unverzüglich die operative Abklärung eingeleitet werden. Die Indikation zur CT ist also auch bei fortgeschrittenen Tumorstadien umstritten und sollte nur bestimmten Fragestellungen dienen, wie Operationsmöglichkeit, Organmetastasierung und zur möglichen Organzugehörigkeit sowie zur Abgrenzung anderer ausgedehnter Organtumoren, die auch mit Ultraschall nicht differenziert werden können.

Zunehmend wird die Ultraschalluntersuchung vor der CT als prätherapeutische Maßnahme zur Abklärung eines unklaren Abdominaltumors eingesetzt. Bei nicht radikaler Operation wird die CT als Ausgangsbasis für nachfolgende Therapieentscheide und zur Verlaufskontrolle angewandt. Die Lymphknotendiagnostik bleibt weiterhin in erster Linie der Lymphographie vorbehalten, weil mit ihr eine höhere Spezifität als mit CT zu erreichen ist. Zunehmend wird zum Nachweis einer Lymphknotenmetastasierung die Sonographie als Vorfelduntersuchung durchgeführt. CT kann bei Kontraindikation zur Lymphographie oder bei technischer Unmöglichkeit sowie bei einer unzureichenden Darstellung der hohen Lumbalregionen zum Einsatz kommen.

Unbestritten ist der Wert der Computertomographie in der Aufdeckung von Rezidivtumoren aller gynäkologischen Neoplasien. Auch hier sind differentialdiagnostische Schwierigkeiten zu erwarten, wobei mit der gezielten Feinnadelpunktion eine weitere Möglichkeit zur Abklärung gegeben ist. In neueren Untersuchungen wird über Erfolge bei der Rezidivdiagnostik mit Durchführung einer intrakavitären Sonographie berichtet.

Abschließend ist zu sagen, daß der Einsatz der Computertomographie in der Diagnostik maligner Genitaltumoren einer strengen Indikationsstellung bedarf.

9.4.7. Literatur

1. Amendola, M. A., J. W. Walsh, B. E. Amendola, J. Tisnado, D. J. Hall, D. R. Goplerud: Computed tomography in the evaluation of carcinoma of the ovary. J. Comput. assist. Tomogr. 5, 2 (1981) 179–186
2. Balfe, D. M., J. van Dyke, J. K. T. Lee, P. J. Weymann, B. L. McClennan: Computed tomography in malignant endometrial neoplasms. J. Comput. assist. Tomogr. 7, 4 (1983) 677–681

3. Baltzer, J., K. J. Lohde, R. Kuerzl, K. P. Scheer, J. Zander: Prognostic criteria in patients with endometrial cancer. Arch. Gynecol. *234* (1983) 121–129
4. Breit, A., U. Rohde: Bisherige Erfahrungen mit der Computertomographie in der Gynäkologie. Röntgen-Berichte *7*, 1 (1978b) 27–36
5. Breit, A., U. Rohde: Computertomographie in der Gynäkologie. Med. Klin. *74* (1979) 1881–1893
6. Breit, A., U. Rohde, A. Atzinger: Radiologische Diagnostik des Ovarialkarzinoms unter besonderer Berücksichtigung der Computertomographie. In: Ovarialkarzinom. Hrsg.: J. Zander & Schwarzenberg, München 1982
7. Breit, A., U. Rohde: Computertomographie gynäkologischer Tumoren. Georg Thieme Verlag, Stuttgart 1983
8. Bush, R. S.: The Management of the ovary, uterus and cervix. Arnold, London 1979
9. Creasman, W. T., Boronow, R. C., Morrow, C. P., Di Saia, P. J., J. Blessing: Adenocarcinoma of the endometrium; its metastatic lymphnode potential. Gynecol. Oncol. *4* (1976) 239–243
10. Das Gesundheitswesen der DDR: Neubildungen. ISSN 0435-8511, Berlin (1986) 61–86
11. Friedmann, G., E. Bücheler, P. Thurm: Ganzkörper-Computertomographie. Thieme, Stuttgart–New York 1981
12. Fukuda, T., M. Ikeuchi, H. Hashimoto, M. Shakudo, M. Conishi, S. Saiwai, H. Nakazima, T. Miyamoto, E. Takashima, Y. Inoue: Computed tomography of ovarian masses. J. Comput. assist. Tomogr. *10*, 6 (1986) 990–996
13. Grumbine, F. C., N. B. Rosenheim, E. A. Zerhouni, S. S. Siegelmann: Abdominopelvic computed tomography in the preoperative evaluation of early cervical cancer: Gynecol. Oncol. *12* (1981) 286–290
14. Ginaldi, S., S. Wallace, B. S. Jing, M. E. Bernardino: Carcinoma of the cervix; Lymphography and computed tomography. Amer. J. Roentgenol. *136*, 6 (1981) 1087–1091
15. Gritzmann, N., F. Karnel, H. Imhof, G. Wagner, E. Müller-Thyl, Ch. Dittrich: Abdominelle Computertomographie in der Nachsorge von Ovarialkarzinomen. Digit. Bilddiagn. *6* (1986) 171–175
16. Haertel, M.: Zur Computertomographie gynäkologischer Karzinome. Fortschr. Röntgenstr. *132*, 6 (1980) 652–657
17. Hamlin, D. J., F. A. Burgener, J. B. Baecham: CT of intramural endometrial carcinoma: contrast enhancement is essential. Amer. J. Roentgenol. *137* (1981) 551–554
18. Hasumi, K., M. Matsuzawa, H. F. Chen, M. Takahashi, M. Sakura: Computed tomography in the evaluation and treatment of endometrial carcinoma. Cancer *50* (1982) 904–908
19. Hötzinger, H., G. Ries, K. Pfänder: Radiologische Diagnostik von Rezidiven und Therapiefolgen beim Kollumkkarzinom. Strahlenther. u. Onkol. *162* (1986) 7, 414–419
20. Hübener, K. H.: Computertomographie des Körperstammes. Thieme, Stuttgart 1981
21. Hübener, K. H.: Computertomographie des Körperstammes. Thieme, Stuttgart 1985
22. Jirous, J., L. Heger, M. Chapula: Zur Bedeutung von Ultraschalldiagnostik und Computertomographie in der gynäkologischen Onkologie. Arch. Geschwulstforsch. *53* (1983) 5, 471–477
23. Käser, O.: Operative Möglichkeiten bei der Therapie des Endometriumkarzinoms. Gynäkologe *16* (1983) 99–103
24. Kindermann, G., K. G. Ober: Ausbreitung des Zervixkrebses, in: Gynäkologie und Geburtshilfe, Bd. III, Spezielle Gynäkologie, hrsg. von O. Käser, V. Friedberg, K. G. Ober, K. Thomsen, J. Zander. Thieme, Stuttgart 1972
25. Köster, O., P. Braun, K. Lackner, G. Leyendecker. Computertomographie und Klinik beim Karzinom des Collum uteri. Fortschr. Röntgenstr. *140* (1984) 136–144
26. Köhler, K., H. Platzbecker (1983): Zit. nach K. Köhler, H. Platzbecker, A. Kolbenstvedt, J. Richter, M. Wiljasalo, S. Wiljasalo; Metastasen gynäkologischer Malignome. In: Lymphographie bei malignen Tumoren. Hrsg.: M. Lüning, M. Wiljasalo, H. Weissleder. VEB Thieme, Leipzig 1976
27. Köhler, K., H. Platzbecker: Die Leistungsfähigkeit einer komplexen angiografischen Diagnostik bei gynäkologischen Tumorrezidiven. Radiologe *15* (1975) 27–36

28. KRANZFELDER, D.: Diagnostik der Ovarialtumoren mit Ultraschall und Computertomographie. Med. Klinik *79* (1984) 4, 116–119

29. LANGER, M., R. LANGER, K. A. SCHUMACHER, W. MAIER: Darstellbarkeit und Differenzierungsmöglichkeit benigner und maligner gynäkologischer Tumoren im axialen Computertomogramm. Geburtsh. u. Frauenheilk. *41* (1981) 551–555

30. LOCHNER, B., C. D. CLAUSSEN, F. CHRIST, H. BRANDT: Computertomographische Diagnostik von Ovarialtumoren. Strahlentherapie *158* (1982) 659–662

31. LOHE, K. J., J. BALTZER: Kompendium der klinischen Tumorpathologie. Weibliche Genitalorgane, Bd. III, Teil I, hrsg. von P. Hermanek. Witzstrock, Baden-Baden 1981

32. LÜNING, M., M. WILJASALO, M. WEISSLEDER: Lymphographie bei malignen Tumoren. 2. Auflage, Stuttgart: Thieme 1983

33. LÜNING, M., M. WILJASALO, H. WEISSLEDER: Lymphographie bei malignen Tumoren. Thieme-Verlag Leipzig, 1976

34. MARCINEK, B., M. Ch. DEVAUD, J. TRILLER, W. A. FUCHS: Value of computed tomography and lymphography in staging carcinoma of the uterine cervix. Europ. J. Radiol. *4* (1984) 118–121

35. MÖDDER, U., V. FIEDLER, R. LORENZ: Computertomographische Zeichen der Peritonealkarzinose. Fortschr. Röntgenstr. *136* (1981) 60–63

36. MUSUMECI, R., G. DE PALO, R. KENDA, J. D. TESORO-TESS, R. PETRILLO, F. RILKE: Retroperitoneal Metastases from ovarian carcinoma; Reasessment of 365 patients studied with lymphographie. AIR 134 (1980) 449–452

37. PETERS, P. E.: Lymphography: Overview. Proceeding of the multinational postgraduate course. Salzburg, June 12–15 1980. Hrsg.: DONNER, M. W., F. H. W. HEUCK. Berlin–Heidelberg: Springer-Verlag 1981

38. PLENTL, A., A. E. A. FRIEDMANN: Lymphatics system of the female genitalia. Saunders, Philadelphia 1971

39. POPP, L. W., R. P. LUEKEN, W. MÜLLER-HOLVE, H. J. LINDEMANN: Gynäkologische Endosonographie: Erste Erfahrungen. Ultraschall *4* (1983) 92–97

40. RÄBER, G., B. PÖTZSCHKE: Computertomographie zur Diagnostik raumfordernder gynäkologischer Prozesse. – Teil 2: Untersuchungstechnik und normale Anatomie des weiblichen Beckens im CT-Schnittbild. Zbl. Gynäkol. *105* (1983) 566–572

41. RÄBER, G., B. PÖTZSCHKE: Wert der Computertomographie zur Parametrienbeurteilung bei Zervixkarzinomen. Fortschr. Röntgenstr. *143*, 5 (1985) 544–549

42. RÄBER, G., B. PÖTZSCHKE: Der Einsatz der Computertomographie bei der Rezidivdiagnostik uteriner Karzinome – ein Vergleich mit anderen bildgebenden Verfahren. Radiol. Diagn. *26* (1985) 325–337

43. RÄBER, G., B. PÖTZSCHKE: Computertomographie zur Diagnostik raumfordernder Prozesse. Teil 3: Der Einsatz der Computertomographie bei der Rezidivdiagnostik uteriner Karzinome. Zbl. Gynäkol. *10* (1985) 146–158

44. RÄBER, G., B. PÖTZSCHKE: Computertomographie zur Diagnostik raumfordernder Prozesse. Teil 4: Kann die Computertomographie die Therapieplanung beim primären Endometriumkarzinom beeinflussen? Zbl. Gynäkol. *107* (1985) 219–226

45. RÄBER, G., M. LÜNING, B. PÖTZSCHKE, W. NATHO: Stellenwert von Lymphographie und Computertomographie zur Beurteilung des Lymphknotenstatus bei primärem Zervixkarzinom. Radiol. Diagn. *22* (1986) 4, 449–459

46. ROHDE, U., W. STEINBRICH, G. FRIEDMANN: Computertomographie der Ovarialtumoren. Fortschritte in der Diagnostik. Radiologe *22* (1982) 146–153

47. ROHDE, U.: Röntgendiagnostik des Ovarialkarzinoms unter besonderer Berücksichtigung der Computertomographie. Vortrag Deutscher Röntgenkongresse, Berlin 20.–22. Mai 1982

48. RUDLEDGE, F., R. C. BORONOW, J. T. WHARTON: Gynaecologic oncology. While & Sons, New York 1976

49. SANDERS, R., B. J., MCNEIL, H. J., FINBERG: A prospective study of computed tomography and ultrasound in the detection and staging of pelvic masses. Radiology *146* (1983) 439 bis 442

50. Serov, S. F., R. E. Scully, L. H. Sobin: Histologic typing of ovarian tumours. International histological classification of tumours. No. 9 World Health Organization, Geneva 1973

51. Steinbrich, W., G. Friedmann: Computertomographische Untersuchungen der Organe des kleinen Beckens. Röntgenbl. *33* (1980) 595–601

52. Steinbrich, W., U. Rohde, G. Friedmann: CT-Ergebnisse bei Rezidivtumoren des Uterus. Vortrag am Deutschen Röntgenkongress, München 9.–11. April 1981

53. Steinbrich, W., U. Rohde: Präoperative Klassifikation von Ovarialtumoren mit der Computertomographie. Strahlentherapie *158* (1982) 722–725

54. Steinbrich, W., U. Rohde, G. Friedmann: Wert der Computertomographie für die Diagnostik der Uterustumoren und ihrer Rezidive. Radiologe *22* (1982) 154–161

55. Szigetvari, I., J. Szepesi, I. Gati: Die moderne Behandlung der Blasenmole. Zbl. Gynäkol. *108* (1986) 19, 1170–1177

56. TNM-Klassifikation maligner Tumoren. Springer-Verlag, Berlin–Heidelberg–New York–London–Paris–Tokyo 1987

57. Triller, J., G. Schneekloth, B. Marcinek, R. Kraft: Computertomographisch gezielte Feinnadelpunktion abdomineller Raumforderungen. Radiologe *22* (1982) 484–492

58. Triller, J., A. Golghirsch, W. A. Fuchs: Wertigkeit der Computertomographie in der Beurteilung von Lymphknotenmetastasen beim Ovarialkarzinom. Fortschr. Röntgenstr. *141*, 1 (1984) 35–39

59. Vick, C. W., J. W. Walsh, J. B. Wheelock, W. H. Brewer: CT of the normal and abnormal parametria in cervical cancer. Amer. J. Roentgenol. *143* (1984) 597–603

60. Walsh, J. W., D. R. Coplerud: Prospective comparison between clinical and CT staging in primary cervical carcinoma. Amer. J. Roentgenol. *137* (1981) 997–1003

61. Wegener, O. H.: Ganzkörper-Computertomographie. Schering 1981

62. Whitley, N. O., D. E. Brenner, A. Francis, U. Villasanta, J. Aisner, P. H. Wiernik, J. Whitley: Computed tomographic evaluation of carcinoma of the cervix. Radiology *142* (1982) 439–446

10. Retroperitonealtumoren

von K.-H. Rotte

10.1. Primäre Retroperitonealtumoren

10.1.1. Allgemeine Bemerkungen

Als primäre Retroperitonealtumoren werden die Geschwülste bezeichnet, die von den Weichteilstrukturen (Binde-, Fett-, Muskel-, Nervengewebe, ektopischem Gewebe) abstammen, und die mit ihrem Hauptteil im Retroperitonealraum lokalisiert sind. Die primären Retroperitonealtumoren (pRT) sind zu unterscheiden von Tumoren retroperitoneal gelegener Organe wie Pankreas, Nieren und Nebennieren, von malignen Lymphomen und von Lymphknotenmetastasen. Ihrer Histogenese nach können pRT in ektodermale, endodermale, mesenchymale oder dysontogenetische Geschwülste eingeteilt werden. Als benigne Tumoren finden sich Fibrome, Lipome, Myxome, Mesenchymome, Hibernome, Leiomyome, Rhabdomyome, Hämangiome, Neurofibrome, benigne Teratome, Xanthogranulome, Lymphangiome. Häufiger sind die malignen Tumoren des Retroperitonealraumes wie Lipo-, Fibro-, Leiomyo-, Rhabdomyo-, Angio-, Lymphangio- und Neurosarkome sowie maligne Mesenchymome, Hämangioperizytome, Neuroblastome, maligne Schwannome, maligne Chordome und Teratokarzinome.

Insgesamt machen die pRT etwa 0,3–3,0% aller Geschwülste aus. Mehr als 80% sind maligne (Wegener, 81), etwa 40–60% sind mesenchymale Tumoren, 15–50% neurogene Tumoren und 5–25% Relikttumoren.

Die pRT sind lange Zeit klinisch symptomlos und führen oft erst bei erheblicher Größe zu unspezifischen Symptomen wie Druck-, Völlegefühl und zu einer Zunahme des Körperumfanges. Das bedeutet, daß die Patienten häufig erst mit fortgeschrittenen Tumoren den Arzt aufsuchen und der radiologischen Diagnostik zugeführt werden.

10.1.2. Spezielle Untersuchungstechnik

Die orale Kontrastierung der Darmschlingen ist generell zur besseren Abgrenzung einer Raumforderung von den Darmschlingen sowie zur Beurteilung einer Verlagerung oder Kompression des Darmes erforderlich. Die intravenöse Kontrastmittelapplikation kann als Infusion zur gleichmäßigen Kontrastierung von Nieren, Ureter, Harnblase und Gefäßen erfolgen oder als Bolusinjektion im Rahmen einer dynamischen Studie zur Beurteilung der Tumorgrenzen, der Tumorvaskularisation und zum Nachweis von Tumornekrosen. Bei Verwendung der sagittalen Bildrekonstruktion kann die kraniokaudale Tumorausbreitung eindeutiger erfaßt werden.

10.1.3. CT-Kriterien

Primäre Retroperitonealtumoren stellen sich in der Regel als solitäre Raumforderungen dar, die sich bilateral ausbreiten können. Gut abgrenzbare Tumoren mit peritumoraler Fettschicht sind meist benigne, können aber auch maligner Natur sein. Fortgeschrittene Tumoren können sich über den Retroperitonealraum hinaus in den Peritonealraum ausdehnen und mitunter von peritonealen Tumoren schwer abgrenzbar sein. Ein infiltratives Wachstum über die anatomischen Grenzen hinaus in die laterale Bauchwand, Rückenmuskulatur, Wirbelsäule, Beckenknochen sowie in benachbarte Organe muß als Malignitätskriterium gewertet werden. Bei Infiltration in das Pankreas, die Nieren oder Nebennieren kann computertomographisch nicht immer der Ausgangsort exakt bestimmt werden. Fortgeschrittene Tumoren können zu Wirbelkörperdestruktionen führen und in den Spinalkanal infiltrieren. Die computertomographisch erfaßbare Tumorgröße liegt bei 1,5 bis 2,0 cm Durchmesser. Wenn dennoch bisher nur wenige

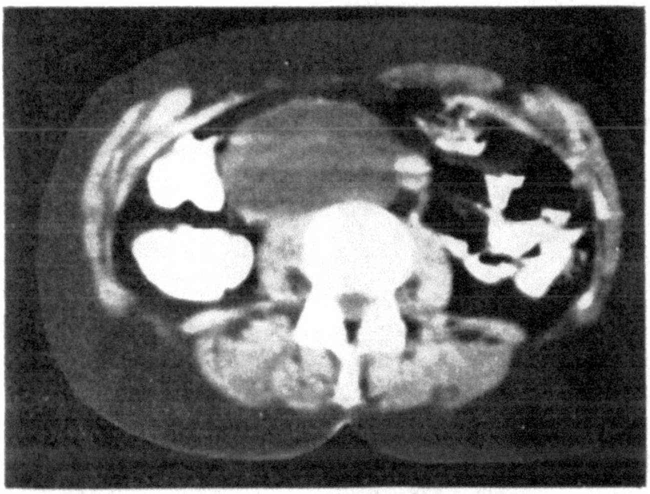

Abb. 10–1. Paraaortal gelegene retroperitoneale Zyste.

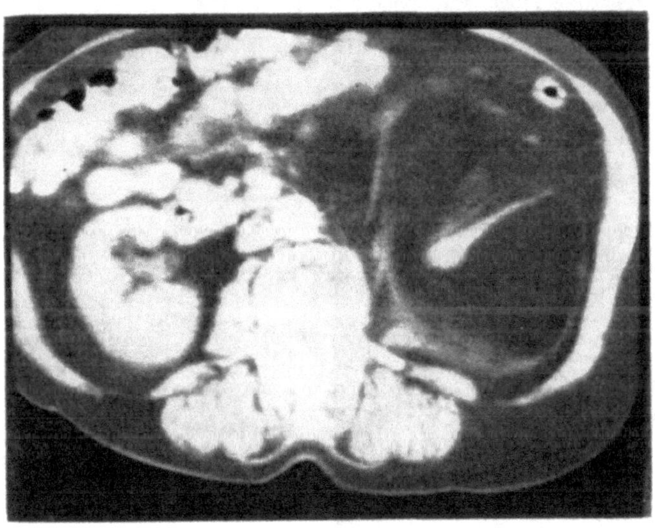

Abb. 10–2. Retroperitoneales Lipom links, von einer zarten Kapsel umgeben.

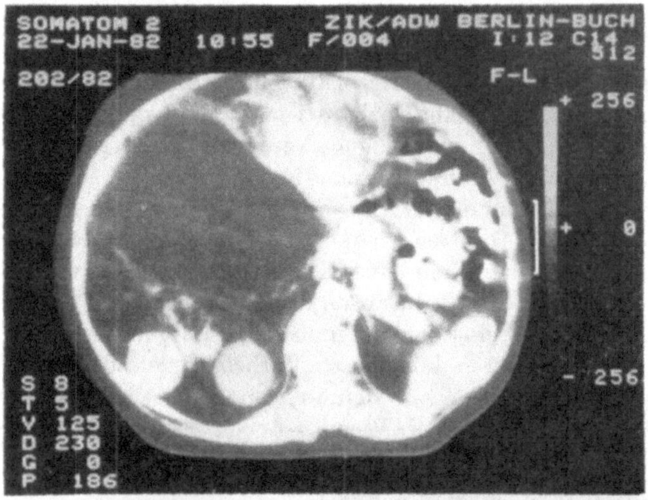

Abb. 10–3a. Liposarkom mit lipomatösen und soliden Tumoranteilen.

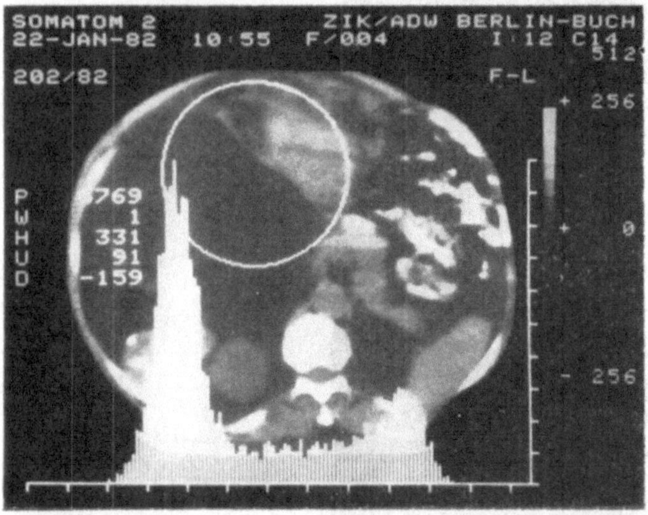

Abb. 10–3b. Histogramm. Veranschaulichung der unterschiedlichen Tumoranteile. Die lipomatösen Anteile sind am ersten, die soliden am zweiten flacheren Peak erkennbar.

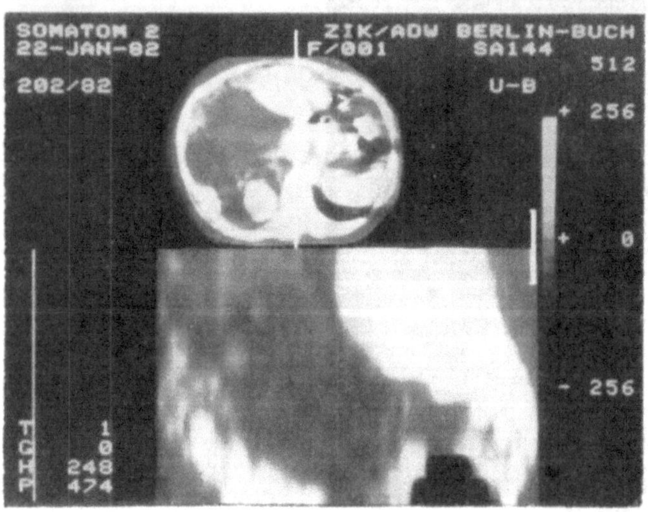

Abb. 10–3c. Seitliche Rekonstruktion mit Darstellung der kraniokaudalen Tumorausdehnung.

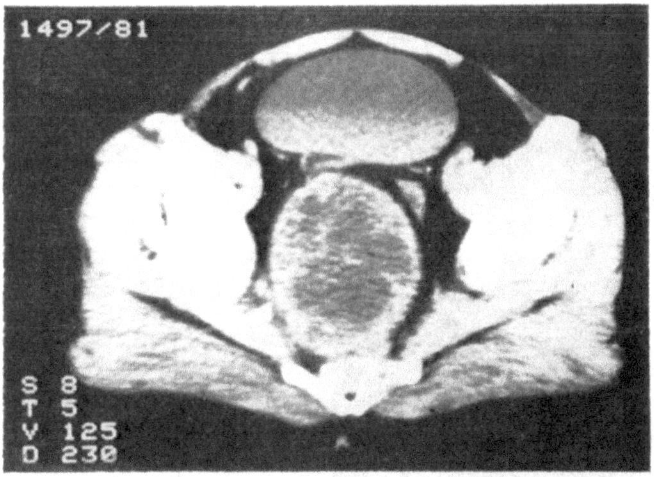

Abb. 10–4a. Unreifes Angio-Sarkom. Nach Bolusinjektion Anfärbung des Tumors und bessere Abgrenzung der Nekrosen.

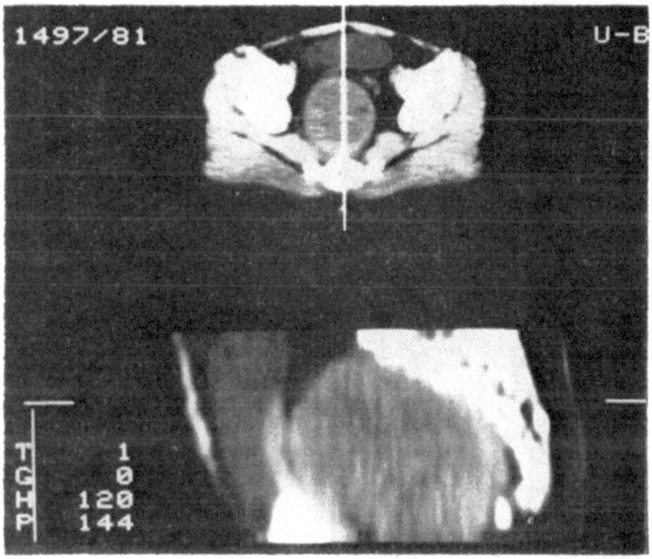

Abb. 10–4b. Seitliche Rekonstruktion. Darstellung der Längsausdehnung des präsakral gelegenen Tumors.

kleine Retroperitonealtumoren erfaßt werden, so liegt dieses daran, daß die Mehrzahl der Patienten erst mit klinischen Symptomen und dann meist mit ausgedehnten Tumoren den Arzt aufsuchen. Von der geometrischen Auflösung bietet die CT die Möglichkeit der Erfassung kleiner Tumoren (Rotte et al., 84).

Die computertomographische Differentialdiagnostik mit Hilfe von densitometrischen Messungen hat enge Grenzen. Typische Dichtewerte zeigen die lipomatösen Tumoren mit −50 bis mehr als −100 HE. Bei unreifen Liposarkomen können die Dichtewerte auf +30 HE ansteigen und dann kein Unterscheidungsmerkmal gegenüber anderen soliden Tumoren darstellen (Rubinstein, 79, König u. Kurz, 85, Kreel u. Bydder, 81, De Santos et al., 81, Walligore et al., 81). Andererseits können aber auch glatt begrenzte Liposarkome mit fettäquivalenten Dichtewerten das gleiche computertomographische Bild wie benigne Lipome zeigen. Bei Liposarkomen können innerhalb des Fettgewebes nach Kontrastmittel-Bolusinjektion Areale mit Enhancement nachweisbar werden. Aus diesen ist mit Hilfe der CT-gezielten Feinnadelbiopsie die Sicherung eines sarkomatös entarteten Lipoms möglich (Abb. 10–1; 10–2).

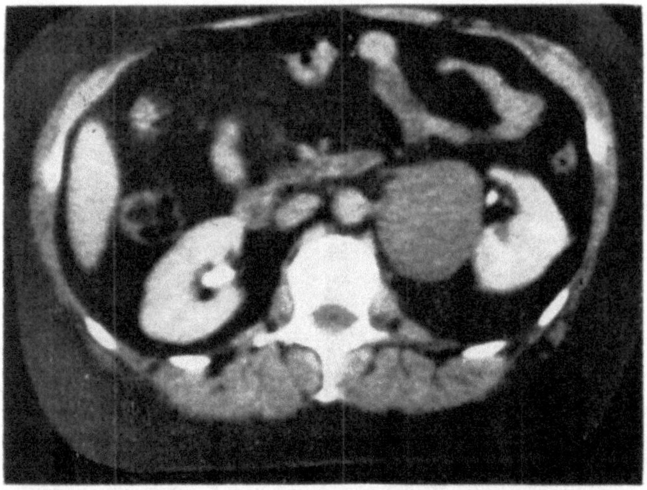

Abb. 10–5. Fibrosarkom zwischen Wirbelkörper und linker Niere, die nach lateral verdrängt wird.

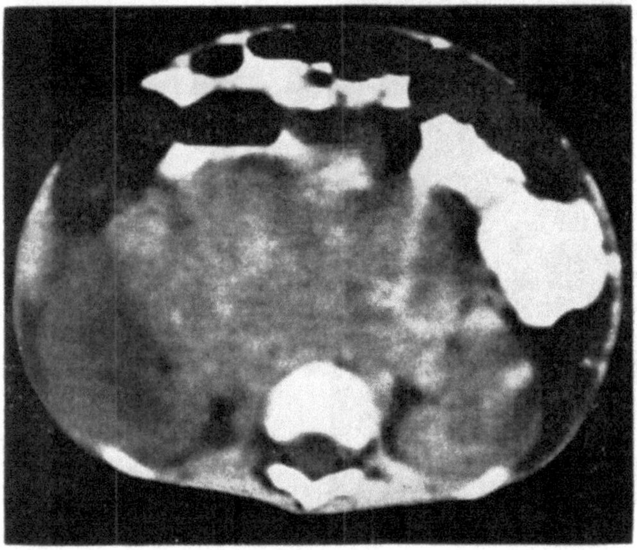

Abb. 10–6. Malignes Ganglioneurom bei einem Kleinkind. Verdrängung der Darmschlingen nach ventral und der Nieren nach dorsal. Diskrete Verkalkungen im Tumor.

Myxomatöse Tumoren können wasseräquivalente Dichtewerte zeigen, wobei sie sich jedoch von retroperitonealen Zysten durch zusätzliche solide Tumoranteile mit fibrösen Zonen unter dem Bild eines strähnig strukturierten Tumors unterscheiden. Retroperitoneale Zysten zeigen eine glatte, meist relativ dünne Zystenwand mit wasseräquivalentem Inhalt (Abb. 10–3). Schwierig kann die Differenzierung von Zysten und Lymphozelen sein, da beide Raumforderungen ein ähnliches computertomographisches Bild mit nur geringen Differenzen in den Dichtewerten zeigen.

Maligne Tumoren können zentrale oder randständige Nekrosen zeigen, die sich in der Regel durch eine dicke, meist unregelmäßig konturierte Wand von den Zysten unterscheiden. Verkalkungen finden sich selten, kommen manchmal bei neurogenen Tumoren und bei Teratomen vor. Bei ringförmigen Verkalkungen ist an eine Aortensklerose, ein verkalktes Aneurysma oder an eine verkalkte Echinokokkus-Zyste zu denken (Abb. 10–4).

Bei soliden Tumoren lassen Dichtemessungen keine weitere Artdiagnose zu. Die

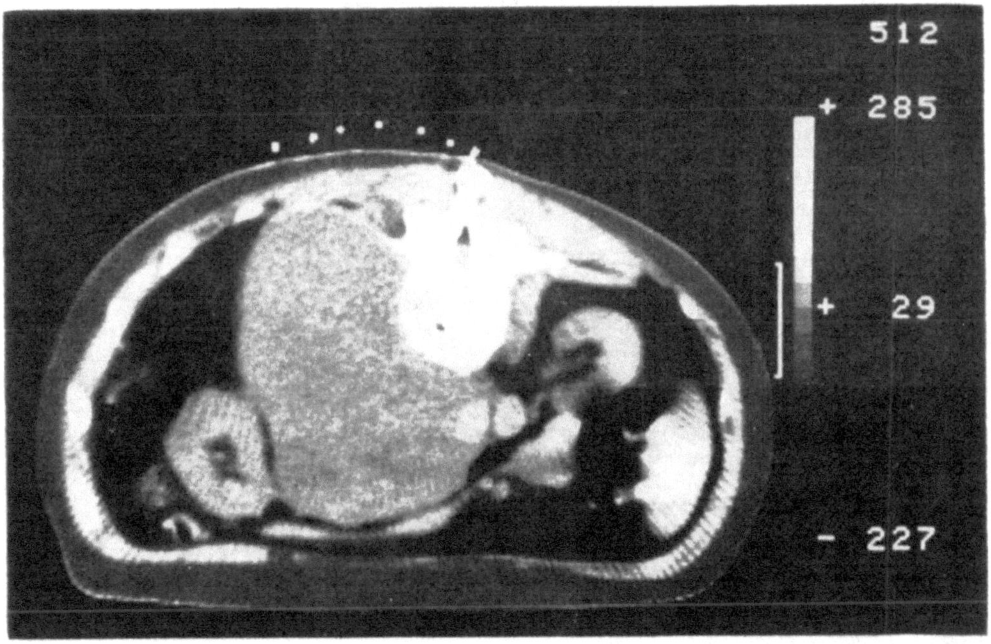

Abb. 10–7a. Leiomyosarkom. CT in Bauchlage. Markierungsgitter über dem vorgesehenen Punktionsgebiet.

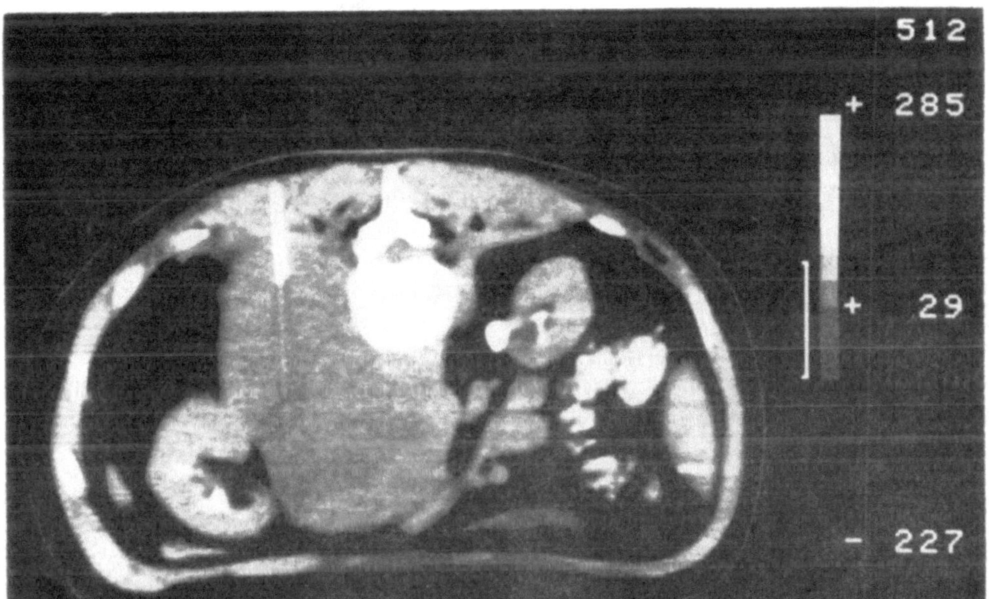

Abb. 10–7b. Kontrollaufnahme mit liegender Punktionskanüle.

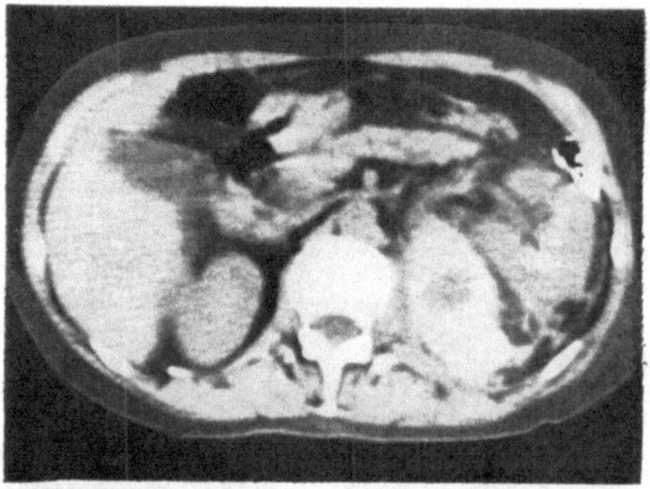

Abb. 10–8. Retroperitoneales Hämatom links. Hyperdense Raumforderung mit zentraler Hypodensität.

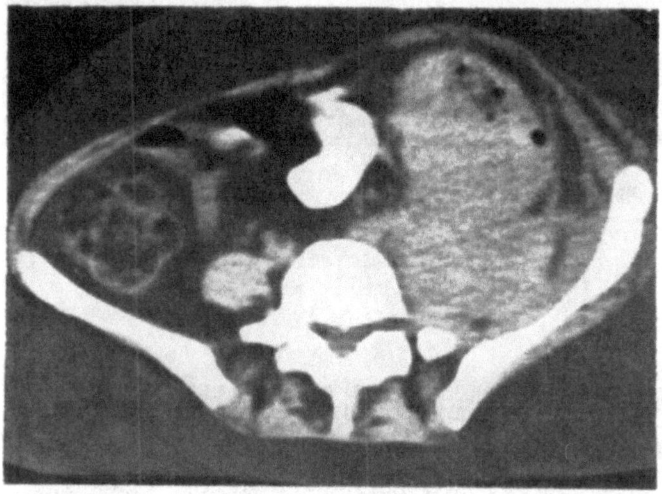

Abb. 10–9. Ausgedehnter Abszeß mit Einschmelzungen links paravertebral.

Dichtewerte der meisten primären Retroperitonealtumoren liegen zwischen +20 und +60 HE, also im Dichtebereich von Muskel- und Bindegewebe (Abb. 10–5; 10–6; 10–7; 10–8).

Der größte Wert der CT liegt in der exakten Beurteilung der Tumorausdehnung und seiner Beziehungen zu den benachbarten Organen und Strukturen (Coleman et al., 80, Schmidt und Schulz, 81, Stephens et al., 77, Rotte et al., 84). Die Klärung der Artdiagnose ist in der Mehrzahl der Tumoren nur mit der CT- oder ultraschall-gezielten Aspirationsbiopsie möglich, die bei den meist größeren Tumoren ohne Komplikationen durchführbar ist (Lüning u. Neuser, 81, Rotte et al., 84, Rubinstein u. Kreel, 79, Triller et al., 83) (Abb. 10–9).

10.1.4. Differentialdiagnostik primärer Retroperitonealtumoren

In der Differentialdiagnostik der primären Retroperitonealtumoren sind andere solitäre oder diffuse Erkrankungen des Retroperitonealraumes in Erwägung zu ziehen. Die häufigsten nicht-tumorösen Raumforderungen sind retroperitoneale Abszesse und Hämatome.

Frische Blutungen stellen sich als unregelmäßig begrenzte weichteildichte Raumforderungen dar. Mit der Vorgeschichte eines Traumas wird die korrekte Diagnose erleichtert. Alte Hämatome neigen zur Verkalkung und können benachbarte Skelettabschnitte usurieren (Abb. 10–10).

Bei retroperitonealen Abszessen sind die klinischen Leitsymptome Fieber und Schmerzen wertvolle Hinweiszeichen. Sie können aber auch fehlen. Im Computertomogramm findet sich eine meist unscharf begrenzte Raumforderung, die nach Bolusinjektion ein Enhancement im hyperämischen Randbereich zeigt und sich hierdurch von primären Tumoren unterscheiden läßt. Mitunter kann das Bild eines nekrotischen Tumors vorgetäuscht werden. Gasansammlungen gelten als ein abszeßspezifisches Merkmal und erleichtern die Diagnose. Länger bestehende Abszesse können sich abkapseln und somit schärfer von der Umgebung abgrenzen.

Bei der retroperitonealen Fibrose (M. Osmond) findet sich meist eine um die großen Gefäße gelegene weichteildichte Raumforderung, die zu Stenosierungen der Ureter und der großen Gefäße führt. Auf Grund ihrer Lokalisation ist sie in vielen Fällen nicht von Lymphomen zu unterscheiden. Allerdings findet sich bei der Fibrose keine Verdrängung der Psoas-Muskeln, wie sie bei Lymphomen beobachtet wird (Brun et al., 81). Nach Haertel et al., 79, ist nach Bolusinjektion ein deutliches Enhancement im Bereich der Fibrose erkennbar und somit eine Differenzierung gegenüber Lymphomen möglich.

Primäre, vom Skelett (Wirbelsäule, Beckenknochen) ausgehende Tumoren wie osteogene Sarkome, Chrondro- oder Ewingsarkome oder Chordome, insbesondere wenn sie einen zusätzlichen Weichteiltumor zeigen, lassen sich mitunter schwer von primären, in die Knochen infiltrierenden Retroperitonealtumoren abgrenzen. Eine subtile Analyse der röntgenologischen Knochenveränderungen kann in einzelnen Fällen wertvolle Hinweise geben auf den Ursprungsort des Tumors.

Primärtumoren der Nieren, Nebennieren und des Pankreas sind bei Ausbreitung in den Retroperitonealraum und bei völliger Durchsetzung des entsprechenden Organs ebenfalls schwer von den primären Retroperitonealtumoren abgrenzbar. Oft gelingt es

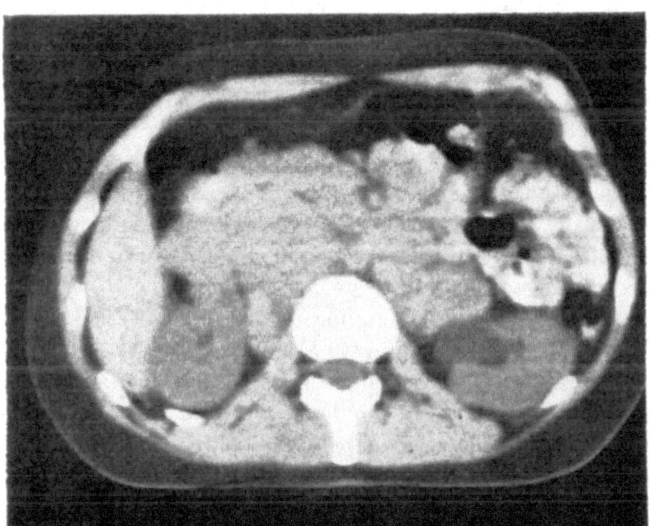

Abb. 10–10. Ausgedehnte retroperitoneale Lymphknotenvergrößerungen bei Morbus Hodgkin.

jedoch, Parenchymreste des Ursprungsorgans noch festzustellen, oft ist der Tumoranteil außerhalb des Organs geringer als der eigentliche Organbefall, so daß computertomographisch gewisse Rückschlüsse auf den Primärtumor möglich sind.

Die laterale und dorsale Lage zu den großen Gefäßen gilt als ein Differenzierungskriterium gegenüber den primären mesenterialen Tumoren.

Lymphknotentumoren und -metastasen treten meist multinodulär auf und können sich über mehrere Regionen erstrecken. Problematisch wird die Differenzierung jedoch dann, wenn in einer Region ein Lymphknotenkonglomerattumor vorliegt und die anderen Lymphknotenregionen frei sind. Retroperitoneale Lymphknotenmetastasen bei unbekanntem Primärtumor können einen pRT vortäuschen und müssen mit Hilfe der Aspirationsbiopsie abgeklärt werden.

10.1.5. Ergebnisse der CT

Die computertomographischen Erfassungsraten von primären Retroperitonealtumoren mit der CT liegen bei 90–95% und unterstreichen die hohe Sensivität der Methode (Friedmann u. Heuser, 78, Korobkin et al., 79, Love et al., 81, Mannes et al., 79, Rotte et al., 84, Rubinstein u. Kreel, 79, Schmidt u. Schulz, 81, Stephens et al., 77). Die Spezifität wird mit unter 90% angegeben.

Diagnostische Aussagen zur Dignität der Tumoren sind mit hoher Wahrscheinlichkeit möglich, artdiagnostische Aussagen jedoch nur begrenzt. Wichtiger ist die CT für die exakte Lokalisation und Ausbreitungsdiagnostik primärer Retroperitonealtumoren sowie für die Beurteilung der Resektabilität.

10.1.6. CT im Rahmen der Diagnosestrategien

Bei der begrenzten Aussagefähigkeit der konventionellen Röntgendiagnostik (Abdomenübersichtsaufnahmen, Magen-Darm-Passage, i. v.-Pyelogramm) in der Erfassung primärer Retroperitonealtumoren steht heute der Einsatz nichtinvasiver Verfahren wie der Ultraschalltomographie und der Computertomographie an erster Stelle. Bei bestimmten methodischen Grenzen der Ultraschalltomographie wie bei Meteorismus und Adipositas wird heute der CT vielfach der Vorrang als Erstuntersuchung gegeben. Ergänzt wird die CT durch die gezielte Aspirationsbiopsie. Angiographische Verfahren sind mehr in den Hintergrund getreten und spielen vorwiegend in der präoperativen Klärung der Gefäßversorgung dieser Tumoren und nur begrenzt für die Dignitätsdiagnose eine Rolle. Das Retropneumoperitoneum ist heute weitgehend durch die Computertomographie verdrängt worden.

Bei der späten klinischen Symptomatik dieser Tumoren können die Vorteile der CT für die Erfassung kleiner Tumoren noch nicht optimal genutzt werden. Dagegen hat sich durch regelmäßige postoperative CT-Kontrollen die Erfassung früher Tumorrezidive verbessert (Rotte et al., 84). Aus diesem Grunde ist die CT die dominierende und effektivste Methode im posttherapeutischen Verlauf zur Kontrolle der Behandlungsergebnisse und zur Rezidivdiagnostik. Inwieweit die Magnet-Resonanz-Tomographie als neues bildgebendes Verfahren eine bedeutende Ergänzung und Verbesserung der Diagnostik im Vergleich zur CT darstellt, kann zur Zeit noch nicht hinreichend eingeschätzt werden.

10.1.7. Literatur

1. BRUN, B., K. LAURSEN, I. N. SORENSEN, J. E. LORENTZEN, J. K. KRISTENSEN: CT in retroperitoneal fibrosis. Amer. J. Roentgenol. *137* (1981) 535—538
2. BÜCHELER, E., L. BELTZ, A. DÜX, P. THURN: Zur Röntgenuntersuchung des Retroperitonealraumes. Radiologe *5* (1965) 217—231
3. COLEMAN, B. C., P. H. ARGER, C. B. MULHERN: Role of ultrasound and computed tomography in retroperitoneal imaging. In: Multiple imaging procedures. Vol. 3. Hrsg.: A. ALAVI, P. H. ARGER. Grune & Stratton, New York—London—Toronto—Sydney—San Francisco, 1980
4. DE SANTOS, L. A., S. GINALDI, S. WALLACE: Computed tomography in liposarcoma. Cancer *47* (1981) 46—54
5. FIEGLER, W., O.-H. WEGENER, K. HARTMANN, R. FELIX: Computertomographie und Sonographie. Vergleichsstudie bei Erkrankungen des Oberbauchs und des Retroperitonealraumes. Fortschr. Röntgenstr. *132* (1980) 262—271
6. FRIEDMANN, G., L. HEUSER: Computertomographische Untersuchungen des Retroperitonealraumes. Internist *19* (1978) 586—593
7. HAERTEL, M., J. BOLLMANN, P. VOCK, E. ZINGG: Computertomographie und retroperitoneale Fibrose (Morbus Osmond). Fortschr. Röntgenstr. *131* (1979) 504—507
8. KÖNIG, H., B. KURZ: Computertomographische Diagnostik der Liposarkome. Fortschr. Röntgenstr. *142* (1985) 260—263
9. KOROBKIN, M., P. W. CALLEN, A. E. FISH: Computed tomography of the pelvis and retroperitoneum. Radiol. Clin. N. Amer. *17* (1979) 301—319
10. KREEL, L., G. M. BYDDER: Evaluation of retroperitoneal liposarcoma with computed tomography. Comp. Tomogr. *5* (1981) 111—117
11. LACKNER, K.: Retroperitoneale Tumoren und Blutungen. In: Ganzkörper-Computertomographie. Hrsg.: G. Friedmann, E. Bücheler, P. Thurn. Georg Thieme Verlag, Stuttgart—New York, 1981
12. LEE, J. K. T., S. S. SAGEL, R. J. STANLEY: Computed body tomography. Raven Press, New York, 1983
13. LOVE, L., M. A. MEYERS, R. J. CHURCHILL, C. J. REYNES, R. MONCADA, D. GIBSON: Computed tomography of extraperitoneal spaces. Amer. J. Roentgenol. *136* (1981) 781—789
14. LÜNING, M., D. NEUSER: Computertomographie-gestützte Feinnadelpunktion. Radiol. diagn. *22* (1981) 293—296
15. MANNES, E., J. WALSH, J. W. SIMEONE, S. E. PUTMAN: Computer assisted tomographic evaluation of a ganglioneuroblastoma in an adult. J. Comp. Ass. Tomogr. *3* (1979) 120—123
16. MARINCEK, B., S. W. YOUNG, R. A. CASTELLINO: A CT scanning approach to the evaluation of left paraaortic pseudotumors. J. Comp. Ass. Tomogr. *5* (1981) 723—727
17. ROTTE, K.-H., B. MATEEV, W. WIRBATZ: Zur Diagnostik der primären retroperitonealen Tumoren. Dt. Gesundh.-Wesen *25* (1970) 2397—2405
18. ROTTE, K.-H., E. KRIEDEMANN, H. MARCINIAK: Zur Bedeutung der Computertomographie in der Diagnostik der primären retroperitonealen Tumoren. Dt. Gesundh.-Wesen *39* (1984) 610—614
19. RUBINSTEIN, Z., L. KREEL: Mass lesions of the retroperitoneum (excluding specific organs). Comp. Tomogr. *3* (1979) 180—189
20. SAGEL, S. S., M. J. SIEGEL, R. J. STANLEY, R. G. JOST: Detection for retroperitoneal hemorrhage by computed tomography. Amer. J. Roentgenol. *129* (1977) 403—407
21. SCHMIDT, F., H.-G. SCHULZ: Retroperitoneale Geschwulstausbreitungsdiagnostik mit der Computertomographie. Radiol. diagn. *22* (1981) 297—300
22. STEPHENS, D. H., P. F. SHEEDY, R. R. HATTARY, B. WILLIAMSON: Diagnosis and evaluation of retroperitoneal tumors by computed tomography. Amer. J. Roentgenol. *129* (1977) 395 bis 402
23. TRILLER, J., F. TERRIER, P. PROBST: Computertomographisch gezielte Punktion des retroperitonealen Raumes. Computertomographie — Sonographie *3* (1983) 67—74

24. WALIGORE, M. P., D. H. STEPHENS, E. H. SOULE, R. A. MCLEOD: Lipomatous tumors of the abdominal cavity: CT appearance and pathologic correlation. Amer. J. Roentgenol. *137* (1981) 539–545
25. WEGENER, O.-H.: Ganzkörper-Computertomographie. S. Karger, Basel–München–Paris–London–New York–Sydney, 1981

10.2. Maligne Lymphome

10.2.1. Allgemeine Bemerkungen

Zwischen den einzelnen Typen der malignen Lymphome gibt es Unterschiede im Befall anatomischer Regionen zum Zeitpunkt ihrer Ersterfassung, in ihrem klinischen Verhalten, ihrer Reaktion auf unterschiedliche Therapieformen sowie ihrer Prognose.

In einer Sammelstatistik stellten CASTELLINO und MARGLIN, 82, die unterschiedlichen infradiaphragmalen Ausbreitungsformen der Hodgkin-Lymphome denen der Non-Hodgkin-Lymphome gegenüber. Es handelt sich hierbei um Befunde, die bei vorher unbehandelten Patienten im Rahmen einer „Staging Laparotomie“ erhoben worden waren:

	M. Hodgkin	Non-Hodgkin-Lymphom
paraaortale Lymphknoten	25%	49%
mesenteriale Lymphknoten	4%	51%
Milz	37%	40%
Leber	8%	14%
Knochenmark	3%	20%
Nieren	1%	4%
Magen-Darm-Trakt	0%	8% Erwachsene
		18% Kinder

Abweichend hiervon sind die Ergebnisse von BEYER et al., 85, bei Non-Hodgkin-Lymphomen. Hier wurde ein extranodaler Befall gefunden im Magen-Darm-Trakt von 30% mit Ultraschall und CT sowie 58% (Magen), 26% (Dünndarm) und 16% (Kolon) bei der Autopsie, Befall der Nieren in 7,5–14% bzw. 42–65% bei der Autopsie, in der Leber von 15% bzw. mehr als 50%. Bei dem Hodgkin-Lymphom dominiert der Befall der paraaortalen Lymphknoten und der Milz, während bei den Non-Hodgkin-Lymphomen (NHL) neben den paraaortalen bevorzugt die mesenterialen Lymphknotengruppen befallen werden. Die Wahrscheinlichkeit eines abdominalen Befalls ist bei supradiaphragmaler Manifestation des Morbus Hodgkin mit 15–45% der Fälle um etwa die Hälfte geringer als bei den Non-Hodgkin-Lymphomen mit ca. 75% (WEGENER, 81). Auf die Fragen des Stagings der malignen Lymphome wurde bereits oben (Abschnitt 7.5.1., Maligne Lymphome des Mediastinums) eingegangen.

10.2.2. Spezielle Untersuchungstechnik

Nach oraler Kontrastierung der Darmschlingen kann die intravenöse Kontrastmittelinfusion zur besseren Abgrenzung der Gefäße von den Lymphknoten beitragen.

Untersuchungen von MÜLLER et al., 82, haben gezeigt, daß die Abgrenzbarkeit normaler Lymphknoten im Nativ-CT in hohem Maße von der Lokalisation abhängig ist. Der Informationsgewinn steigt nach intralymphatischer Kontrastmittelapplikation in kraniokaudaler Richtung an. Jedoch bringt die Lymphographie zur Erkennung von Veränderungen der Lymphknotenstrukturen im Computertomogramm keine zusätzlichen Aussagen. Ölige Kontrastmittel in den Lymphknoten können zu Artefakten führen und die diagnostische Aussage beeinträchtigen.

In der Regel werden bei Verdacht auf Lymphknotenveränderungen Scans mit 0,8 bis 1,0 cm Schichtdicke und mit 0,8—1,0 cm Tischvorschub durchgeführt. Untersuchungen von Glazer et al., 82, haben jedoch gezeigt, daß bei Verwendung eines Tischvorschubs von 2 cm annähernd gleichgute Resultate erzielt werden können bei gleichzeitiger Reduzierung der Gonadendosis. Üblicherweise werden bei der Suche nach abdominellen Lymphomen das gesamte Abdomen und Becken in die Untersuchung einbezogen. Aisen et al., 85, haben jedoch beobachtet, daß bei dem Morbus Hodgkin mit negativem Befund der intraabdominellen und der retroperitonealen Lymphknoten ein isolierter Befall der Beckenlymphknoten extrem selten ist, so daß sie in diesen Fällen auf eine CT des Beckens zugunsten der Schonung der Gonaden verzichten. Bei pathologischen Befunden der höheren Lymphknotengruppen wird jedoch das Becken in die computertomographische Untersuchung einbezogen.

10.2.3. CT-Kriterien

Die computertomographische Diagnose eines pathologischen Lymphknotenbefundes stützt sich vorwiegend auf den Nachweis vergrößerter Lymphknoten. Weitere indirekte Hinweiszeichen sind der Verlust der „Fettwinkel“ um die Aorta und Vena cava, die Anhebung der großen retroperitonealen Gefäße durch retroaortale bzw. retrokavale Lymphknoten (Havrilla et al., 77, Zelch u. Haaga, 79, Peters u. Beyer, 85). Die Frage nach der oberen Grenze normaler Lymphknoten im Computertomogramm wurde systematisch von Peters u. Beyer, 85, untersucht. Sie fanden eine kontinuierliche Zunahme der Schwellenwerte von 7 mm in der Retrokruralregion auf 8 mm in Höhe von L 1, 9 mm in Höhe von L 2, 10 mm in Höhe von L 3 und L 4 bis zu 12 mm im Bereich der Iliaca-communis-Lymphknotengruppe. Die Schwellenwerte betragen bei den Lnn. iliaca externa 12 mm und liegen bei den inguinalen Lymphknoten zwischen 13—18 mm. In anderen Arbeiten werden für die lumbalen Lymphknoten Schwellenwerte von 15 bis zu 20 mm Durchmesser angegeben (Castellino u. Marglin, 82, Friedmann u. Heuser, 78). Diese Grenzwerte gelten sowohl für den Lymphknotenbefall bei malignen Lymphomen wie auch für Lymphknotenmetastasen anderer Primärtumoren. Ein Lymphknotenbefall bei nicht vergrößerten Lymphknoten entzieht sich dem computertomographischen Nachweis. So fanden Harell et al., 77, in 10% der Hodgkin-Patienten mit abdominalem Lymphknotenbefall normal große oder nur gering vergrößerte Lymphknoten, die im CT nicht als pathologisch gedeutet wurden. Neumann u. Peterson, 84, fanden bei Staging Laparotomien von Hodgkin-Patienten 75% der befallenen Lymphknoten kleiner als 14 mm Durchmesser, die bei einem reinen CT-Staging nicht erfaßt worden wären. Als wesentlichstes Symptom bei malignen Lymphomen gilt die Lymphknotenvergrößerung. Häufig finden sich Konglomerattumoren, bei denen einzelne Lymphknotenstrukturen noch erkennbar sein können. Größere Lymphknotenkonglomerate sind nur bei ausreichender Kontrastierung der großen Gefäße von diesen abgrenzbar. Lymphknotenvergrößerungen, die sich in unmittelbarer Nachbarschaft des Iliopsoas-Muskels befinden, können die Psoaskontur

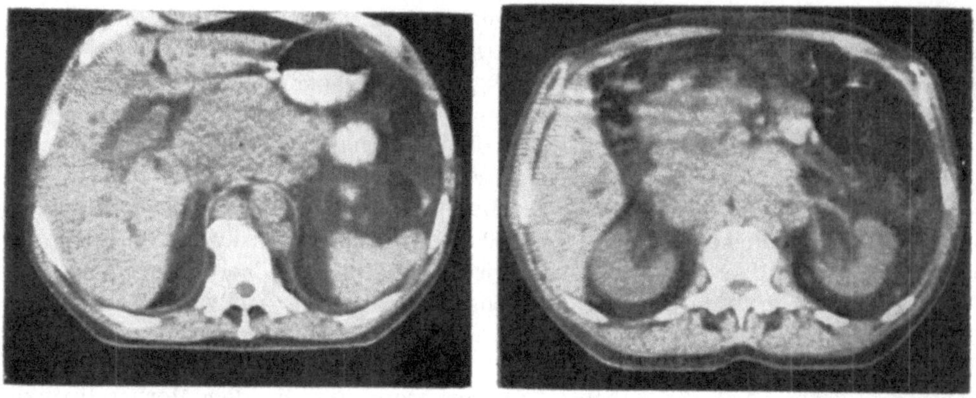

a b

Abb. 10–11 a, b. Retroperitoneale, mesenteriale und retrocrurale Lymphknotenvergrößerungen bei Non-Hodgkin-Lymphom.

zum Verschwinden bringen. Diese Veränderungen sind bei asymmetrischem Befall besser als bei symmetrischem Befall erkennbar. Infiltrationen in die benachbarten Organe und Strukturen finden sich häufiger bei malignen Lymphomen mit höheren Malignitätsgraden.

Lymphknotenvergrößerungen bei malignen Lymphomen können homogene muskeläquivalente Dichtewerte zeigen. Bei NHL können auch niedrigere Dichtewerte vorkommen. Bei Burkitt-Lymphomen sind teilweise auch wasseräquivalente Dichtewerte beschrieben worden (Krudy et al., 81, Rezvani et al., 86, Rotte et al., 87). Bei schnell wachsenden Konglomerattumoren lassen sich mitunter nekrotische Veränderungen erkennen. Häufiger sind Nekrosen nach Strahlen- oder Chemotherapie nachweisbar. Verkalkungen kommen gelegentlich beim Morbus Hodgkin vor (Strijk, 85) (Abb. 10–11; 10–12; 10–13; 10–14; 10–15).

Die computertomographische Differenzierung zwischen Hodgkin- und Non-Hodgkin-Lymphomen ist in der Regel nicht möglich. Bei Befall der mesenterialen Lymphknoten ist jedoch am ehesten an ein Non-Hodgkin-Lymphom zu denken. Ausgedehnte Lymphknotentumoren führen zu Organverlagerungen, Gefäßkompressionen und zu einer extrahepatischen biliären Obstruktion. Paraaortale und parakavale Lymphome verursachen Kompressionen und Verlagerungen der Ureter. Die abdominale CT hat den Vorteil,

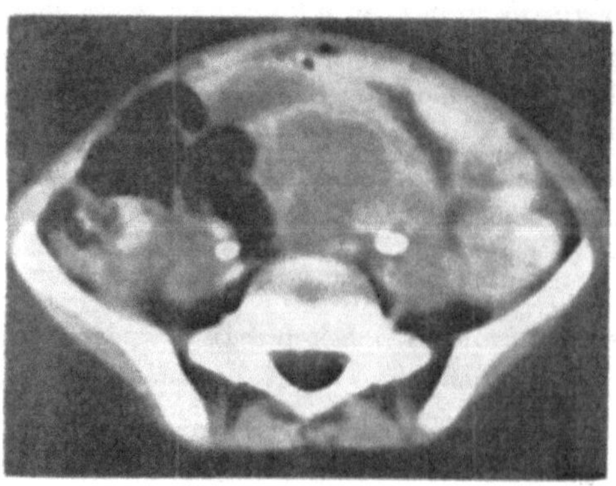

Abb. 10–12. Ausgedehnter Konglomerattumor bei Burkitt-Lymphom. Hypodense Areale mit wasseräquivalenten Dichtewerten.

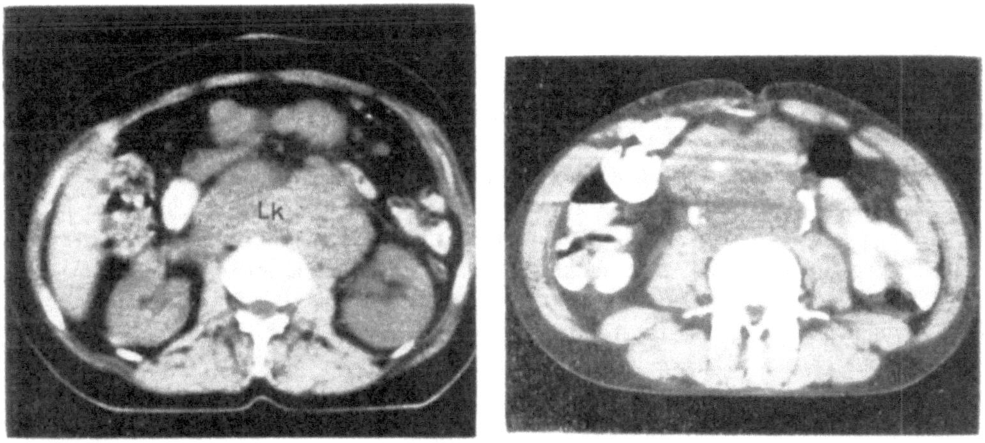

a b

Abb. 10–13a, b. Ausgedehnte retroperitoneale Lymphknotenvergrößerungen bei Seminoma testis (LK Lymphknotenvergrößerungen)

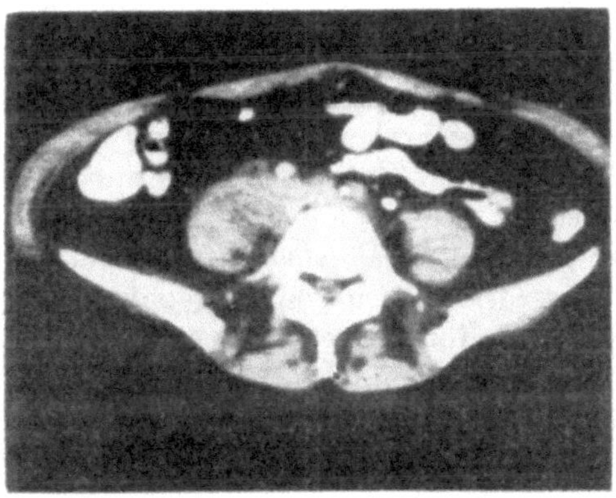

Abb. 10–14. Vergrößerte Lymphknoten am ventralen Psoasrand rechts mit Hydroureter. Iliakale Lymphknotenmetastase bei einem Zervixkarzinom.

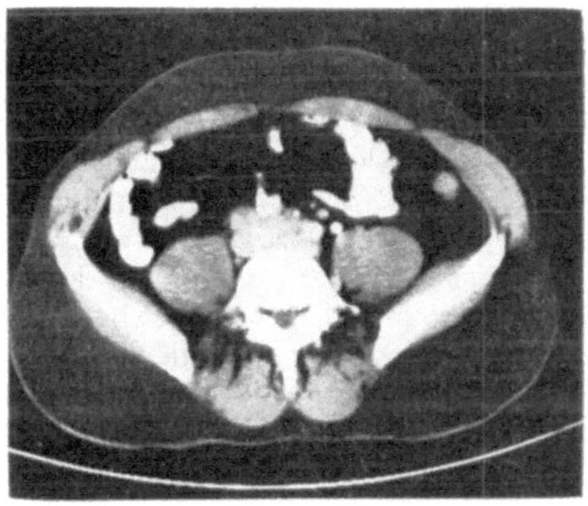

Abb. 10–15. Retroperitoneale Fibrose. Unscharf begrenzte weichteildichte Veränderungen zwischen den und um die kontrastierten iliakalen Gefäße herum.

daß sie neben den Lymphknotenveränderungen auch gleichzeitig einen Befall von Milz, Leber und anderen abdominalen Organen erfassen kann.

Ein ähnliches computertomographisches Bild zeigen auch die Rezidive behandelter maligner Lymphome. Für die Verlaufskontrollen und für die Rezidiv-Erfassung kommt der CT eine große Bedeutung zu (Blackledge et al., 81, Lee et al., 80, Thomas et al., 82).

Geringgradige Lymphknotenvergrößerungen müssen von unspezifischen oder tuberkulösen Lymphknotenveränderungen abgegrenzt werden. Bei ausgedehnten Konglomerattumoren müssen differentialdiagnostisch primäre Retroperitonealtumoren, Abszesse und Hämatome in Erwägung gezogen werden. Zur Klärung ergibt sich hier häufig der Einsatz der gezielten Aspirationsbiopsie.

10.2.4. Ergebnisse der CT

Die Angaben zur globalen Treffsicherheit der CT bei den malignen Lymphomen schwanken zwischen 75–95% (Castellino et al., 84, Crowther et al., 79, Earl et al., 80, Ellert u. Kreel, 83, Jones et al., 78, Lüning u. Liess, 86, Zelch u. Haage, 79). Die Angaben zur Sensitivität sind ebenfalls uneinheitlich. Während einige Autoren (Castellino u. Marglin, 82, Lackner et al., 80) der Lymphographie eine höhere Sensitivität mit 90% zusprechen gegenüber der CT mit 80–82%, sehen andere Autoren die CT als gleichwertig zur Lymphographie an und berichten über eine Sensitivität von 85–90% (Best et al., 80, Blackledge et al., 80, Lee et al., 83). Bei den Hodgkin-Lymphomen ist die Sensitivität mit 65% niedriger als bei den NHL mit mehr als 80% (Castellino et al., 84). Die gleichen Autoren geben für den Morbus Hodgkin eine Spezifität von 92% und für die NHL von 86% an. Nach Lüning und Liess, 86, schwanken die Angaben zur Spezifität der CT bei malignen Lymphomen zwischen 90 und 95%.

Computertomographische Befunde führten bei 16,2% des M. Hodgkin und bei 14,2% der NHL zu einer Änderung des klinischen Stagings (Blackledge et al., 80, Neumann et al., 83). Vergleichsweise beeinflußten bei den Hodgkin-Patienten die Lymphographie nur zu 8,2% und die Laparotomie dagegen zu 35% das Staging. Bei einer Gegenüberstellung der CT-Ergebnisse zu denen anderer bildgebender Verfahren wird von Bruneton u. Schneider, 86, angegeben für die Lymphographie eine Sensitivität von 85–93% (Hodgkin) bzw. 87–89% (NHL), eine Spezifität von 92–98% (Hodgkin) und 86% (NHL) sowie eine globale Treffsicherheit von 69–97% (Hodgkin) und 83–86% (NHL). Für die Ultraschalltomographie liegt die globale Treffsicherheit bei 97% und die Sensivität bei 87,5%. Bei Lymphknotenvergrößerungen im Oberbauch wird die Ultraschalltomographie als der CT ebenbürtig angesehen.

Bei Erwägung der Vor- und Nachteile der Lymphographie sind sich alle Autoren über die größere diagnostische Breite der CT einig, die auch lymphographisch nicht darstellbare Lymphknotenregionen sowie Leber und Milz als weitere Ausbreitungsorte miterfassen kann und somit umfassendere Informationen als die Lymphographie liefert.

10.2.5. CT im Rahmen der Diagnosestrategie

Die Diagnose eines malignen Lymphoms basiert auf den klinischen, paraklinischen und histologischen Befunden. Die bildgebenden Verfahren wie Lymphographie, Ultraschalltomographie und CT werden im Rahmen des Stagings bzw. der Ausbreitungsdiagnostik eingesetzt. Den nicht-invasiven Methoden wie der Sonographie und der CT wird heute der Vorrang gegeben. Die Ultraschalltomographie ist in der Sensivität der CT unterlegen und hat bei Meteorismus durch Artefaktbildungen Einschränkungen. Sie sollte jedoch besonders dort, wo die CT nicht direkt verfügbar ist, primär eingesetzt werden. Dort, wo beide Methoden verfügbar sind, wird häufig die CT initial angewendet. Nach Lee et al., 83, schließt ein positives Computertomogramm die Notwendigkeit einer Lymphographie aus. Bei zweifelhaften CT-Befunden und bei negativen Befunden bei Hodgkin-Patienten besteht die Indikation zur Lymphographie. Der primäre Einsatz der CT empfiehlt sich vor allem auf Grund der Tatsache, daß die CT auch die Lymphknotenstationen erfaßt, die lymphographisch nicht sichtbar sind, wie z. B. die Lymphknoten um die Achse der A. coeliaca, die retrokruralen und mesenterialen Lymphknoten sowie die LK im Bereich der Leber-, Milz- und Nierenhili. Gleichzeitig kann ein Organbefall festgestellt werden.

Die Staging-Laparotomie kann nicht völlig durch die CT abgelöst werden, da sie auch kleine, unter der computertomographischen Nachweisbarkeitsgrenze bestehende Tumorinfiltrationen in den Lymphknoten und der Milz nachweisen kann. Jedoch ist ihre Anwendung deutlich zurückgegangen. Die dominierende Untersuchung für das Staging der malignen Lymphome ist heute die Computertomographie. Ob die Magnet-Resonanz-Tomographie zu einer echten Erweiterung der bisherigen diagnostischen Möglichkeiten führt, ist zur Zeit noch nicht eindeutig geklärt.

10.2.6. Literatur

1. Aisen, A. M., B. H. Gross, G. M. Glazer, M. A. Amendola: Distribution of abdominal and pelvic Hodgkin disease: Implications for CT scanning. J. Comp. Ass. Tomogr. *9* (1985) 463–465
2. Best, J. J. K., G. Blackledge, W. S. Forbes, I. D. H. Todd, B. Eddleston, D. Crowther, I. Isherwood: Computed tomography of abdomen in staging and clinical management of lymphoma. Brit. J. Med. *2* (1978) 1675–1677
3. Beyer, D., R. Lorenz, U. Mödder, W. Steinbrich: Diagnostik des extranodalen Befalls bei Non-Hodgkin-Lymphomen im Abdominal- und Retroperitonealraum mit Sonographie und Computertomographie. Radiologe *25* (1985) 206–212
4. Blackledge, G., J. J. K. Best, D. Crowther, I. Isherwood: Computed tomography in the staging of patients with Hodgkin's disease. A report on 136 patients. Clin. Radiol. *31* (1980) 143–148
5. Blackledge, G., H. Mamtora, D. Crowther, I. Isherwood, J. J. K. Best: The role of abdominal computed tomography in lymphoma following treatment. Brit. J. Radiol. *54* (1981) 955–960
6. Breiman, R. S., R. A. Castellino, G. S. Harell, W. H. Marshall, E. Glatstein, H. S. Kaplan: CT – pathologic correlations in Hodgkin's disease and Non-Hodgkin's lymphoma. Radiology *126* (1978) 159–166
7. Bruneton, J.-N., M. Schneider: Radiology of lymphomas. Springer Verlag, Berlin–Heidelberg–New York–Tokyo, 1986
8. Castellino, R. A., S. I. Marglin: Imaging of abdominal and pelvic lymph nodes. Lymphography or computed tomography? Invest. Radiol. *17* (1982) 433–443
9. Castellino, R. A., R. T. Hoppe, N. Blank, S. W. Young, C. Neumann, S. A. Rosenberg, H. S. Kaplan: Computed tomography, lymphography and staging laparotomy: Correlations in initial staging of Hodgkin disease. Amer. J. Roentgenol. *143* (1984) 37–41
10. Crowther, D., G. Blackledge, J. K. Best: The role of computed tomography of the abdomen in the staging of patients with lymphoma. Clin. Haematol. *8* (1979) 567–591
11. Earl, H. M., S. D. J. Sutcliffe, I. K. Fry, A. L. Tucker, J. Young, J. Husband, P. F. M. Wrigley, J. S. Malpas: Computerized tomography (CT) abdominal scanning in Hodgkin's disease. Clin. Radiol. *31* (1980) 149–153
12. Ellert, J., L. Kreel: The role of computed tomography in the initial staging and subsequent management of the lymphomas. J. Comp. Ass. Tomogr. *4* (1980) 386–391
13. Feuerbach, St., M. Reiser, U. Gulotta, N. Rupp, U. Fink, A. Kircher: Die Bedeutung der CT für die Stadieneinteilung lymphatischer Systemerkrankungen. Fortschr. Röntgenstr. *133* (1980) 182–184
14. Friedmann, G., P. E. Peters, D. Beyer: Rationelle Diagnostik der Lymphogranulomatose durch gestuften Einsatz bildgebender Verfahren. Internist *22* (1981) 270–277

15. Glazer, G. M., H. I. Goldberg, A. A. Moss, L. Axel: Computed tomographic detection of retroperitoneal adenopathy. Radiology *143* (1982) 147–149
16. Harell, G. S., R. S. Breimann, E. J. Glatstein, W. H. Marshall, R. A. Castellino: Computed tomography of the abdomen in the malignant lymphomas. Radiol. Clin. N. Amer. *15* (1977) 391–400
17. Jones, S. E., D. A. Tobias, R. S. Waldman: Computed tomographic scanning in patients with lymphoma. Cancer *41* (1978) 480–486
18. Krudy, A. G., N. R. Dunnick, I. T. Magrath, T. H. Shawker, J. L. Doppman, R. Spiegel: CT of American Burkitt lymphoma. Amer. J. Roentgenol. *136* (1981) 747–754
19. Lee, J. K. T., R. J. Stanley, S. S. Sagel, G. L. Melson, R. E. Koehler: Limitations of the post-lymphangiogram plain abdominal radiography as an indicator of recurrent lymphoma: Comparison to computed tomography. Radiology *134* (1980) 155–158
20. Lee, J. K. T., S. S. Sagel, R. J. Stanley: Computed body tomography. Raven Press, New York, 1983
21. Lüning, M., J. Göthlin, B. Pötzschke: Lymphknoten. Computertomographie. In: Bildgebende Diagnostik abdominaler Erkrankungen. Hrsg.: M. Lüning, G. Liess: VEB Georg Thieme Verlag, Leipzig, 1986
22. Müller, R.-P., A.-R. Fischedick, P. E. Peters: Die Computertomographie zur Diagnostik des retroperitonealen Lymphsystems. Med. Welt *33* (1982) 933–935
23. Neumann, C. H., N. J. Robert, D. Rosenthal, G. Canelos: Clinical value of ultrasonography for the management of Non-Hodgkin lymphoma patients compared with abdominal tomography. J. Comp. Ass. Tomogr. *7* (1983) 666–669
24. Neumann, C. H., I. Peterson: Ability of abdominal and pelvic computer tomography to determine lymph node size in vivo as compared to postbiopsy nodal measurements. Zentralbl. Radiol. *128* (1984) 165
25. Neumann, C. H., I. Peterson: Abdominal nodal size as an indicator for involvement by Hodgkin's disease in computed tomography. Zentralbl. Radiol. *128* (1984) 165
26. Peters, P. E., D. Beyer: Querdurchmesser normaler Lymphknoten in verschiedenen anatomischen Regionen und ihre Bedeutung für die computertomographische Diagnostik. Radiologe *25* (1985) 193–198
27. Rezvani, L., R. J. Tully, C. Levine, E. Levine, J. M. Rubin: Computed tomography in the diagnosis and follow-up of American Burkitt's lymphoma. Gastrointest. Radiol. *11* (1986) 36–40
28. Rotte, K.-H., I. M. Ghoneim, H. G. Hebbar: Value of computed tomography in Burkitt lymphoma. Arch. f. Geschwulstf. *57* (1987) 195–201
29. Strijk, S. P.: Lymph node calcification in malignant lymphoma. Presentation of 9 cases and a review of the literature. Acta Radiol. Diagn. *26* (1985) 427–431
30. Thomas, J. L., P. A. Barnes, M. E. Bernardino, F. B. Hagemeister: Limited CT studies in monitoring treatment of lymphoma. Amer. J. Roentgenol. *138* (1982) 537–539
31. Wegener, O.-H.: Ganzkörper-Computertomographie. S. Karger, Basel–München–Paris–London–New York–Sydney, 1981
32. Zelch, M. G., J. R. Haaga: Clinical comparison of computed tomography and lymphangiography for detection of retroperitoneal lymphadenopathy. Radiol. Clin. N. Amer. *17* (1979) 157–168

10.3. Lymphknotenmetastasen

10.3.1. Allgemeine Bemerkungen

Die wesentlichsten retroperitonealen Lymphknotengruppen sind die inneren und äußeren iliakalen Lymphknoten, die sich über die Iliaka-communis-Lymphknoten fortsetzen in das aortale Lymphgeflecht, das die Aorta und Vena cava inferior umgibt.

Hier lassen sich 4 Bahnen unterteilen, eine rechte entlang der V. cava, eine linke entlang der Aorta, eine retroaortale und eine präaortale Lymphbahn. In Höhe des 2. LWK münden sie normalerweise in die cisterna chyli.

Die Lymphknotenmetastasen sind entsprechend den unterschiedlichen Lymphabflußgebieten der einzelnen Organe verschiedenartig lokalisiert. So metastasieren Tumoren der Hoden sowie des Ovars und der Tuben direkt in die paraaortalen Lymphknoten, während z. B. Karzinome des Uterus, der Prostata, der Harnblase sowie des Rektums zunächst in die iliakalen und präsakralen Lymphknoten metastasieren und erst danach in die paraaortalen Lymphknoten.

Häufiger als bei anderen Organtumoren finden sich eindeutig vergrößerte metastatische Lymphknoten bei Hodentumoren, so daß bei diesen Tumoren die CT vorrangig zur Metastasen-Suche eingesetzt wird (Cionini et al., 81, Dunnick u. Javadpour, 81, Ehrlichman et al., 80, Feuerbach et al., 80, Frick et al., 81, Husband et al., 80, Krogh et al., 85, Lackner et al., 79, Lee et al., 78, Lien et al., 83, Marchal et al., 78, Thomas et al., 81, Vogler et al., 82, Williams et al., 80). Bei negativen CT-Befunden ist die Lymphographie indiziert. Bei der Mehrzahl der anderen malignen Tumoren des Beckens und der unteren Extremitäten mit zunächst vorwiegend kleineren Lymphknotenmetastasen birgt die alleinige Anwendung der Computertomographie die Gefahr einer relativ hohen Quote falsch negativer Diagnosen und erfordert die Vorschaltung oder Ergänzung durch die Lymphographie.

10.3.2. CT-Kriterien

Das wesentlichste Merkmal ist die metastatische Lymphknotenvergrößerung mit nodulären Konturen. Bei ausgedehnteren Befunden konfluieren die Lymphknoten und können Konglomerattumoren bilden. Diese führen zu einer Verlagerung der abdominalen und pelvinen Organe sowie der großen Gefäße und der Ureteren. Es kann zu einer Pelottierung oder Verlagerung der Zwerchfellschenkel kommen.

Lymphknotenmetastasen zeigen in der Regel weichteildichte Densitätswerte. Nekrosen treten besonders bei schnell wachsenden Metastasen auf. Häufiger sind sie nach Strahlen- oder Chemotherapie nachweisbar. Weder die normalen noch die metastatisch veränderten Lymphknoten zeigen eine eindeutige Dichteanhebung nach intravenöser Kontrastmittelinjektion. Diese führt bei der Erfassung und Differentialdiagnostik kleinerer Metastasen nicht weiter, erleichtert jedoch die Abgrenzung von den Gefäßen. Bei runden abgrenzbaren Strukturen mit gefäßähnlichem Kaliber muß über mehrere Schichten der Verlauf der Raumforderung verfolgt werden. Bei einer Ausdehnung von mehr als 3—4 cm und aortenparalleler Richtung kommen am wahrscheinlichsten Lymphknotenveränderungen in Betracht. Bei Richtungsänderung oder langstreckiger Ausdehnung dürfte es sich eher um Gefäße handeln (Hübener, 81). Iliakale Metastasen lassen sich häufig durch Symmetrie-Abweichungen der Psoas-Muskeln und der LK-Größe im Seitenvergleich diagnostizieren. Bei infiltrativem Wachstum kommt es zur Aufhebung der Konturen der Kava, Aorta und des Psoas (Abb. 10-16; 10-17; 10-18).

Die Grenzen der CT liegen in der ausschließlichen Erfassung von Lymphknotenvergrößerungen. Mikrometastasen entziehen sich der computertomographischen Diagnostik. Bei nur gering vergrößerten Lymphknoten mit 10—15 mm Durchmesser kann es sich auch um Formvarianten handeln. Die differentialdiagnostische Abgrenzung gegenüber einer reaktiven Hyperplasie ist häufig bei fehlenden typischen Merkmalen unmöglich.

10.3.3. Ergebnisse der CT

Die Mehrzahl der Publikationen befaßt sich mit der Lymphknotenmetastasendiagnostik von Hodentumoren. Hierbei werden vorwiegend die Ergebnisse der CT mit denen der Lymphographie oder der Ultraschalltomographie verglichen (Burney u. Klatte, 79, Frik et al., 79, Marchal et al., 78, Magnusson et al., 83). Die Angaben zur globalen Treffsicherheit schwanken zwischen 75—90% (Burney u. Klatte, 79, Dunnick u. Javadpour, 81, Lee et al., 80, Lien et al., 83, Lüning et al., 86, Thomas et al., 81, Williams et al., 80). Vergleichsweise hierzu wird für die Lymphographie ebenfalls eine globale Treffsicherheit von 80—90% angegeben. Die Sensivität der CT bei Metastasen von Hodentumoren liegt zwischen 70—90% (Lackner et al., 79, Kolesnikova, 81, Dunnick u. Javadpour, 81, Williams et al., 80, Lüning u. Liess, 86). Die Spezifität der CT wird von den gleichen Autoren mit 85—100% angegeben. Für die Lymphographie wurde eine Sensivität von 80—85% und eine Spezifität von etwa 90% ermittelt.

Weniger zuverlässig sind die Ergebnisse der CT in der Diagnostik von Lymphknotenmetastasen des Karzinoms der Zervix uteri.

Hier wird eine globale Treffsicherheit von 60—85% angegeben (Ginaldi et al., 81, Marincek et al., 84, Räber et al., 86, Walsh et al., 80). Die Lymphographie zeigt hier eine höhere Treffsicherheit mit 80—95%. Die Angaben über die Sensitivität differieren zwischen 40,9% (Räber et al., 86) und 87,5% (Marincek et al., 84), die Angaben über die Spezifität liegen zwischen 84,5% und 56,8%. Für das Harnblasenkarzinom wird bezüglich der Lymphknotenmetastasen eine globale Treffsicherheit von 70—90% mitgeteilt (Benson et al., 81, Koss et al., 81, Lüning et al., 86), für das Prostatakarzinom von 70—90% (Golimba et al., 81, Levine et al., 81, Lüning et al., 86).

Zur Treffsicherheit der CT bei Lymphknotenmetastasen von Tumoren der Ovarien, Vagina oder der unteren Extremitäten liegen noch keine repräsentativen Ergebnisse vor.

10.3.4. CT im Rahmen der Gesamtdiagnostik

Die Suche nach retroperitonealen Lymphknotenmetastasen bei urogenitalen Tumoren ist ein integrierter Bestandteil der prätherapeutischen Ausbreitungsdiagnostik und des Stagings und von wesentlichem Einfluß auf die Therapieplanung, insbesondere in der chirurgischen und radiologischen Therapie. Unter den derzeitigen diagnostischen Modalitäten wird insbesondere bei Hoden- und Ovarialtumoren der CT vor der Lymphographie der Vorrang gegeben (Castellino u. Marglin, 82, Lackner et al., 79, Lee et al., 83). Nur bei unklaren CT-Befunden in lymphographisch erfaßbaren Regionen wird die Lymphographie im Anschluß an die CT eingesetzt. Auch bei negativen CT-Befunden ist die Lymphographie dann indiziert, wenn Tumormarker wie das Alpha-Fetoprotein (AFP) oder das Human choriogen gonatropin (HCG) erhöht sind bzw. andere klinische Befunde für eine Metastasierung sprechen.

Bei den Karzinomen der Zervix uteri, der Harnblase und der Prostata ist der initiale Einsatz der CT zur Metastasensuche nicht zwingend erforderlich, jedoch werden bei der lokalen Ausbreitungsdiagnostik dieser Tumoren die pelvinen Lymphknotenregionen im Computertomogramm miterfaßt. Bei den kurablen Tumoren sollte primär die Lymphographie durchgeführt werden, da sie auch frühe Metastasen ohne Lymphknotenvergrößerung erfassen kann. Die Ultraschalltomographie kann bei unklaren lumbalen lymphographischen Befunden indiziert sein und sollte der Computertomographie vorgeschaltet sein. VOGLER et al., 82, empfehlen bei sonographisch nachgewiesenen Lymphknotenvergrößerungen ohne Einsatz weiterer bildgebender Verfahren die adäquate Therapie einzuleiten, während bei negativen sonographischen Befunden dann die Lymphographie oder die CT angezeigt sind.

Die CT ist besonders dort von großer Bedeutung, wo die Lymphographie aus technischen Gründen bei bekannter Patentblau- oder Kontrastmittelallergie nicht durchgeführt werden kann. Bei Patienten mit Zustand nach retroperitonealer Lymphadenektomie ist die CT die wesentlichste Methode, die verbliebene oder rezidivierende retroperitonealen Lymphknotenmetastasen nachweisen kann. Bei Hodentumoren mit retroperitonealen Lymphknotenmetastasen hat sich die CT bewährt bei den Verlaufskontrollen und der Beurteilung des Therapie-Effektes sowie für die Erfassung rezidivierender Lymphknotenmetastasen.

10.3.5. Literatur

1. BENSON, K. H., R. A. WATSON, B. SPRING, R. E. AGEE: The value of computerized tomography in evaluation of pelvic lymph nodes. J. Urol. *126* (1981) 63–64
2. BURNEY, B. T., E. C. KLATTE: Ultrasound and computed tomography of the abdomen in the staging and management of testicular carcinoma. Radiology *132* (1979) 415–419
3. CASTELLINO, R. A., S. I. MARGLIN: Imaging of abdominal and pelvic lymph nodes. Lymphography or computed tomogryphy? Invest. Radiology *17* (1982) 433–443
4. CIONINI, L., F. CASAMASSIMA, N. VILLARI, L. PIRTOLI, L. FORZINI: Computed tomography and lymphography of the retroperitoneal space in testicular tumors. A comparison. Acta Radiol. Oncol. *20* (1981) 19–24
5. DUNNICK, N. R., N. JAVADPOUR: Value of CT and lymphography, distinguishing retroperitoneal metastases from nonseminomatous testicular tumors. Amer. J. Roentgenol. *136* (1981) 1093–1099
6. EHRLICHMAN, R. J., S. L. KAUFMAN, S. S. SIEGELMAN, D. L. TRUMP, P. C. WALSH: Computerized tomography and lymphangiography in staging testis tumors. J. Urol. *126* (1980) 179–181
7. FEUERBACH, ST., U. GULOTTA, N. RUPP, M. REISER, E. EGGER, K. H. ROTHENBURGER: Lymphknotenmetastasen maligner Hodentumoren in Lymphographie und Computertomographie – eine vergleichende Studie. Röntgen-Blätter *33* (1980) 267–271
8. FRIEDMANN, G., L. HEUSER: Computertomographische Untersuchungen des Retroperitonealraumes. Internist *19* (1978) 586–593
9. FRICK, M. P., S. E. FEINBERG, L. C. KNIGHT: Evaluation of retroperitoneum with computerized tomography and ultrasonography in patients with testicular tumors. Comp. Tomogr. *3* (1979) 181–184
10. GLAZER, G. M., H. I. GOLDBERG, A. A. MOSS, L. AXEL: Computed tomographic detection of retroperitoneal adenopathy. Radiology *143* (1982) 147–149
11. GINALDI, S., S. WALLACE, B. S. JING, M. E. BERNARDINO: Carcinoma of the cervix, lymphangiography and computed tomography. Amer. J. Roentgenol. *136* (1981) 1087–1091
12. GOLIMBA, M., P. MORALES, S. AL-ASKARI, Y. SHULMAN: CAT scanning in staging of prostatic cancer. Urology *18* (1981) 205–208
13. HAVRILLA, T. R., N. E. REICH, J. R. HAAGA: The floating aorta in computerized tomography: A sign of retroperitoneal pathology. Comp. Tomogr. *1* (1977) 107–111
14. HUSBAND, J., M. J. PECKHAM, J. S. MACDONALD: The role of abdominal computed tomography in the management of testicular tumours. Comp. Tomogr. *4* (1980) 1–16

15. Husband, J. E., D. J. Hawkes, M. J. Peckham: CT estimations of mean attenuation values and volume in testicular tumors: A comparison with surgical and histologic findings. Radiology *144* (1982) 553–558

16. Kolesnikova, E. K.: Computertomographie in der Diagnostik von Läsionen der retroperitonealen Lymphknoten. Radiol. diagn. *28* (1981) 83–91

17. Koss, J. C., P. H. Arger, B. G. Coleman, C. B. Mulhern, H. M. Pollack, A. J. Wein: CT staging of bladder carcinoma. Amer. J. Roentgenol. *137* (1981) 359–362

18. Krogh, J. von, H. H. Lien, S. Ous, S. D. Fossa: Alterations in the CT image following retroperitoneal lymphadenectomy in early stage non-seminomatous testicular tumor. Acta Radiol. Diagn. *26* (1985) 187–191

19. Lackner, K., L. Weisbach, I. Boldt, K. Scherholz, G. Brecht: Computertomographischer Nachweis von Lymphknotenmetastasen bei malignen Hodentumoren. Ein Vergleich der Ergebnisse von Lymphographie und Computertomographie. Fortschr. Röntgenstr. *130* (1979) 636–643

20. Lee, J. K. T., B. L. McClennan, R. J. Stanley: Computed tomography in the staging of testicular neoplasms. Radiology *130* (1978) 387–390

21. Lee, J. K. T., S. S. Sagel, R. J. Stanley: Computed body tomography. Raven Press, New York, 1983

22. Levine, M. S., P. S. Arger, B. G. Coleman, C. B. Mulhern, H. M. Pollack, A. J. Wein: Detecting lymphatic metastases from prostatic carcinoma. Superiority of CT. Amer. J. Roentgenol. *137* (1981) 207–211

23. Lien, H. H., S. D. Fossa, S. Ous, A. E. Stenweg: Lymphography in retroperitoneal metastases in non-seminoma testicular tumor patients with a normal CT scan. Acta Radiol. Diagn. *24* (1983) 319–322

24. Lien, H. H., A. Kolbenstvedt, K. Talle, S. D. Fossa, O. Klepp, S. Ous: Comparison of computed tomography, lymphography and phlebography in 200 consecutive patients with regard to retroperitoneal metastases from testicular tumor. Radiology *146* (1983) 129–132

25. Magnusson, A., H. Hagberg, A. Hemmingsson, P. G. Lindgren: Pre- and postoperative abdominal examinations in testicular carcinoma. Acta Radiol. Diagn. *23* (1983) 203–208

26. Marchal, G., Y. Coenen, G. Wilms, A. L. Baert: The accuracy of CT-scans in the diagnosis of retroperitoneal metastases of malignant testicular tumours. Fortschr. Röntgenstr. *128* (1978) 746–753

27. Marincek, B., M.-Ch. Devaud, J. Triller, W. A. Fuchs: Value of computed tomography and lymphography in staging carcinoma of the uterine cervix. Europ. J. Radiol. *4* (1984) 118–121

28. Räber, G., M. Lüning, B. Pötzschke, W. Natho: Stellenwert von Lymphographie und Computertomographie zur Beurteilung des Lymphknotenstatus bei primärem Zervixkarzinom. Radiol. diagn. *22* (1986) 449–459

29. Soo, Ch.-S., M. E. Bernardino, V. P. Chuang, N. Ordonez: Pitfalls of CT findings in post-therapy testicular carcinoma. J. Comp. Ass. Tomogr. *5* (1981) 39–41

30. Thomas, J. L., M. D. Bernardino, R. B. Bracken: Staging of testicular carcinoma: comparison of CT and lymphography. Amer. J. Roentgenol. *137* (1981) 991–996

31. Vogler, H., R. Altmann, V. Schmidt, K.-P. Kumm, W. Seeger: Stellenwert der Lymphographie, Kavographie, Sonographie und Computertomographie bei der Stadieneinteilung und Verlaufskontrolle germinaler Hodentumoren. Z. Urol. u. Nephrol. *75* (1982) 723–728

32. Walsh, J. W., D. R. Coplerud: Prospective comparison between clinical and CT staging in primary cervical carcinoma. Amer. J. Roentgenol. *137* (1981) 997–1003

33. Wegener, O.-H.: Ganzkörper-Computertomographie. S. Karger, Basel–München–Paris–London–New York–Sydney, 1981

34. Williams, R. D., S. B. Reinberg, L. C. Knight, E. E. Fraley: Abdominal staging of testicular tumors using ultrasonography and computed tomography. J. Urol. *123* (1980) 872–875

10.4. Tumoren der Nieren

von Ellinor Kriedemann

10.4.1. Spezielle Pathologie maligner Tumoren der Nieren und des Nierenbeckens

Zu den häufigsten benignen mesenchymalen Tumoren gehören die Fibrome, die vorwiegend im Papillenbereich vorkommen, während die Adenome die häufigsten epithelialen benignen Tumoren sind und vorwiegend im Rindenbereich vorkommen. Letztere können multipel auftreten und subkapsulär lokalisiert sein. Relativ selten treten Lipome und der benigne Grawitz-Tumor auf. Die echten Hypernephrome sind ebenfalls benigne Tumoren, die sich aus versprengtem Nebennierenrindengewebe unter der Nierenkapsel bilden sollen. Von den mesenchymalen Mischtumoren haben die Hamartome eine gewisse Bedeutung, da sie auch sarkomatös entarten können.

Auch die malignen Tumoren können mesenchymalen oder epithelialen Ursprungs sein. Zu den ersteren gehören die relativ seltenen Sarkome wie z. B. das Liposarkom. Adenokarzinome und die wesentlich häufigeren hypernephroiden Nierenkarzinome sind epitheliale Tumoren.

Adenokarzinome entwickeln sich aus dem Tubulusepithel und sind auffallend dunkelzellig. Sie werden auch bisweilen in Nierenzysten gefunden. Adenokarzinome können gelegentlich aus maligne entarteten Adenomen entstehen.

Häufiger sind die hypernephroiden Nierenkarzinome, die aus versprengten Nebennierenkeimen in der Niere entstehen sollen und ca. 90% der malignen Nierentumoren ausmachen. Schwierig kann die Abgrenzung gegenüber dem benignen Grawitz-Tumor sein, da es nach Zollinger, 66, fließende Übergänge von der einen in die andere Form gibt.

Die Tumoren können die Nierenkapsel durchbrechen, in das Nierenbecken einbrechen und die Nachbarorgane bzw. -Gewebe infiltrieren. Auch ist ein doppelseitiges Vorkommen einheitlicher, aber auch unterschiedlicher Histologie zu beobachten.

Hypernephroide Nierenkarzinome zeigen makroskopisch ein sehr buntes Bild. Es finden sich polycyklische, meist scharf begrenzte Knoten. Diese zeigen im Zentrum hyaline Degenerationen. Häufig sind Einblutungen zu beobachten, seltener Verkalkungen. Nierenkarzinome neigen im allgemeinen zu Gefäßneubildungen und zu Gefäßeinbrüchen bis zum Vorwachsen in die Nierenhauptvene und die Vena cava. Dies erklärt ihre vorwiegend hämatogene Metastasierung, wobei keine Beziehung zwischen der Größe des Tumors und Metastasenhäufigkeit besteht. An erster Stelle stehen Lungenmetastasen (50—56%), danach folgen Metastasen in Knochen (33—40%) und auch Absiedlungen in Leber und Gehirn (Heuser, 81, Wegener, 81, Zollinger, 66). In 35—40% der Tumorerkrankungen sind die paraaortalen Lymphknoten mitbefallen (Bennington, 75, Heuser, 81, Wegener, 81, Zollinger, 66).

Von den embryonalen Mischtumoren hat das im Kindesalter auftretende Nephroblastom, der sog. Birsch-Hirschfeld-Wilms-Tumor, die größte Bedeutung. Dieser macht etwa 5—10% aller Nierentumoren aus und stellt ca. 20—30% der malignen Kindertumoren dar (Zollinger, 66).

Nierenmetastasen sollen 5,6—8,7% aller Metastasen ausmachen. Am häufigsten finden sich Metastasen beim kleinzelligen Bronchialkarzinom und auch beim Mammakarzinom. Eine besondere Gruppe der Metastasen ist die Absiedelung von malignen Lymphomen. So sollen Lymphosarkome die Nieren bis zu 61%, Leukämien bis zu 58% befallen (ZOLLINGER, 66). Sie erscheinen in einer diffusen Organinfiltration und können zu erheblichen Organvergrößerungen führen.

Nierenbeckentumoren werden auch in mesenchymale und epitheliale benigne und maligne Tumoren differenziert. Nach Angaben von ZOLLINGER, 66, BENNINGTON et al., 76, und HEUSER, 81, schwankt die Anzahl in bezug auf die Nierentumoren zwischen 3 und 26%. Von den gutartigen Tumoren überwiegen mit 50% die Papillome, selten sind Fibrome, Hämangiome und Lipome. Nach BENNINGTON et al., 75, sind die Nierenbeckentumoren jedoch bis zu 80% maligne, wovon die epithelialen Karzinome am häufigsten sind.

Selten sind Sarkome und Metastasen. Die Ausbreitung erfolgt primär lymphogen vom Nierenhilus aus in die paraaortalen und die iliakalen Lymphknoten.

10.4.2. Häufigkeit und Symptomatologie

Die Karzinome der Harnwege nehmen bei Männern etwa die 8., und bei Frauen etwa die 10. Stelle aller Tumorerkrankungen ein (Nationales Krebsregister der DDR, 1983).

Bei den malignen Nierentumoren folgen nach den malignen Hypernephromen in der Häufigkeit die fetalen Nephroblastome, Sarkome und Metastasen (BENNINGTON et al., 75, HEUSER et al., 81, WEGENER, 81, ZOLLINGER, 66).

Vermutlich bedingt durch einen langsamen asymptomatischen Verlauf oder auch durch Nichtbeachtung bereits vorhandener Symptome werden die Nierentumoren zu einem hohen Prozentsatz in bereits fortgeschrittenem Stadium aufgedeckt. Ein nicht geringer Anteil der malignen Nierentumoren wird erst bei bereits stattgefundener Metastasierung diagnostiziert (BALFE et al., 82, BENNINGTON et al., 75, CRONAN et al., 82, JASCHKE et al., 80, 81, 82, JOHNSON et al., 87, LEVINE et al., 79, SCHINDLER et al., 80, WEGENER, 81).

Am häufigsten erkranken beide Geschlechter im Alter zwischen dem 40. und 60. Lebensjahr.

Als Leitsymptom gilt die schmerzlose Hämaturie, die sich bei Auswertung eines eigenen großen Krankengutes und anderer Statistiken in etwa einem Drittel der Fälle sogar über einen Zeitraum von Monaten bis Jahren nachweisen läßt. Ca. 30% der Nierentumoren wurden erst nach einer bereits stattgefundenen Metastasierung bei der Primärtumorsuche aufgedeckt (BENNINGTON et al., 75, FENZL et al., 82, HÖLTL et al., 79, KRIEDEMANN et al., 83, 85, LEISERING, 82, LUTZEYER, 81).

Nach diesen Symptomen rangierten in geringerer Häufigkeit Schmerzen im Oberbauch oder Flankenbereich, tastbarer Tumor im Oberbauch, Gewichtabnahme, Anämie, Hypertonus, unklare BSG-Erhöhung und Fieberschübe. Meist sind mehrere Symptome miteinander gekoppelt.

Der Zeitraum der beobachteten Beschwerden bis zur Aufdeckung des Tumorleidens reichte von wenigen Wochen bis zu 2 Jahren. Die Auswertung der Diagnoseverzögerung in der Krebsstatistik der DDR von 1978 ergab eine solche durch den Arzt von ca. 10 bis 13% bei Männern und Frauen von mehr als 1 Monat und durch den Patienten selbst von ca. 16% mehr als 3 Monate.

10.4.3. TNM-Klassifikation maligner Nierentumoren

Die TNM-Klassifikation der UICC (1987) gilt nur für das Nierenzellkarzinom nicht für das Adenokarzinom.

Verfahren zur Bestimmung der T-, N- und M-Kategorien sind:

T-Kategorien: klinische Untersuchung und bildgebende Verfahren,
N-Kategorien: klinische Untersuchung und bildgebende Verfahren,
M-Kategorien: klinische Untersuchung und bildgebende Verfahren.

Danach werden folgende Tumorstadien unterschieden:

T X Primärtumor kann nicht beurteilt werden
T 0 Kein Anhalt für Primärtumor
T 1 Tumor 2,5 cm oder weniger in größter Ausdehnung, begrenzt auf die Niere
T 2 Tumor mehr als 2,5 cm in größter Ausdehnung, begrenzt auf die Niere
T 3 Tumor breitet sich in größeren Venen aus oder infiltriert Nebenniere oder perirenales Gewebe, jedoch nicht jenseits der Gerota-Faszie
  T 3a Tumor infiltriert Nebenniere oder perirenales Gewebe, aber nicht jenseits der Gerota-Faszie
  T 3b Tumor mit makroskopischer Ausdehnung in Nierenvene(n) oder V. cava
T 4 Tumor infiltriert über die Gerota-Faszie hinaus.

N — Regionäre Lymphknoten

Die regionären Lymphknoten sind die hilären sowie die abdominalen paraaortalen und paracavalen Lymphknoten.

N X Regionäre Lymphknoten können nicht beurteilt werden
N 0 Keine regionären Lymphknotenmetastasen
N 1 Metastase in solitärem Lymphknoten, 2 cm oder weniger in größter Ausdehnung
N 2 Metastasen in solitärem Lymphknoten, mehr als 2 cm, aber nicht mehr als 5 cm in größter Ausdehnung, oder in multiplen Lymphknoten, keine mehr als 5 cm in großter Ausdehnung
N 3 Metastasen in Lymphknoten, mehr als 5 cm in größter Ausdehnung

M — Fernmetastasen

M X Das Vorliegen von Fernmetastasen kann nicht beurteilt werden
M 0 Keine Fernmetastasen
M 1 Fernmetastasen

10.4.4. CT-Untersuchungstechnik

Eine spezielle Vorbereitung des Patienten ist nicht nötig, er soll lediglich 4 Stunden vor der Untersuchung keine Nahrung mehr aufnehmen.

Die orale Kontrastierung des Darms ist bei der speziellen Fragestellung nach pathologischen Nierenprozessen im allgemeinen nicht notwendig. Sie wird aber dringend empfohlen bei der Suche nach Tumorrezidiven nach erfolgter Nephrektomie. Besonders in die linke Nierenloge legen sich Darmschlingen, die, wenn nicht lufthaltig, leicht als Tumorsubstrat fehlgedeutet werden können.

Es empfiehlt sich, die Untersuchung am oberen Leberpol zu beginnen, wobei hier großzügig bis zum Erscheinen der Nierenpole in 16 mm Abständen und 8 mm Schichtdicke vorgegangen werden kann. Bei Sichtbarwerden eines Nierenpoles wird kontinuierlich in 8 mm Abständen bis zum Verschwinden der Nieren durchgeschichtet. Nur in speziellen Fällen, wie z. B. bei Tumoren des Nierenbeckens oder Gefäßdifferenzierungen, werden sich 4 mm Schichten als notwendig erweisen.

Nach Sichtbarwerden des krankhaften Prozesses erfolgt nun die gezielte intravenöse KM-Gabe von ca. 60 ml Visotrast als Bolus mit möglichst hohem Druck per Hand oder besser noch mit der Hochdruck-Kontrastmittel-Injektionsspritze mit einem Flow von 6—8 ml/sec.

Damit gelingt im allgemeinen eine gute Darstellung der Nierenvenen, der Vena cava und Aorta und auch der Nierenarterien. Außerdem erfolgt eine gute Differenzierung von Mark und Rinde. Im Tumor selbst grenzen sich gut durchblutete von nekrotisierten Zonen und der Übergang zum gesunden Gewebe besser ab. Bei entsprechender Tumorlage oder Ausdehnung bis zum Nierenhilus hin, ist es wichtig, mit der erneuten Schichtuntersuchung nach dem KM-Bolus in Höhe der Nierengefäße zu beginnen und nicht in Höhe des unteren oder oberen Tumorpoles, da sonst der Effekt der Gefäßbeurteilung mit der Zeit bis zum Erreichen des Nierenhilus bereits durch das Abfluten des Kontrastmittels nicht mehr gegeben ist.

10.4.5. CT-Kriterien maligner Nierentumoren

Entsprechend der histopathologischen Beschreibung (s. 8.6.1) zeigen die hypernephroiden Nierenkarzinome durch Neigung zu frühzeitiger Nekrosenbildung und Wucherung solider Anteile mit starker Vaskularisation makroskopisch ein sehr buntes Bild, wodurch sich mit der Computertomographie in der überwiegenden Anzahl der Fälle eine sichere Diagnose stellen läßt. Während sich die soliden Tumoranteile im Negativbild in der Dichte vom gesunden Parenchym nur wenig abgrenzen, sondern lediglich durch die Konturveränderung der Niere, je nach Sitz des Tumors, oder Kompression des Nierenbeckens bei zentraler Lage, auffallen, zeigen die nekrotisierten Zonen entsprechend hypodense Areale. Diese können noch klein sein, aber auch hochgradige Anteile des Tumors erfassen. Sie treten am deutlichsten nach bolusartiger Applikation intravenösen Kontrastmittels hervor. Während das gesunde Nierengewebe 30—50 HE aufweist, kommt es zu einem Dichteanstieg bis auf 200 HE (abhängig vom applizierten Druck des KM und der Schnelligkeit der anschließenden Scanfolge). Entsprechend hebt sich die Dichte in den soliden Tumoranteilen je nach Vaskularisationsgrad auch stark an, erreicht aber nie die Höhe des gesunden Gewebes, sondern schwankt je nach Stärke der Gefäßneubildungen zwischen 90—120 HE, wobei auch, wie noch bei der Differen-

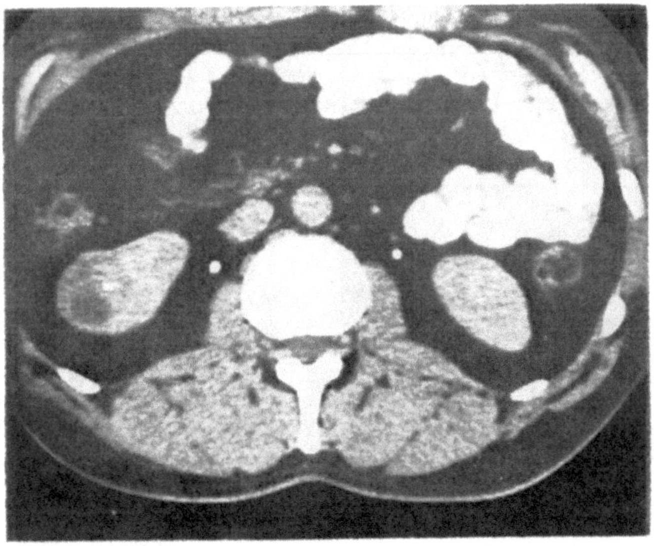

Abb. 10–16. Kleiner, 2,5 × 2,5 cm großer Tumor am unteren Pol der rechten Niere, wenig vaskularisiert. Stadium T 1 N 0 M 0

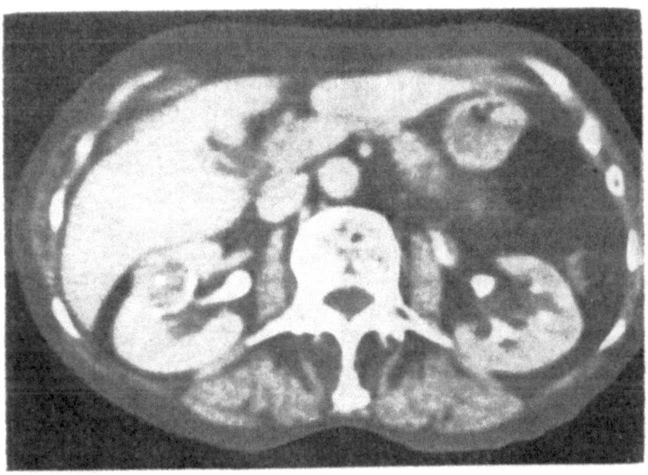

Abb. 10–17. Ca. 2 × 1,8 cm großes hypernephroides Karzinom rechts. Kompression auf eine mittlere Kelchgruppe. T 1 N 0 M 0. Zweittumor bei Rektum-Ca.

tialdiagnose zu erwähnen sein wird, ausgesprochen gering vaskularisierte Tumoren vorkommen.

Durch die frühzeitige Neigung zur hyalinen Degeneration im Tumor kommt es in diesen Bereichen zu keiner oder nur geringen Dichteanhebung nach KM-Gabe, so daß sich die Nekrosezonen danach besonders deutlich abgrenzen. Da die malignen Nierentumoren wie schon anfangs erwähnt (siehe 8.6.3) zu mehr als 50% im bereits fortgeschrittenen Stadium T 3 oder T 4 diagnostiziert werden, ist die besondere Aufmerksamkeit bei der CT-Untersuchung zu richten auf das Gefäßverhalten, d. h. Nachweis von Tumorvorwachsen in die Nierenvenen oder in die Vena cava, Ausschluß oder

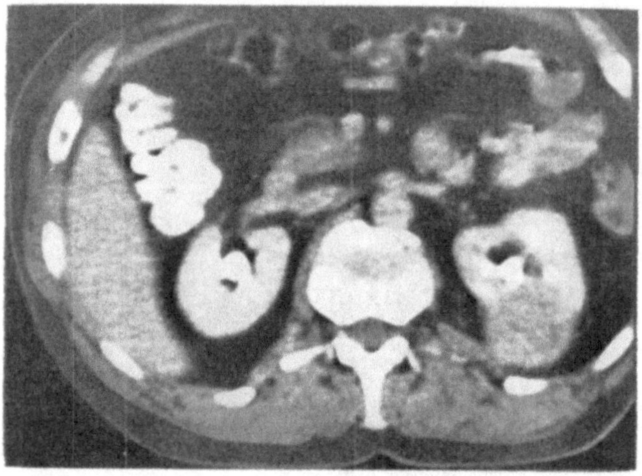

Abb. 10–18. Die Nierenkontur deutlich überschreitendes Karzinom. Noch keine Infiltration der Nachbarorgane. T2 M0 N0

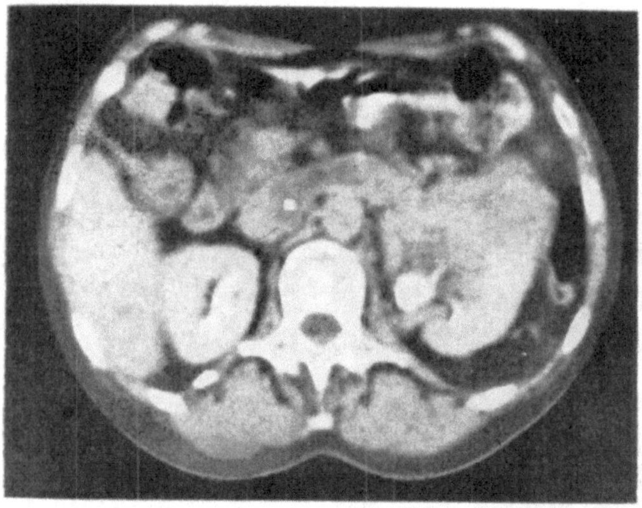

Abb. 10–19. Ausgedehnter, stark nekrotisierender Nierentumor links mit Infiltration in die Nierenvene. T 3 N 0 M 0

Nachweis von Tumoreinbruch in das umgebende Gewebe oder Organe und schließlich Nachweis von regionären Lymphknotenmetastasen.

Das Sichtbarmachen eines Tumorzapfens in der Nierenvene oder der Vena cava ist mit der bolusartigen Kontrastmittelgabe und frühzeitig einsetzender Scanfolge in den meisten Fällen möglich, es sei denn, der Tumor ist so ausgedehnt, daß selbst eine Differenzierung des Nierenhilus nicht mehr möglich ist (Baert et al., 80, Heller et al., 81, Probst et al., 82, Steel et al., 80, Treugut et al., 81).

Während der Tumoreinbruch nach dorsal und medial in die Muskulatur, Rippen oder Wirbelkörper meist gut zu erkennen ist, kann die Beurteilung auf eine Infiltration in die Nebennieren und vor allem auch in die Leber erschwert sein. So ist es erstaunlich, daß große, sich an der lateroventralen Kontur entwickelnde Tumormassen z. B. das Lebergewebe vor sich herstülpen, ohne die Leberkapsel wirklich zu

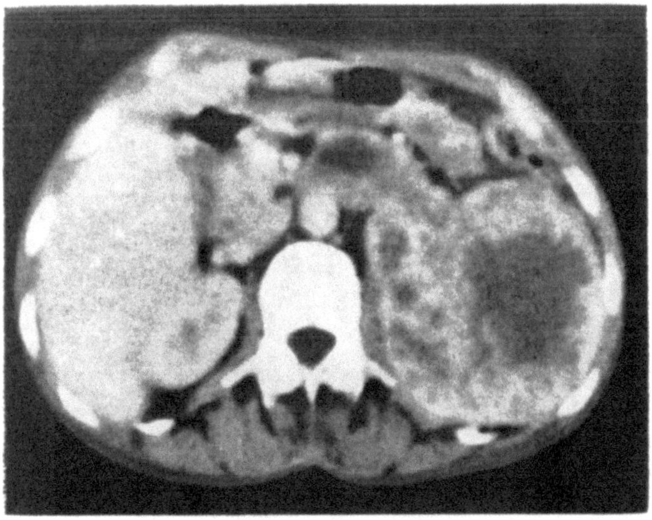

Abb. 10–20. Ausgedehnter Nierentumor mit Infiltration in die Vene und Infiltration über die Gerota-Faszie in die Interkostalmuskulatur.

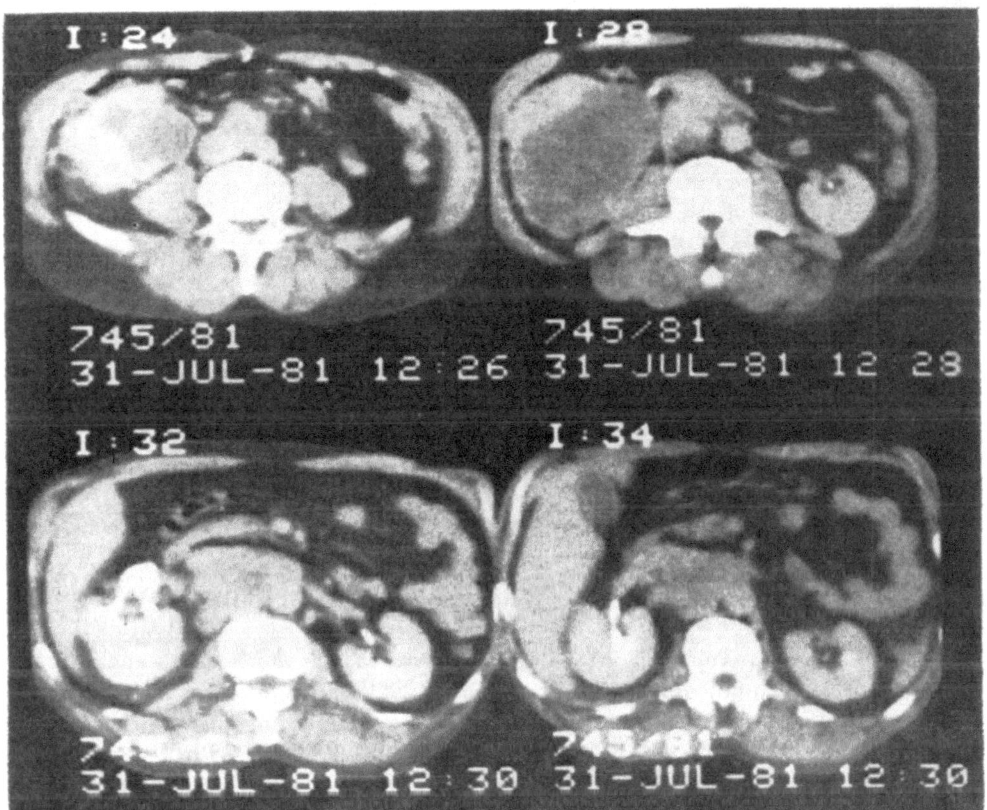

Abb. 10–21. Großer nekrotisierender Nierentumor rechts mit Lymphknotenmetastasen. T 3 N 1 M 0.

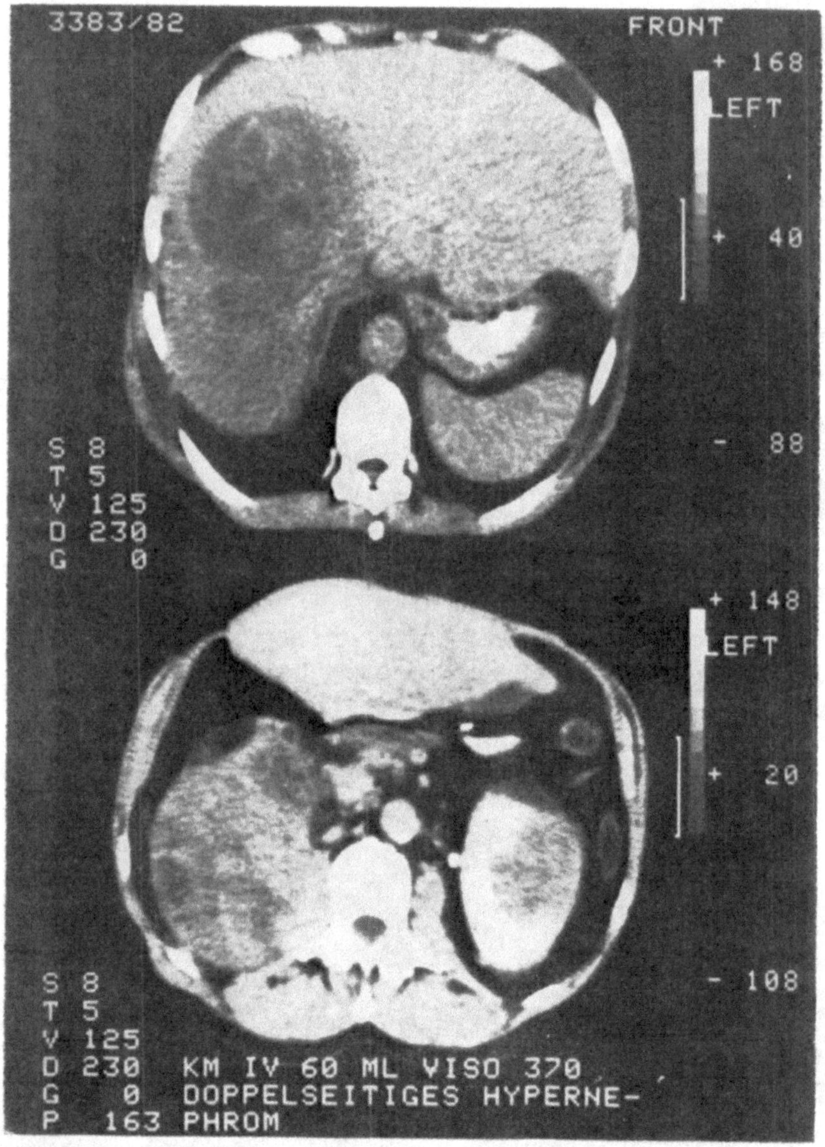

Abb. 10–22. Doppelseitiges Nierenkarzinom. Links T 2, rechts T 3 mit großer extrarenaler Tumormasse, die sich in die Leber vorwölbt, aber laut Op.-Befund nicht in die Leber infiltriert.

durchbrechen, was oft zu Fehlinterpretationen Anlaß gibt (Abb. 10–19; 10–20; 10–21; 10–22).

Von den malignen Tumoren im Kindesalter hat das *Nephroblastom*, auch Birsch-Hirschfeld-Wilms-Tumor genannt, wegen seiner relativen Häufigkeit eine besondere Bedeutung (Zollinger, 66). Wie beim malignen Hypernephrom im Erwachsenenalter finden sich auch hier solide und nekrotische Anteile. Der Tumor wird meist in sehr fortgeschrittener Ausdehnung aufgedeckt, so daß sich nur noch geringfügig gesunde Gewebeanteile nachweisen lassen. Auch ein Übergriff auf die Gegenseite wird beobachtet. Lymphknotenmetastasen und ein Vordringen des Tumors in benachbarte Organe können ebenfalls mit CT gut erfaßt werden (Abb. 10–23).

10.4.5.1. Sekundäre Nierentumoren

Schließlich sollen noch die *sekundären Neubildungen* in den Nieren erwähnt werden.

Dazu gehören Metastasen anderer Organe, wie z. B. beim Bronchialkarzinom, Mammakarzinom u. a. Beim kleinzelligen Bronchialkarzinom sind sie sogar bis zu 30% der Fälle zu finden (ZOLLINGER, 66).

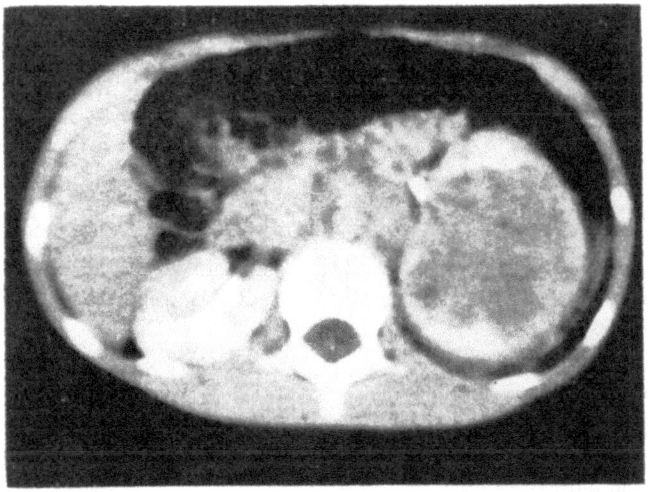

Abb. 10–23. Malignes Nephroblastom links bei einem 4jährigen Knaben mit Lymphknotenmetastasen.

Sie erscheinen meist als kleine solide, relativ glatt begrenzte Tumorbildungen, die in ihrer Dichte höher als das normale Parenchym liegen und seltener als die primären Tumoren nekrotisiert sind.

Außerdem finden sich in den Nieren Infiltrationen bei den malignen Lymphomen, die oft sehr schwierig zu differenzieren sind. Es werden meist nur Organauftreibungen beobachtet und nach Kontrastmittelgabe inhomogene Dichteanhebungen des Parenchyms sowie Kompressionen auf das NBKS (ZOLLINGER, 66, HÜBNER, 85).

10.4.5.2. Tumorrezidive

Eine besondere Bedeutung liegt in der Aufdeckung von *Tumorrezidiven* mit Hilfe der CT. Diese zeigen sich als unregelmäßig begrenzte Weichteiltumoren in der ehemaligen Nierenloge. Infiltrationen in benachbarte Gewebe wie den M. psoas oder in die dorsale Rückenmuskulatur können leicht nachgewiesen werden (PARIENTY, 82) (Abb. 10–24).

Schließlich ist die CT geeignet, den Verlauf nach erfolgter Tumorembolisation zu kontrollieren (FLAMM et al., 79, HABIGHORST et al., 78, HELPAP et al., 78, PROBST et al., 80 u. 82).

10.4.5.3. Tumoren des Nierenbeckens

Eine besondere Behandlung bedürfen die *Tumoren des Nierenbeckens*. Sie sind anteilig an den Nierentumoren relativ selten.

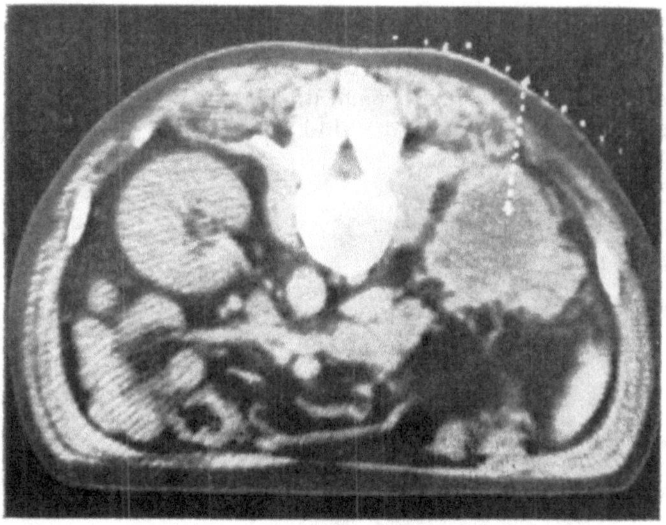

Abb. 10–24. Tumorrezidiv mit Nekrose.

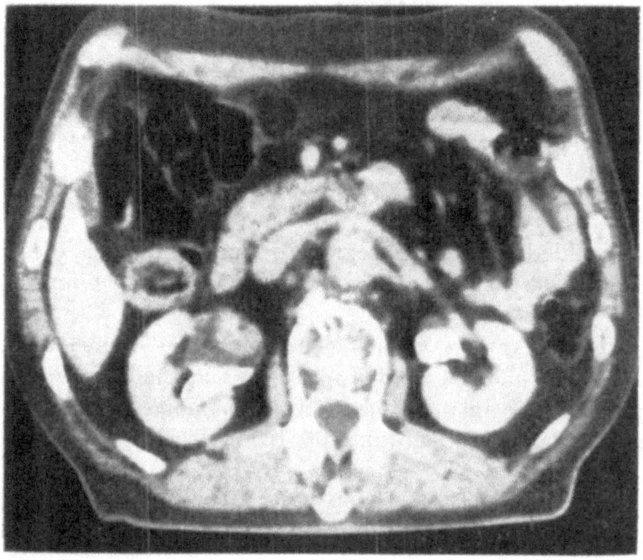

Abb. 10–25. Tumor im rechten erweiterten Nierenbecken.

TNM-Klassifikation der Nierenbeckentumoren:

Tis In situ
Ta Nichtinvasiv papillär
T 1 Subepitheliales Bindegewebe
T 2 Muskulatur
T 3 Jenseits Muskulatur
T 4 Nachbarorgane, perirenales Fettgewebe
N 1 Solitär $\leqq$ 2 cm
N 2 Solitär $>$ 2 cm bis 5 cm, multipel $\leqq$ 5 cm
N 3 $>$5 cm.

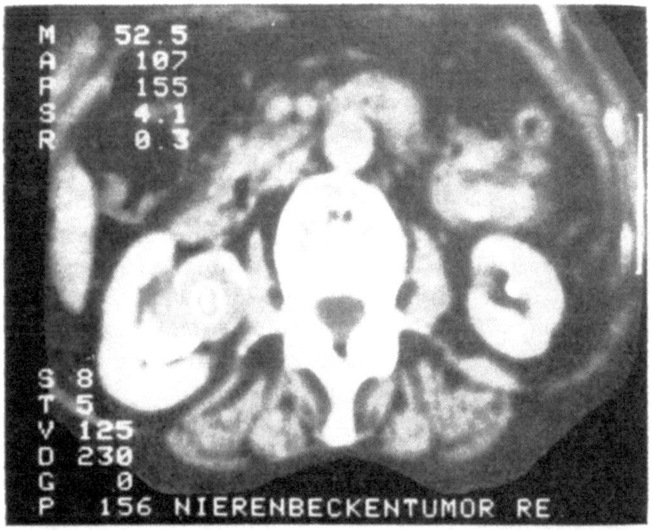

Abb. 10–26. Karzinom, das das gesamte rechte extrarenale Nierenbecken ausfüllt.

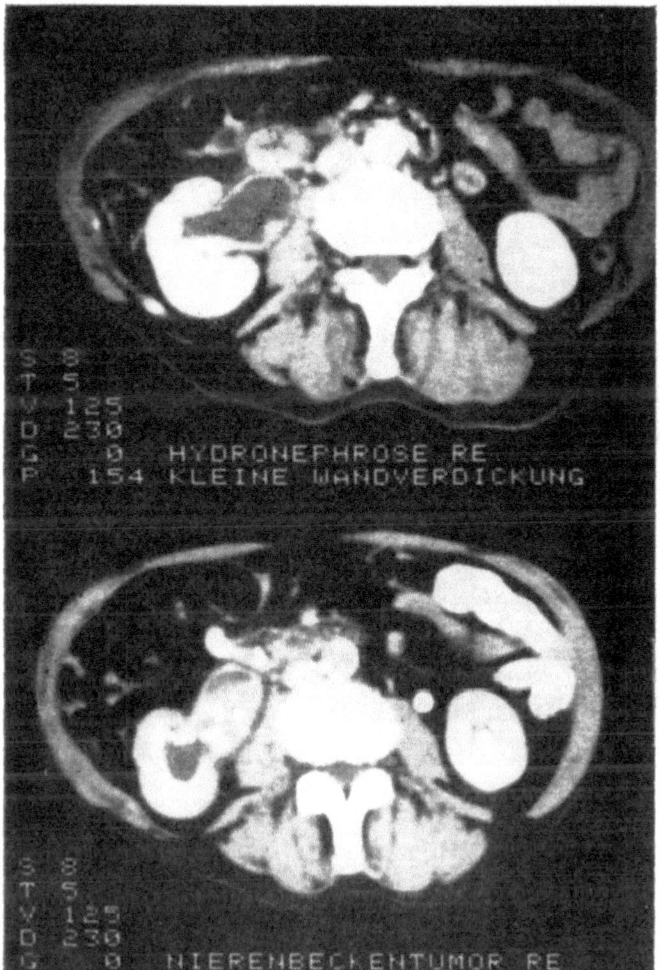

Abb. 10–27. Sehr kleiner wandständiger Nierenbeckentumor rechts. Kontrolle nach 1 Jahr, erhebliche Größenzunahme des Tumors mit hydronephrotischer Schrumpfniere.

Ihr Ausgangsort ist die Nierenbeckenwand, und erst später findet sich ein stärkeres Vorwölben in das Lumen bis zum Verschluß des Nierenbeckens. Dies führt dann zu ausgedehnten Hydronephosen und bei gestörter Ausscheidungsfunktion zum Bild der sogenannten Stummen Niere. Während das präzise durchgeführte Urogramm mit konventioneller Tomographie des Nierenbeckens wegen der besonderen Gefäßversorgung und Gefäßarmut dieser Tumoren aussagekräftiger ist als die Angiographie (Höltl et al., 79, Wegener, 81, Zielinski et al., 83, kann die Computertomographie bei sehr subtiler Ausführung und Aufmerksamkeit des Untersuchers zu einer frühzeitigeren Aufdeckung oder Abklärung raumfordernder Prozesse im Nierenbecken beitragen. Es können sogar Tumoren unter 5 mm Größe erkannt werden. Voraussetzung ist 1. die bolusartige KM-Gabe zur Dichteanhebung im mit Urin gefüllten Nierenbecken sowie eine wesentlich geringere Schichtdicke (von ca. 4 mm) und 2. Durchführung von Spätaufnahmen mit KM gefüllten Nierenbecken, um wandständige Kontrastaussparungen zu erfassen. Hiermit kann eine Frühdiagnose des Nierenbeckentumors mittels der CT gelingen (Kriedemann et al., 84, Hübener, 85) (Abb. 10–25; 10–26; 10–27).

Mit Hilfe der Dichtemessung können auch die sehr seltenen Liposarkome differenziert werden (Abb. 10–28).

Schwierig bleibt die Aussage, ob der Tumor die Nierenbeckenwand infiltriert bzw. durchbrochen hat (zur Nedden et al., 82, Kriedemann et al., 84).

Wie bei den Nierentumoren ist auch bei denen des Nierenbeckens ein doppelseitiges Vorkommen möglich.

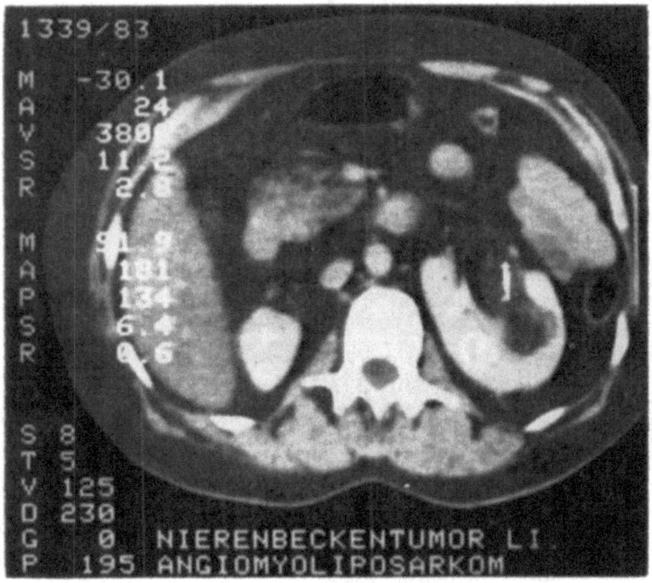

Abb. 10–28. Großer Nierenbeckentumor links mit fettäquivalenten Dichtewerten. Angiomyoliposarkom.

10.4.5.4. Tumoren des Ureters

Tumoren der Ureteren sind in der Regel Übergangszellkarzinome vom gleichen Typ wie die Nierenbecken- und Blasenkarzinome. Sie machen etwa 2,5–5% aller uroepithelialen Tumoren aus (Mills u. Vaugham, 83).

Klinische Symptome sind insbesondere Flankenschmerzen und Hämaturie. Die Erfassung dieser Tumoren erfolgt in der Regel durch die intravenöse Urographie. Größere Tumoren mit Harnleiterobstruktion und funktionsloser Niere können hiermit jedoch nicht diagnostiziert werden. In diesen Fällen wird heute die Computertomographie der invasiven retrograden Pyelographie vorgezogen (Baron et al., 82, Bosniak et al., 82, Kenney u. Stanley, 87).

Ureterkarzinome imponieren als weichteildichte Raumforderungen im Ureterlumen, die sich durch höhere Dichtewerte vom gestauten Urin im proximalen Ureteranteil relativ gut abgrenzen lassen oder als Verdickungen der Ureterwand. Nach Kenney und Stanley, 87, hatten die kleinsten, computertomographisch erfaßten Uretertumoren einen Durchmesser von 5 mm. Bei nicht erweitertem Ureter können kleine Tumoren sich jedoch dem Nachweis entziehen. Angaben zur Treffsicherheit der CT bei Ureterkarzinomen können bisher bei den ausschließlich kasuistischen Mitteilungen nicht gemacht werden.

10.4.6. Differentialdiagnostische Probleme

Differentialdiagnostische Schwierigkeiten können bei den Nierenparenchymtumoren aus den verschiedensten Gründen auftreten. So können sehr kleine, noch wenig vaskularisierte Prozesse übersehen werden, wenn sie noch keine Nekrosen aufweisen oder infolge ihrer Lokalisation an einem der Nierenpole bei gleicher Dichteanhebung wie diese, Lappungen oder physiologische Kerbungen vortäuschen (Höltl et al., 79, Kriedemann et al., 85, Weissbach et al., 75).

Weiterhin sind hypodense Areale mit HE-Werten über 15 unbedingt durch zusätzliche KM-Bolusinjektion näher abzuklären und von harmlosen Zysten zu differenzieren (Freitag et al., 82, Haertel et al., 83), Imschweller, 80, Jaschke, 80). Eine Dichteanhebung auf 30 HE nach KM-Gabe spricht für einen gefäßarmen Tumor, wobei die Einblutung in eine Zyste mit in Erwägung zu ziehen ist. Sollten US und Angiographie ebenfalls keine sichere Differenzierung zulassen, wäre noch die Möglichkeit gegeben mit der Feinnadelpunktion den Prozeß zu klären. Sollte das nicht gelingen, bleibt bei solchen Fällen nur die diagnostische operative Freilegung (Abb. 10–29).

Kleine Kapselfibrome oder auch Rindenadenome können nicht von kleinen randständigen Metastasen differenziert werden. Hier kann nur der Verlauf oder auch die

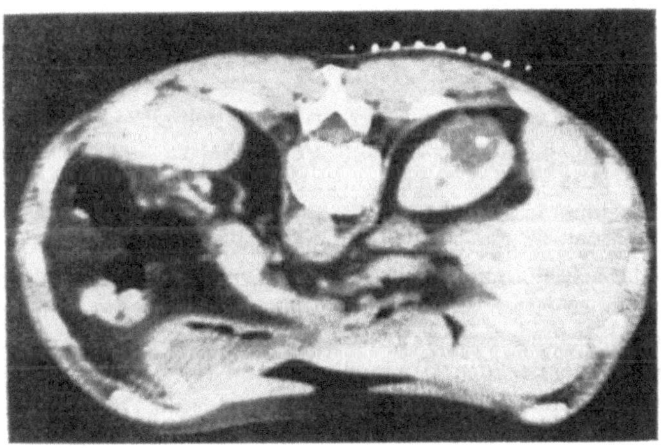

Abb. 10–29. Nierenzyste mit Einblutung. Operativ bestätigt.

gezielte Punktion zur Abklärung weiterhelfen (DITTRICH et al., 82, KRIEDEMANN et al., 84, 86, PROBST et al., 79).

Bei sehr ausgedehnten Tumorbildungen kann die Organzugehörigkeit Schwierigkeiten bereiten, besonders dann, wenn das Tumorsubstrat sich peripher entwickelt hat und mit seiner Haupttumormasse extrarenal liegt und zur Verlagerung der erkrankten Niere führt. Hier sind primär vom Retroperitonealraum ausgehende Tumoren differentialdiagnostisch in Erwägung zu ziehen (JASCHKE et al., 79, V. KAICK et al., 79, KARP et al., 81, SCHINDLER et al., 80, VOEGELT et al., 80, TRILLER et al., 82, WEISSBACH et al., 81). Auch in der Beurteilung des Stadiums T 4, also Infiltration in die Nachbarorgane, kann es zu einer Überbewertung kommen, da, wie erwähnt, die Tumormasse sich ausgedehnt in das benachbarte Organ vorstülpen kann, ohne dieses zu infiltrieren (v. KAICK et al., 79 u. 80, LEVINE et al., 79, KRIEDEMANN et al., 85).

Bei der Rezidivdiagnostik dürfte es im allgemeinen keine differentialdiagnostischen Probleme geben, wenn, wie gesagt, eine gute vorherige Darmkontrastierung vorgenommen wird, um nicht Darmschlingen mit Weichteiltumorrezidiven zu verwechseln. Sollte trotzdem Unsicherheit bestehen, dürfte auch hier die Feinnadelpunktion die sichere Abklärung bringen.

Bei den Nierenbeckentumoren, die intrarenal liegen, ist die Pyonephrose differentialdiagnostisch in Erwägung zu ziehen, und bei gestautem Nierenbecken müssen Blutkoagula und Konkremente von Tumoren abgegrenzt werden. Dies sollte jedoch durch das Dichteverhalten möglich sein (FREITAG et al., 82, HEUSER, 81, HÖLTL, et al., 79, JASCHKE et al., 79, KRIEDEMANN et al., 85).

J10.4.7. Ergebnisse der CT bei primären, sekundären Tumoren, Rezidiven und Nierenbeckentumoren

Der Aufdeckung tumoröser Nieren- und Nierenbeckenprozesse mittels CT kommt eine sehr hohe Bedeutung zu.

Neben der Differenzierung des malignen Prozesses überhaupt gelingt es in einem sehr hohen Prozentsatz nicht nur, die lokale Tumorausdehnung zu bestimmen, sondern auch regionäre Lymphknotenmetastasen und z. T. auch Fernmetastasen nachzuweisen. Damit kommt der CT die wesentlichste Aufgabe zu, nämlich eine prätherapeutische Aussage über das Tumorstaging zu treffen. Die Angaben in der Treffsicherheit schwanken in der Literatur zwischen 90 und 100% (AMMON et al., 78, FREITAG et al., 82, u. 83, 85, JASCHKE et al., 81, 82, V. KAICK et al., 80, KRIEDEMANN et al., 84, 85, LEVINE et al., 79, ZUR NEDDEN et al., 82, LACKNER et al., 84).

Durch den meist hohen Vaskularisationsgrad von Nierentumoren gelingt es, Tumoren auch im Stadium I und II zu differenzieren und nicht nur die fortgeschrittenen Stadien nachzuweisen oder zu bestätigen. Außerdem ist es möglich, bereits schon in den frühen Stadien vorhandene Lymphknotenmetastasen und regionäre Fernmetastasen mit aufzudecken. Durch die differenzierteste Anwendung intravenösen Kontrastmittels gelingt es, die Nierengefäße gut darzustellen und damit den Einbruch des Tumors in die Nierenvenen oder Vena cava nachzuweisen (FREITAG und M., 85, PROBST et al., 82, STEEL et al., 82). Weiterhin ist die CT geeignet für Kontrollen nach erfolgter Tumorembolisation, zum frühzeitigen Erkennen des Tumorrezidivs und für die Diagnostik von sekundären Tumorbildungen (FLAMM et al., 79, HABIGHORST et al., 78, HELPAP et al., 78).

Möglich ist auch der Nachweis von Organinfiltrationen bei malignen Lymphomen. Allerdings können sich diese auch nur durch eine Organvergrößerung und Kompression des Nierenbeckens bemerkbar machen.

Eine besondere Bedeutung, gekoppelt mit einer sehr subtilen Untersuchungstechnik, hat die CT bei der Diagnostik von Tumoren des Nierenbeckens. Auch bei stark vergrößerter oder völlig erlegener Ausscheidungsfunktion ist die Tumordiagnose zu stellen. Durch die Dichtemessung lassen sich Aussagen zur Dignität des tumorösen Prozesses machen (KRIEDEMANN et al., 84, 85, RAGET et al., 82, ZIELINSKI et al., 83).

10.4.8. CT im Rahmen der Gesamtdiagnostik

Bei klinischem Verdacht auf eine Harnwegserkrankung steht z. Z. nach der Labordiagnostik das Ausscheidungsurogramm noch an erster Stelle, da dieses bei den insgesamt uncharakteristischen Beschwerden des Nierentumors wesentliche andere Erkrankungen des harnableitenden Systems aufdeckt. Darüber hinaus besitzt dieses speziell bei Vorliegen eines Nierenbeckentumors eine höhere Aussagekraft als die Angiografie und die Sonographie.

In den letzten Jahren ist die Ultraschalltomographie besonders in der weiteren Differenzierung von Nierenzysten und Nierentumoren in den Vordergrund gerückt und sollte auch als erste Nachfolgeuntersuchung zum Einsatz kommen (APPEL et al., 81, CRONAN et al., 82, FENZEL et al., 82, JASCHKE et al., 80, V. KAICK, 79).

Während solide Tumore durch die Sonographie sicher ab ca. 1,5 cm ∅ differenziert werden können, können ausgedehnte nekrotisierte Tumormassen doch Schwierigkeiten gegenüber Zystenbildungen machen. Auch wenig vaskularisierte Prozesse und frisch eingeblutete Tumoren können differentialdiagnostische Probleme aufwerfen. Außerdem sind bei sehr ausgedehntem Tumorwachstum Ursprungsorgane nicht immer sicher zu bestimmen, was besonders beim Tumorausgang vom oberen Nierenpol vorkommt. Hier gilt es besonders, von der Nebenniere ausgehende Prozesse abzugrenzen oder auch andersartige primäre Retroperitonealtumoren zu differenzieren. Beides gelingt mit der CT in den überwiegenden Fällen (V. KAICK et al., 79, KILIAN et al., 79, SCHINDLER et al., 80, VOEGELT et al., 80). Tumorausbreitung per continuitatem in Nierenvene und Vena cava sollen sich gleichermaßen mit US wie mit CT nachweisen lassen und auch die regionäre Lymphknotenmetastasierung.

Für die Diagnostik maligner Nierentumoren hat die Angiographie in ihrer Treffsicherheit gegenüber US und CT etwa eine gleich große Aussagekraft, sollte aber wegen ihres invasiven Charakters nur noch bei bestimmten Fragestellungen präoperativ oder zur Durchführung einer Embolisation zum Einsatz kommen. Nach größeren Studien vergleichender Untersuchungen von US, CT und Angiographie (BRUNETTEN et al., 79, CRONAN et al., 82, FENZL et al., 82, FLAMM et al., 79, FREITAG et al., 85, LACKNER et al., 84, JASCHKE et al., 81, KARP et al., 81, PROBST et al., 80 u. 82, WEISSBACH et al., 75) ergeben sich bei der Angiographie insbesondere bei gefäßarmen Tumoren Schwierigkeiten, und auch bei Tumoren des Nierenbeckens ist die Differenzierung von gutartigen Adenomen und Adenokarzinomen nicht immer möglich. Bei ausgedehnten Tumornekrosen müssen Zysten und Abszesse unterschieden werden. Nierenbeckentumore sind angiographisch von entzündlichen Prozessen und Harnstauungsnieren oft nicht sicher zu differenzieren. Die Computertomographie ist also insgesamt gesehen eine sehr geeignete Methode

- in der Aufdeckung eines malignen Nierentumors,
- in der Ausdehnungsbestimmung und damit in der Tumorstadiumeinteilung,
- zum Nachweis regionärer Lymphknotenmetastasen und auch benachbarter Organmetastasen,
- zur Kontrolle des Prozesses nach Tumorembolisation,
- zur frühzeitigen Rezidiverfassung und
- in der Diagnostik von Tumoren des Nierenbeckens.

Bei unklaren Prozessen kann mit CT-gezielter Feinnadelpunktion eine weitere präoperative Abklärung erfolgen.

10.4.9. Literatur

1. Ammon, I., J. H. Karstens, H. Ruben: Unterstützung einer am TNM-System orientierten Bestrahlungsplanung urologischer Tumoren durch die Computertomographie. Fortschr. Röntgenstr. *129* (1978) 253–259
2. Appel, L., J. Broos, G. Deqlerc, L. Denis: Evaluation of Upper Urinary tract by CT-Scan and Ultrasonography. Computerized Tomography *5* (1981) 139–151
3. Baert, A., G. Wilms, G. Marchal, P. de Mayer, F. de Somer: Contrast Enhancement by bolus technique in the CT-examination of the kidney. Radiologe *20* (1980) 279–287
4. Balfe, D. M., B. L. McClennan, R. I. Stanley, Ph. I. Weymann, St. S. Sagel: Evaluation of renal masses considered indeterminate on computed tomography. Radiology *142* (1982) 421–428
5. Baron, R. L., B. L. McClennan, J. K. T. Lee, T. L. Lawson: Computes tomography of transistional cell carcinoma of the renal pelvis and ureter. Radiology *144* (1982) 125–130
6. Bennington, I., I. B. Beckwith: Tumors of the kidney, renal pelvis and ureteral epithelical tumors. Atlas of Tumor Pathology. Editor: H. I. Firminger, Baltimore, 1975
7. Bosniak, M. A., A. J. Megibow, M. A. Ambos, J. S. Mitnick, R. S. Lefleur, R. Gordon: Computes tomography of ureteral obstruction. Amer. J. Roentgenol. *138* (1982) 1107–1113
8. Brunetten, I. N., J. Drouillard, M. H. Dilhinydy, G. Delorme: Wertigkeit der Angiographie in der Beurteilung von Nierentumoren. Fortschr. Röntgenstr. *130* (1979) 716–718
9. Cronan, J. I., R. K. Zeman, A. T. Rosenfield: Comparison of computerized tomography, ultrasound and angiography in stating renal cell carcinoma. J. Urol. *127* (1982) 712–714
10. Dittrich, P. v., D. zur Nedden, G. Klima: Der Wert der computertomographie bei der perkutanen Nierenbiopsie und Versuch zur Vermeidung der postpunktionellen Blutung. Z. Urol. u. Nephrol. *75* (1982) 301–305
11. Fenzl, G., A. Gebauer, J. Lissner: Aussagekraft und gestufter Einsatz röntgendiagnostischer Methoden unter besonderer Berücksichtigung von Sonographie und Computertomographie in der morphologischen Nierendiagnostik. Internist *23* (1982) 89–98
12. Flamm, J., H. Sapik, W. Glantschnig: Behandlung maligner Nierentumoren durch selektive Embolisation der Arteria renalis. Urologe A *18* (1979) 79–85
13. Freitag, J., G. Freitag, G. W. Müller: Diagnostik zystischer Nierenveränderungen mit der Computertomographie. Z. Urol. u. Nephrol. *75* (1982) 7–13
14. Freitag, J., G. Freitag, G. W. Müller: Ergebnisse computertomographischer Nierendiagnostik. Z. Urol. u. Nephrol. *75* (1982) 821–828
15. Habighorst, L. V., W. Kreuz, B. Klug, H. H. Sparwasser, E. A. Göbel: Spiralembolisation der Nierenarterie nach Gianturco. Fortschr. Röntgenstr. *128* (1978) 47–51
16. Haertel, M., M. Bishop, E. Zingg, W. A. Fuchs: Renale Computertomographie. Dtsch. med. Wschr. *106* (1981) 54–59
17. Heller, M., E. Grabbe, E. Bücher: Serien-Computertomographie – Methodik und erste Erfahrungen. Fortschr. Röntgenstr. *134* (1981) 16–21

18. HELPAP, B., P. BRÜHL, M. THELEN: Morphologische Veränderungen nach arterieller Katheterembolisation der Niere. Fortschr. Röntgenstr. *128* (1978) 278–282
19. HEUSER, L.: Nieren im Ganzkörper-CT. In: Ganzkörper-Computertomographie. Hrsg.: FRIEDMANN, G., E. BÜCHELER, P. THURN. Georg Thieme Verlag, Stuttgart 1981
20. HÖLTL, W., W. HRUBY, W. D. ERBEN: Problematik der Diagnostik und Therapie maligner Tumoren. Urologe A *18* (1979) 73
21. HÜBNER, K. H.: CT des Retroperitonealraumes. Nieren. In: Computertomographie des Körperstammes. Georg Thieme Verlag, Stuttgart–New York 1985
22. IMSCHWELLER, E., E. A. KREMP, H. POPPE: Der Aussagewert der axialen Computertomographie bei urorenalen Erkrankungen im Vergleich zu konventionellen radiologischen Untersuchungsverfahren. Radiol. diagn. *21* (1980) 765–771
23. JASCHKE, W., G. VAN KAICK, H. PALMTAG: Vergleich der Wertigkeit von Echographie und Computertomographie bei der Diagnostik raumfordernder Prozesse der Nieren. Fortschr. Röntgenstr. *132* (1980) 145
24. JASCHKE, W., S. EBERWEIN, P. DIEZLER: Computertomographie und Angiographie – Konkurrierende Verfahren in der Nierendiagnostik? Röntgenpraxis *34* (1981) 62–66
25. JASCHKE, W., G. VAN KAICK, H. PALMTAG, L. STRAUSS: Stadieneinteilung von Nierentumoren mit Hilfe der Computertomographie. Strahlentherapie *157* (1981) 94–98
26. JASCHKE, W., G. VAN KAICK, S. PETER, H. PALMTAG: Accuracy of computed tomography in staging of kidney tumors. Acta radiol. Diagn. *23* (1982) 593–598
27. JOHNSON, C. D., N. R. DUMNICK, R. H. COHAN, F. F. ILLESAS: Renal adenocarcinoma. Amer. J. Roentgenol. *148* (1987) 59–63
28. KAICK, G. v., W. JASCHKE, H. PALMTAG, L. STRAUSS: CT in staging of kidney tumors. European Seminar on Computed Tomography in Onkology, 4.–7. 2. 1980, London
29. KAICK, G. v., W. JASCHKE, L. STRAUSS, D. LORENZ: Das Verhältnis von Echographie und Computertomographie in der Diagnostik des Oberbauches und des Retroperitoneums. Electromedica *3* (1979) 109–116
30. KARP, W., L. EKELUND, G. OLAFSON, A. OLSSON: Computed tomography, angiography and ultrasound in staging of renal carcinoma. Acta radiol. Diagn. *22* (1981) 625–633
31. KENNEY, P. J., R. J. STANLEY: Computes tomography of ureteral tumours. J. Comp. Ass. Tomogr. *11* (1987) 102–107
32. KILIAN, J., G. VAN KAICK, N. PFITZENMAIER, P. GERHARD: Die Wertigkeit der Echographie bei der Differenzierung raumfordernder Prozesse. Helvet. chirurg. Acta *44* (1977) 277–281
33. Krebsinzidenz in der DDR. Nationales Krebsregister und Krebsstatistik. Jahresbericht 1981
34. KRIEDEMANN, E., K.-H. ROTTE, H. MARCINIAK, K. MANSFELD, U. THIEL: Aussagekraft der Computertomographie bei malignen Nierentumoren. Z. Klin. Med. *40* (1985) 333–338
35. KRIEDEMANN, E., K.-H. ROTTE: Bedeutung der Computertomographie bei bereits metastasierenden Nierenkarzinomen. Arch. Geschwulstforsch. *54* (1984) 4, 317–323
36. KRIEDEMANN, E., K.-H. ROTTE, H. MARCINIAK, B. WEHRY: Tumoren des Nierenbeckens – Diagnostische Möglichkeiten mit CT. Z. Urol. u. Nephrol. *77* (1984) 257–267
37. LACKNER, K., D. KOISCHWITZ, B. MOLITOR, I. VOGEL, S. SCHMIDT: Treffsicherheit in der Diagnostik renaler Raumforderungen. Computertomographie, Sonographie, Urographie, Angiographie. Fortschr. Röntgenstr. *140* (1984) 363
38. LEISERING, W.: Bedeutung klinischer und paraklinischer Befunde für die Diagnostik des hypernephroiden Karzinoms. Z. ärztl. Fortbildung *76* (1982) 388
39. LEVINE, E., K. R. LEE, J. WEIGEL: Preoperative determination of abdominal extent of renal cell carcinoma by computed tomography. Radiology *132* (1979) 395
40. LUTZEYER, W. W., J. HANNAPPEL: Hämaturie. Dt. med. Wochenschr. *106* (1981) 1186–1188
41. MAURO, M. A., D. E. WADSWORTH, R. J. STANLEY, B. L. MCCLENNAN: Renal cell carcinoma. Angiography in the CT-Era. Amer. J. Radiol. *139* (1982) 1135–1138
42. MILLS, C., E. D. VAUGHAM: Carcinoma of the ureter: Natural history, management and 5 year survuval. J. Urol. *129* (1983) 275–277
43. NEDDEN ZUR, D., W. D. SAGER, M. REIFFENSTUHL, P. v. DITTRICH: Computertomographische Untersuchung der Nieren. Z. Urol. u. Nephrol. *75* (1982) 297–300

44. Parienty, R. A., J. Pradel, F. Richard, S. Khoury: Local recurrence after nephrectomy for renal cancer: CT recognition. Renal tumors: Proceeding of the First International Symposium on Kidney Tumors. New York 1982, 409–415
45. Probst, P., Ch. Zollikofer, W. R. Castaneda-Zuniga: Wie zuverlässig ist die Nadelpunktion zur Diagnose benigner renaler Zysten? Urologe A *18* (1979) 51–56
46. Probst, P., A. R. Fischedick, M. Haertel: Computertomographie nach Nierentumorenembolisation. Fortschr. Röntgenstr. *133* (1980) 633–636
47. Probst, P., Th. Kruker, H. M. Hoogewond: Cavographie und Computertomographie zum Nachweis der Tumorinfiltration in die Vena cava bei malignen Nierentumoren. Radiologe *22* (1982) 272–278
48. Rageth, J. C., G. Rutishauser, M. J. Mihatsch: Diagnostische und therapeutische Probleme beim Angiolipoleiomyom. Z. Urol. u. Nephrol. *75* (1982) 563–569
49. Schindler, E., U. Bredel, P. Kolle, M. S. Polsky, M. Gebel: Radiologische Befunde bei Tumoren der Nierenkapsel. Röntgenblätter *33* (1980) 139–146
50. Steel, J. R., P. J. Sunes, L. T. Heffner: The detection of inferior vena caval thrombosis with computes tomography. Radiology *137* (1980) 417
51. TNM-Klassifikation maligner Tumoren. Akademie-Verlag, Berlin 1980, 71–74
52. Treugut, H., J. Andersson, J. Hildell, U. Nyusan, H. Weibull: Diagnostik renaler Perfusionsstörungen durch Sequenz-CT. Fortschr. Röntgenstr. *135* (1981) 38, 1–388
53. Triller, J., G. Schneekloth, B. Marciniak, R. Kraft: Computertomographisch gezielte Feinnadelpunktion abdominaler Raumforderungen. Radiologe *22* (1982) 484–492
54. Voegelt, E., R. Kwasny, B. Hofer: Möglichkeiten und Grenzen der Sonographie und Angiographie bei renalen Raumforderungen. Fortschr. Röntgenstr. *132* (1980) 55–62
55. Wegener, O. H.: Niere. In: Ganzkörpercomputertomographie. Verlag S. Karger, Basel–München–Paris–London–New York–Sydney 1981
56. Weissbach, L., H. Tünners, K. Tschubel, E. Bücheler, R. Müller: Gefäßarme Nierentumoren. Urologe A *14* (1975) 65–70
57. Zielinski, J., J. Glasek, W. Patrzyk, A. Klis: Die Angiographie bei Nierenbeckentumoren. Z. Urol. u. Nephrol. *76* (1983) 159–165
58. Zollinger, H.: Niere und ableitende Harnwege. In: Doerr, Uehlinger: Spezielle pathologische Anatomie. Springer-Verlag Berlin–Heidelberg–New York 1966

10.5. Tumoren der Nebennieren

Von H. Cobet

10.5.1. Allgemeine Bemerkungen

Die Nebennieren sind in der Capsula adiposa der Nieren gelegen. Während die rechte der Niere kappenförmig aufsitzt, liegt die linke ventral und medial von der Niere. Die anatomischen Angaben über die mittlere Lage der rechten Nebenniere in Höhe des elften der linken in Höhe des zwölften Brustwirbels sind für die computertomographische Praxis wenig relevant, da die Nebennieren mit der Lage der Nieren variieren und stark atemverschieblich sind. Auch die Form der Nebennieren ist variabel. Die linke besitzt drei kurze Schenkel, die in Transversalschnitt die Form eines Mercedessterns oder eines umgekehrten Y bilden. Rechts stellt sich meist kein vorderer Schenkel dar, woraus eine umgekehrte V-Form resultiert. Kurze Ausläufer besonders der rechten Nebenniere nach lateral dürfen nicht mit kleinen Tumoren verwechselt werden. Im Querschnitt dreieck-

Tabelle 10–1. Maße gesunder Nebennieren in mm (Heuck et al., 80)

		n	Mittelwert	Standardabweichung
Rechts	Höhe	11	37,0	3,9
	Breite	20	16,5	3,0
	Länge	19	26,8	6,4
	Durchmesser	19	5,5	1,0
Links	Höhe	18	43,2	6,0
	Breite	22	15,4	3,2
	Länge	20	24,3	7,9
	Durchmesser	20	5,7	1,2

förmige Nebennieren können auf beiden Seiten vorkommen, jedoch: „a spherical gland is never normal" (Karstaed et al., 78). Die Formvariabilität der Nebennieren bedingt, daß vergleichbare Meßstrecken schwer definierbar sind, so daß Angaben zur computertomographisch gemessenen normalen Organgröße wie von Heuck et al., 80 (Tab. 10–1), Karstaed et al., 78, und Montagne et al., 78, im Einzelfall wenig aussagen. Am besten ist noch die Dicke der Schenkel vergleichbar, wobei Durchmesser bis 6 mm als normal und über 8 mm als pathologisch gewertet werden können. Die Dichte beträgt ~ 25 HE, der Dichteanstieg nach Kontrastmittelinjektion ist geringer als der der Nieren.

Bei primären Tumoren der Nebennieren ist zu unterscheiden zwischen benignen und malignen Tumoren, nach dem Ausgang von der Rinde oder vom Mark sowie zwischen hormonal aktiven und inaktiven Tumoren.

Hormonal inaktive Nebennierenrindenadenome, die im Sektionsgut in 2–9% gefunden werden, sind meist Zufallsbefunde ohne klinische Relevanz (Garz et al., 85, Glazer

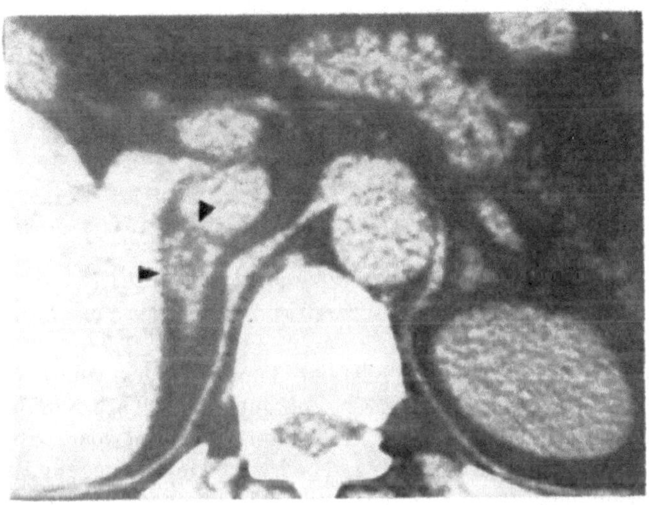

Abb. 10–30. Inaktives Adenom der rechten Nebenniere bei einem 57jährigen Mann (Zufallsbefund): 15 mm großer Tumor mit Dichtewerten um –10 HE.

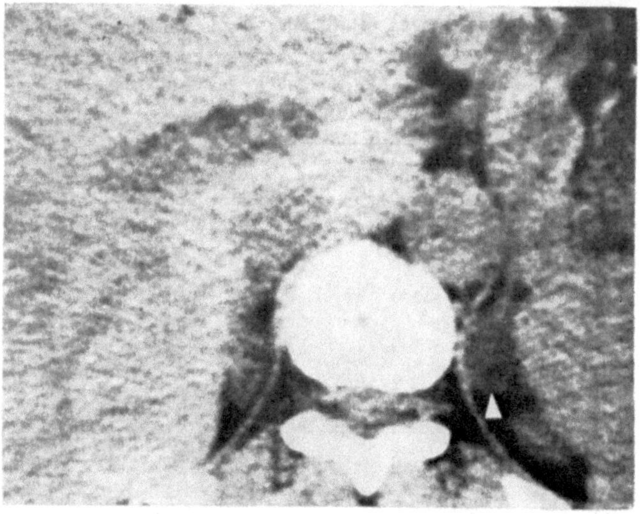

Abb. 10–31. Conn-Adenom der linken Nebenniere bei einer 26jährigen Frau: 11 mm großer Tumor mit Dichtewerten von 7—8 HE.

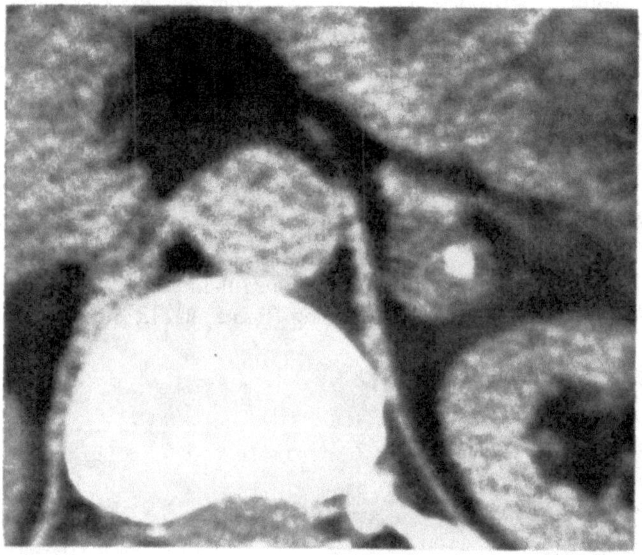

Abb. 10–32. Conn-Adenom der linken Nebenniere bei einer 44jährigen Frau: 16 mm großer Tumor mit Dichtewerten um 20 HE und Verkalkung.

et al., 82); sie werden auch begrifflich nicht von allen Autoren von der nodulären Hyperplasie unterschieden.

Hormonal aktive Adenome sind dagegen seltener. Kleinere Tumoren verursachen je nach den von ihnen produzierten Hormonen endokrinologisch gut definierbare Krankheitsbilder: das Cushing-Syndrom bei Glukokortikoidproduktion (Cortisol), das Conn-Syndrom bei Mineralokortikoidproduktion (Aldosteron), das erworbene adrenogenitale Syndrom bei Androgenproduktion oder eine Feminisierung bei Östrogenproduktion. Größere Tumoren der Nebennierenrinde, insbesondere Karzinome, können dagegen endokrinologische Mischbilder hervorrufen. Dem Cushing-Syndrom liegen etwa in 15%

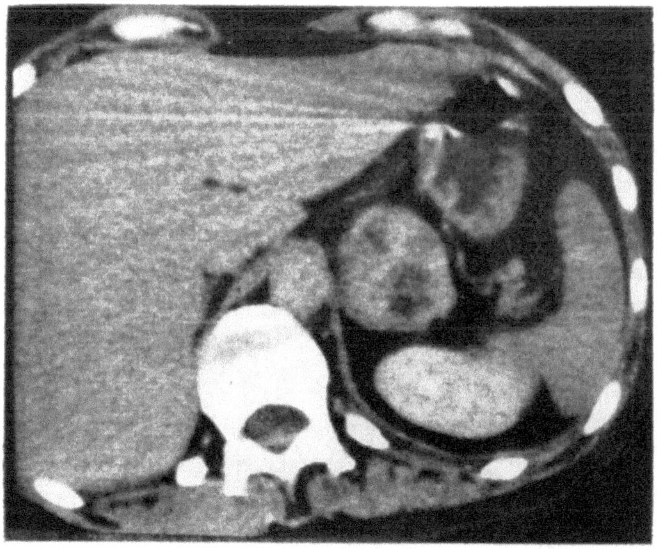

Abb. 10–33. Phäochromozytom der linken Nebenniere bei einer 45jährigen Frau: typisches „buntes Bild“ nach intravenöser Kontrastmittelinjektion.

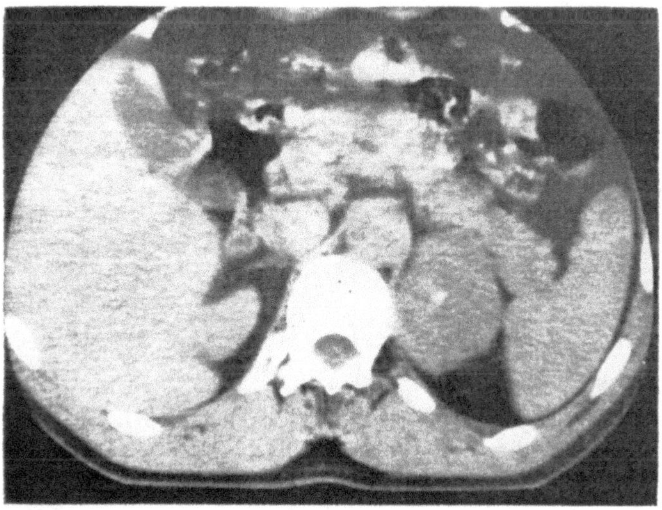

Abb. 10–34. Nebennierenkarzinom bei einem 46jährigen Mann: großer, zentral inhomogener Tumor der linken Nebenniere mit kleiner Verkalkung, gegenüber dem Zwerchfellschenkel schlecht abgrenzbar. Klinisch Conn-Syndrom. 4 Jahre nach Operation und Nachbestrahlung lokales Rezidiv und Metastasierung.

der Fälle Adenome, in 10% Karzinome der Nebennieren zugrunde. Conn-Adenome sind zu 90% singulär (Abb. 10–30; 10–31; 10–32).

Die vom chromaffinen Gewebe des Nebennierenmarkes ausgehenden *Phäochromozytome* zählen zu den endokrin aktiven Tumoren; sie produzieren Katecholamine (Adrenalin, Noradrenalin) und sie verursachen damit einen krisenhaften oder dauerhaften Bluthochdruck. Man rechnet mit einem Phäochromozytom auf 500–1000 Hypertoniker (Bock, 80). Sie entstehen bei Erwachsenen zu 90% im Nebennierenmark, zu 10% bilateral, zu 10% aus extraadrenal gelegenen Paraganglien (Abb. 10–33). Bei Kindern sind bilaterale und extraadrenale Phäochromozytome häufiger als bei Erwachsenen (Bloom und Forkalsried, 74). In etwa 30% ist mit maligner Entartung und Metastasierung zu rechnen (Remine et al., 74). Phäochromozytome können Teilsymptom der neurokutanen und der multiplen endokrinen Neoplasie-Syndrome sein.

Zu den gutartigen Nebennierentumoren zählen ferner Lipome, Myelolipome und andere, sehr seltene Tumorformen (Fibrome, Neurofibrome, Häm- oder Lymphangiome, Ganglioneurome und Ganglioneuroblastome).

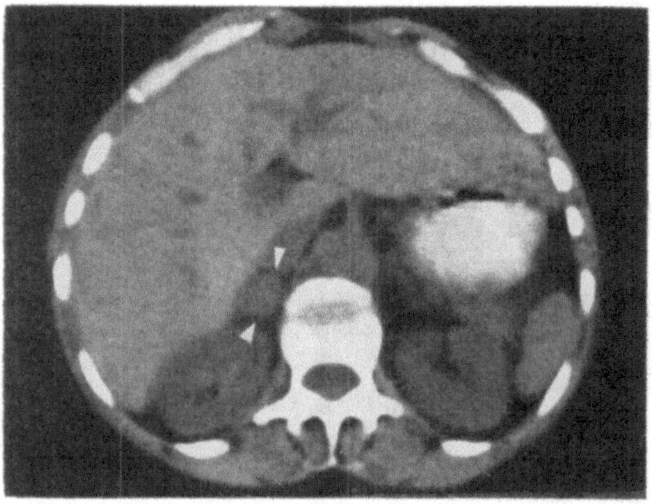

Abb. 10–35. Metastase eines kleinzelligen Bronchialkarzinoms in der rechten Nebenniere bei einer 71jährigen Frau.

Nebennierenrindenkarzinome zählen zu den seltenen Tumoren (0,2% aller Karzinome). Sie sind in etwa 3/4 aller Fälle hormonal aktiv. Charakteristisch ist ein rasches Wachstum und eine rasche Metastasierung (retroperitoneale und mediastinale Lymphknoten, Leber, Lunge) (Abb. 10–34).

Zu Nebennierenmetastasen führen vor allem Bronchialkarzinome (insbesondere kleinzellige), Mammakarzinome und maligne Melanome, aber auch Tumoren des Magen-Darm-Traktes und andere. Große Metastasen können zu klinischen Erscheinungen einer Nebennierenrindeninsuffizienz führen (Abb. 10–35).

Zystische Nebennierenprozesse galten früher als außerordentlich selten, werden jedoch seit Einführung der CT häufiger beobachtet. Meist handelt es sich um endotheliale Zysten oder um Pseudozysten als Folge älterer Blutungen oder ähnlichem.

Georgi et al., 82, fanden jedoch unter 15 zystischen Nebennierenprozessen 3 Phäochromozytome und empfehlen deshalb die diagnostische Feinnadelpunktion jeder im CT gefundenen Nebennierenzyste.

10.5.2. Spezielle Untersuchungstechnik

Die Untersuchung erfolgt in Rückenlage in exspiratorischem Atemstillstand. Die Atemlage muß vom Patienten möglichst exakt reproduziert werden, um eine lückenlose Darstellung der Organe zu ermöglichen. Als Schichtdicke und Schichtabstand haben sich 4—5 mm bewährt, bei großen Tumoren sind dickere Schichten und größere Schichtabstände ausreichend. Nach dem Topogramm lassen sich die Nebennieren nicht immer exakt lokalisieren, manchmal muß man sie mit größeren Schichtabständen suchen. Ihre kaudale und besonders ihre kraniale Begrenzung müssen sicher erfaßt werden, um anliegende Tumoren nicht zu übersehen. Bei gut ausgeprägter Capsula adiposa sind die Nebennieren bei Verwendung des für Abdominaluntersuchungen üblichen Fensters (Fensterbreite 512 HE, Fenstermitte 0) meist gut abgrenzbar. Bei fettarmen Personen und Kindern ist die orale Gabe wasserlöslichen Kontrastmittels zur Abgrenzung gegenüber Darmschlingen zweckmäßig. Rechts kann die enge Lagebeziehung des lateralen Schenkels zur Leber und des vorderen Pols zur V. cava inferior Probleme bereiten. Letztere läßt sich durch intravenöse Kontrastmittelgabe als Bolus oder Infusion differenzieren. Pillari et al., 82, empfehlen eine rasche Infusion in die Fußvene. Darüber hinaus kann die intravenöse Kontrastmittelinjektion für die Differentialdiagnose adrenaler Raumforderungen hilfreich sein.

10.5.3. CT-Kriterien

Da sich die Dichte von Nebennierentumoren häufig nicht von der des normalen Drüsenparenchyms unterscheidet, ist bei der Suche vor allem nach Konturveränderungen zu fahnden.

Conn-Adenome sind computertomographisch nicht von *inaktiven* Adenomen zu unterscheiden. Beide Formen stellen sich als rundliche bis ovale, meist glatt begrenzte Tumoren dar, die durchschnittlich etwa 2—3 cm groß sind; in Einzelfällen wurden Befunde bis zu 6 cm Durchmesser beobachtet (Dunnick et al., 82, Glaser et al., 82, Lüning et al., 86). Die Dichtewerte schwanken je nach Lipidgehalt zwischen —5 und +40 HE. Bei entsprechenden Dichtewerten kann die Differenzierung gegenüber Zysten schwierig sein, zumal ein Dichteanstieg nach Kontrastmittelinjektion ausbleiben kann (Abb. 10–30 bis 10–32).

Myelolipome der Nebennieren, die bei Hypertonie gehäuft auftreten sollen, lassen sich gegenüber Adenomen durch die niedrigeren Dichtewerte (um —70 HE) gut differenzieren.

Cushing-Adenome werden meist etwas größer gefunden (2—5 cm, im Mittel 3,5 cm, Dunnick et al., 82), die Dichtewerte liegen zwischen 20 und 40 HE, der Dichteanstieg nach intravenöser Kontrastmittelinjektion ist ausgeprägter als bei inaktiven Adenomen.

Phäochromozytome stellen sich im CT als runde oder ovale, manchmal auch unregelmäßig, aber scharf begrenzte Tumoren dar. Die Größe beträgt bei Entdeckung meist etwa 5—10 cm (Dunnick et al., 82). Kleinere Tumoren sind homogen, größere neigen zu Einblutungen und Nekrosen, wodurch ein charakteristisch buntes Bild im CT entsteht. Nach intravenöser Kontrastmittelgabe zeigen die soliden Tumoranteile ein kräftiges Enhancement, hypodense Areale treten deutlicher hervor (Abb. 10–33).

Nebennierenrindenkarzinome werden meist erst entdeckt, wenn sie eine beträchtliche Größe erreicht haben. Charakteristisch sind eine hohe Dichte (> 50 HE), ein kräftiges Kontrastmittelenhancement und unregelmäßige zentrale Hypodensitäten durch

Tumornekrosen. Diese Kriterien ermöglichen in vielen Fällen die Differenzierung gegenüber Adenomen. Unregelmäßigkeit der Kontur, infiltratives Wachstum in das umgebende Fettgewebe, die Leber, die Nieren oder die Zwerchfellschenkel weisen auf die Malignität hin (Abb. 10–34).

Bei einer Regressionsanalyse fanden HUSSAIN et al., 85, als wichtigste Malignitätskriterien eine Größe über 6 cm, ein kräftiges Kontrastmittelenhancement und eine irreguläre Konsistenz. Bei großen, in die Niere einbrechenden Tumoren kann die Differenzierung gegenüber von der Niere ausgehenden Tumoren schwierig sein.

Nebennierenmetastasen sind computertomographisch häufig nicht von Adenomen zu unterscheiden, wenngleich sie im Mittel etwas größer sind. OLIVER et al., 84, fanden beim nichtkleinzelligen Bronchialkarzinom häufiger inaktive Nebennierenadenome als Metastasen. Befall beider Nebennieren und Zeichen der Nebenniereninsuffizienz machen Metastasen wahrscheinlich (Abb. 10–35).

Eine Vortäuschung eines Nebennierentumors im CT ist möglich durch atypische Lappung der Milz oder eine Nebenmilz, Zysten der Milz und der Nieren sowie durch Verwechslung mit Anteilen des Magen-Darm-Traktes oder mit Gefäßen, insbesondere erweiterten Venen des Pfortadersystems. Auch eine Nebennierentuberkulose kann als Tumor fehlgedeutet werden. Daran ist besonders bei bilateralen Prozessen zu denken.

Verkalkungen werden durch CT mit hoher Sensitivität erfaßt. Sie kommen bei fast allen Tumorarten vor, sind aber bei inaktiven Adenomen selten.

10.5.4. CT im Rahmen der Diagnosestrategie

Der CT als nichtinvasivem und zuverlässigem Verfahren kommt in der Diagnosestrategie der Nebennierentumoren eine Schlüsselrolle zu. Sie ist der Sonographie in der Erfassung kleiner Tumoren überlegen.

Als Indikationen gelten:

1. Der klinische Verdacht auf gesteigerte hormonale Aktivität der Nebennierenrinde (Cushing-Syndrom, Conn-Syndrom, erworbenes adrenogenitales Syndrom usw.).
   Adenome sind ab einer Größe von 8–10 mm durch CT zuverlässig erfaßbar, die Treffsicherheit wird übereinstimmend mit 90% und mehr angegeben. Kleinere Tumoren bis etwa 5 mm Durchmesser sind zwar ebenfalls richtig diagnostiziert worden, die Treffsicherheit dürfte hier aber deutlich geringer sein. Zwischen Normalbefund, kleinem Adenom und knotiger Hyperplasie kann manchmal nicht unterschieden werden.
   Für die Differentialdiagnose zwischen Adenomen und primären Karzinomen liefert die CT meist entscheidende Kriterien.
2. Der klinische Verdacht auf ein Phäochromozytom. Findet sich mit CT kein Tumor in den Nebennieren und deren Umgebung, ist die weitere Suche zunächst mit anderen Methoden (Szintigraphie, etagenweise Blutabnahme über einen venösen Katheter) zweckmäßiger.
3. Die Frage nach Nebennierenmetastasen bei anderen Organtumoren, insbesondere beim kleinzelligen Bronchialkarzinom. Wegen der Häufigkeit inaktiver Adenome beweist der Nachweis einer Raumforderung jedoch nicht die Metastasierung.
4. Die Suche nach einem Primärtumor bei nachgewiesener Metastasierung. Multiple Lungenherde besonders in Verbindung mit mediastinalen Lymphomen können durch ein Nebennierenkarzinom verursacht sein.

Die CT-Diagnostik reicht für therapeutische Entscheidungen aus

- bei Befunden unter 3 cm Durchmesser ohne Zeichen hormoneller Aktivität (z. B. Zufallsbefunde) und ohne bekannten Primärtumor. Hierbei reichen CT-Kontrollen in zwei- bis dreimonatigen Abständen zum Nachweis der Befundkonstanz aus (GLASER et al., 82);
- bei klinisch und laborchemisch eindeutiger hormonaktiver Erkrankung der Nebennieren und positivem CT-Befund (GEORGI et al., 84).

Ist eine weitere Klärung erforderlich, stehen folgende Verfahren zur Verfügung:

- *Die Szintigraphie*
  Die Szintigraphie mit ^{131}I-Metaiodobenzylguanidin (^{131}I-MIBG, WIELAND et al., 80) ist zur Erfassung extraadrenaler Phäochromozytome besser geeignet als die CT, weil damit eine Ganzkörperdarstellung problemlos möglich ist. Beim malignen Phäochromozytom (z. B. Metastasensuche) ist das Verfahren weniger sensitiv als beim benignen (KINNIG et al., 84). Beim positiven Befund ist die CT zur präoperativen Darstellung des Tumors und seiner Umgebungsbeziehungen indiziert (FRANCIS et al., 83).
  Die Szintigraphie mit markierten Cholesterinderivaten — ggf. unter ACTH-Suppression durch Dexamethason — gestattet es, eine Nebennierenrindenüberfunktion zu erfassen und zu lokalisieren. Sie kann damit die Befunde der CT besonders in zweifelhaften Fällen um entscheidende Informationen ergänzen. Beim primären Aldosteronismus ist z. B. mit einer korrekten Klassifikation in etwa 80% zu rechnen, wenn man die Patienten nicht berücksichtigt, die unter einer Langzeittherapie mit Spirolactone standen (FISCHER und VETTER, 86).
- *Die perkutane Feinnadelbiopsie*, die meist CT-gezielt durchgeführt wird, rechts aber auch Ultraschall-gezielt möglich ist.
  Sie ist indiziert (WERNECKE und GALANSKI, 86)
  1. zur Differenzierung von inaktiven Nebennierenadenomen und Metastasen,
  2. zur Differenzierung von Metastasen und primären Nebennierenkarzinomen,
  3. zur Gewinnung einer Tumorhistologie, wenn der Primärtumor bioptisch nicht oder nur schwierig erreichbar ist,
  4. zur Differenzierung anderer gutartiger Nebennierenläsionen (Zyste? Hämatom? Abszeß?).

  Bei Phäochromozytomen gilt die Punktion wegen der Gefahr der Blutdruckkrisen und schwer beherrschbarer Blutungen als kontraindiziert, ein Todesfall wurde beschrieben (McCORKELL und NILES, 85).
- *Die Nebennierenphlebographie* mit seitengetrennter bzw. etagenweiser Blutentnahme zur Hormonanalyse. GEORGI et al., 84, fanden mit diesen Verfahren eine höhere Sensitivität als mit CT, es ist allerdings mit der Gefahr des Kontrastmittelextravasats und Zerstörung der Nebenniere belastet. Die für therapeutische Entscheidungen oft notwendige seitengetrennte Hormonanalyse kann daran scheitern, daß keine Blutentnahme aus der rechten Nebennierenvene gelingt.
- *Die MRT* mit T2-gewichteten Bildern verspricht eine bessere Differenzierung zwischen inaktiven Adenomen und malignen Läsionen als die CT (REINIG und DOPPMAN, 86). Empfehlungen der Arbeitsgemeinschaft Kernspintomographie der Deutschen Röntgengesellschaft dagegen bezeichnen die CT als der MRT in der Nebennierendiagnostik überlegen.

10.5.5. Literatur

1. BLOOM, D. A., E. W. FORKALSRIED: Surgical management of pheochromocytoma in children. J. Pediat. Surg. *9* (1974) 179–184
2. BOCK, K. D.: Arterielle Hypertonie. Neufassung 1980. In: Klinik der Gegenwart. Bd. I, S. 280. Hrsg.: H. E. BOCK, W. GEROK, G. HARTMANN. Urban u. Schwarzenberg Verlag, München–Wien–Baltimore, 1980
3. DUNNICK, N. R., J. L. DOPPMAN, J. R. GILL, CH. A. STROTT, H. R. KEISER, F. BRENNAN: Localization of functional adrenal tumors by computed tomography and venous sampling. Radiology *142* (1982) 429–433
4. FISCHER, M., H. VETTER: Nebennierenszintigraphie. Radiologe *26* (1986) 181–185
5. FRANCIS, I. R., G. M. GLAZER, B. SHAPIRO, J. C. SISSON, B. H. GROSS: Complementary roles of CT and ^{131}J-MIBG scintigraphy in diagnosing pheochromocytoma. Amer. J. Roentgenol. *141* (1983) 719–725
6. GARZ, G., M. LÜNING, B. MELZER: Computertomographische „Zufallsbefunde" von hormoninaktiven Nebennierenrindenadenomen. Radiol. diagn. *26* (1985) 761–766
7. GEORGI, M., J. HOFBAUER, H. WEISS, W. KELLER, F. WUNSCHIK, G. v. MITTELSTAEDT, M. LINDER: Wertigkeit von Sonographie, Computertomographie und Angiographie in der Nebennierenrindendiagnostik. Fortschr. Röntgenstr. *140* (1984) 373–379
8. GEORGI, M., H. WEISS, M. TREDE, H.-D. SAEGER, U. BLEYL, G. v. MITTELSTAEDT: Radiologische Differentialdiagnostik zystischer Nebennierenprozesse. Fortschr. Röntgenstr. *137* (1982) 637–646
9. GLAZER, H. S., F. J. WEYMAN, S. S. SAGEL, R. G. LEVITT, B. L. MCCLENNAN: Nonfunctioning adrenal masses: Incidental discovery on computed tomography. Amer. J. Roentgenol. *139* (1982) 81–85
10. HEUCK, F., J. BUCK, U. REISER: Die gesunde und kranke Nebenniere im Röntgen-Computertomogramm. Radiologe *20* (1980) 158–165
11. HUSSAIN, S., A. BELLDEGRUN, S. E. SELTZER, J. P. RICHIE, R. F. GITTES, H. L. ABRAMS: Differentiation of malignant from benign adrenal masses: Predictive indices on computed tomography. Amer. J. Roentgenol. *144* (1985) 61–65
12. KARSTAEDT, E., S. S. SAGEL, R. J. STANLEY, G. L. MELSON, R. G. LEVITT: Computed tomography of the adrenal gland. Radiology *129* (1978) 723–730
13. KIMMIG, B., N. BIHL, J. ADOLPH, K. ZUM WINKEL: Computertomographie und Szintigraphie beim malignen Phäochromozytom. Fortschr. Röntgenstr. *141* (1984) 144–148
14. LÜNING, M., E. HOPPE, W. SCHÖPKE: Ergebnisse der Diagnostik von Nebennierenraumforderungen durch perkutane CT-gestützte Feinnadel-Biopsien. Fortschr. Röntgenstr. *144* (1986) 154–159
15. MCCORKELL, S. J., N. L. NILES: Fine-needle aspiration of catecholamine-producing adrenal masses: A possibly fatal mistake. Amer. J. Roentgenol. *145* (1985) 113–114
16. MONTAGNE, J.-P., N. Y. KRESSEL, M. KOROBKIN, A. A. MOSS: Computed tomography of the normal adrenal glands. Amer. J. Roentgenol. *130* (1978) 963
17. OLIVER, T. W., M. E. BERNARDINO, J. I. MILLER, K. MANSOUR, D. GREENE, W. A. DAVIS: Isolated adrenal masses in non-small-cell bronchogenic carcinoma. Radiology *153* (1984) 217–218
18. PILLARY, G., V. MANDON, V. CRUZ, M. CHEN: Foot vein contrast medium infusion useful in computed tomography of right adrenal gland. J. Comp. of Ass. Tomogr. *6* (1982) 169–171
19. REINIG, J. W., J. L. DOPPMAN: Magnetic resonance imaging of the adrenal. Radiologe *26* (1986) 186–190
20. REMINE, W. H., C. C. CHONG, J. A. VAN HEERDEN, S. G. SHEPS, E. G. HARRISON jr.: Current management of pheochromocytoma. Ann. Surg. *179* (1974) 740–748
21. WERNECKE, K., M. GALANSKI: Perkutane Feinnadel-Biopsie der Nebennieren. Radiologe *26* (1986) 191–197
22. WIELAND, D. M., L. E. BROWN, T. J. MANGER, D. P. SWANSON, W. H. BEIERWALTES: Radiolabeled adrenergic neuron-blocking agents: adrenomedullary imaging with ^{131}J-iodobenzylguanidine. J. Nucl. Med. *21* (1980) 349–353

11. Tumoren der Extremitäten

Von K.-H. ROTTE

11.1. Periphere Weichteiltumoren

11.1.1. Allgemeine Bemerkungen

Maligne Weichteiltumoren machen etwa 0,6 bis 1,0% aller Neuerkrankungen an malignen Tumoren aus. Häufiger sind die benignen Weichteiltumoren. Das Verhältnis gutartiger zu bösartigen Weichteiltumoren beträgt 5:1. Die Ätiologie dieser Tumoren ist weitgehend unbekannt. Nach der Definition der WHO werden innere und äußere (periphere) Weichteile unterschieden. Die peripheren Weichteile liegen außerhalb des Knochengerüsts und schließen aber die Bauchwand mit ein.

Eine spezielle Untersuchungstechnik ist für diese Tumoren in der Regel nicht erforderlich. Intravenöse Kontrastmittelinjektionen können hilfreich bei der Abgrenzung von Tumor- und Normalgewebe sowie bei der Differenzierung von Narben- und Tumorrezidiven sein.

11.1.2. Klassifikation der Weichteiltumoren

Weichteiltumoren können ihren Ursprung im mesodermalen oder neuroektodermalen Geweben haben. Sie lassen sich nach Gewebeart klassifizieren in lipomatöse, fibromatöse, angiomatöse, myxomatöse, neurogene Tumoren sowie in Mischformen mit Ursprung in Sehnen, Sehnenscheiden oder der Gelenksinnenhaut. Die histologische Klassifizierung nach der WHO (ENZINGER, 69) ist aus der Tabelle 11–1 ersichtlich.

In die TNM-Klassifikation der UICC sind einbezogen die Lipo-, Fibro-, Leiomyo-, Rhabdomyo-, Hämangio- und synovialen Sarkome sowie Sarkome ohne nähere Angabe, das fibröse Histiozytom, das maligne Mesenchymom und das maligne Mesotheliom. Nicht einbezogen sind das Kaposisarkom, das Dermatofibrosarkom und der Dermoidtumor (Fibrosarkom Grad I). Nach der UICC ergibt sich für die Weichteilsarkome die in Tab. 11–2 enthaltene Stadieneinteilung (G entspricht dem histopathologischen Malignitätsgrad.)

11.1.3. CT-Kriterien

Weichteiltumoren imponieren als iso-, hypo- oder hyperdense Raumforderungen. Bei Lokalisation im Extremitätenbereich ist der Vergleich mit der gesunden Seite sehr wichtig, da Form, Größe und Septierung der Muskulatur individuellen Schwankungen

Tabelle 11–1. Histologische Klassifikation der Weichteiltumoren
WHO (ENZINGER, 69), nach WEGENER, 81

Gewebeart	Gutartige Tumoren	Bösartige Tumoren
Bindegewebe	Fibrom Fibromatose	Fibrosarkom
Mesenchym	Myxom Mesenchymom	Myxosarkom malignes Mesenchymom
Fettgewebe	Lipom Lipomatose	Liposarkom
Muskelgewebe	Rhabdomyom Leiomyom	Rhabdomyosarkom Leiomyosarkom
Blut- und Lymphgefäße	Hämangiom (kapilläres, kavernöses, arterielles, venöses, a. v.) Hämangioendotheliom Lymphangiom Lymphangiomatose	Angiosarkom malignes Hämangioendotheliom Lymphangiosarkom
Mesotheliales Gewebe	Mesotheliom	malignes Mesotheliom (diffus)
Synoviales Gewebe	Riesenzelltumor (Sehnenscheide)	maligner Riesenzelltumor synoviales Sarkom
Übrige Arten	Chondrom Osteom benignes Xanthogranulom Neurofibrom Neurilemmom Myositis ossif.	(extraossäres) Chondrosarkom Osteosarkom malignes Xanthogranulom Neurofibrosarkom malignes Schwannom Myeloblastom (Histiozytom)

Tabelle 11–2. Stadieneinteilung nach der UICC, 1987

T 1	Tumor 5 cm oder weniger in der größten Ausdehnung
T 2	Tumor mehr als 5 cm in der größten Ausdehnung
N 0	Keine regionären Lymphknotenmetastasen
N 1	Regionäre Lymphknotenmetastasen
G	Histopathologisches Grading
G 1	Gut differenziert
G 2	Mäßig differenziert
G 3	Schlecht differenziert / undifferenziert

unterliegen. Die Ausweitung einer Muskelloge ist verdächtig auf einen raumforderndn Prozeß. Die zwischen den einzelnen Muskelbündeln gelegenen Fettschichten können verstrichen sein und zu einer schlechten Abgrenzung der Muskelbündel führen.

Benigne Weichteiltumoren zeigen in der Regel scharfe Begrenzungen und homogene Binnenstrukturen. Sie führen zu Verdrängungen, und bei entsprechender Größe zu Kompressionen und Atrophie benachbarter, vorwiegend muskulärer Strukturen. Unscharfe Begrenzungen und eine fehlende Abgrenzbarkeit von den benachbarten Strukturen sind als Zeichen eines infiltrativen Wachstums anzusehen und sprechen für Malignität. Hierzu gehören auch Infiltrationen und Destruktionen benachbarter Knochen. Mitunter ist es kaum möglich, einen primären malignen Weichteiltumor von einem primären Knochensarkom mit Weichteilkomponenten zu differenzieren.

Der Nachweis von Tumornekrosen, Einblutungen und peritumorösem Ödem gelten als weitere Hinweiszeichen auf einen malignen Tumor. Diese Veränderungen imponieren im Computertomogramm als Strukturinhomogenitäten und sind meist der Ausdruck eines schnellen Tumorwachstums. Dichtemessungen tragen in begrenztem Maße zur Differentialdiagnostik bei. Typische Dichtewerte finden sich bei den Lipomen mit —80 bis zu —150 HE. Lipome können Septen haben. Hochdifferenzierte Liposarkome

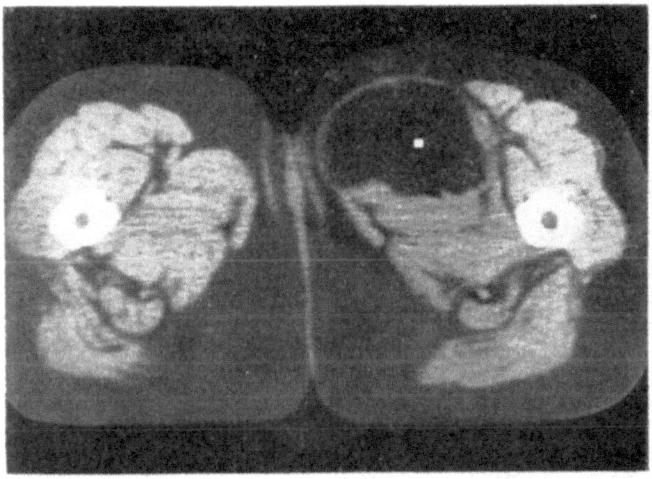

Abb. 11-1. Lipom im linken Oberschenkel. Ventral gelegene glatt begrenzte Raumforderung mit fettäquivalenten Dichtewerten von —100 HE.

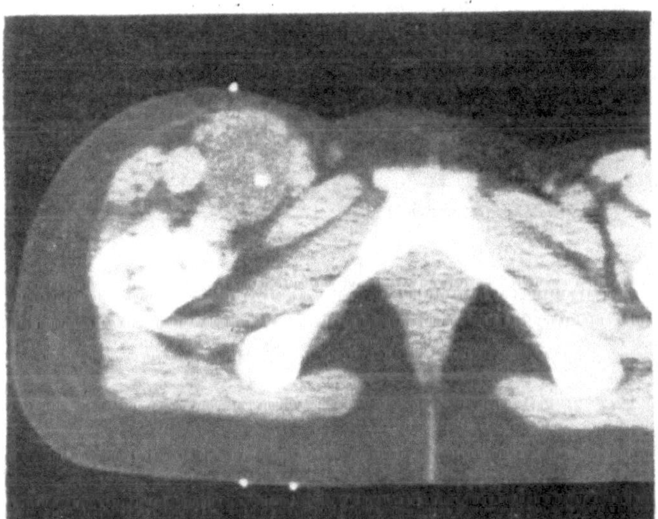

Abb. 11-2. Malignes Schwannom in der rechten Leiste. Im Computertomogramm glatt begrenzte hypodense, 3 cm im Durchmesser große Raumforderung.

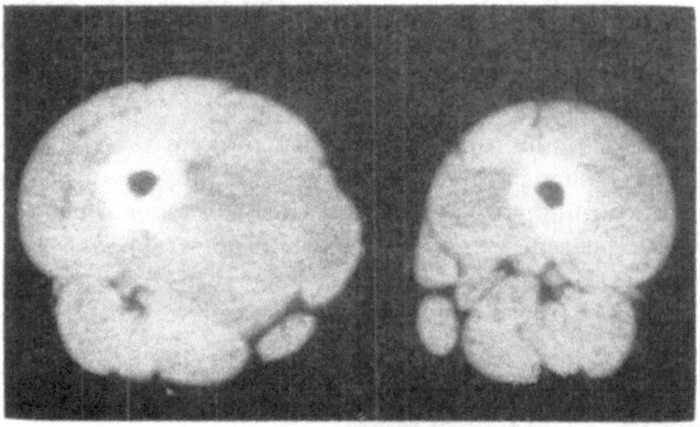

Abb. 11–3. Histologisch gesichertes Leiomyosarkom im mittleren Drittel des rechten Oberschenkels. Im CT ausgedehnte unscharf begrenzte hypodense Raumforderung.

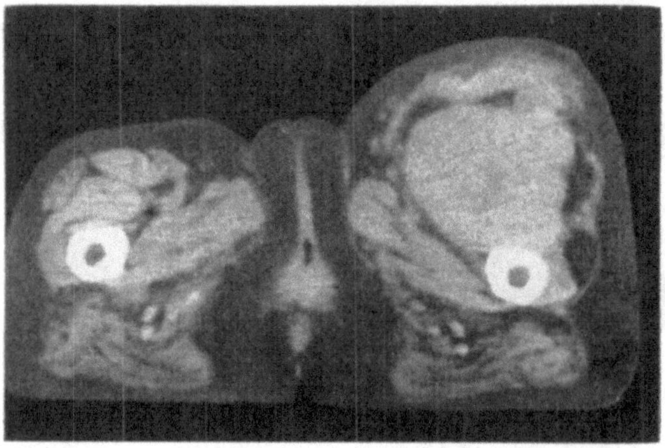

Abb. 11–4. Gesichertes Fibrosarkom im proximalen Oberschenkeldrittel links. Computertomographisch homogene, vorwiegend glatt begrenzte Raumforderung ohne nachweisbare Destruktion des Femurs.

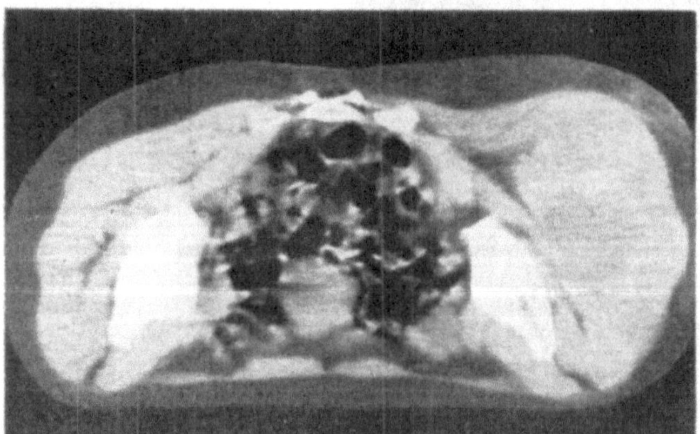

Abb. 11–5. Histologisch gesichertes myxoides Liposarkom rechts zwischen den Glutäus-Muskeln gelegen. CT in Bauchlage. Isodense Raumforderung dorsal mit zentraler Hypodensität.

können ähnliche Dichtewerte wie Lipome zeigen. Mit steigendem Malignitätsgrad nehmen auch die Dichtewerte zu. Solide Anteile in den Liposarkomen können Dichten von +15 bis zu +50 HE zeigen (DeSantos et al., 78, Robotti u. Marincek, 84, Rotte et al., 86). Diese Dichtewerte sind ebenso bei anderen soliden Tumoren wie Fibro-, Myo- und Neurosarkome zu finden und sind dann ohne differentialdiagnostischen Aussagewert (Abb. 11–1; 11–2; 11–3; 11–4; 11–5). Flüssigkeitsäquivalente Dichtewerte zwischen 0 und +20 HE im Sinne zystischer Tumorformationen finden sich häufiger bei malignen als bei benignen Weichteiltumoren. Zentrale Tumornekrosen können auch flüssigkeitsäquivalente Dichtewerte aufweisen. Relativ häufig werden Nekrosen bei myogenen Tumoren gefunden.

Verkalkungen in Weichteiltumoren sind relativ selten. Sie werden beobachtet bei neurogenen Tumoren, Hämangiomen, sowie bei juxtakortikalen Chondromen, Osteomen, Chondro- und Osteosarkomen.

Hämangiome und Angiosarkome zeigen auf Grund ihres hohen Vaskularisierungsgrades meist ein ausgeprägtes Enhancement nach intravenöser Kontrastmittel-Bolusinjektion. Dieses kann jedoch bei ausgeprägten Gefäßthrombosen fehlen. Bei gleichzeitig bestehendem Ödem kann die präzise Abgrenzung des Tumors schwierig sein. Meist kommt es hierbei zu einer Überschätzung der realen Tumorgröße. Auch intramuskulär gelegene isodense Tumoren mit Konturobliteration der angrenzenden Weichteile sind häufig nicht genau in ihrer Größe beurteilbar.

11.1.4. Differentialdiagnostik

Primäre Weichteiltumoren sind in erster Linie abzugrenzen von Weichteilabszessen und -hämatomen. Abszesse imponieren als weichteildichte Raumforderungen mit häufig erkennbarer Einschmelzungshöhle. In den Randpartien kann nach Kontrastmittelinjektion ein Enhancement nachweisbar sein. Ein ähnliches Bild können allerdings auch nekrotische Weichteiltumoren zeigen.

Frische Hämatome haben häufig relativ hohe Dichtewerte, die bei längerem Bestehen als Folge der Verflüssigung bis auf wasseräquivalente Werte absinken können. Ältere Hämatome verkalken in Einzelfällen.

Auch die Myositis ossificans mit Weichteilverkalkungen kann ein tumorähnliches Bild zeigen und stellt eine Indikation zur gezielten Biopsie dar.

Thrombosierte Aneurysmen, z. B. im Bereich der A. poplitea, lassen sich häufig auch nach Kontrastmittel-Bolusinjektion nicht von echten Weichteiltumoren unterscheiden, so daß hier oft erst die Angiographie zur Klärung der Diagnose beitragen muß.

11.1.5. Ergebnisse der CT

Bezüglich der exakten Ausbreitungsdiagnostik schwanken die Angaben zur globalen Treffsicherheit der CT zwischen 70 und 90% (Crone-Münzebrock et al., 85, 86, Golding u. Husband, 82, Robotti u. Marincek, 84, Rotte et al., 86, Wilson et al., 78). Computertomographische Überschätzungen der wahren, operativ bestätigten Tumorgröße werden mit 2–15% angegeben (DeSantos et al., 81, Robotti u. Marincek, 84). Als Hauptursachen hierfür werden angegeben das peritumoröse Ödem, das Fehlen der zwischen den Muskelbündeln gelegenen Fettschichten und damit der Separation zwischen normalen und pathologischen Strukturen, sowie eine fehlende Asymmetrie zwischen der gesunden und der erkrankten Extremität. Artdiagnostische Aussagen sind mit der CT relativ selten zu stellen. So konnten DeSantos et al., 81, nur in 22% der Liposarkome mit der CT die zutreffende Artdiagnose stellen.

Nach Golding u. Husband, 82, war der CT-Befund in 36% der untersuchten Fälle mit Weichteiltumoren von wesentlichem Einfluß auf die Behandlung bzw. führte zu einer Änderung des primär geplanten therapeutischen Vorgehens.

11.1.6. CT im Rahmen der Gesamtdiagnostik

Die konventionellen Röntgenaufnahmen in 2 Ebenen lassen Weichteiltumoren im Bereich der Extremitäten dann erkennen, wenn sich deutliche Dichteunterschiede zwischen Tumor und umgebenden Gewebe oder Verkalkungen zeigen bzw. wenn die Tumoren eine bestimmte Größe erreicht haben. Die Tumorausdehnung läßt sich jedoch nicht exakt hiermit ermitteln. Ihre wesentlichsten Informationen bestehen in Aussagen zum Vorliegen einer Knochenbeteiligung. Der Nachweis von Knochendestruktionen ist auch mit der Knochenszintigraphie relativ zuverlässig möglich (Chew et al., 80, Hudson et al., 84). Die Ultraschalltomographie zeigt besonders im Extremitätenbereich bezüglich der Tumorausdehnung und der Binnenstrukturen gute Korrelationen zu den Operations- und zu den CT-Befunden (Alart, 85, Bernardino et al., 81, Peters u. Friedmann, 83, Yeh u. Rabinowitz, 82). Die Grenzen der Ultraschalltomographie liegen in der eingeschränkten Beurteilung tiefersitzender Tumoren wie im Schulter- und Beckenbereich sowie in der Erfassung einer Knochenmitbeteiligung. Im Extremitätenbereich ist der Einsatz der Sonographie nach den Röntgenübersichtsaufnahmen gerechtfertigt. Die definitive Klärung eines raumfordernden Befundes erlaubt die ultraschall-gezielte Aspirationsbiopsie.

Die Computertomographie ist in der Lokalisations- und Ausbreitungsdiagnostik besonders bei tief gelegenen Weichteiltumoren wie z. B. im Schulterbereich sowie bei der Erfassung ossärer Veränderungen der Sonographie überlegen. Besonders bei Lokalisation im Schulter- und Beckenbereich ist ihr initialer Einsatz gerechtfertigt. Im Extremitätenbereich kann die CT eine notwendige Ergänzung der Ultraschalltomographie darstellen. Auch für die Erfassung von Tumorrezidiven sind beide die dominierenden Methoden (Abb. 11–6).

Die Angiographie als invasive Untersuchungsmethode hat für die Ausbreitungsdiagnostik an Bedeutung verloren, jedoch ist sie für das präoperative „vascular mapping" ein wichtiger Bestandteil geblieben. Bei Vorliegen typischer Gefäßmuster, wie Gefäßneubildungen, a.v.-Fisteln, Gefäßverdrängungen und auffälliger Gewebsanfärbungen lassen sich Aussagen zur Dignität des Tumors machen. Probleme ergeben sich in der Differenzierung gefäßarmer benigner und maligner Tumoren (Schmoller, 75). Die Angiographie ist weiter indiziert zu Tumorembolisationen und bei selektiver Chemotherapie. Die arterielle digitale Subtraktionsangiographie stellt in bestimmten Fällen zur Dignitäts- und Ausbreitungsdiagnostik eine wertvolle Ergänzung der Computertomographie dar (Crone-Münzebrock et al., 85).

Der zusätzliche Einsatz der Lymphographie kann bei Weichteiltumoren mit hohem Malignisierungsgrad, die zwischen 20—34% lymphogene Metastasen haben (Fuchs et al., 69, Tallroth, 76), indiziert sein, da die Ultraschalltomographie und die CT nur vergrößerte Lymphknoten erfassen können, nicht aber metastatisch befallene nicht oder nur gering vergrößerte Lymphknoten.

Die besseren Darstellungsmöglichkeiten von tumorösen Veränderungen zwischen

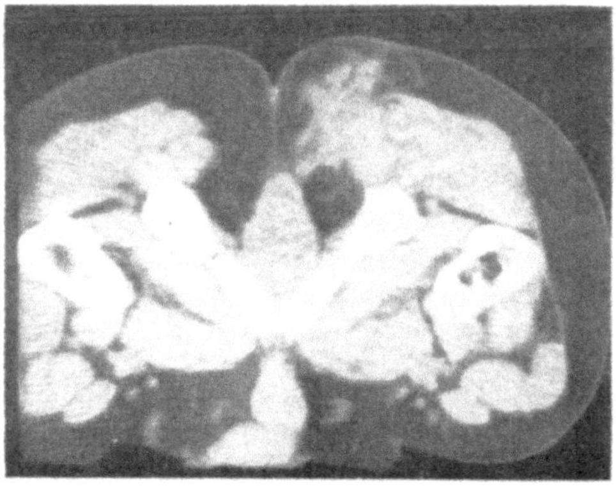

Abb. 11–6a. Rhabdomyosarkom im Bereich des rechten M. glutäus maximus. CT in Bauchlage. Unregelmäßig begrenzte Raumforderung rechts dorsal mit muskeläquivalenten Dichtewerten.

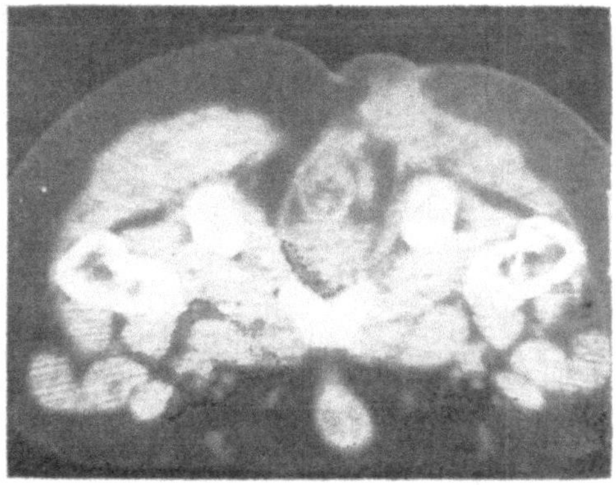

Abb. 11–6b. CT des gleichen Patienten 6 Monate nach Entfernung des Tumors. Lokalrezidiv.

Muskulatur und Faszienlogen sowie die eindeutigere Darstellung der longitudinalen Tumorausdehnung durch die Magnet-Resonanz-Tomographie (ZEITLER, 85) machen diese Methode zu einer wertvollen Ergänzung der Computertomographie.

Initiale Verfahren in der Diagnostik von Weichteiltumoren sind die Röntgenübersichtsaufnahmen oder Xeroradiographie sowie die Ultraschalltomographie und/oder Computertomographie.

11.2. Knochentumoren

11.2.1. Allgemeine Bemerkungen

Knochensarkome machen knapp 1% aller bösartigen Tumoren aus, im Kindesalter sind es sogar 15% (GLÄSER, 75). Die vordergründigen klinischen Symptome sind Schmerzen, Schwellungen mit Druckschmerz, sowie pathologische Frakturen. Nach der TNM-Klassifikation der UICC, 1987, wird zwischen einem Stadium T 1, Tumor überschreitet die Kortikalis nicht, und dem Stadium T 2, Tumor infiltriert jenseits der Kortikalis, unterschieden.

Entsprechend den histologischen Kriterien und der Dignität wurde von der WHO eine Klassifizierung der primären Knochengeschwülste erarbeitet (SCHAJOWICZ et al., 72) (Tab. 11–3).

Benigne Knochentumoren wie Osteome, Chondrome und Osteochondrome lassen sich bereits auf den konventionellen Röntgenaufnahmen auf Grund ihrer Lokalisation und des morphologischen Erscheinungsbildes diagnostizieren. Da sie in der Regel keine zusätzlichen Weichteilkomponenten haben, sind auch kaum durch die CT zusätzliche Informationen zu erwarten, so daß hierzu keine Indikation besteht (Abb. 11–7). Ausnahmen stellen Osteoidosteome und Riesenzelltumoren dar. Wenn bei Osteoidosteomen infolge einer periostalen Reaktion der Nidus nicht auf den Röntgenübersichtsaufnahmen oder konventionellen Tomogrammen nachweisbar ist, so gelingt dieses manchmal mit

Tabelle 11-3. Klassifikation der primären Knochentumoren (nach der WHO)

I Knochenbildende Tumoren

A Gutartig
Osteom
Osteoblastom
Osteoid-Osteom

B Bösartig
Osteosarkom (osteogenes Sarkom)
Juxtakortikales (parossales) Osteosarkom

II. Knorpelbildende Tumoren

A Gutartig
Chondrom
Osteochondrom (kartilaginäre Exostose)
Chondroblastom
Chondromyoxidfibrom

B Bösartig
Chondrosarkom
Juxtakortikales (parossales) Chondrosarkom
Mesenchymales Chondrosarkom

III. Riesenzelltumor (Osteoklastom)

IV. Marktumoren

Ewing-Sarkom
Non-Hodgkin-Lymphome
Myelom

V. Gefäßtumoren

A Gutartig
Hämangiom
Lymphangiom
Glomustumor

B Bösartig
Angiosarkom

C Unbestimmt
Hämangioendotheliom
Hämangioperizytom

VI. Andere Bindegewebstumoren

A Gutartig
Desmoidfibrom
Lipom

B Bösartig
Fibrosarkom
Liposarkom
Malignes Mesenchymom
Undifferenziertes Sarkom

VII. Andere Tumoren

Chordom
„Adamantinom" der langen Röhrenknochen
Neurilemmom (Schwannom, Neurinom)

VIII. Unklassifizierte Tumoren

der Computertomographie (DeSantos et al., 82, Rotte et al., 83, Wegener, 81, Wilson et al., 78). Bei zystischen Tumoren und bei Riesenzelltumoren kann die CT vor einer geplanten extremitätenerhaltenden Operation Aussagen über die noch vorhandene Tragfähigkeit des Knochens und das Ausmaß der noch möglichen Resektion geben (Löer et al., 81), die über die der konventionellen Röntgendiagnostik hinausreichen. Indiziert ist die CT in der Regel in der prätherapeutischen Diagnostik von malignen Knochentumoren. Sie stellt sowohl im Bereich der Extremitäten wie auch im Schulter- und Beckengürtel im Rahmen der Ausbreitungsdiagnostik die Grundlage für die Planung des therapeutischen Vorgehens dar.

11.2.2. Spezielle Untersuchungstechnik

Orale Kontrastmittelgaben sind nur bei Knochentumoren des Beckens erforderlich, um hier Weichteiltumorkomponenten besser von Darmschlingen abgrenzen zu können. Gezielte intravenöse Bolusinjektionen sind dann notwendig, wenn die Tumorausdehnung in den Weichteilen nicht ausreichend von den umgebenden normalen Weichteilstrukturen und von den größeren Gefäßen abgegrenzt werden kann. Große Fensterbreiten und hochauflösende Fenster erlauben eine detaillierte Darstellung der Knochenstrukturen. Der Einsatz der multidimensionalen Bildrekonstruktion läßt exakter die kraniokaudale Tumorausdehnung beurteilen.

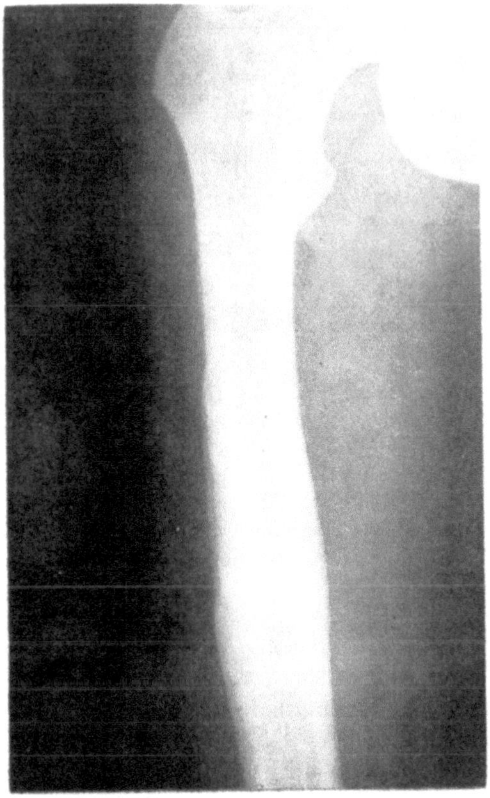

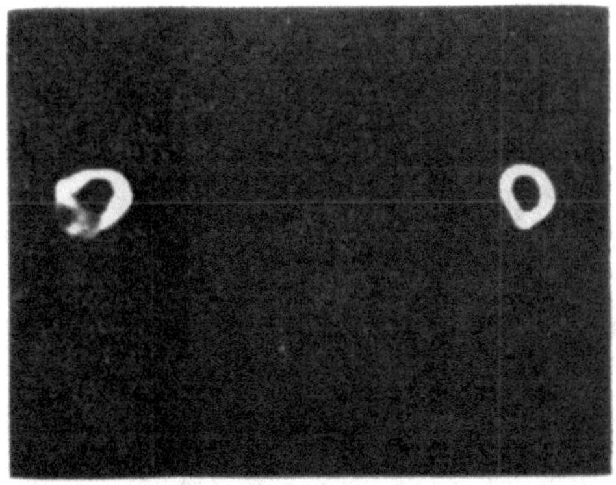

Abb. 11–7a. Röntgenübersichtsaufnahme des rechten Femurs. Zustand nach Exzision eines Osteoid-Osteoms im mittleren Femurdrittel. Periostale Verdickung ohne erkennbaren Nidus.

Abb. 11–7b. CT des gleichen Patienten. Deutlich erkennbarer Nidus im rechten Femur. Rezidiv des Osteoid-Osteoms.

11.2.3. CT-Kriterien

Computertomographisch lassen sich Veränderungen der Knochenstruktur, des Periost, des Markraumes sowie extraossäre Weichteilkomponenten erfassen. Knochenveränderungen können osteolytisch, osteosklerotisch oder gemischtförmig sein. Die Mehrzahl der malignen Knochentumoren geht mit mehr oder weniger ausgeprägten osteolytischen Veränderungen einher.

Sklerosierende Veränderungen wurden häufiger bei osteogenen Sarkomen als bei Ewing- und Chondrosarkomen beobachtet (Rotte et al., 86) (Abb. 11–8; 11–9).

Eine Tumorausbreitung im Markraum der langen Röhrenknochen ist computertomographisch zuverlässig zu erfassen. Die Dichteanhebung des Markraumes ist mit Densitätsmessungen zu objektivieren und bei Vergleich mit der gesunden Extremität auch bereits optisch erkennbar. Die Markrauminfiltration ist meist computertomographisch ausgedehnter nachweisbar als die röntgenologisch sichtbaren ossären Veränderungen. Eine medulläre Tumorausbreitung scheint häufiger bei osteogenen und Ewingsarkomen vorzukommen als bei Chondrosarkomen (Rotte et al., 86).

Die sog. „skip lesions“ lassen sich computertomographisch und auch szintigraphisch relativ zuverlässig nachweisen. Hierbei handelt es sich um Tumorabsiedlungen innerhalb des Markraumes des befallenen Knochens, die mit dem Primärtumor nicht direkt in Verbindung stehen (Müller und Fischedick, 83, Poppe, 78).

Die Darstellung von Spikulae-Bildungen ist mit der CT annähernd in dem gleichen

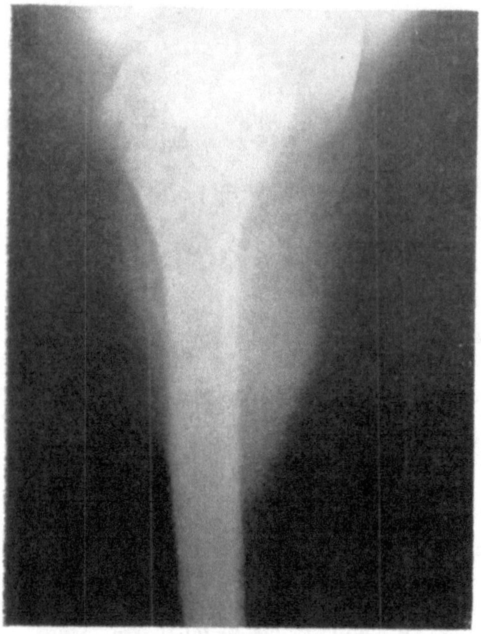

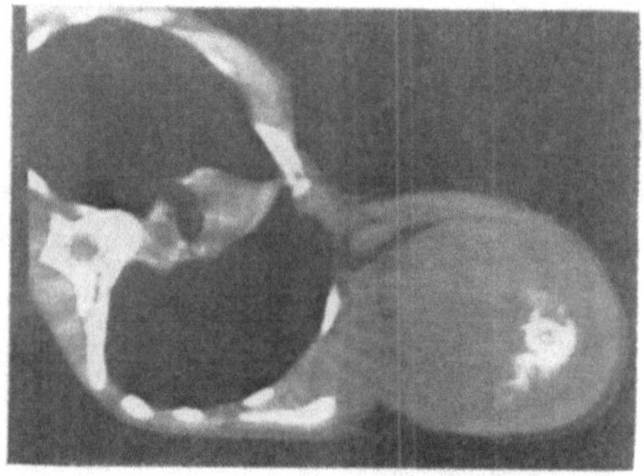

Abb. 11–8a. Osteosarkom des proximalen Humerusdrittels links. Röntgenübersichtsaufnahme p.a. Teils osteolytische, teils osteoplastische Veränderungen.

Abb. 11–8b. Im CT vorwiegend osteoplastische Veränderungen mit Sklerosierung des Markraumes. Ausgedehnte Weichteiltumorkomponente.

Maße wie mit den konventionellen Röntgenaufnahmen möglich. Dieses gilt auch für den Nachweis periostaler Verdickungen.

Der Durchbruch durch die Kortikalis und die Infiltration in die angrenzenden Weichteile ist zuverlässiger und früher mit der CT nachweisbar. Bei intakter Markhöhle und ausgedehnten parossalen Veränderungen kann zwischen einem parossalen Sarkom und einem Osteosarkom differenziert werden. Brown et al., 86, unterscheiden 3 verschiedene Typen von kortikalen Destruktionen, die jeweils hinweisend auf bestimmte Tumortypen sein sollen. So findet sich eine kortikale Neuformierung um einen expandierenden Tumor beim Typ 1. Diese wurde besonders häufig bei Riesenzelltumoren, seltener bei Chondro- und sehr selten bei Osteo- und Rundzellsarkomen beobachtet. Der Typ 2 dieser Veränderungen ist gekennzeichnet durch einen kortikalen Defekt mit Tumorausbreitung in das angrenzende Weichteilgewebe. Er wurde in etwa einem

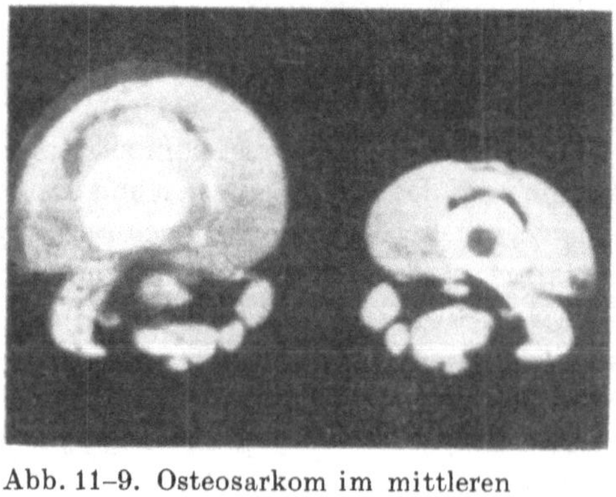

Abb. 11–9. Osteosarkom im mittleren Femurdrittel rechts. Im CT Sklerosierung des Markraums und Infiltration in die angrenzenden Weichteile.

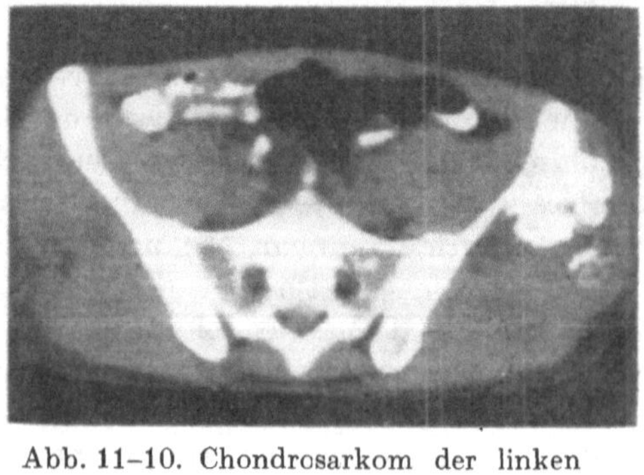

Abb. 11–10. Chondrosarkom der linken Beckenschaufel, ausgehend von einer kartilaginären Exostose.

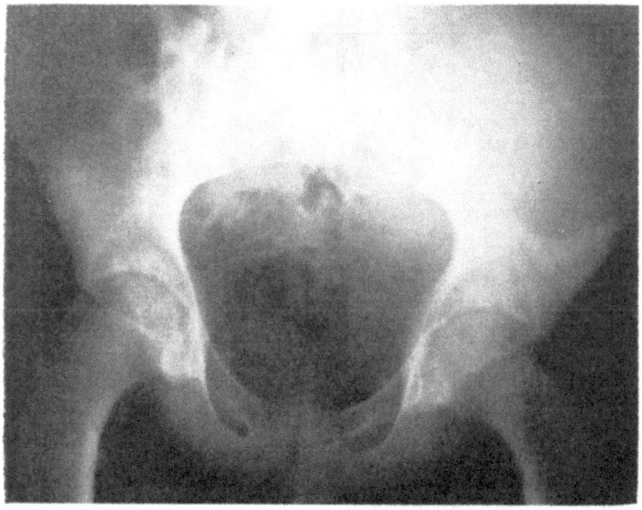

Abb. 11–11a. Ewing-Sarkom der linken Beckenschaufel. Röntgenübersichtsaufnahme. Osteolytischer Defekt im linken Os ileum.

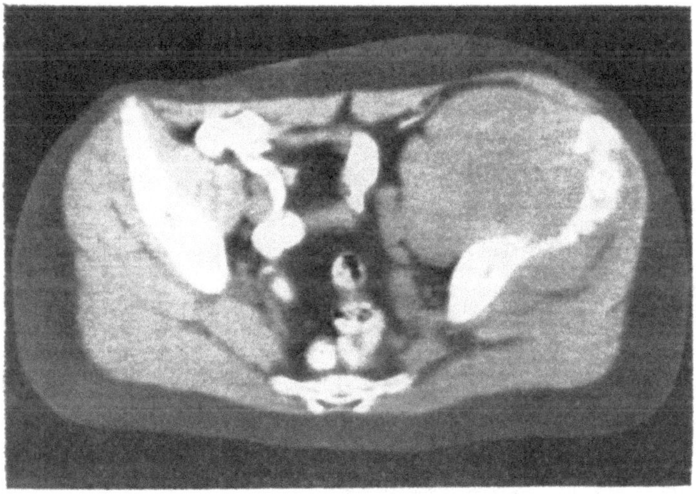

Abb. 11–11b. Im CT Destruktion des linken Os ileum mit ausgedehntem Weichteiltumor.

Drittel der Chondrosarkome beobachtet. Beim 3. Typ findet sich ein Weichteiltumor bei intakter Kortikalis. Dieses Merkmal wurde besonders bei osteogenen und Rundzellsarkomen gefunden. Die Weichteilinfiltration stellt sich als parossale Raumforderung mit weichteiläquivalenten Dichtewerten und mit Verdrängung der Muskulatur oder Aufhebung der einzelnen Muskelkompartimente (Abb. 11–10; 11–11; 11–12) dar. Ausgedehntere Weichteilkomponenten werden häufiger bei Chondro- und Ewingsarkomen, weniger häufig bei Osteosarkomen gefunden. Verkalkungen innerhalb der Weichteilkomponenten zeigen Chondrosarkome, seltener Ewingsarkome. Schnell wachsende Tumoren können Nekrosen innerhalb ihrer Weichteilkomponenten zeigen. Häufiger treten Nekrosen sekundär nach Strahlen- oder Chemotherapie auf. Die beschriebenen

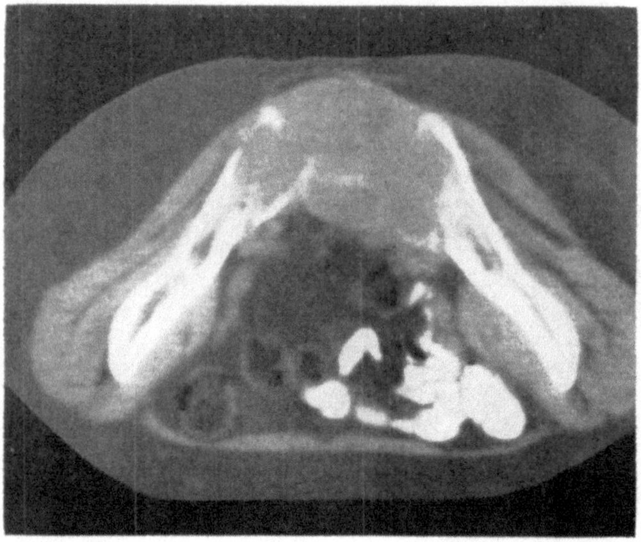

Abb. 11–12. Chordom des Kreuzbeins. Ausgedehnter Weichteiltumor mit Destruktion des Os sacrum und beider Osses ilii.

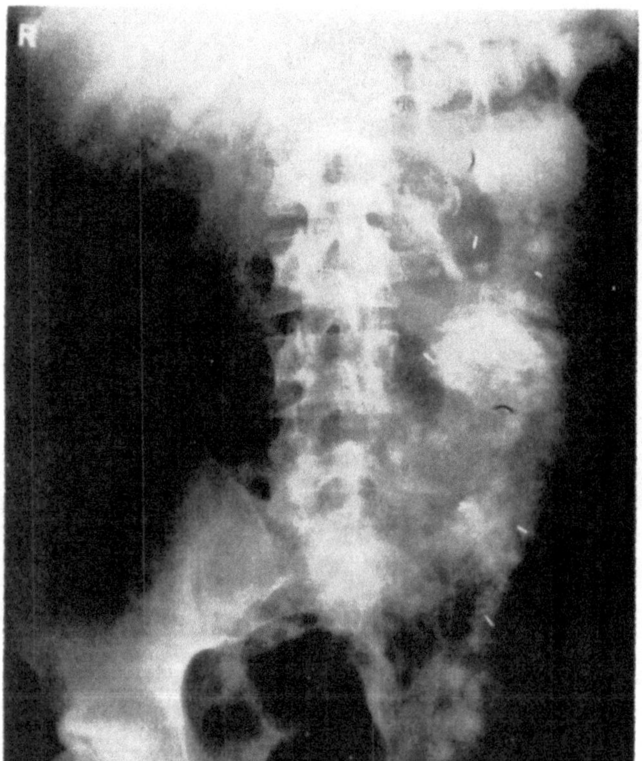

Abb. 11–13a. Rezidivierendes Osteosarkom. Die Röntgenübersichtsaufnahme zeigt einen Zustand nach Hemipelvektomie links mit einem verkalkendem Weichteiltumor in der linken Abdominalhälfte.

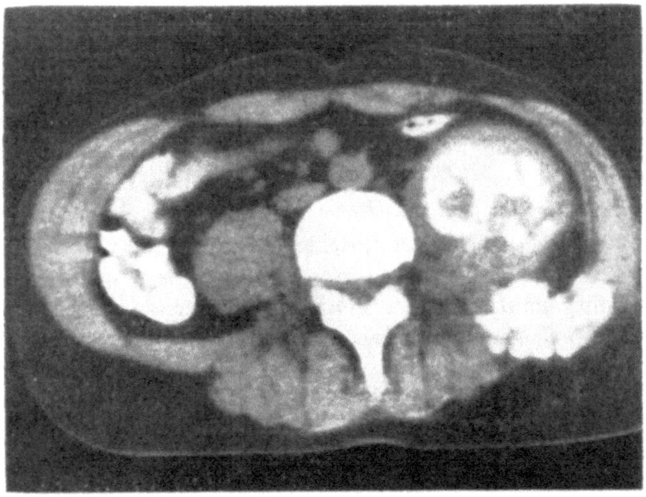

Abb. 11–13b. Im CT ausgedehnter Weichteiltumor mit grobscholligen Verkalkungen. Erstes Rezidiv eines Osteosarkoms.

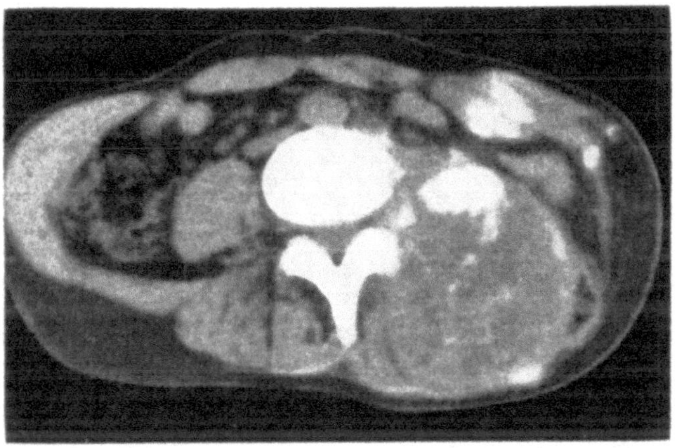

Abb. 11–13c. Computertomogramm 3 Monate nach der Resektion des ersten Rezidivs. Jetzt erneutes ausgedehntes, teilweise verkalkendes Tumorrezidiv.

Kriterien sind jedoch nicht so relevant, daß sie eine Artdiagnose mit ausreichender Sicherheit erlauben. Der Wert der CT liegt in der Präzisierung der Ausbreitungsdiagnostik. Einschränkungen ergeben sich hier dann, wenn bei Kindern und kachektischen Patienten die Fettschichten zwischen den Muskelbündeln fehlen und wenn isodense Raumforderungen vorliegen. Bei Tumorrezidiven sind sowohl die ossären wie auch die Weichteilkomponenten mit der CT nachweisbar (Abb. 11–13). Die Erfassung von Knochenmetastasen erfolgt in der Regel mit Hilfe der Knochenszintigraphie und den konventionellen Röntgenaufnahmen. Die CT kann die röntgendiagnostischen Aussagen erweitern durch die Aufdeckung kleinerer Herde sowie von Weichteilkomponenten. Der Einsatz der CT ist sinnvoll bei isolierten Metastasen, wenn eine lokale chirurgische Therapie, wie z. B. die Einpflanzung einer Endoprothese, vorgesehen ist.

11.2.4. Differentialdiagnostik

In die differentialdiagnostischen Erwägungen ist das eosinophile Granulom einzubeziehen. Es imponiert meist als solitäre, scharf begrenzte Osteolyse. Die Artdiagnose ist oft nur hämatologisch bzw. bioptisch möglich. Die fibröse Dysplasie geht mit einer Vermehrung der Knochensubstanz und massiven Sklerosierungen einher. Der Einsatz der CT ist hier im Rahmen der prätherapeutischen Ausbreitungsdiagnostik angezeigt.

Entzündliche Knochenerkrankungen zeigen meist unscharf begrenzte osteolytische, teilweise auch sklerotische Veränderungen. Sequester lassen sich oft besser mit der CT als mit den konventionellen Röntgenaufnahmen erkennen. Begleitende Weichteilabszesse tragen nur dann zur Diagnose eines entzündlichen Prozesses bei, wenn sie flüssigkeitsäquivalente Dichtewerte zeigen.

Die Myositis ossificans mit Weichteiltumoren und Knochenneubildungen kann ein Knochensarkom vortäuschen. Wenn im CT kein direkter Kontakt mit dem Knochen erkennbar ist, erscheint ein primärer Knochentumor sehr unwahrscheinlich (Gürtler u. Heller, 81).

Knochenveränderungen bei malignen Lymphomen können osteolytisch, sklerotisch oder gemischtförmig sein und solitär oder diffus auftreten (Bruneton u. Schneider, 86). Ihr Erscheinungsbild ähnelt häufig dem von Knochenmetastasen anderer Primärtumoren. Ein pathognomonisches CT-Bild gibt es für die ossäre Manifestation der malignen Lymphome nicht. Die CT wird hier im Rahmen der Ausbreitungsdiagnostik insbesondere im Wirbelkörperbereich eingesetzt.

11.2.5. Ergebnisse der CT

Die bisher mitgeteilten Ergebnisse der CT beziehen sich im wesentlichen auf die Zuverlässigkeit der Methode im Rahmen der Ausbreitungsdiagnostik von primären Knochentumoren. In der Regel sind die CT-Befunde hier mit den Operationsbefunden oder mit anderen bildgebenden Verfahren verglichen worden.

Die Angaben zur globalen Treffsicherheit der CT bezüglich der Ausdehnung von Knochentumoren schwanken zwischen 50 bis 92% (Amendola et al., 83, Böttger, 81, DeSantos et al., 79, Destout et al., 79, Genant, 81, Levine et al., 79, Poppe, 81, Rotte et al., 86, Wilson et al., 78).

Im Vergleich zur konventionellen Röntgendiagnostik konnten mit der CT in 97% der Fälle mit Tumoren um Schulter- und Beckenbereich wichtige weiterführende Aussagen gewonnen werden (Lukens et al., 82).

Zutreffende computertomographische Rezidivdiagnosen wurden in 78–92% der Patienten mit Tumorrezidiven gestellt (DeSantos et al., 78, Levine et al., 79, Lukens et al., 82, McLeod et al., 79).

Der Aussagewert der CT bei Skelettumoren nimmt von proximal nach distal ab. So sind im Hand- und Fußbereich die umgebenden Weichteilstrukturen nur spärlich ausgebildet, was eine Abgrenzung eventueller Weichteilkomponenten bei Knochentumoren erschwert. Fehlendes Fettgewebe und Weichteilödem in der Umgebung des Tumors sowie diskrete und diffuse Knochenveränderungen erschweren eine exakte Abgrenzung der tumorösen von den normalen Strukturen.

11.2.6. CT im Rahmen der Gesamtdiagnostik

In der Diagnostik primärer Knochentumoren dominieren die konventionellen Röntgenübersichtsaufnahmen in 2 Ebenen. Sie erlauben Informationen zur Tumorlokalisation, Ausbreitung und begrenzt zur Differentialdiagnose. Die Knochenszintigraphie ist ein sehr empfindliches Verfahren, das aber nur eine sehr begrenzte Spezifität hat. Sie ermöglicht ergänzende Aussagen zur Tumorausbreitung. Häufiger jedoch wird sie zu Therapie- und Verlaufskontrollen eingesetzt (RIEBEL et al., 86, MARKWARDT u. JANISCH, 84). Die Indikationen zur CT bei Knochentumoren ergeben sich nach der konventionellen Röntgendiagnostik dann, wenn der Behandlungsplan, sowohl der Operations- wie auch der Bestrahlungsplan, zusätzliche Informationen über die genaue Lage und Ausdehnung des Tumors sowie seiner Beziehungen zu benachbarten Strukturen und Organen erfordern. Das gilt generell bei Knochentumoren des Schultergürtels und des Beckens, aber auch bei Extremitätentumoren, insbesondere dann, wenn extremitätenerhaltende Eingriffe wie Extirpationen oder Resektionen geplant sind. Darüber hinaus gibt die CT wichtige Hinweise über die Höhe einer Amputation bzw. über die Notwendigkeit einer Exartikulation, Hemipelvektomie oder Amputatio interscapulo-thoracalis, und schließlich über die Resektabilität oder Inoperabilität.

Die Angiographie wird nach der Computertomographie eingesetzt vorwiegend für das präoperative „vascular mapping“ zur Darstellung der Gefäßversorgung der Tumoren. Bei inoperablen Tumoren kann in Abhängigkeit vom Malignitätsgrad die Möglichkeit der Embolisation oder einer intraarteriellen Chemotherapie genutzt werden.

Neben den konventionellen Röntgenaufnahmen wird die CT auch eingesetzt für das posttherapeutische Monitoring (HELLER et al., 83) sowie für die Rezidivdiagnostik. In der Diagnostik von Knochenmetastasen dominieren die Knochenszintigraphie und die konventionelle Röntgendiagnostik. Die CT ist hier nur bei speziellen Fragestellungen indiziert.

Eine wertvolle Ergänzung zur Computertomographie stellt die Magnet-Resonanz-Tomographie dar, die detailliertere und präzisere Aussagen in der Ausbreitungsdiagnostik von malignen Knochentumoren machen kann (BOHNDORF et al., 86, ZEITLER, 85).

11.3. Literatur

1. ARLART, I. P.: Weichteiltumoren — bildgebende Verfahren. Münchn. med. Wschr. *127* (1985) 336—339
2. AMENDOLA, M. A., K. SHIRAZI, B. E. AMENDOLA, L. R. KUHNS, J. TISNADO, I. YAGHMAI: Computed tomography of malignant tumors of osseous pelvis. Comp. Radiol. *7* (1983) 107—117
3. BERNARDINO, M. E., B.-S. JING, J. L. THOMAS, M. M. LINDELL, J. ZORNOZA: The extremity soft-tissue lesion: A comparative study of ultrasound, computed tomography and xeroradiography. Radiology *139* (1981) 53—59
4. BOHNDORF, K., M. REISER, B. LOCHNER, W. F. DELACROIX, W. STEINBRICH: Magnetic resonance imaging of primary tumours and tumourlike lesions of the bone. Skeletal Radiol. *15* (1986) 511—515
5. BÖTTGER, E., R. HECKL: Die Computertomographie in der Orthopädie und Traumatologie. Röntgenpraxis *34* (1981) 79—83
6. BROWN, K. T., S. V. KATTAPURAM, D. I. ROSENTHAL: Computed tomography analysis of bone tumours: Patterns of cortical destruction and soft tissue extension. Skeletal Radiol. *15* (1986) 448—451
7. BRUNETON, J.-N., M. SCHNEIDER: Radiology of lymphomas. Springer-Verlag, Berlin—Heidelberg—New York—Tokyo, 1986

8. Chew, F. S., T. M. Hudson, I. F. Hawkins: Radiology of infiltrating angiolipoma. Amer. J. Roentgenol. *135* (1980) 781—787
9. Crone-Münzebrock, W., S. Baake, G. Thoma, P. Müller, U. Rehder: Vergleich von Computertomographie und digitaler Subtraktionsangiographie bei der präoperativen Beurteilung von Weichteiltumoren der Extremitäten. Arch. orthop. traumat. Surg. *104* (1985) 319—324
10. Crone-Münzebrock, W., S. Baake, H. Denkhaus, G. Thoma: Computertomographie bei Weichteiltumoren der Extremitäten. Fortschr. Röntgenstr. *144* (1986) 83—86
11. DeSantos, L. A., H. M. Goldstein, J. A. Murray, S. Wallace: Computed tomography in the evaluation of musculoskeletal neoplasms. Radiology *128* (1978) 89—94
12. DeSantos, L. A., M. E. Bernardino, J. A. Murray: Computed tomography in the evaluation of osteosarcoma: Experience with 25 cases. Amer. J. Roentgenol. *132* (1979) 535—540
13. Destout, J. M., I. A. Gilula, W. A. Murphy: Computed tomography of long bone osteosarcoma. Radiology *131* (1979) 439—445
14. Egund, N., L. Ekelund, M. Sako, B. Persson: CT of soft-tissue tumors. Amer. J. Roentgenol. *137* (1981) 725—729
15. Ekelund, L., K. Herrlin, A. Rydholz: Comparison of computed tomography and angiography in the evaluation of soft tissue tumors of the extremities. Acta Radiol. Diagn. *23* (1982) 15—28
16. Enzinger, F. M., R. Lattes, H. Torlon: Histological typing of soft tissue tumors. International histological classification of tumors. No. 3. WHO, Geneva, 1969
17. Fuchs, W. A., J. W. Davidson, M. W. Fisher: Lymphography in cancer. Springer-Verlag, Berlin—Heidelberg—New York, 1969
18. Genant, H. K.: Computed tomography. In: Diagnosis of bone and joint disorders with emphasis on articular abnormalities. Edit.: D. Resnick, G. Niwayama. Saunders, Philadelphia, 1981
19. Gilula, I. A., W. A. Murphy, C. C. Tailor, R. B. Patel: Computed tomography of osseous pelvis. Radiology *132* (1979) 107—114
20. Gläser, A.: Onkologie. VEB Verlag Volk und Gesundheit, Berlin, 1975
21. Goldberg, B. B.: Ultrasonic evaluation of superficial masses. J. Clin. Ultrasound *3* (1975) 91—94
22. Golding, S. J., J. E. Husband: The role of computed tomography in the management of soft tissue sarcomas. Brit. J. Radiol. *55* (1982) 740—747
23. Gulotta, U., M. Reiser, St. Feuerbach, Th. Biehl: Maligne Knochentumoren des Beckens und der Extremitäten. Konventionelle Radiographie, Arteriographie und Computertomographie. Radiologe *21* (1981) 28—34
24. Gürtler, K. F., M. Heller: Extremitäten. In: Ganzköiper-Computertomographie. Hrsg.: G. Friedmann, E. Bücheler, P. Thurn. Georg Thieme Verlag, Stuttgart—New York, 1981
25. Heller, M., H.-H. Jend, E. Bücheler, E. Hueck, G. Viehweger: The role of CT in diagnosis and follow-up of osteosarcoma. J. Cancer Res. Clin. Oncol. *106* (Suppl.) (1983) 43—48
26. Hermann, G., S. Rose: Computed tomography in bone and soft tissue pathology of the extremities. J. Comp. Ass. Tomogr. *3* (1979) 58—66
27. Hudson, T. M., M. Schakel, D. S. Springfield, S. S. Spanier, W. F. Enneking: The comparative value of bone scintigraphy and computed tomography in determining bone involvement by soft tissue sarcomas. J. Bone and Joint Surg. *66* (1984) 1400—1407
28. Hudson, T. M., D. S. Springfield, M. Benjamin, F. Bertoni, D. A. Present: Computed tomography of parosteal osteosarcoma. Amer. J. Roentgenol. *144* (1985) 961—965
29. Levine, E., K. R. Lee, J. R. Neff, N. E. Maklad, R. G. Robinson, D. F. Preston: Comparison of computed tomography and other imaging modalities in the evaluation of musculoskeletal tumors. Radiology *131* (1979) 431—437
30. Löer, F., N. Graf Stenbock-Fermor, K. D. Wulf: Anwendungsmöglichkeiten der Computertomographie in der Orthopädie. Zschr. Orthop. *119* (1981) 222—227
31. Lukens, J. A., R. A. McLeod, F. H. Sim: Computed tomographic evaluation of primary osseous malignant neoplasms. Amer. J. Roentgenol. *139* (1982) 45—48

32. MAJEWSKI, A., F. FREYSCHMIDT: Computertomographie bei Tumoren des Beckenskeletts. Fortschr. Röntgenstr. *136* (1982) 635–640

33. MARINCEK, B., S. VON GUMPPENBERG, J. TRILLER, G. ROBOTTI: Computertomographie bei chondrogenen Tumoren. Radiologe *24* (1984) 211–216

34. MARKWARDT, J., A. JANISCH: Die nuklearmedizinische Diagnostik von primären und sekundären malignen Knochentumoren. In: Nuklearmedizinische Diagnostik maligner Tumoren. Hrsg.: H.-J. ALTENBRUNN. Akademie-Verlag, Berlin, 1984

35. MCLEOD, R. A., D. H. STEPHENS, J. W. BEABOUT, P. F. SHEEDY, R. R. HATTERY: Computed tomography of the skeletal system. Sem. Roentgenol. *13* (1978) 235–247

36. MÜLLER, R. P., A.-R. FISCHEDICK: Die erweiterte radiologische Diagnostik bei Knochentumoren. Angiographie – Computertomographie – Szintigraphie. GBK-Mitteilungsdienst *11* (1983) 8–13

37. PETERS, P. E., G. FRIEDMANN: Radiologische Diagnostik maligner peripherer Weichteiltumoren. Radiologe *23* (1983) 502–511

38. POPPE, H.: Der Aussagewert der Computertomographie bei Knochengeschwülsten. Röntgen-Bl. *7* (1978) 1–8

39. POPPE, H.: Ergebnisse vergleichender Untersuchungen zum Aussagewert und Grenzen der Computer-Tomographie im Rahmen der Differentialdiagnostik und dem Staging von Knochentumoren. Europ. Röntgenkongreß, Brüssel, 1981

40. RIEBEL, T., J. KNOP, K. WINKLER, G. DELLING: Vergleichende röntgenologische und nuklearmedizinische Untersuchungen beim Osteosarkom zur Beurteilung der Effektivität einer präoperativen Chemotherapie. Fortschr. Röntgenstr. *145* (1986) 365–372

41. ROBOTTI, G., B. MARINCEK: Computertomographie bei primären Weichteiltumoren. Digit. Bilddiagn. *4* (1984) 8–13

42. ROTTE, K.-H.: Zur Röntgendiagnostik der Weichteiltumoren der Extremitäten. Zeitschr. ärztl. Fortb. *70* (1976) 1112–1118

43. ROTTE, K.-H., P. SCHMIDT-PETER, E. KRIEDEMANN, G. MARX: Die Bedeutung der Computertomographie für die Diagnostik von Knochen- und Weichteiltumoren. Beitr. Orthop. u. Traumatol. *30* (1983) 196–210

44. ROTTE, K.-H., P. SCHMIDT-PETER, E. KRIEDEMANN: CT evaluation of osseous tumors. Europ. J. Radiol. *6* (1986) 5–8

45. ROTTE, K.-H., E. KRIEDEMANN, H. KLEINAU, P. SCHMIDT-PETER: Bildgebende Diagnostik peripherer Weichteiltumoren unter besonderer Berücksichtigung der Computertomographie. Arch. d. Geschwulstf. *56* (1986) 341–351

46. SCHAJOWICZ, F., L. V. ACKERMAN, H. A. SISSES, L. H. SOBIN, H. TORLONY: Histological typing of bone tumours. International histological classification of tumors. WHO, Geneva, 1972

47. SCHMOLLER, H.: Kritische Bewertung angiographischer Befunde bei malignen Extremitätentumoren. Münchn. med. Wochenschr. *117* (1975) 985–990

48. TALLROTH, K.: Lymphatic dissemination of bone and soft tissue sarcoma. A lymphographic investigation. Acta Radiol. Diagn. *17* (Suppl.) (1976) 1–35

49. TELLKAMP, H., K. KÖHLER: Die Computertomographie bei pathologischen Weichteilprozessen. Radiol. diagn. *24* (1983) 727–735

50. WEBER, U., K. MÜLLER: Periphere Weichteiltumoren. Georg Thieme Verlag, Stuttgart–New York, 1983

51. WEGENER, O.-H.: Ganzkörper-Computertomographie. S. Karger-Verlag, Basel–München–Paris–London–NewYork–Sydney 1981,

52. WILSON, J. S., S. M. KOROBKIN, H. K. GENANT, E. G. BOVILL: Computed tomography of musculoskeletal disorders. Amer. J. Roentgenol. *131* (1978) 55–61

53. YEH, H.-C., J. G. RABINOWITZ: Ultrasonography of the extremities and pelvic girdle and correlation with computed tomographic. Radiology *143* (1982) 519–525

54. ZEITLER, E.: Wertigkeit der Kernspintomographie im Bereich des Körperstammes. In: Die klinische Wertigkeit neuer bildgebender Verfahren. Hrsg.: W. FROMMHOLD, P. GERHARDT. Georg Thieme Verlag, Stuttgart–New York, 1985

12. Tumoren der Wirbelsäule und des Rückenmarks

von K.-H. ROTTE

12.1. Vorbemerkungen

Bei den Tumoren der Wirbelsäule wird unterschieden zwischen den von den Wirbelkörper bzw. den ossären Strukturen ausgehenden und den in den spinalen Strukturen entstehenden Tumoren. Erwähnt werden sollen auch paravertebrale Tumoren, die per continuitatem in den Spinalkanal infiltrieren und den Wirbelkörper destruieren. Zu diesen Tumoren gehören die Neuroblastome im Kindesalter sowie bei Erwachsenen das Bronchialkarzinom, Tumoren des Mediastinums und des Retroperitonealraumes, Weichteilsarkome der Rückenmuskulatur sowie maligne Lymphome und Lymphknotenmetastasen.

Primäre Wirbelsäulentumoren sind selten. Nach FRIEDMANN und PRÖMPER, 86, sind etwa 85% der von der knöchernen Wirbelsäule ausgehende primäre Tumoren benigne und nur etwa 15% der primären Knochentumoren sind maligne. Erheblich häufiger sind Knochenmetastasen anderer Organtumoren in der Wirbelsäule. Zu den benignen, in der Wirbelsäule vorkommenden Knochentumoren gehören Hämangiome, Osteoblastome, Osteoidosteome, Osteome, aneurysmatische Knochenzysten, Osteochondrome, Chondroblastome und Chondrome, Myelome, Morbus Paget sowie die fibröse Dysplasie. Als maligne Tumoren kommen vor die Osteosarkome, Chondrosarkome, Ewingsarkome, Paget-Sarkome, Plasmazytome und Chordome sowie die seltenen malignen Hämangioperizytome.

Die intraspinalen Tumoren lassen sich unterteilen in intra-, extramedulläre und intraspinale extradurale Tumoren unterscheiden. Eine Übersicht über die in den einzelnen Kompartimenten vorkommenden Tumoren gibt die Tabelle 12-1, nach LEE et al., 83

12.2. Spezielle Untersuchungstechnik

Die CT-Untersuchung erfolgt entsprechend der klinischen Symptomatik und Fragestellung gezielt in einer bestimmten Höhe bzw. definierten Wirbelsäulenabschnitt. Nach Anfertigung eines seitlichen Topogramms wird die Schichtebene parallel zu den Invertebralräumen eingestellt, meist mit einer entsprechenden Gantry-Neigung. Bei einer Änderung der Ebenen zwischen den einzelnen Wirbelkörpern muß auch die Schichtebene entsprechend angeglichen werden. Die Schichtdicke und der Schichtabstand können je nach Umfang des Befundes zwischen 5 und 10 mm variieren. Die kraniokaudale Ausdehnung läßt sich besser mit der multiplanaren Rekonstruktion beurteilen. Bei der Fensterwahl müssen sowohl die knöchernen als auch die Weichteilstrukturen berücksichtigt werden. Intravenöse Kontrastmittelinjektionen sind besonders wertvoll für die Differenzierung angiomatöser Tumoren. Nach RAININKO u. SONNINEN, 85, ist ein Kontrast-Enhancement hilfreich in der Differenzierung der Tumoren des Durasacks von Tumoren des Rückenmarks.

Tabelle 12-1. **Primäre intraspinale Neoplasien und Zysten**

Ursprungsort	Histologischer Typ
Intramedullär	
Gliazellen	Astrozytom
Ependymale Zellen	Ependymom
Neuronen	Neuroblastom, Gangliatumoren
Neurilemm	Neurilemmom (Schwannom)
Gefäßstrukturen	Hämangioblastom
Ektopisches Gewebe	Neurenterale Zyste
	Lipom
	Dermoid-epidermoid Tumor/Zyste
Intradural, extramedullär	
Arachnoidea, Dura	Meningeom
Neurilemm	Neurilemmom (Schwannom)
Nervenwurzel	Neurofibrom
Filium terminale	Ependymom, Gliom
Gefäße	Hämangioperizytom
Ektopisches Gewebe	Dermoid-, Epidermoidtumor
	Neurenterale Zyste, Lipom
Extradural, intraspinal	
Bindegewebe	Fibrom, Sarkom
Gefäße	Hämangioperizytom
Lymphoides Gewebe	Lymphome, Chlorom
Fett	Lipom, Angiolipom, Liposarkom
Nervenwurzel	Neurofibrom, Neurilemmom
	Neuroblastom
	Paragangliom
Ektopisches Gewebe	Neurenterale Zyste
	Ependymom
	Chordom

Bei intraspinalen Prozessen bzw. bei Verdacht auf intraspinale Beteiligung bei vertebrogenen Tumoren hat sich die Kombination mit der Myelographie als effektiv erwiesen. Hierbei sollte die CT etwa 30 bis 120 Minuten nach einer diagnostischen Myelographie angeschlossen werden. Geht keine Myelographie voraus, so kann bei der primären CT-Myelographie ca. 5 ml Amipaque unmittelbar vor den CT-Scans intrathekal appliziert werden. Die extradurale Tumorausdehnung und paravertebrale Tumoranteile sind nur computertomographisch beurteilbar, während die exakte Lokalisation und Ausbreitungsbeurteilung intraspinaler Tumoren zuverlässiger mit der Myelographie erfolgt.

12.3. CT-Kriterien bei Tumoren der Wirbelsäule

Bei den primären benignen Wirbelsäulentumoren gehen die artdiagnostischen Aussagen der CT nur geringfügig über die der konventionellen Röntgenaufnahmen hinaus. Unbestritten ist der Wert der CT bei den den Knochen auftreibenden Tumoren zur Erkennung einer Einengung des Spinalkanals (SCHUBIGER, 84). Das Wirbelhämangiom mit typischem wabig-strähnigem Aussehen im Röntgen-Nativbild bedarf keiner zusätzlichen CT, da diese keine zusätzlichen Informationen vermittelt. Bei Osteomen und Osteoblastomen mit Beginn an den Wirbelbögen und Gelenkfortsätzen finden sich scharf begrenzte Sklerosierungen bei erhaltenen Randkonturen. Die CT kann die Beziehungen des Tumors zum intraspinalen Raum klären (EPSTEIN et al., 81, RESNICK et al., 81, FRIEDMANN u. PRÖMPER, 86). Bei Osteoid-Osteomen der Wirbelkörper finden sich Sklerosierungen an Wirbelbogen und Gelenkfortsatz. Die CT kann manchmal den röntgenologisch nicht nachweisbaren Nidus als hypodensen Defekt auffinden (WEDGE et al., 81). Aneurysmatische Knochenzysten stellen sich im CT als glatt begrenzte

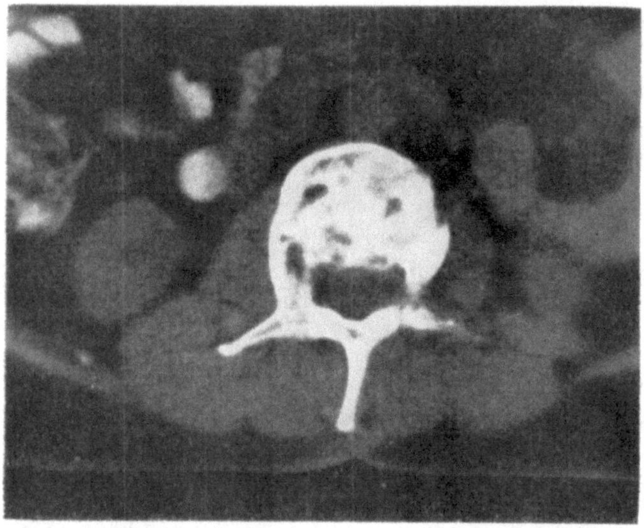

Abb. 12–1. Multiple osteolytische Herde im Wirbelkörper und Wirbelbogen bei Plasmozytom.

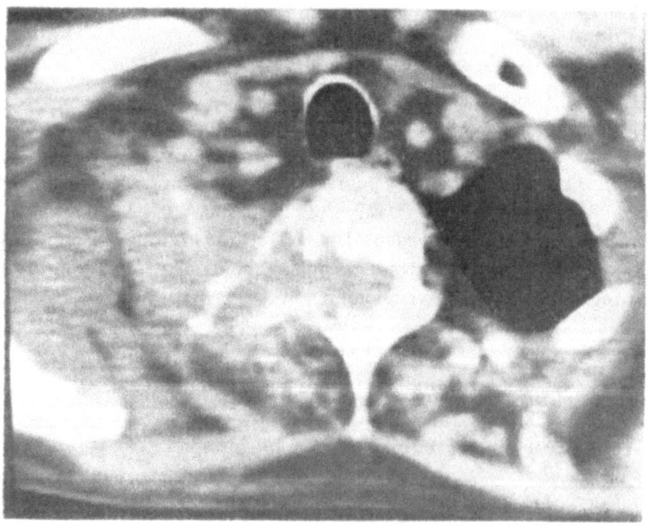

Abb. 12–2. Chondrosarkom, vom 2. Brustwirbelkörper ausgehend. Wirbeldestruktion und Infiltration in das Rückenmark. Ausgedehnter paravertebraler Weichteiltumor rechts.

Knochendefekte dar, die mitunter zarte eierschalenartige Verkalkungen in den Randpartien zeigen. Nach intravenöser Kontrastmittelinjektion ist ein fleckförmiges Enhancement nachweisbar (FRIEDMANN u. PRÖMPER, 86). Es bestehen keine Reaktionen der angrenzenden Weichteile. Das Osteochondrom und das Chondrom zeigen ähnliche CT-Bilder mit Knochenneubildung und Auftreibung des betroffenen Abschnittes. Es besteht keine Unterbrechung der Kortikalis und keine Umgebungsreaktion. Bei den Chondroblastomen finden sich unregelmäßig geformte und ungleichmäßig verteilte schollige Verkalkungen (KENNEY u. PHILIP et al., 81).

Unter den malignen Tumoren der Wirbelkörper tritt das Plasmozytom am häufigsten auf. Computertomographisch findet sich eine Strukturauflösung der Spongiosa und eine diffuse Markinfiltration, die zu unterschiedlich großen Defekten führt. Gleichzeitig bestehen auch Veränderungen an den Wirbelbögen, Quer- und Dornfortsätzen.

Osteo-, Chondro- und Ewingsarkome der Wirbelkörper zeigen keine artspezifischen Merkmale. Sie zeigen ein destruierendes Wachstum und eine z. T. erhebliche Weichteilreaktion, z. T. mit fehlender Abgrenzbarkeit zum gesunden Gewebe.

Das Chordom ist nach FRIEDMANN u. PRÖMPER, 86, in etwa 59% sakrokokzygeal, in

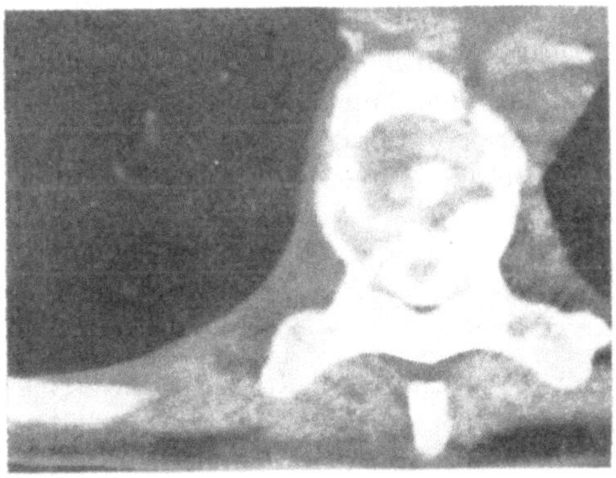

Abb. 12–3. Wirbelkörperdestruktion bei intaktem Rückenmark. Metastasen eines Mammakarzinoms.

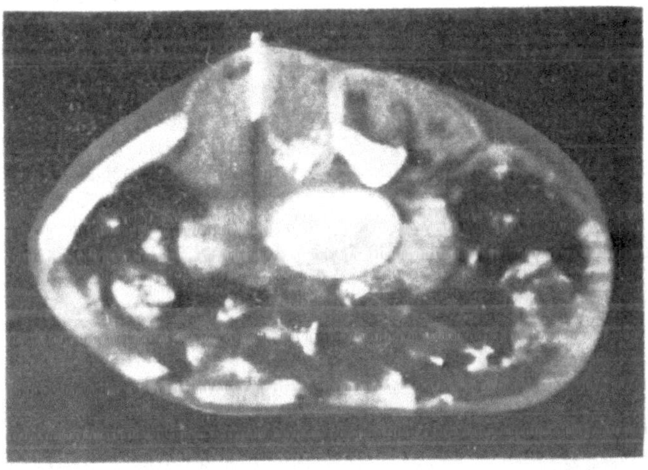

Abb. 12–4. Metastase eines Bronchialkarzinoms mit Destruktion des linken Gelenkfortsatzes und ausgedehntem Weichteiltumor. Punktion desselben.

35% an der Schädelbasis und in 15% in den übrigen Wirbelsäulenabschnitten lokalisiert. Computertomographisch findet sich eine weichteildichte Raumforderung mit destruierendem Wachstum. Es zeigt keine artspezifischen Merkmale (Abb. 12–1; 12–2).

Wirbelmetastasen können als osteolytische, osteosklerotische oder gemischtförmige Veränderungen auftreten. Ausgedehntere Befunde gehen mit kompletten Wirbelzusammenbruch einher und auch mit begleitendem Weichteiltumor. Die CT kann bereits frühe Osteolysen nachweisen, die auf den Röntgenaufnahmen noch nicht erkennbar sind. Die CT ist bei den primären und sekundären Tumoren der Wirbelsäule zur exakten Ausbreitungsdiagnostik und besonders zur Klärung der Tumor-Rückenmarksbeziehungen indiziert (Abb. 12–3; 12–4).

12.4. CT-Kriterien bei spinalen Tumoren

Bei intraspinalen Raumforderungen ist die Erweiterung des Wirbelkanals das wichtigste Merkmal. Dabei findet sich eine Verdünnung und konvexe Verformung der Laminae vertebrae (Wegener, 81). Das Rückenmark zeigt eine Auftreibung mit meist gleichzeitiger Verschmälerung des Subarachnoidalraumes und des epiduralen Fettgewebes. Wenn dieser Raum völlig aufgebraucht ist, dann lassen sich intramedulläre Tumoren nicht mehr zuverlässig von extramedullären Prozessen differenzieren. Die Ausweitung des Spinalkanals tritt vor allem bei langsam wachsenden Tumoren auf. Schnell wachsende maligne Tumoren führen häufig zu Wirbeldestruktionen. Langsam wachsende extramedulläre Tumoren zeigen lange eine gute Abgrenzbarkeit zum meist verdrängten Rückenmark. Erst bei fortgeschrittenen Tumoren werden diese Grenzen verwischt. Extraspinale Tumoranteile lassen sich computertomographisch gut erfassen und in ihrer Ausdehnung beurteilen (Nakagawa et al., 77, Resjoe et al., 79, Sartor, 80, Schöter u. Wappenschmidt, 80).

Die CT-Befunde hängen von der Lokalisation des Tumors ab. So kann im Bereich der zervikalen Wirbelsäule in 80–90% der Fälle das Rückenmark im Nativ-Scan nicht ausreichend beurteilt werden (Dublin et al., 83). Im thorakalen Bereich ist das Rückenmark ebenfalls ohne intrathekaler Kontrastmittelgabe selten abgrenzbar (Ethier et al., 79, Haughton et al., 80, Raskin, 81, Taylor et al., 80). Dagegen können im Bereich der lumbalen Wirbelsäule der Duralsack und die Nervenwurzeln im Nativ-CT in 85% der Fälle beurteilt werden (Raskin, 81).

Zu den häufigsten intramedullären Tumoren gehören die Ependymome, Astrozytome und Hämangioblastome, selten sind Medulloblastome, gliomatöse Tumoren und Lipome. Ependymome erstrecken sich meist über mehrere Segmente und bevorzugen den thorakolumbalen Übergang. Sie können Knochenarrosionen an den Wirbelkörpern ver-

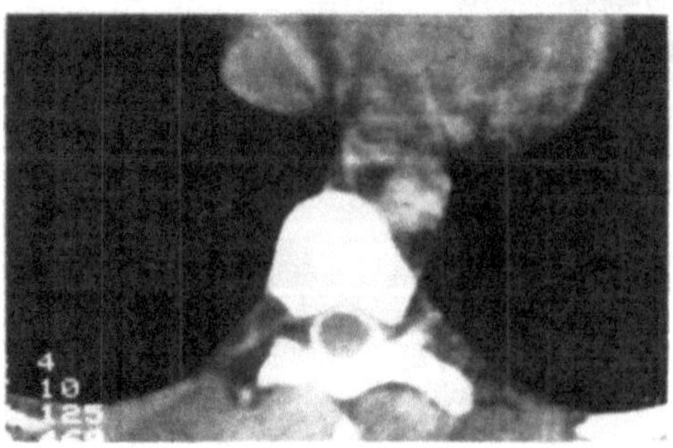

Abb. 12–5. Auftreibung des Rückenmarks und Verschmälerung des Subarachnoidalraumes bei einem Ependymom.

ursachen. Die Strukturen sind teils solide, teils zystisch. Nach intravenöser Kontrastmittelinjektion zeigen sie ein deutliches Enhancement in den soliden Tumoranteilen. Dieses Kontrastmittelverhalten erleichtert auch postoperativ das Auffinden von Tumorrezidiven (Abb. 12–5).

Astrozytome bevorzugen keine bestimmte Region des Rückenmarks. Durch ihr langsames Wachstum kommt es zu einer Erweiterung des Spinalkanals. Im Nativscan ist die Markauftreibung mit völliger Verwischung des Subarachnoidalraumes das typische, aber unspezifische Merkmal (Schubiger, 84). Diese Tumoren können isodens oder hypodens sein. Nach Kontrastmittelinjektion zeigen nur einzelne Tumorabschnitte ein Enhancement (Abb. 12–6).

Hämangioblastome können iso- oder hyperdens sein und zeigen ein signifikante Kontrastenhancement. Epidermoide und Dermoide erstrecken sich oft auf mehrere

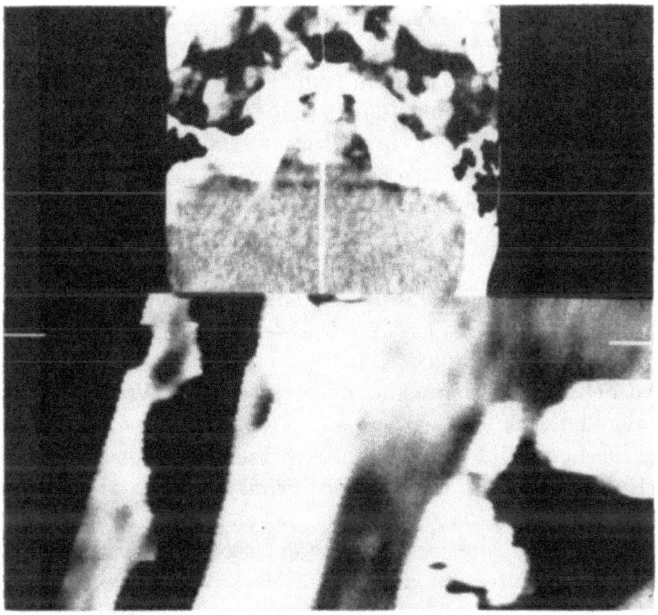

Abb. 12–6. Raumforderung mit partieller Kontrastanfärbung im oberen Halsmark. Astrozytom.

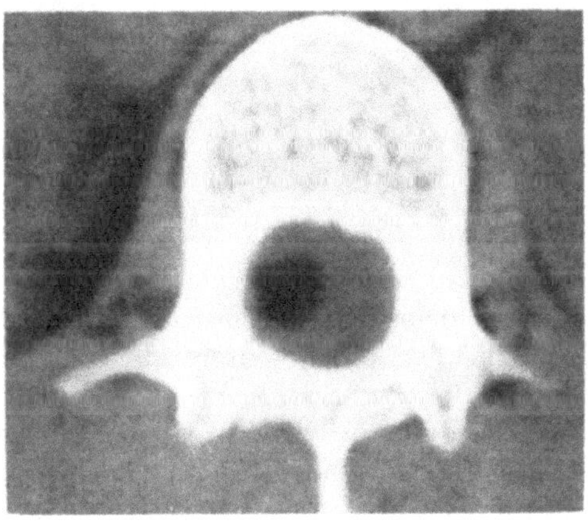

Abb. 12–7. Dermoidzyste zwischen dem 1. und 2. Lendenwirbelkörper.
Umschriebene hypodense Zone mit wasseräquivalenten Dichtewerten.

Segmente und bevorzugen wie die Ependymome den thorakolumbalen Übergang. Neben soliden Anteilen finden sich auch cholesterinhaltige Areale. Nach Kontrastmittelinjektion kommt es zu einem mäßigen Enhancement (Abb. 12–7).

Lipome sind relativ selten. Sie imponieren als hypodense Raumforderungen mit fettäquivalenten typischen Dichtewerten.

Zu den häufigsten extramedullären intraduralen Tumoren gehören die Neurinome, Meningeome, und seltener die Lipome. Neurinome sind meist intradural lokalisiert. Es sind solide, glatt konturierte Raumforderungen mit deutlicher Dichteanhebung nach intravenöser Kontrastmittelinjektion. Bei Neurinomen vom Sanduhr-Typ kommt es auch zu einer Ausweitung der betroffenen Foramina intervertebralia.

Meningeome sind bis zu 80% thorakal lokalisiert (FRIEDMANN und PRÖMPER, 86). Es handelt sich hierbei um glatt begrenzte rundliche Raumforderungen. Auf Grund des meist psammomatösen Aufbaus finden sich Verkalkungen, die weitgehend als artspezifisch angesehen werden können. Bei nicht-verkalkten Meningeomen ist nach Kontrastmittel-Bolusinjektion ein deutliches Enhancement erkennbar.

Zu den extraduralen Prozessen gehören die Tumoren primär epiduraler Lokalisation. Relativ häufig sind im Kindesalter die Neuroblastome. Sie haben die Tendenz, über die Foramina intervertebralia in den Spinalkanal einzuwachsen. Im CT sind neben der weichteildichten Raumforderung auch Knochenarrosionen nachweisbar.

Epidurale Metastasen und Lymphome sind selten. Computertomographisch finden sich Knochendestruktionen oder Sklerosierungen. Der extraossäre Tumoranteil führt zu einer Kompression des Duralsacks und zeigt meist ein deutliches Kontrastmittel-Enhancement (BRUNETON u. SCHNEIDER, 86, REDMOND et al., 84). Die CT erlaubt bei den spinalen Tumoren nur bedingt eine Artdiagnose. Die wesentliche Bedeutung der Methode liegt in der exakten Ausbreitungsdiagnostik, insbesondere in der Erfassung der extra- und intramedullären Ausdehnung sowie für die Beurteilung von Wirbeldestruktionen und einer paravertebralen Tumorkomponente.

Bei dem computertomographischem Bild von Wirbelkörperzerstörungen mit paravertebraler weichteildichter Raumforderung muß neben Primärtumoren und Metastasen auch an nicht-tumoröse Prozesse gedacht werden wie eine Spondylitis tuberkulosa, infektiöse Prozesse, wie z. B. die Brucellosis, sowie an unspezifische entzündliche Veränderungen. Charakteristische computertomographische Merkmale für eine zuverlässige Differenzierung gibt es nicht, so daß neben den klinischen und paraklinischen Befunden auch die CT-gezielte Aspirationsbiopsie zur Klärung herangezogen werden muß.

12.5. CT im Rahmen der Gesamtdiagnostik

Bei neurologischem Verdacht auf einen Tumor der Wirbelsäule oder des Spinalkanals werden zunächst mit Hilfe der Röntgen-Übersichtsaufnahmen Knochendestruktionen oder Wirbelkörperkompressionen ausgeschlossen. Ist neurologisch oder röntgenologisch eine Höhen- bzw. Segmentangabe der Läsion möglich, so ist zur weiteren Klärung die Computertomographie indiziert. Bei unklarer Lokalisation einer vermuteten Raumforderung ist zunächst mit Hilfe der Myelographie diese zu lokalisieren und im Anschluß daran computertomographisch die Ausbreitungsdiagnostik zu ergänzen. Die Kombination von Myelographie und CT verbessert die diagnostischen Aussagen zum

Ausmaß der Rückenmarkskompression und der extramedullären Ausdehnung deutlich. Die Magnet-Resonanz-Tomographie mit ihren multiplanaren Abbildungsmöglichkeiten erweitert deutlich die Aussagen zur Differentialdiagnostik und zur Tumorausbreitung und findet bevorzugt bei diesen Fragestellungen Anwendung (ZANELLA et al., 86).

12.6. Literatur

1. BRUNETON, J.-N., M. SCHNEIDER: Radiology of lymphomas. Springer-Verlag, Berlin—Heidelberg—New York—Tokyo, 1986
2. DUBLIN, A. B., J. P. MCGAHAN: The value of computed tomographic metrizamide myelography in the neuroradiological evaluation of the spine. Radiology *146* (1983) 79—86
3. EPSTEIN, N., V. BENJAMIN, R. PINTO, G. DUDZILOVICH: Benign osteoblastoma of a thoracic vertebra. J. Neurosurg. *53* (1981) 710
4. ETHIER, R., D. G. KING, D. MELANCON, G. BELANGER, S. TAYLOR, C. THOMPSON: Development of high resolution computed tomography of the spinal cord. J. Comp. Ass. Tomogr. *3* (1979) 433—438
5. FEDERLE, M. P., A. A. MOSS, F. R. MARGOLIN: Role of computed tomography in patients with "sciatica". J. Comp. Ass. Tomogr. *4* (1980) 335—341
6. FRIEDMANN, G., C. PRÖMPER: CT examination of the spine and the spinal canal. Europ. J. Radiol. *2* (1982) 60—62
7. FRIEDMANN, G., C. PRÖMPER: Wertigkeit der Computertomographie für das Zentralnervensystem (Spinalkanal und Wirbelsäule). In: Die klinische Wertigkeit neuer bildgebender Verfahren. Hrsg.: W. FROMMHOLD, P. GERHARDT. Georg Thieme Verlag Stuttgart—New York, 1985
8. FRIEDMANN, G., C. PRÖMPER: Tumoren der Wirbelsäule und des Rückenmarks. In: Computertomographie der Wirbelsäule und des Spinalkanals. 2. Aufl., Hrsg.: P. THURN, G. FRIEDMANN. F. Enke Verlag, Stuttgart, 1986
9. HAUGHTON, V. M., A. SYVERTSEN, A. L. WILLIAMS: Soft-tissue anatomy within the spinal canal as seen on computed tomography. Radiology *134* (1980) 649—655
10. KENNEY-PHILIP, J., L. A. GILULA, W. A. MURPHY: The use of CT to distinguish osteochondroma and chondrosarcoma. Radiology *139* (1981) 129—137
11. LEE, B. C. P., E. KAZAM, A. D. NEWMAN: Computed tomography of the spine and spinal cord. Radiology *128* (1978) 95—102
12. LEE, J. K. T., S. S. SAGEL, R. J. STANLEY: Computed body tomography. Raven Press, New York, 1983
13. LEHMANN, R., P. MOLSEN: Neuroradiologie des Spinalkanals unter Berücksichtigung der Computertomographie. S. Hirzel Verlag, Leipzig, 1985
14. NAKAGAWA, H., Y. P. HUANG, L. I. MALIS, B. S. WOLF: Computed tomography of intraspinal and paraspinal neoplasms. J. Comp. Ass. Tomogr. *1* (1977) 377—390
15. NEUMANN, G., W. STEINBRICH: Wirbelsäule und Rückenmark. In: Ganzkörper-Computertomographie. Hrsg.: G. FRIEDMANN, E. BÜCHELER, P. THURN: Georg Thieme Verlag, Stuttgart—New York, 1981
16. PETTERSON, H., D. C. HARWOOD-NASH: CT and myelography of the spinal cord. Springer-Verlag, Berlin—New York, 1982
17. POST, M. J. D.: Radiography evaluation of the spine. Masson Publishing Inc., New York, 1982
18. PRÖMPER, C., G. FRIEDMANN: Computertomographie bei raumfordernden intraspinalen Prozessen. Röntgen-Blätter *36* (1983) 56—62
19. RAININKO, R., P. SONNINEN: CT examination of spinal tumours. Europ. J. Radiol. *5* (1985) 52—56
20. RASKIN, S. P.: Demonstration of nerve roots on unenhanced computed tomographic scans. J. Comp. Ass. Tomogr. *5* (1981) 281—284

21. REDMOND, J., D. B. SPRING, S. H. MUNDERLOH, C. B. GEORGE, R. P. MANSOUR, S. A. VOLK: Spinal computed tomographic scanning in the evaluation of metastatic disease. Cancer *54* (1984) 253—258
22. RESJOE, I. M., D. C. HARWOOD-NASH, C. R. FITZ, S. CHUANG: CT metrizamide myelography for intraspinal and paraspinal neoplasms in infants and children. Amer. J. Roentgenol. *132* (1979) 367—372
23. RESNICK, D., G. NIWAYAMA: Diagnosis of bone and joint disorders. W. B. Saunders, Philadelphia, 1981
24. SARTOR, K.: Computertomographie bei spinalen Tumoren. Fortschr. Röntgenstr. *132* (1980) 391—398
25. SCHÖTER, I., J. WAPPENSCHMIDT: Die intraspinale Raumforderung im computerassistierten Myelogramm (CAM). Fortschr. Röntgenstr. *133* (1980) 527—530
26. SCHUBIGER, O.: Die Computertomographie der Wirbelsäule. Hippokrates Verlag, Stuttgart, 1984
27. TAYLOR, A. J., V. M. HAUGHTON, B. D. DOUST: CT imaging of the thoracic spinal cord without intrathecal contrast medium. J. Comp. Ass. Tomogr. *4* (1980) 223—224
28. WEDGE, J. H., S. TSCHANG, D. J. MACFADYEN: Computed tomography in localisation of spinal osteoid osteoma. Spine *6* (1981) 423—427
29. WEGENER, O.-H.: Ganzkörper-Computertomographie. S. Karger Verlag, Basel—München—Paris—London—New York—Sydney, 1981
30. ZANELLA, F. E., W. STEINBRICH, G. FRIEDMANN, A. KOULOUSAKIS: Magnetische Resonanztomographie (MR) bei spinalen Raumforderungen. Fortschr. Röntgenstr. *145* (1986) 326—330

13. Hirnmetastasen

von K.-H. ROTTE

13.1. Allgemeine Bemerkungen

Die Mehrzahl der menschlichen Tumoren kann in fortgeschrittenem Ausbreitungsstadium zum Auftreten von Hirnmetastasen führen. Karzinome metastasieren weitaus häufiger in das Gehirn als Sarkome. Hirnmetastasen machen zwischen 3,2% und 25% aller intrakraniellen Tumoren aus (KAZNER et al., 81). Eine besondere Tendenz zur Hirnmetastasierung zeigen Bronchialkarzinome (BRANDT u. NAHSER, 84, HOOPER et al., 84, LEVITAN et al., 84, TARVER et al., 84), Mammakarzinome (BRANDT u. NAHSER, 84, KAZNER et al., 81, LEWI et al., 80), Melanome (LEWI et al., 80) und Nierenzellkarzinome. Diese Tumoren sind nach KAZNER et al., 81, der Ausgangsort von 62% der Hirnmetastasen. Aber auch Sarkome der Knochen und Weichteile (TRIGG et al., 82), Karzinome der Schilddrüse sowie des Urogenital- und des Gastrointestinaltraktes sowie des Larynxkarzinoms können zu Hirnmetastasen führen.

Die Angaben über den intrazerebralen Befall bei malignen Lymphomen schwanken zwischen 0,8% und 2%. Der primäre Befall ist seltener als das Auftreten zerebraler Herde während oder nach der Therapie generalisierter maligner Lymphome. Häufiger als der intrazerebrale Befall sind die lymphomatöse Meningitis und die Infiltration der Dura. Diese Befunde sind nur gelegentlich mit der CT nachweisbar (BRUNETON u. SCHNEIDER, 86, KAZNER et al., 81).

Klinische und neurologische Symptome bei Hirnmetastasen sind:

- Kopfschmerzen (in mehr als 85% der Patienten)
- zunehmende Hemiparese, lokalisierte oder vollständige Hemiplegie,
- epileptiforme Anfälle
- Schwindelgefühl, Verwirrtheit, Desorientierung.

Hirnmetastasen können auch klinisch und neurologisch symptomlos verlaufen und werden im Rahmen einer prätherapeutischen Metastasensuche mit Hilfe der Computertomographie oder der Hirnszintigraphie gefunden. So wird der Anteil der computertomographisch gefundenen symptomlosen Hirnmetastasen mit 5–10% der Patienten mit Hirnmetastasen angegeben (THUN u. FRIEDMANN, 81, KRIEDEMANN et al., 86). In 75% der Patienten mit Hirnmetastasen findet sich ein pathologisches EEG (GREITZ, 75).

Hirnmetastasen können einzeln oder multiple vorkommen und in allen Hirnregionen lokalisiert sein. Es wird keine Region besonders bevorzugt. Im Krankengut von KAZNER et al., 81, waren multiple Metastasen am häufigsten bei Patienten mit Mammakarzinom (59,7%), gefolgt vom Bronchialkarzinom (47%) und dem Melanom (38%).

13.2. Spezielle Untersuchungstechnik

Für die normale Untersuchung des Gehirns werden parallel zur Orbitomeatallinie Schichten von 8–10 mm Dicke und einem Tischvorschub von 8–10 mm zwischen dem Hinterhauptloch und der Scheitelregion angefertigt. Bei kleineren Befunden im Bereich der hinteren Schädelgrube, des Kleinhirnbrückenwinkels und der Sella sind dünnere Schichten notwendig. Für die Einstellung der optimalen Schichtebene ist eine Neigung der Gantry bis zu 20 Grad nach kranial erforderlich. Ein zunächst angefertigtes seitliches Topogramm kann die Bestimmung des exakten Neigungswinkels erleichtern. Die hintere Schädelgrube bedarf einer besonders sorgfältigen Analyse, da hier durch Artefakte von knöchernen Strukturen der Schädelbasis bestimmte Abschnitte des Kleinhirns überlagert werden und sich Tumoren, die nur einen geringen Dichteunterschied zum umgebenden Gewebe aufweisen, dem Nachweis entziehen können (Kazner et al., 81).

Metastasen unter 5 mm Durchmesser und ohne perifokales Ödem können sich im Nativ-CT dem Nachweis entziehen, daher sind Kontrastmittel-Bolusinjektionen in jedem Falle erforderlich. Etwa 90% der Metastasen zeigen ein mehr oder weniger deutliches Kontrastmittel-Enhancement und sind somit besser erfaßbar und von anderen Befunden differenzierbar. Für die Beurteilung der Hirnstrukturen ist eine kleine Fensterbreite (100–150) geeignet, jedoch sollte man bei der Auswertung die Fensterlage variieren, um auch Metastasen im knöchernen Schädel miterfassen zu können.

13.3. CT-Kriterien bei Hirnmetastasen

Im Nativscan imponieren Metastasen als hypo- oder hyperdense runde Herde unterschiedlicher Größe. Melanommetastasen erscheinen meist hyperdens, auch Metastasen anderer Tumoren können besonders dann, wenn sie von einem perifokalem Ödem umgeben sind, schon im Nativbild ausgemacht werden. Isodense Metastasen machen etwa 15% aller Hirnmetastasen aus. Ohne perifokales Ödem sind sie nur nach Kontrastmittelinjektion erfaßbar. Sehr hohe Dichtewerte finden sich bei Einblutungen in die Metastasen. Nekrotische Metastasen zeigen zentrale Aufhellungen und können eine Ringform annehmen. Etwa 80–90% der Metastasen sind von einem mehr oder weniger ausgedehntem perifokalem Ödem umgeben. Selbst kleine Metastasen von 1,5 bis 2 cm Durchmesser können ein Ödem verursachen, das praktisch die gesamte weiße Substanz einer Großhirnhemisphäre umfaßt (Kazner et al., 81).

Verkalkungen in den Metastasen sind prätherapeutisch nicht beobachtet worden, können aber bei Regression nach Strahlentherapie auftreten (Crone-Münzebrock et al., 86). Nach intravenöser Kontrastmittelinjektion nimmt die Dichte im Bereich der Metastasen deutlich zu. Nur bei etwa 5–10% ist kein eindeutiges Enhancement nachweisbar. Das Erscheinungsbild der Metastasen kann knotenförmig oder ringförmig sein. Die Ringformen entsprechen zentral nekrotischen Herden, wobei die Randpartien nach Kontrastmittelinjektion meist ein sehr deutliches Enhancement zeigen. Dieses wird auf das in den Randpartien noch vorhandenem Tumorgewebe zurückgeführt (Constant et al., 77, Dupont et al., 81). Die ringförmigen Metastasen sind immer innerhalb eines Ödems lokalisiert. Sie sind meist größer als die soliden Metastasen. Nach Dupont

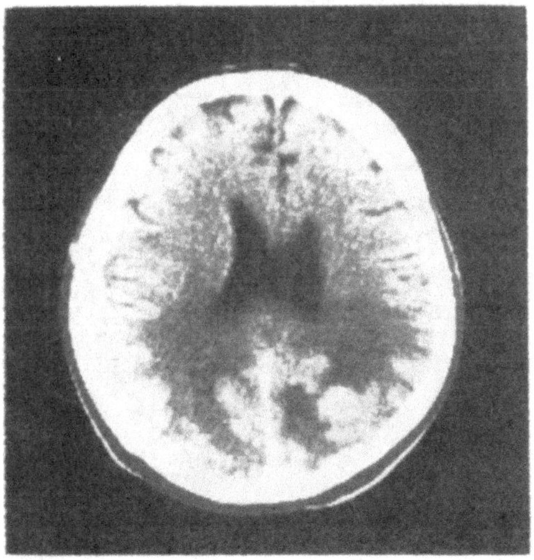

Abb. 13-1. Hirnmetastase eines Bronchialkarzinoms. Fokales Ödem und 1 cm großer dichter Herd rechts occipital.

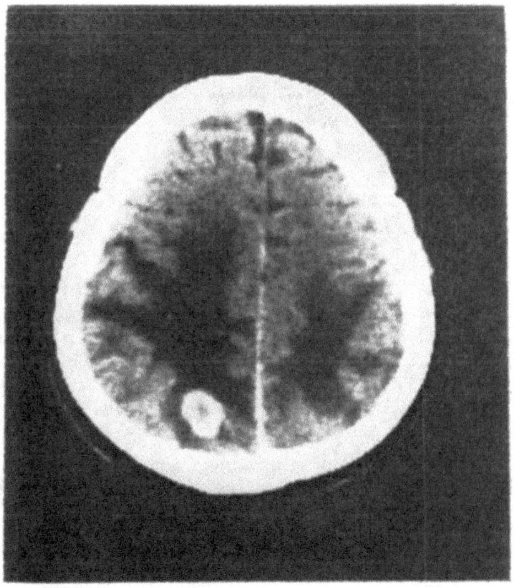

Abb. 13-2. Metastase eines Mammakarzinoms. Kontrastmittelanfärbung eines 1 cm großen Herdes mit kleiner zentraler Nekrose links occipital.

et al., 81, werden homogene Metastasen meist nicht größer als 4 cm im Durchmesser. Ringförmige Metastasen werden häufiger beim Bronchialkarzinom, solide Metastasen häufiger beim Mammakarzinom und malignem Melanom gefunden (Kazner et al., 81), während sich beide Formen beim Hypernephrom etwa die Waage halten. In der Regel läßt jedoch das morphologische Erscheinungsbild der Hirnmetastasen keine Rückschlüsse auf den Sitz oder die Histologie des Primärtumors zu.

Auch kleinere Metastasen können bei Sitz in den Ventrikeln oder im Aquädukt zur Ausbildung eines Hydrozephalus mit der Symptomatik einer Hirndruckerhöhung führen. So fanden Deck et al., 76, in etwa einem Viertel ihrer Patienten mit Hirnmetastasen einen Hydrozephalus internus.

Weniger häufig als das Erscheinungsbild einzelner großer Metastasen sind die multiplen, kleineren Metastasen. Größere Hirnmetastasen mit perifokalem Ödem führen zur Kompression und Verdrängung der Ventrikel (Abb. 13-1; 13-2; 13-3; 13-4).

Eine meningeale Karzinomatose ist erst bei einer entsprechenden Größe der Herde, meist 0,5—1,0 cm, zu erkennen. Sie imponiert dann als hyperdense Herdbildung mit Kontrastmittel-Enhancement.

Bei singulären Metastasen kann computertomographisch die Differenzierung gegenüber primären Hirntumoren wie Astrozytomen, Glioblastomen und Meningeomen sowie auch gegenüber Hirnabszessen und Infarktherden schwierig sein. Ein sehr kleiner Tumor mit zentraler Nekrose und sehr ausgedehntem Hirnödem ist metastasenverdächtig. Bei unklaren Befunden sind Liquoruntersuchungen und zerebrale Angiographie weiterführend. Das Vorliegen multipler intrazerebraler Herde bei bekanntem Primärtumor läßt in der Regel zuerst an Metastasen denken. Multiple intrakranielle Raumforderungen finden sich auch bei multifokalen Glioblastomen, multiplen Hirnabszessen, malignen Lymphomen, multiplen Meningeomen sowie bei Tuberkulomen und Parasiten. Dieses muß besonders dann in Erwägung gezogen werden, wenn ein Primärtumor nicht bekannt ist.

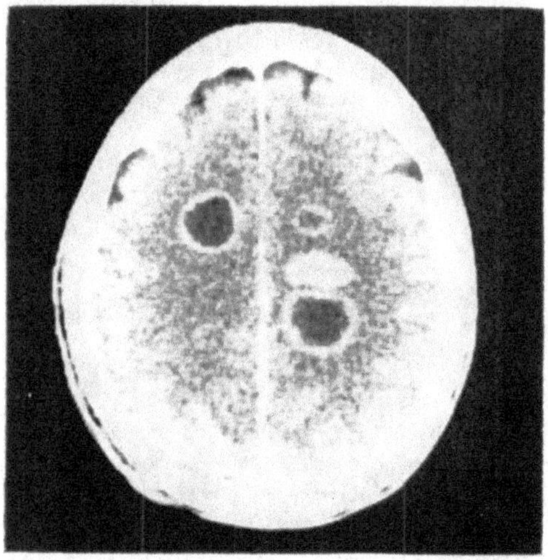

Abb. 13-3. Mehrere ringförmige Metastasen in beiden Hemisphären bei einem kleinzelligen Bronchialkarzinom.

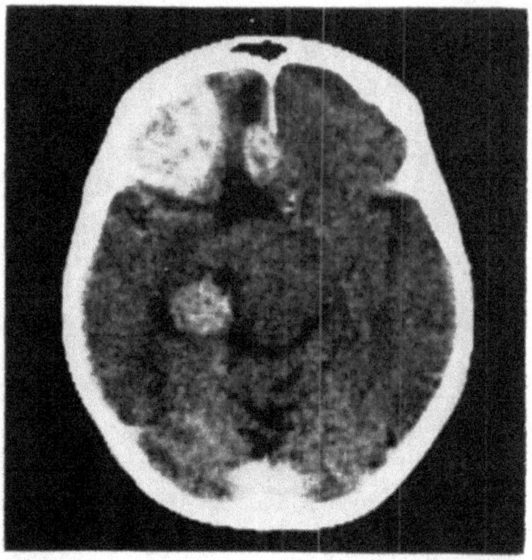

Abb. 13-4. Hirnmetastasen bei einem malignen Melanom. Multiple hyperdense Herde in der linken Hemisphäre.

13.4. CT-Kriterien bei zerebralem Befall maligner Lymphome

Maligne Lymphome sind bevorzugt im Großhirn und den Stammganglien lokalisiert, seltener im Hirnstamm und Kleinhirn. Nach BRUNETON und SCHNEIDER, 86, bevorzugen sie die graue Substanz, Korpus callosum und das Septum pellucidum, also die Region um die lateralen Ventrikel herum. Es finden sich hierbei singuläre oder multiple Knoten. Die Dichtewerte können sehr unterschiedlich sein. Nach BRUNETON und SCHNEIDER, 86, waren 16% der Herde hypodens, 16% isodens, 42% hyperdense und 25% gemischtförmig. Ein perifokales Ödem fand sich in 76% der Metastasen. Ein Kontrastenhancement war in 95% nachweisbar. Hiernach fand sich in 22% der Fälle eine zentrale Hypodensität. Bei diffusem Wachstum kann die umschriebene Dichtezunahme auch fehlen. Die Begrenzung der Lymphom-Knoten kann unscharf sein. Solitäre Herde müssen differentialdiagnostisch von anderen Hirntumoren wie Meningeomen und Astrozytomen abgegrenzt werden. Bei multiple Herde ist in erster Linie zwischen lymphomatösen Herden und Hirnmetastasen von Organtumoren zu unterscheiden, aber auch die anderen bereits genannten multilokulären zerebralen Entitäten sind in Erwägung zu ziehen.

13.5. Ergebnisse der CT

Die diagnostische Treffsicherheit der CT für die Erfassung und Diagnose von Hirnmetastasen wird mit 90–95% richtiger Diagnosen angegeben (BAERT et al., 78, DECK et al., 76, DUPONT et al., 81, ELKE et al., 76, GERHARDT et al., 81, STEINHOFF et al., 78). Diese Zahlen weisen die CT aus als eine zuverlässige Untersuchungsmethode für die Erfassung und Diagnostik von Hirnmetastasen.

Über die Treffsicherheit der CT bei zerebralem Lymphombefall liegen keine repräsentativen Statistiken vor. Die Ergebnisse dürften aber bezüglich der Erfassungsquoten ähnlich wie bei den Hirnmetastasen sein.

13.6. CT im Rahmen der Gesamtdiagnostik

Die Erfassung von Hirnmetastasen erfolgt heute in der Regel mit bildgebenden Verfahren wie der Hirnszintigraphie und der Computertomographie. Unter dem Aspekt einer möglichen symptomatischen Therapie wird die Indikation zur bildgebenden Diagnostik auf Grund der klinischen Symptomatik gestellt. Bei der sich meist anschließenden Strahlentherapie dient besonders die CT auch der weiteren Therapie-Kontrolle (Crone-Münzebrock et al., 86). Nur bei sehr wenigen Tumoren mit ausgeprägter Hirnmetastasierungstendenz, wie z. B. dem kleinzelligen Bronchialkarzinom, wird, soweit entsprechende Untersuchungskapazitäten zur Verfügung stehen, eine prätherapeutische Metastasensuche durchgeführt. Die Hirnszintigraphie gilt als eine sehr sensible, aber relativ unspezifische Untersuchungsmethode. Auf Grund unterschiedlicher Erfahrungen und auch im Zusammenhang mit den verfügbaren Untersuchungskapazitäten gibt es sowohl Befürworter für den primären Einsatz der Szintigraphie zur Metastasensuche, die bei unklaren oder auch positiven szintigraphischen Befunden die CT zur weiteren Abklärung empfehlen, als auch Befürworter der initialen Computertomographie und Szintigraphie dann, wenn Diskrepanz zwischen Klinik und CT-Befund besteht. Allgemein wird heute die CT als primäre Untersuchung zur Hirnmetastasendiagnostik bevorzugt, da sie eine höhere Spezifität hat und auch bei positiven Befunden für die Planung der lokalen Strahlentherapie verwendet werden kann.

Diagnostisch unklare Befunde bedürfen einer weiteren Abklärung durch Liquoruntersuchungen, Angiographie und ggf. der Magnet-Resonanz-Tomographie.

13.7. Literatur

1. Baert, A., L. Jeanmart, A. Wackenheim: Clinical Computer Tomography. Head and Trunk. Springer-Verlag, Berlin—New York, 1978
2. Brandt, F., H. C. Nahser: Zur Diagnostik von Hirnmetastasen. chir. praxis *32* (1983/84) 591—598
3. Bruneton, J.-N., M. Schneider: Radiology of lymphomas. Springer-Verlag, Berlin—Heidelberg—New York—Tokyo, 1986
4. Constant, P., A. M. Renou, J. M. Caille, A. Dop: Cerebral metastasis: A study of computerized tomography. Comp. Tomogr. *1* (1977) 87—94
5. Crone-Münzebrock, W., H. Denkhaus, P. Sörensen: Computertomographische Verlaufskontrollen nach Strahlentherapie von Hirnmetastasen. Strahlentherapie *162* (1986) 44—50
6. Deck, M. D. F., A. V. Messina, J. F. Sachelt: Computed tomography in metastatic disease of the brain. Radiology *119* (1976) 115—120
7. Dupont, M. G., D. Baleriaux-Waha, G. Kuhn, A. Bollaert, L. Jeanmart: Computerized axial tomography in the diagnosis of cerebral metastases. Comp. Tomogr. *5* (1981) 103—113
8. Elke, M., R. Hünig, U. Wiggli, R. Friedrich, H. R. Müller, R. Wütherich: The diagnosis of intracranial metastases: The efficiency of CT and scintigraphy in patients investigated by both methods. In: Cranial Computerized Tomography. Hrsg.: W. Lanksch, E. Kazner. Springer-Verlag, Berlin—Heidelberg—New York, 1976
9. Gerhardt, P., E. Glück, H. Siems: Der Einfluß der Computertomographie auf die radiologische Diagnostik maligner Tumoren. Röntgenpraxis *34* (1981) 14—26
10. Greitz, T.: Computer tomography for diagnosis of intracranial tumors compared with other neurological procedures. Acta Radiol. Diagn. Suppl. *346* (1975) 24—26
11. Hooper, R. G., M. F. Tenholder, G. H. Underwood, C. R. Beechler, L. Spratling: Computed tomographic scanning of the brain in initial staging of bronchogenic carcinoma. Chest *85* (1984) 774—776

12. Kazner, E., S. Wende, Th. Grumme, W. Lanksch, O. Stochdorph: Computertomographie intrakranieller Tumoren aus klinischer Sicht. Springer-Verlag Berlin—Heidelberg—New York, 1981
13. Kriedemann, E., K.-H. Rotte, K.-H. Dallüge, H. Grunau: Einsatz der CT beim Staging und Verlauf des kleinzelligen Bronchialkarzinoms. Arch. Geschwulstforsch. *56* (1986) 435—444
14. Levitan, N., W. K. Hong, R. E. Byrne, M. E. Gale, R. H. Bromer, H. L. Levine, J. T. W. Licciardello, J. L. Abbruzzese: Role of computerized cranial tomography in the staging of small cell carcinoma of the lung. Cancer Treatm. Rep. *68* (1984) 1375—1377
15. Lewi, H. J., M. M. Roberts, A. A. Donaldson, A. P. M. Forrest: The use of cerebral computer assisted tomography as a staging investigation of patients with carcinoma of the breast and malignant melanoma. Surg., Gynec. & Obstetrics *151* (1980) 385—386
16. Potts, D. G., G. F. Abbott, J. V. von Sneidern: National Cancer Institute study: Evaluation of computed tomography in the diagnosis of intracranial neoplasms. III. Metastatic tumors. Radiology *136* (1980) 657—664
17. Steinhoff, H., E. Kazner, W. Lanksch, Th. Grumme, W. Meese, S. Lange, A. Aulich, S. Wende: The limitations of computerized tomography in the detection and differential diagnosis of intracranial tumors. In: The diagnostic limitations of computerized axial tomography. Hrsg.: J. Bories. Springer-Verlag, Berlin—New York, 1979
18. Tarver, R. D., B. D. Richmond, E. C. Klatte: Cerebral metastases from lung carcinoma: Neurological and CT correlation. Radiology *153* (1984) 689—692
19. Trigg, M. E., D. Glaubiger, M. E. Nesbit: The frequency of isolated CNS involvement in Ewing's sarcoma. Cancer *49* (1982) 2404—2409
20. Thun, F., G. Friedmann: Gehirn und intrakranieller Raum. In: Ganzkörper-Computertomographie. Hrsg.: G. Friedmann, E. Bücheler, P. Thurn. Georg Thieme Verlag, Stuttgart—New York, 1981

14. CT bei Suche nach unbekanntem Primärtumor

von K.-H. Rotte

Das Auftreten von Metastasen bei unbekannten Primärtumoren ist ein bekanntes Problem in der Onkologie. So haben 3–4% der onkologischen Patienten, und 10–15% der mit soliden Tumoren überwiesenen Patienten Metastasen von nicht bekannten Primärtumoren (Nystrom et al., 79, Steckel u. Kagan, 80, Stewart et al., 79). Bei einer ausgedehnten Metastasierung ist die Primärtumorsuche oft wenig sinnvoll, da in der Mehrzahl der Fälle nur eine symptomatische Therapie in Frage kommt. Bei solitären Metastasen mit Aussicht auf eine palliative oder sogar kurative Therapie kann die Kenntnis des Primärtumors sehr wichtig für den Therapieverlauf und die Prognose sein. Unter diesem Aspekt ist, falls es der Allgemeinzustand des Patienten zuläßt, eine Primärtumorsuche gerechtfertigt. Hierbei steht die Computertomographie am Ende der Diagnostik und sollte nur bei gezielter Fragestellung eingesetzt werden.

Erster Schritt in der Primärtumorsuche ist eine subtile Anamnese und eine sehr sorgfältige klinische Untersuchung, die auch den Hals-Nasen-Ohrenbereich, Thorax, Urogenital- und Magen-Darm-Trakt einbeziehen muß. Wichtig ist zunächst die Gewinnung von Material aus einer der Metastasen für eine zytologische oder histologische Artdiagnose, die gewisse Hinweise auf die zu erwartende Lokalisation des Primärtumors geben kann. Wenn z. B. die pathologisch-anatomische Diagnose Lymphom oder Melanom ist, dann ist eine weitere Primärtumorsuche nicht mehr notwendig. Die histologische Diagnose eines Plattenepithelkarzinoms läßt zunächst an einen Primärtumor der Trachea, der Lungen, des Ösophagus, der Zervix uteri oder des Anus denken. Hier sind zunächst die konventionelle Röntgendiagnostik und die Endoskopie einzusetzen.

Bei der Mehrzahl der Metastasen handelt es sich um Absiedlungen von Adenokarzinomen unbekannter Lokalisation. Manchmal kann bereits der Pathologe begrenzte Hinweise auf das Ursprungsorgan wie Schilddrüse, Prostata, Pankreas oder Ovarien geben. Meist ist dieses jedoch nicht möglich. Entsprechend den Häufigkeiten der Karzinome in den entsprechenden Organen ist dann eine gründliche Untersuchung des Magen-Darm-Traktes, der Mamma, eine Szintigraphie der Schilddrüse sowie Ultraschalluntersuchung des Oberbauchs und des Beckens durchzuführen (Borg u. Rosenthal, 84). Der Einsatz der Computertomographie ist dann sinnvoll, wenn mit den anderen genannten Untersuchungen kein Primärtumor im Abdomen gefunden werden konnte. Weniger erfolgsversprechend ist die CT bei der Suche nach okkulten Bronchialkarzinomen. Kleine endobronchiale Tumoren werden besser bronchoskopisch gesehen, während peribronchiale und periphere Tumoren besser auf den Thoraxröntgenaufnahmen zu erkennen sind.

Bei Einsatz der Computertomographie konnten in etwa einem Drittel der Fälle der Primärtumor gefunden werden (Karsell et al., 82, McMillan et al., 82). In mehr als der Hälfte der Fälle konnte die CT nicht den Primärtumor nachweisen. In einem relativ hohen Prozentsatz konnte dieser auch nicht bei der Autopsie gefunden werden.

Die häufigsten, computertomographisch gefundenen Primärtumoren waren in den

Nieren, im Pankreas, in Leber und Gallenblase sowie in den Ovarien lokalisiert. So konnten KRIEDEMANN et al., 84, mehr als 20% der Nierentumoren erst bei bekannten Metastasen im Rahmen der Primärtumorsuche aufdecken. Die CT kann jedoch keine intraglandulären Prostatakarzinome ohne gleichzeitige Organvergrößerung erfassen.

Kleine Primärtumoren können dann übersehen werden, wenn sie mit ihrer geringen Größe unterhalb der geometrischen Auflösung der CT liegen und wenn sie von Strukturen der Umgebung überlagert oder durch Artefakte beeinträchtigt werden. Nach SNYDER et al., 79, kann nach der Metastasierung der Primärtumor auch durch Immunmechanismen zerstört werden. Die bisher vorliegenden Ergebnisse zeigen, daß nach sorgfältiger klinischer, röntgenologischer und ggf. endoskopischer Untersuchung und nach Biopsie aus der Metastase die Computertomographie bei gezieltem Einsatz, insbesondere im Bereich des Abdomens, die Rate der erfaßbaren Primärtumoren erhöhen kann. Die CT wird jedoch erst dann effektiv, wenn vorher andere häufige Tumorlokalisationen, die computertomographisch nicht gut beurteilbar sind, wie die Mamma, Schilddrüse, Hoden, Magen-Darm-Trakt, Prostata, Haut u. a. durch die entsprechenden klinischen und paraklinischen Untersuchungen ausgeschlossen sind. Die CT dient in erster Linie der Suche nach Primärtumoren von Pankreas, Leber, Nieren, Nebennieren und im Bereich des Beckens.

Der ungezielte Einsatz der CT als Erstuntersuchung zur Primärtumorsuche muß unter den Bedingungen begrenzter Untersuchungskapazitäten und der Kosten-Nutzen-Relationen als ineffektiv abgelehnt werden.

14.1. Literatur

1. BORG, S. A., S. ROSENTHAL: Handbook of Cancer diagnosis and staging. A clinical atlas. J. Wiley & Sons, New York—Chichester—Brisbane—Toronto—Singapore, 1984
2. KARELL, P, R., P. F. SHEEDY, M. J. O'CONNELL: Computed tomography in search of cancer of unknown orign. JAMA *248* (1982) 340—343
3. KRIEDEMANN, E., K.-H. ROTTE: Bedeutung der Computertomographie bei bereits metastasierenden Nierenkarzinomen. Arch. f. Geschwulstf. *54* (1984) 317—323
4. MCMILLAN, J. H., E. LEVINE, R. L. STEPHENS: Computed body tomography in the evaluation of metastatic adenocarcinoma with an unknown primary site. Radiology *143* (1982) 143—146
5. NYSTROM, J. S., J. M. WEINER, R. M. WOLF: Identifying the primary site in metastatic cancer of unknown origin: Inadequacy of roentgenographic procedures. JAMA *241* (1979) 381—383
6. SNYDER, R. D., G. M. MAVLIGIT, M. VALDIVIESO: Adenocarcinoma of unknown primary site: A clinicopathological study. Med. Pediatr. Oncol. *6* (1979) 289—294
7. STECKEL, R. J., A. R. KAGAN: Diagnostic persistence in working up metastatic cancer with an unknown primary site. Radiology *134* (1980) 367—369
8. STEWART, J. F., M. H. N. TATTERSALL, R. L. WOODS: Unknown primary adenocarcinoma: Incidence of overinvestigation and natural history. Brit. Med. J. *1* (1979) 1530—1533

15. Dringende CT-Indikationen in der Onkologie

von K.-H. Rotte

Bei Tumorpatienten können im Zusammenhang mit der Grunderkrankung akute Komplikationen mit unmittelbarer Lebensgefährdung bzw. Verschlechterung des klinischen Erscheinungsbildes auftreten, die die umgehende Einleitung einer adäquaten Therapie erfordern. Bei diesen Patienten steht vor der dringlichen Therapie zunächst eine dringliche Diagnostik, die zumindest am gleichen Tage durchgeführt werden sollte. Für die Beurteilung der lokalen Komplikationen spielen die bildgebenden Verfahren eine wesentliche Rolle. Der sofortige Einsatz der Computertomographie ist indiziert bei folgenden klinischen Befunden:

- Erhöhter intrakranieller Druck
- Kompression des Rückenmarks mit Querschnittsparese
- Obere Einflußstauung
- Bilateral akut auftretende Ureterobstruktion
- Kurzfristig auftretender Verschlußikterus
- Blutungen und ggf. postoperative Abszesse nach krebschirurgischen Eingriffen.

Bei *erhöhtem intrakraniellen Druck* finden sich als klinische Symptome Kopfschmerzen, Übelkeit und Erbrechen, Sehstörungen und zunehmende Bewußtseinsstörungen. Die klinische Untersuchung führt zum Nachweis eines Papillenödems, Störungen der motorischen und sensorischen Funktionen, der Sprache und Störungen anderer kranieller Nerven. Die morphologischen Ursachen für den erhöhten intrakraniellen Druck sind bei Tumorpatienten Hirnmetastasen, primäre Hirntumoren oder meningeale Infiltrationen bei malignen Lymphomen oder Leukämien.

Die CT mit Kontrastmittel-Bolusinjektion deckt diese Krankheitsbilder auf, kann sie exakt lokalisieren und ihre Ausbreitung angeben. Nachweisprobleme können sich lediglich bei der diskreten diffusen meningealen Infiltration bei malignen Lymphomen ergeben. Bei lokalisierten Herdbefunden schafft die CT Grundlagen für eine sofortige gezielte lokale Strahlentherapie, die in der Mehrzahl der Fälle in der Lage ist, die akuten Symptome zu beseitigen und so zumindest eine palliative Wirkung ausübt.

Die *Kompression des Rückenmarks* beginnt mit radikulären Schmerzen, sensorischen Störungen und äußert sich weiter in einer Paraplegie sowie Harnverhaltung. Mit Hilfe der neurologischen Untersuchung kann meist ungefähr die Höhe der Veränderungen lokalisiert werden. Ursachen für die Rückenmarkskompression sind bei Tumorpatienten meist epidurale, seltener intramedulläre sowie Knochenmetastasen mit Zusammenbruch der Wirbelkörper.

Die vorzuschaltenden Röntgenübersichtsaufnahmen der Wirbelsäule haben zunächst Wirbeldestruktionen auszuschließen bzw. bei positivem Befund diesen exakt zu lokalisieren. Die Myelographie kann die Höhe eines partiellen oder kompletten Kontrastmittel-Stops feststellen. Sie ist auch heute nicht verzichtbar, da es mit der CT nicht immer gelingt, die Beziehungen der Metastasen zum Rückenmark und zum Wirbelkörper eindeutig zu differenzieren. Es wird heute häufig die CT der Myelographie vorgeschaltet, oder mit ihr kombiniert. Der lokalisierte Metastasennachweis stellt die Grundlage für die Planung einer sofortigen lokalisierten palliativen Strahlentherapie dar. Ihr Einsatz innerhalb der ersten 1–2 Tage nach Auftreten der Symptome kann zu einem Rückgang der neurologischen Symptomatik und damit zu einer, zumindest vorübergehenden, Verbesserung der Lebensqualität führen.

Die *obere Einflußstauung* wird durch eine Kompression der Vena cava superior hervorgerufen, die durch zentrale Bronchialkarzinome, Lymphknotenmetastasen oder maligne Mediastinaltumoren bedingt wird oder durch Tumorthromben in der V. cava superior. Klinische Zeichen sind Ödem des Halses und Gesichts, Zyanose, Dyspnoe und eine auffällige Venenzeichnung im Bereich des Thorax. Die Thoraxübersichtsaufnahmen in 2 Ebenen sind stets allen weiteren diagnostischen Maßnahmen vorzuschalten. Bei bekannten malignen Tumoren ist die CT zur präziseren Ausbreitungsdiagnostik indiziert als Basis für eine subtile Bestrahlungsplanung. Bei bislang nicht bekannten thorakalen Tumoren ist die CT zum Nachweis einer mediastinalen Raumforderung indiziert und kann bei positivem Befund durch eine CT-gezielte Feinnadelbiopsie zur weiteren Klärung beitragen. Eine palliative Strahlentherapie kann in der Mehrzahl der Fälle relativ schnell die akute klinische Symptomatik bessern.

Die *beidseitige Ureterobstruktion* kann schnell zu einer Urämie führen und äußert sich in Oligurie, Anurie, Erbrechen, Verwirrtheit und schließlich zum urämischen Koma. Ursachen sind ausgedehnte Tumoren im kleinen Becken oder massive Lymphknotenvergrößerungen. Meist handelt es sich hierbei um Tumoren der Zervix uteri, der Ovarien, der Prostata und der Harnblase sowie um Rektumkarzinomrezidive.

Bei den oft bereits vorliegenden Nierenschädigungen ist das Urogramm häufig nicht weiterführend, so daß heute die Ultraschalltomographie und die CT den Vorrang haben. Die CT kann auch ohne i. v. Kontrastmittelinjektion Aussagen zum Ausmaß der Harnstauung sowie vor allem zur Ausbreitung der diese Veränderungen bedingenden Tumoren oder Metastasen machen.

Die beidseitige Ureterobstruktion erfordert als Sofortmaßnahme eine perkutane ultraschall- oder CT-gestützte Punktion bzw. chirurgische Nephrostomie. Anschließend wird oft, je nach morphologischem Befund, eine Strahlentherapie, seltener eine chirurgische Therapie der tumorösen Veränderungen angeschlossen.

Bei einem innerhalb kurzer Zeit auftretenden *malignen Verschlußikterus* sind als Ursachen Tumoren des Pankreaskopfes, der Papilla Vateri, Lymphknotenmetastasen im Leberhilus, sowie seltener primäre Tumoren der Gallenblase oder der Leber anzusehen. Ein länger bestehender Ikterus kann zu irreparablen Leberschäden führen, so daß auch hier therapeutische Sofortmaßnahmen erforderlich sind. Als diagnostische Maßnahmen stehen heute die Ultraschalltomographie und bei unklaren Ultraschallbefunden die Computertomographie im Vordergrund. Die CT kann neben der Beurteilung des Ausmaßes der Cholestase vor allem die Ursachen der Obstruktion nachweisen sowie die Ausdehnung tumoröser Veränderungen darstellen. In diesen Fällen steht als Sofortmaßnahme die Entlastung der gestauten Gallenwege, meist durch die perkutane Choledochostomie, die auch ultraschall- oder CT-gezielt erfolgen kann, im Vordergrund. Erst danach werden, basierend auf den CT-Befunden, Entscheidungen über eine nachfolgende chirurgische oder radiologische Behandlung getroffen.

Postoperative Blutungen nach Tumoroperationen können als solche zuverlässig durch die CT erfaßt und lokalisiert werden. Diese Methode kann jedoch meist nicht eindeutig die Blutungsquelle lokalisieren und bedarf in einer Reihe von Fällen der Ergänzung durch die Angiographie.

Postoperative Abszeßbildungen stellen häufig eine dringliche Indikation zur CT dar. Ihre schnelle Erfassung und Lokalisation, insbesondere im Bereich des Abdomens und des Mediastinums begünstigen die schnelle Drainigebehandlung. Bei einer Reihe von Abszeßlokalisationen, wie z. B. in der Leber, werden heute CT-gezielte perkutane Abszeßdrainagen durchgeführt.

Die beschriebenen klinischen Situationen stellen dringliche Indikationen zur Computertomographie in der Onkologie dar, weil hier Basisbefunde für eine Soforttherapie erhoben werden, die in einzelnen Fällen lebensrettend, meist jedoch zu einer schnellen, wenn auch manchmal nur vorübergehenden Verbesserung der Lebensqualität führt.

16. CT in der topometrischen Bestrahlungsplanung

von Kh. Merkle

16.1. Einführung

Erfolge oder Mißerfolge einer Strahlentherapie maligner Tumoren hängen in entscheidendem Maße von der Bestrahlungsplanung (BP) ab. Diese beinhaltet eine ganz bestimmte Anzahl integrierter Einzelschritte, deren Ineinandergreifen aus der Abb. 16–1 ersichtlich ist. Aus dem angeführten Schema wird deutlich, welchen Platz die topometrische BP im System der erforderlichen Einzelmaßnahmen zur Durchführung einer Strahlentherapie einnimmt.

Unter Topometrie wird die metrische Beschreibung der Größe und relativen Lage von Organen, anatomischen Strukturen und pathologischen Veränderungen verstanden. Im Ergebnis der Anwendung verschiedenster Methoden entsteht eine graphische Darstellung des Teils des Patientenkörpers, der bestrahlt werden soll. Notwendiger Umfang und Genauigkeit der topometrischen Information werden von der Entwicklung neuer technischer Möglichkeiten der Strahlentherapie mitbestimmt, die sich insbesondere in den letzten 2 Dezennien entscheidend weiterentwickelt haben.

Der topometrische und der physikalisch-technische Teil der BP sind eng miteinander verknüpft. Die Möglichkeiten und die Genauigkeit der physikalisch-technischen BP mit EDV und visueller sowie mathematischer Optimierung übertreffen in der Regel noch stark die der topometrischen BP. Eine noch so exakte physikalisch-technische BP ist jedoch in jedem Falle nur so genau, wie es die zur Berechnung der Dosisverteilung erforderliche Information gestattet. Sie ergibt sich in erster Linie aus dem topometrischen Bestrahlungsplan, der zusammen mit der Dosisverteilung die Grundlage für die Realisierung der Strahlentherapie bildet.

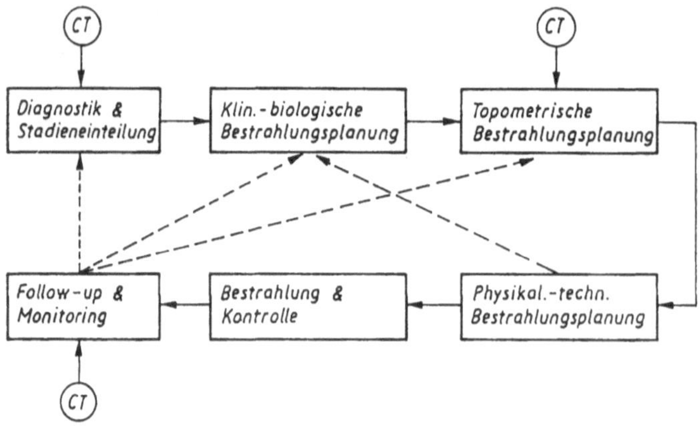

Abb. 16–1. Schematische Darstellung des Ablaufs der Strahlentherapie unter Berücksichtigung des CT-Einsatzes

Die Topometrie als essentielles Glied in der Kette der BP (Abb. 16–1) kann aus drei integrierten Einzelschritten zusammengesetzt betrachtet werden:

1. Eine exakte Umfangabnahme
2. Die Lokalisation und Abgrenzung kritischer anatomischer Strukturen, einschließlich des Tumors
3. Die Bestimmung der Elektronendichte von Inhomogenitäten, die für die physikalisch-technische BP relevant sind.

Wird die topometrische BP mit Hilfe konventioneller Methoden durchgeführt, so werden diese einzelnen Zwischenschritte nacheinander realisiert, wobei die Bestimmung der Elektronendichte der einzelnen Inhomogenitäten nicht individuell, sondern standardisiert mit Näherungswerten erfolgt. Der entscheidende Vorteil der CT in der topometrischen BP besteht darin, daß in wesentlich kürzerer Zeit und mit höherer Genauigkeit alle 3 Einzelschritte in einem einzigen Arbeitsgang durchgeführt werden. Die entsprechenden Informationen liegen digital vor und lassen sich heute ohne besondere Probleme für die physikalisch-technische BP übertragen.

Der gegenwärtige Stand der Rechentechnik, moderne Therapiegeräte, ein umfangreiches Spektrum an Strahlenqualitäten, automatische Einstell- und Kontrollsysteme, hochempfindliche Dosimeter und daraus resultierend die Anwendung komplizierter Bestrahlungstechniken machen es möglich, für praktisch jedes Körpergebiet die gewünschte Dosisverteilung zu erhalten. Die sich daraus ergebenden Anforderungen an die topometrische BP haben zu einer Überprüfung der bisher eingesetzten Untersuchungsmethoden geführt und zu der Notwendigkeit ihrer Modifikation und ihres komplexen Einsatzes im Interesse einer Vergrößerung von Umfang und Genauigkeit der Information. Dabei haben computertomographische Verfahren einen qualitativen Sprung in der Weiterentwicklung der topometrischen BP eingeleitet und den Weg zu Methoden eröffnet, die eine wesentliche Verbesserung der Qualität der BP gestatten. Um die Möglichkeiten der Computertomographie umfassend für die Verbesserung der topometrischen BP zu nutzen, bedarf es jedoch der Berücksichtigung einiger Aspekte, auf die im weiteren eingegangen werden soll.

16.2. Unterschiede der CT für Diagnostik und topometrische Bestrahlungsplanung

Eine sehr große Anzahl maligner Tumoren ist so lokalisiert, daß man sie weder visuell inspektieren noch palpieren kann. Der Strahlentherapeut hat jedoch trotz dieser Schwierigkeiten die Aufgabe, vor Therapiebeginn einen topometrischen Bestrahlungsplan mit den entsprechenden Dosisverteilungen zu erstellen. Er ist dabei auf die zur Verfügung stehenden Abbildungsverfahren angewiesen. Je nach Fraktionierungsregime ist der Patient über mehrere Wochen hindurch 20–40mal reproduzierbar wieder einzustellen. Erschwert wird der gesamte Prozeß der Therapie zusätzlich dadurch, daß Lokalisation, Simulation und die Bestrahlung selbst mit Hilfe verschiedener Geräte zu verschiedenen Zeiten und häufig noch mit verschiedenem Personal durchgeführt werden. Um eine optimale Realisierung der Bestrahlungen zu sichern, ist deshalb die Lagerung des Patienten von ganz entscheidender Bedeutung, ein Gesichtspunkt, der für den Röntgendiagnostiker und seine qualitative Aussage unwesentlich ist. Die angestrebte Identität der Lagerung des Patienten bei allen topometrischen Untersuchungsverfahren mit der bei der Bestrahlung ist ein unumstößliches Grundprinzip exakter BP.

In der Regel sind die Geräte für die jeweiligen bildgebenden Verfahren auf diagnostische Zwecke abgestimmt. Es gibt jedoch grundsätzliche Unterschiede in den von Diagnostik und Therapie zu lösenden Aufgaben mit Hilfe der Bildgebung. In der überwiegenden Zahl der Fälle hat der Diagnostiker eine qualitative Frage zu beantworten: Liegt ein pathologischer Prozeß vor, ist dieser Prozeß benigne oder maligne bzw. wodurch wird er verursacht? Der Strahlentherapeut hat es bei der topometrischen BP mit einem Patienten zu tun, von dem bereits bekannt ist, daß er einen malignen Befund hat. Sein Augenmerk richtet sich auf die Beantwortung der Frage nach dem Wo?, welche Ausmaße?, welche Ausbreitung?, welche Umgebung? u. a. Die Fragen, die er zu beantworten hat, sind im Gegensatz zu denen des Diagnostikers also quantitativer Art.

Faßt man die hauptsächlichen Unterschiede bei der CT-Diagnostik gegenüber der CT für die topometrische BP zusammen, so ergibt sich die in der Tabelle 16–1 zusammengestellte Übersicht.

Tabelle 16–1. Unterschiedliche Anforderungen an CT-Diagnostik und CT für die topometrische Bestrahlungsplanung

Diagnostik	Topometrische BP
Patientenlagerung nicht entscheidend	Patientenlagerung entscheidend (Raumlichtvisiere wie am Bestrahlungsgerät)
Tischform ist der bequemen Patientenlagerung angepaßt (muldenartige oder weiche Unterlage)	Tischoberfläche ist identisch mit Lagerungsbedingungen am Therapietisch (rigide flache Unterlage)
Dokumentation der Lagerung nicht erforderlich	Markierungen der Lichtvisiere mit Röntgenkontrastmittel zur Dokumentation erforderlich
Keine Atmung zur Vermeidung von Bewegungsartefakten	Ruhige Atmung wird angestrebt
Gesamter Patientenumfang ist nicht erforderlich (Targetscan)	Gesamtumfang des Patienten muß abgebildet werden
Dokumentation auf Multiformat ausreichend	Herstellung eines Querschnitts im Maßstab 1:1 obligatorisch

16.3. Lagerung des Patienten und deren Kontrolle

In welchem Maße die Informationen einer CT-Untersuchung für die topometrische BP genutzt werden können, hängt grundsätzlich davon ab, wie der Patient während der CT gelagert wird. Um der grundsätzlichen Forderung nach identischer Lagerung des Patienten während der topometrischen BP und der Realisierung der Strahlentherapie zu entsprechen, ist gleiche Tischform und Auflagematerial an allen zum Einsatz kommenden Geräten zu fordern. Wir verwenden dabei eine ebene Tischplatte, die mit einer 1,5 cm starken Filzmatte bedeckt ist.

Bedingt durch technische Parameter, insbesondere den Gantry-Durchmesser, lassen sich einige Lagerungspositionen nur erschwert bzw. überhaupt nicht am Computertomographen realisieren. Als ein Beispiel dafür sei die tangentiale Bestrahlung der Mamma genannt, bei der die Patientinnen z. B. auf einem Keilkissen mit erhobenem Arm gelagert werden. Die Probleme, die bei der topometrischen BP mit dem CT in solchen Fällen auftreten, sollten jedoch nicht so gelöst werden, daß man langjährig erprobte und bewährte Lagerungstechniken aufgibt und durch solche ersetzt, die eine geringere Reproduzierbarkeit zur Folge haben, nur weil sie am CT-Gerät realisiert werden können. Diese Schwierigkeiten induzieren im Gegenteil Forderungen nach weiteren Verbesserungen der CT-Gerätetechnik, auf die später eingegangen wird.

Das Problem, den Patienten während der Bestrahlungsprozedur und der Therapie reproduzierbar und stabil zu lagern, ist durch die Anwendung von verschiedenen Lagerungshilfsmitteln wie Kissen, Arm- und Kopfstützen u. a. in mehr oder weniger befriedigender Weise gelöst worden. Identische Lagerung in allen Phasen der Strahlentherapie impliziert die Durchführung der Computertomographie mit den gleichen Lagerungshilfsmitteln.

Dies wirft insbesondere bei Arm- und Kopfstützen das Problem der Artefakte bei der CT-Untersuchung auf, da diese Vorrichtungen in der Regel aus Metall gefertigt sind. Aus diesem Grunde ist darauf zu achten, daß bei der topometrischen BP auf die Verwendung von Lagerungshilfsmitteln orientiert wird, die aus Materialien gefertigt sind, welche im CT keine Artefakte hervorrufen.

Eine Voraussetzung, den Patienten auf dem CT-Tisch so zu lagern, wie er bestrahlt und simuliert wird, sind nicht nur gleiche Tischform und Unterlage, auf denen der Patient liegt, sondern die Position seiner Lagerung. Um diese kontrollieren zu können, sind Lichtvisiere am CT-Gerät erforderlich, die eine Anordnung besitzen, wie sie am Simulator und am Therapiegerät realisiert ist, d. h. 3 unabhängige, um 90° versetzte Fadenkreuzprojektionen oder Laserlichtprojektionen in Form von Linien (Raumlichtvisiere). Da der Patient in der Regel vorher am Simulator eingestellt wurde, ist bereits über die zweckmäßigste Lagerungsposition entschieden. Bei der CT-Untersuchung sind in diesem Falle die auf der Hautoberfläche angebrachten Farbmarkierungen mit den Lichtvisiermarkierungen in Übereinstimmung zu bringen.

Da der CT-Querschnitt die Grundlage für die topometrische BP bildet, ist nicht nur die Lagerungskontrolle vor der CT-Untersuchung von außerordentlicher Bedeutung, sondern ebenso die Dokumentation dieser Lagerungsbedingungen. Dazu ist es erforderlich, die auf der Hautoberfläche aufgezeichneten Farbmarkierungen im Transversalquerschnitt darzustellen. Man kann dies erreichen, indem man auf den Hautmarkierungen dünne Metalldrähte befestigt, die keine Artefakte hervorrufen (z. B. Aluminium). Die Erfahrung zeigt, daß in Körperbereichen, in denen sich das Oberflächenprofil stark ändert (z. B. Gesicht, Hals), Probleme bei der Befestigung der relativ rigiden Drähte auf der Körperoberfläche auftreten. Es hat sich deshalb bewährt, statt der erwähnten Drähte eine Bariumpaste geeigneter Konsistenz mit Hilfe einer Spritze aufzutragen. Bei entsprechender Übung lassen sich sehr dünne Linien auf der Hautoberfläche auftragen, die gut im CT-Bild zu erkennen sind. Als noch unproblematischer hat sich die Anwendung einer Zinksalbe zur Visualisierung der Hautmarkierungen erwiesen. Diese wird ebenfalls mit einer Spritze aufgetragen. Die Linie ist in der Regel etwas dicker, läßt sich aber wesentlich besser von der Hautoberfläche entfernen.

Bei der topometrischen BP an einem CT-Gerät mit Transportband wird der Patient auf einer Filzmatte (wie am Therapiegerät!) gelagert. Diese wiederum sollte nicht direkt auf das Transportband des CT bzw. dessen Tisch gebracht werden, sondern auf einer Holz- oder Preßspanplatte aufliegen, die die Breite des Transportbandes besitzt.

Mit dieser Maßnahme verhindert man eine Veränderung des Patientenquerschnitts in der Scanebene (Durchhängen der Patientenunterseite), die durch die Unterbrechung der Tischoberfläche verursacht wird. Eine solche spezielle „BP-Platte" läßt sich mit einer Sprelacartschicht versehen und ist auf diese Weise leicht zu reinigen und zu sterilisieren.

In der Praxis der physikalisch-technischen BP hat es sich insbesondere bei der quasidreidimensionalen Dosisberechnung als erforderlich erwiesen, feste Bezugspunkte bei der Dateneingabe zu benutzen. Wir verwenden deshalb bei der topometrischen BP mit dem CT-Gerät 2 Fixpunkte, die sich direkt unter der Plattenoberfläche befinden. Dazu wurden längs der Platte 2 parallele Nuten eingearbeitet und in diese Al-Drähte eingebracht. Sie bilden sich im CT-Schnitt als Punkte ab, deren Verbindung dann die Plattenoberfläche darstellt (siehe Abb. 16–5), und die als Bezugspunkte für die quasidreidimensionale Dosisberechnung dienen.

Die Verwendung einer zusätzlichen „BP-Platte" wirkt insbesondere bei Geräten mit Transportband einer Fehlanzeige durch Schlupf beim Übergang des Patientenkörpers vom vorderen Teil auf den hinteren Teil des Transportbandes entgegen. Unabhängig davon ist bei solchen Geräten zur Qualitätssicherung der topometrischen BP mit CT regelmäßig zu überprüfen, ob sich beide Transportbandteile synchron bewegen. Die Praxis hat gezeigt, daß Unregelmäßigkeiten solcher Art andernfalls schwer zu bemerken sind, da sie vom Hauptnutzer des CT-Gerätes, dem Diagnostiker, meist gar nicht oder aber zu spät registriert werden. Diskrepanzen zwischen der Position des Patienten auf dem Transportband und der Positionsanzeige am Gerät können jedoch zu gravierenden Fehlern bei der topometrischen BP führen.

16.4. Atmung des Patienten

In der Tabelle 16–1 ist bereits auf die unterschiedlichen Anforderungen bei Diagnostik und topometrischer CT bezüglich der Patientenatmung hingewiesen.

Im Interesse eines hohen Auflösungsvermögens und der Vermeidung von Bewegungsartefakten werden bei der diagnostischen CT von Thorax und Abdomen die Patienten aufgefordert, die Respirationsbewegung anzuhalten. In der täglichen Röntgenroutinepraxis geschieht dies in der Regel nach dem Kommandoablauf Atmen–Nichtatmen–Weiteratmen, ohne dem Patienten ausführlich zu erläutern, in welcher Respirationsphase er die Atembewegung einstellen soll. Wir konnten dabei beobachten, daß die Patienten bei der Aufforderung „Nichtatmen" ihre Atembewegung größtenteils in der Phase tiefer Inspiration einstellen.

Thoraxumfang und Lungengröße können je nach Atemphase ganz erhebliche Abweichungen aufweisen. Der Normalfall der topometrischen BP ist, daß in einer bestimmten Ebene (weniger häufig in mehreren) die Berechnung der Dosisverteilung erfolgt. Dies ist in der Regel die Feldmitte des Bestrahlungsfeldes, die auf der Hautoberfläche markiert wird. Man muß sich aber darüber im klaren sein, daß die in dieser Ebene angefertigte CT-Aufnahme das Resultat einer zufällig aus der Menge der möglichen Querschnitte ausgewählte Momentsituation darstellt. Dies wird deutlich, wenn man sich daran erinnert, daß eine Strahlentherapie aus 30 und mehr Einzelbestrahlungen bestehen kann, wobei bei jeder dieser Bestrahlungen mehr oder weniger große Schwankungen des topometrischen Querschnittbildes auftreten können (Variationen der relativen Lage anatomischer Strukturen und Organe).

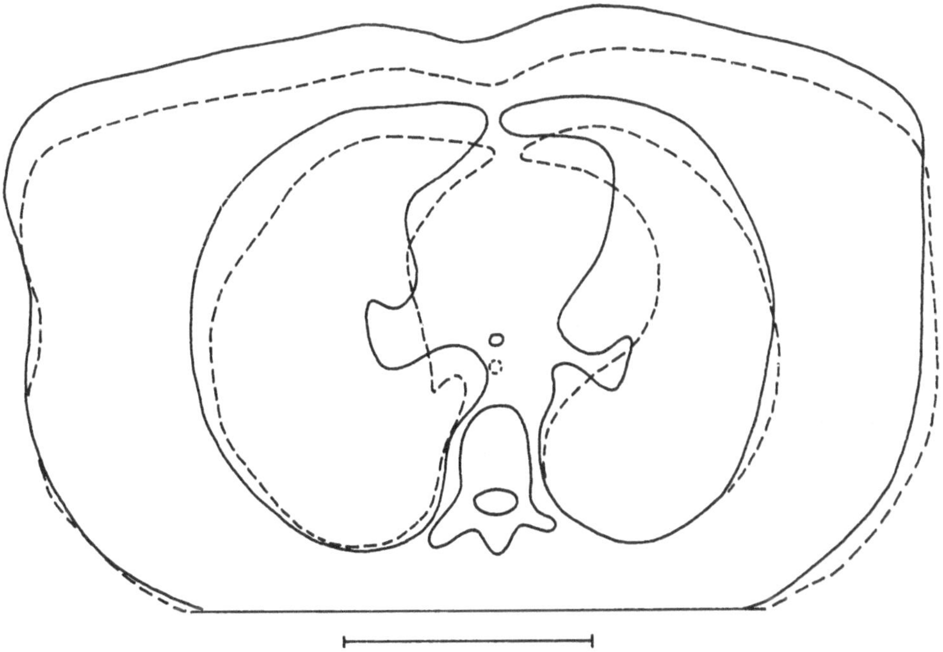

Abb. 16–2. Änderung des Querschnittsbildes bei einer 45jährigen Patientin mit Oesophaguskarzinom nach diagnostischer und topometrischer CT. Die diagnostische CT war durch die Aufforderung zum Stop der Atembewegung gekennzeichnet, und hatte automatisch eine tiefe Inspiration zur Folge. Der Oesophagus erfährt dabei eine Verschiebung um 10 mm nach ventral.

– – – – Normale ruhige Atmung (Therapiebedingung)

——— diagnostische CT

Der bei der topometrischen CT-Untersuchung erhaltene „Zufallsquerschnitt" ist die Grundlage einer häufig mit großer Akribie betriebenen physikalisch-technischen BP. Topometrischer Querschnitt und Dosisverteilung werden dann im weiteren als Grundlage für die Bestrahlung verwendet. Dabei wird häufig außer acht gelassen, daß der für die physikalisch-technische BP als Grundlage dienende Querschnitt Zufallsschwankungen aufweist und damit die Einstellparameter für die Bestrahlung bzw. die Dosisverteilung entsprechenden Variationen unterliegen können.

In diesem Kontext ist auch der Einfluß der Atembewegung auf die Genauigkeit der BP zu sehen. Welche Größe die unvermeidlich auftretenden Variationen eines topometrischen CT-Querschnitts aufweisen können, sei am Beispiel einer 45jährigen Patientin mit Oesophaguskarzinom demonstriert (Abb. 16–2). Diese Patientin wurde ohne spezielle Unterweisung bei der CT aufgefordert, die Atmung anzuhalten. Im Ergebnis der Analyse der CT-Resultate zeigte sich, daß sie vor dem Stop der Atembewegung nochmals tief inspirierte. Die CT wurde dann in der gleichen Scanebene wiederholt, ohne daß die Patientin aufgefordert wurde, ihre Respirationsbewegung einzustellen. Sie atmete dabei ruhig weiter. Ein solches Vorgehen entspricht auch der Situation bei der Bestrahlung. Die Unterschiede in den Querschnittszeichnungen, die bei der diagnostischen und topometrischen CT auftraten, sind in der Abb. 16–2 dargestellt. Der Thoraxumfang unterscheidet sich dabei bis zu 2 cm. Der Oesophagus verschiebt sich bei Inspiration um 1 cm nach ventral. Die Veränderung der Inhomogenitätenform ist ebenfalls erkennbar.

Aus diesem Beispiel wird deutlich, in welchem Maße der für die physikalisch-technische BP als Grundlage dienende topometrische Querschnitt Variationen unterworfen sein kann, wenn der Patient unter den Bedingungen einer diagnostischen CT untersucht wird, ohne daß die erforderliche Untersuchungsmodifikation durch das Personal berücksichtigt wird.

Moderne CT-Geräte haben Scanzeiten um 5 sec und darunter. Unter solchen Bedingungen hat die Praxis gezeigt, daß der Verlust der Abbildungsqualität, der durch ein ruhiges Weiteratmen der Patienten entsteht, für die BP ohne Bedeutung ist. Es empfiehlt sich also, bei der topometrischen CT den Patienten überhaupt keine Atemanweisungen zu erteilen, sie ruhig weiteratmen zu lassen, da somit der kategorischen Forderung nach Identität aller Lagerungsbedingungen bei Therapie und BP am besten entsprochen wird.

In speziellen Fällen mit extrem hohen Genauigkeitsanforderungen erweist es sich als günstig, zur Einschätzung der CT-Schnittvariabilität 2 Scans durchzuführen (Goitein, 82), wobei diese jeweils in tiefer Ex- und Inspiration erfolgen sollten. Auf diese Weise läßt sich einschätzen, ob auch unter extremen Respirationsbedingungen der zu bestrahlende Tumor in oder aber das zu schonende Normalgewebe außerhalb der vorgesehenen Feldgrenzen lokalisiert sind.

16.5. Wer führt die topometrische CT durch?

Aus den Anforderungen an die Lagerung des Patienten und deren Kontrolle geht hervor, daß die topometrische CT von einem strahlentherapeutischen Team (Arzt, MTA) durchzuführen ist. Voraussetzung ist eine genaue Kenntnis der Lagerungsmöglichkeiten und -anforderungen an den entsprechenden Bestrahlungsgeräten.

In der Regel wird ein CT-Gerät wegen seiner überwiegend diagnostischen Nutzung auch dem entsprechenden Fachpersonal einer röntgendiagnostischen Abteilung unterstellt.

Im Interesse einer effektiveren Auslastung der CT-Technik ist jedoch anzustreben, daß der bisher völlig getrennte Untersuchungsprozeß für Diagnostik und Topometrie zusammengeführt wird. Voraussetzung dafür ist ein kooperatives Zusammenarbeiten des CT- und des strahlentherapeutischen Personals. Eine solche Verfahrensweise wird insbesondere dann möglich, wenn bereits vor der ersten CT-Untersuchung eine Strahlentherapie abzusehen ist. Durch Einsatz entsprechender Hilfsmittel und feste Absprachen über die Lagerung der Patienten während der CT-Untersuchung lassen sich nach Konsultation des Strahlentherapeuten viele Zweituntersuchungen mit spezieller Zielstellung für die Topometrie, beispielsweise im Pelvisbereich, einsparen. Eine weitere Voraussetzung für den Einsatz derartiger Hilfsmittel bei der CT ist jedoch, daß die Abbildungsqualität nicht durch Artefakte verschlechtert wird, die Lagerung des Patienten während der Untersuchung nicht verändert und entsprechend dokumentiert wird (Visualisierung der Raumkoordinaten mit Kontrastmittel). Außerdem muß gewährleistet sein, daß alle Tischkoordinaten des CT-Gerätes auf eine bestimmte Ebene der Patientenoberfläche bezogen werden. Diese Ebene ist auf der Haut mit Farbe zu markieren, damit der Abstand der jeweiligen Scanebene von dieser Ausgangsebene in jeder beliebigen Tischposition reproduziert werden kann. Zur Kontrolle kann ein spezielles Positionssystem aus Plexiglas verwendet werden, das zwischen CT-Tisch und Patient gebracht wird (Merkle et al., 83). Dabei läßt sich die CT-Ebene relativ zur Ausgangsebene unabhängig von der elektronischen Anzeige des Tischvorschubs bestimmen. Die

Verwendung eines solchen Positionssystems hat sich darüber hinaus z. B. auch dann als vorteilhaft erwiesen, wenn die automatische Anzeige des Tischvorschubs wegen erhöhter Toleranzen oder defekter Widerstände nicht mehr fehlerfrei erfolgt. Solche Fehler können in der Praxis der CT unbemerkt bleiben, wenn das Gerät mit hohem Patientendurchlauf ausschließlich für Diagnostikzwecke eingesetzt wird.

In CT-Abteilungen mit sehr hohem Patientendurchlauf hat sich in der Praxis gezeigt, daß alle diese Bedingungen nur dann erfüllt werden, wenn ein Mitarbeiter des Strahlentherapieteams bei der CT-Untersuchung dabei ist. Dort, wo es die Bedingungen erlauben, ist es immer besser, wenn eine topometrische CT vom „Therapieteam" durchgeführt wird.

16.6. Vorbereitung und Durchführung der topometrischen CT

Die Vorbereitung der topometrischen CT sollte in der Regel mit einer orientierenden Lokalisation des Tumors am Simulator beginnen.

An diesem Gerät, welches mit einem Bildwandler ausgerüstet ist, wird die Länge der Bestrahlungsfelder und die Zentralstrahlebene festgelegt. Der Patient wird in der Position gelagert, in der er bestrahlt werden soll. Dies schließt die Verwendung aller vorgesehenen Lagerungshilfsmittel ein. Auf der Hautoberfläche werden die Feldgrenzen und die Markierungen der Raumlichtvisiere mit Farbe angezeichnet. In der Abb. 16–3 ist für einen Patienten mit Bronchialkarzinom das entsprechende Bild wiedergegeben, wie es sich am Simulator darstellt.

Der am Simulator für die topometrische CT vorbereitete Patient wird entsprechend den auf der Haut angebrachten Markierungen auf dem CT-Tisch gelagert. Die Haut-

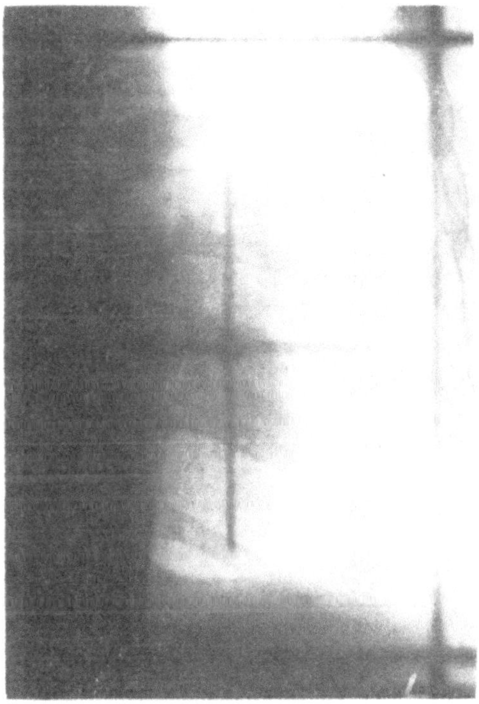

Abb. 16–3. Vorbereitung auf die CT-Bestrahlungsplanung mit dem Simulator. Die Feldgrenzen und Feldmitte werden orientierungsweise festgelegt.

markierungen lassen sich mit einem kontrastgebenden Medium (Bariumpaste, Zinksalbe) nachziehen, um die eingestellte Lagerungsposition im jeweiligen CT-Querschnitt zu dokumentieren. Es hat sich als zweckmäßig erwiesen, die Zentralstrahlebene des Bestrahlungsfeldes mit der Nullposition des Tischvorschubs in Übereinstimmung zu bringen. Somit werden alle Positionsangaben der CT-Schnittebenen auf die Zentralstrahlebene bezogen. Die topometrische CT-Untersuchung beginnt in der Regel mit einer digitalen Radiographie des zu bestrahlenden Körperabschnittes (Abb. 16–4). In Abhängigkeit vom Gerätehersteller heißt diese Bildgebungsform Scanogramm, Scanoscope, Scoutview, Synerview, Topogramm o. a.

In einer solchen Überlagerungsaufnahme mit nur sehr geringer Projektionsvergrößerung erhält man eine gute erste Übersicht über die anatomischen Verhältnisse im zu bestrahlenden Gebiet. In der Routinearbeit hat sich gezeigt, daß man Verwechslungen bei der Numerierung der laufenden Bilder vorbeugt, wenn man eine feste Reihenfolge bei der Anfertigung der entsprechenden Körperquerschnitte einhält. Aus diesem Grunde ist als 2. Aufnahme die CT in der Zentralstrahlebene zu empfehlen (Abb. 16–5). Anschließend erfolgen alle Computertomographien oberhalb und dann unterhalb des Zentralstrahls oder aber in umgekehrter Reihenfolge. Zeigt sich bei der topometrischen CT, daß das Zielvolumen nicht innerhalb der Feldgrenzen liegt, die am Simulator orientierungsweise festgelegt wurden, so sind weitere Scans erforderlich, bis die Sicherheit besteht, mit den Bestrahlungsfeldern in cranio-caudaler Richtung das gesamte zu bestrahlende Gebiet zu erfassen. Die Ebenen der CT-Aufnahmen werden in der digitalen Radiographie mit fortlaufender Abbildungsnummer dokumentiert (Abb. 16–4). Im Anschluß an die CT werden alle angefertigten Computertomogramme auf magnetischen Speichermedien aufgezeichnet. Als Abschluß der topometrischen CT werden für die Bestrahlungsakte sowohl die digitale Radiographie mit den einzelnen CT-Ebenen als auch das Computertomogramm, in dessen Ebene die Dosisberechnung erfolgen soll, mit einer Aufnahme der Multiformatkamera dokumentiert. In der Regel ist die photographische Aufzeichnung dieser beiden Abbildungen hinreichend. Bei Bedarf können

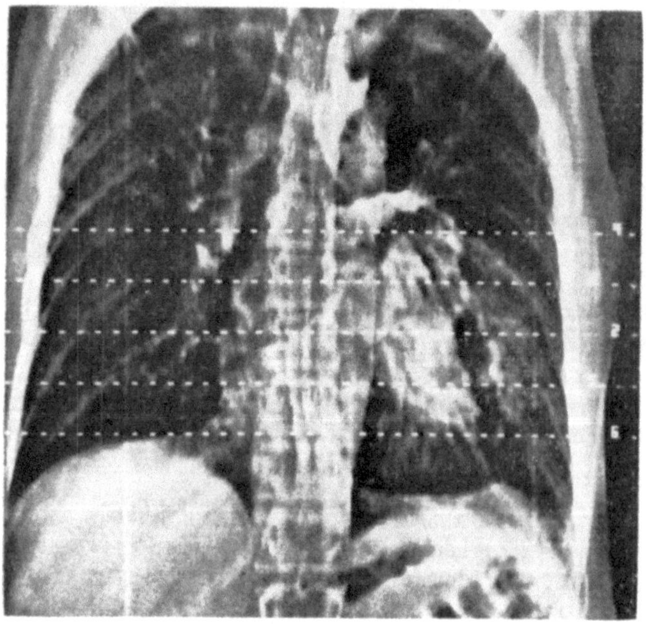

Abb. 16–4. Digitale Radiographie mit Angabe der Schnittebenen, die für die topometrische BP angefertigt werden.

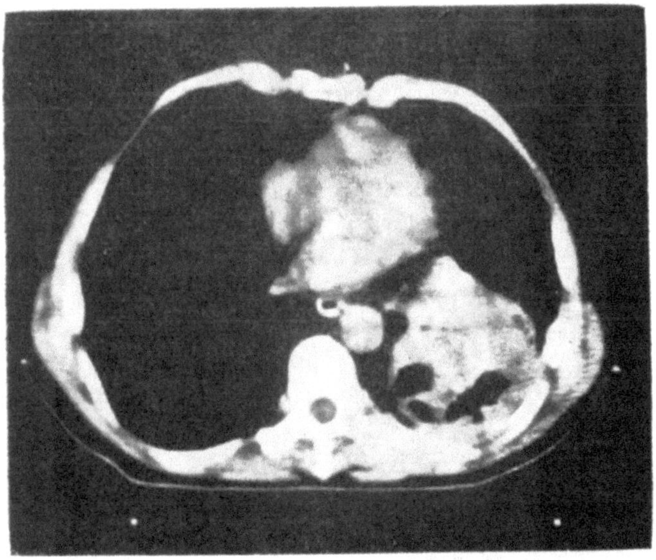

Abb. 16–5. Computertomogramm in der Zentralstrahlebene (siehe Abb. 3) eines 64jährigen Patienten mit ausgedehntem Bronchialkarzinom, Verbreiterung der Hili und Tumoreinbruch in Haupt- und OL-Bronchus. Dieser Querschnitt wurde als Grundlage für die physikalisch-technische BP herangezogen.

jedoch jederzeit mehr Bilder vom Speichermedium für die photographische Dokumentation abgerufen werden.

Als nächster Schritt der topometrischen BP erfolgt die Festlegung des Zielvolumens. Entsprechend dem Vergehen bei der Dosisberechnung ergeben sich 2 Arten der Datenübertragung:

1. Digitale Datenübertragung

   Bei der pixelorientierten Dosisberechnung wird die gesamte Information des jeweiligen CT-Schnitts in das Dosisplanungssystem vom magnetischen Datenträger (z. B. Floppy disc) übertragen. In diesem Falle hat der Strahlentherapeut die Konturen des Zielvolumens vor der Datenübertragung auf dem Speichermedium zu fixieren. Dies geschieht durch Festlegung einer ROI (region of interest).

   Diese ROI dient dann dem Strahlenphysiker als Kriterium für die visuelle Optimierung der Dosisverteilung (siehe Abb. 16–6).

2. Analoge Datenübertragung

   Bei dieser Art der Datenübertragung wird entsprechend den gemessenen und aufgezeichneten Hounsfield-Werten ein Computertomogramm, das auf einem Datenträger gespeichert ist (z. B. Floppy disc), als Grauwertdruckbild (GB) im Maßstab 1:1 angefertigt. Das Zielvolumen kann vor dem Drucken als ROI festgelegt werden und erscheint dann auf dem GB. Es läßt sich aber auch direkt mit einem Farbstift auf dem GB nachträglich einzeichnen. Das mit der ROI versehene GB dient als Grundlage für die Eingabe der topometrischen Daten wie Außenkontur, Zielvolumenkontur und Konturen aller für die physikalisch-technische BP relevanter Inhomogenitäten in das Bestrahlungsplanungssystem.

   Im Interesse des Verständnisses für das prinzipielle Vorgehen bei der topometrischen

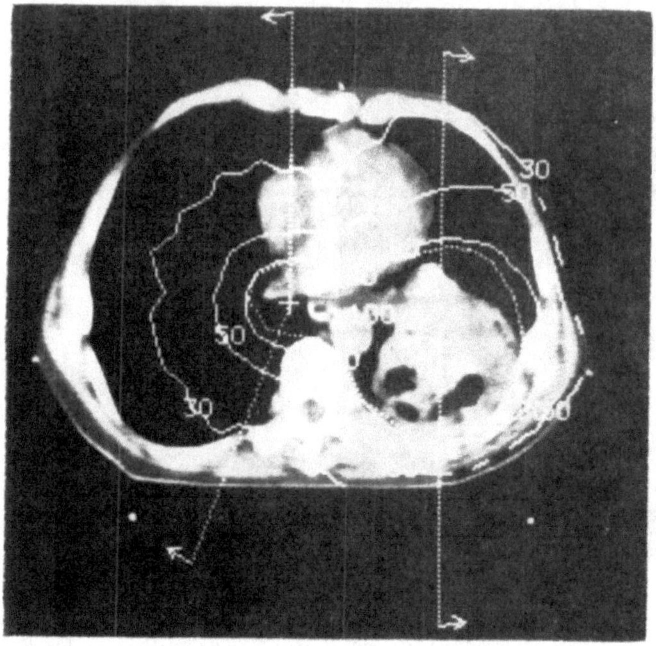

Abb. 16–6. Computertomogramm in Zentralstrahlebene mit Dosisverteilung, die pixelorientiert berechnet wurde (digitale Datenübertragung).

——— 30%, 50%, 80% Isodosen
– – – – Zielvolumen (ROI)

CT wurde in diesem Beitrag auf ein einfaches Demonstrationsbeispiel zurückgegriffen, das aber typisch für die klinische Praxis der topometrischen BP ist.

Vielfach ist jedoch der Umfang der jeweiligen Untersuchung wesentlich aufwendiger. Dies kann beispielsweise zutreffen, wenn die Feldlängen bei der Bestrahlung sehr groß sind oder aber wenn sich innerhalb der Feldgrenzen die Außenkonturen der jeweiligen CT-Schnitte ganz entscheidend verändern. Letzteres gilt ebenfalls für das Oesophaguskarzinom im oberen Drittel und bei HNO-Tumoren. In einer solchen Situation kann es notwendig werden, wesentlich mehr CT-Schnitte anzufertigen als dies im demonstrierten Beispiel der Fall ist.

In speziellen Situationen macht es sich erforderlich, sehr detaillierte Informationen über die individuellen anatomischen Beziehungen von Zielvolumen und Nachbarorganen zu erhalten. Ein typisches Beispiel dafür ist die Kontakttherapie mit der Afterloading-Technik. Mit Hilfe einer Vielzahl von sequentiellen Einzelschnitten lassen sich dann mathematisch andere, mit der Röntgentransmissions-CT nicht erhältliche Querschnittsebenen berechnen, wie die Frontal- oder Sagittalebene. Solche Darstellungen sind außerordentlich informativ, insbesondere beim Einsatz von Cf-252-Neutronenquellen, bei denen wegen der irreversiblen Schädigungskomponente Rektum, Blase und Ileum besonders gefährdet sind. In der Abb. 16–7 ist eine sagittale Sekundärschnittrekonstruktion einer Patientin mit der Schnittebene durch den Applikator dargestellt. Von Bedeutung ist dabei, daß sich der Einfluß der Füllung verschiedener Hohlorgane (z. B. Blase) auf die Entfernung der Dünndarmschlingen vom Applikator und andere Veränderungen in ihrem Zusammenhang anschaulich darstellen läßt (Merkle et al., 86).

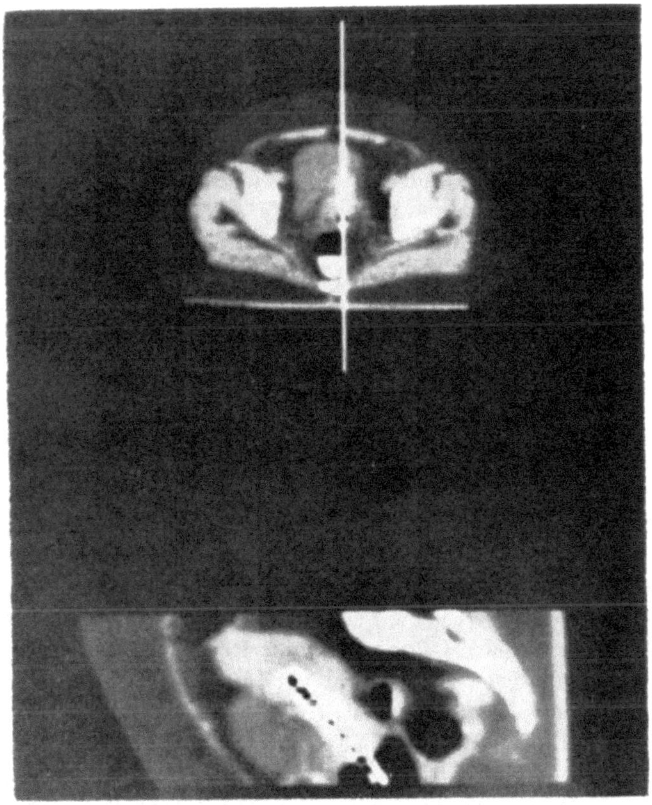

Abb. 16–7. Sagittale Sekundärschnittrekonstruktion einer Patientin mit Zervixkarzinom. Die Schnittebene wurde durch den intrauterinen Applikator eines Afterloading-Therapiegerätes gelegt. Deutlich zu erkennen sind Uterus mit Applikator, Blase, Luft in der Vagina und im Rektum, Fornix vaginae.

Oben — Referenzschnitt in der Ebene des Punktes A. Die vertikale Linie gibt die Sagittalschnittebene an

Unten — Sekundärschnittrekonstruktion. Die Ebene des Punktes A ist durch die beiden horizontalen weißen Linien gekennzeichnet

Bei normalerweise röntgenologisch „stummen" Tumoren kann auf die Vorbereitung mit dem Simulator verzichtet werden. In diesem Falle beginnt die topometrische BP direkt am CT-Gerät. Nach der digitalen Radiographie erfolgt die Festlegung einer Ebene, die im vermuteten Zielgebiet liegen sollte. Auf diese Ebene werden dann alle CT-Schnitte bezogen. Die Untersuchung wird mit einer solchen Anzahl von Scans durchgeführt, die erforderlich ist, um das Zielvolumen mit seiner oberen und unteren Grenze eindeutig zu bestimmen.

Alle diese Schnittebenen werden nach Abschluß der CT in die digitale Radiographie eingeblendet. Anschließend wird der Querschnitt mit dem größten Zielvolumen bestimmt. Dieser ist dann die Grundlage für die Berechnung der Dosisverteilung. In der Mehrzahl der Fälle ist dies auch der Zentralstrahl, aber häufig ist er mit diesem nicht identisch.

Bei einer solchen Art der topometrischen BP reduzierte sich die Rolle des Simulators auf eine Verifikation und Dokumentation der Bestrahlungsfelder. Die Ansprüche an ein solches Gerät wären dann nicht mehr so hoch und man hätte mit geringeren Anschaffungskosten zu rechnen. Aber trotz Einführung der CT in die Praxis der BP kann man davon ausgehen, daß auch künftig nicht jede Strahlentherapieabteilung über einen eigenen Computertomographen verfügen wird. Auch im Interesse einer Verkürzung der Untersuchungszeiten am CT-Gerät ist die Vorbereitung der topometrischen CT mit dem Simulator anzustreben. Geht man davon aus, daß nicht bei jedem zu bestrahlenden Patienten eine CT-gestützte BP gerechtfertigt und/oder erforderlich ist, wird deutlich, daß auch künftig, bei zunehmendem Anteil der CT an der BP, auf einen Simulator nicht verzichtet werden kann.

16.7. Nutzung der CT-Informationen für die physikalisch-technische Bestrahlungsplanung

Wie bereits angeführt, lassen sich die bei der CT erhaltenen Daten digital oder aber analog in das Bestrahlungsplanungssystem übertragen.

Die digitale Datenübertragung hat den Vorteil, daß alle Informationen des CT-Bildes vom Rechner des Bestrahlungsplanungssystems übernommen werden. Aus diesen Daten lassen sich Außenkontur und Konturen der für die Dosisberechnung relevanten Inhomogenitäten über ein Rechenprogramm bestimmen. Aus den einzelnen Bildelementen wird über die gemessenen Hounsfield-Werte eine Dichtematrix bestimmt, die dann die Grundlage für die Ermittlung der Dosisverteilung darstellt. Dieses pixelorientierte Berechnungsverfahren zeichnet sich dadurch aus, daß es eine automatische Konturfindung gestattet und für den Anwender komfortabel ist. Eine Intervention durch den Anwender ist bei der digitalen Datenübertragung jedoch erforderlich, wenn sich Kontrastmittel oder größere Luftmengen in Hohlorganen befinden. In solchen Fällen sind Dichtekorrekturen notwendig, da andernfalls Fehler bei der Ermittlung der Dosisverteilung zustande kommen, die wegen ihrer systematischen Wirkung nicht toleriert werden können. In der Abb. 16–6 ist eine Dosisverteilung für eine Pendeltechnik in der Zentralstrahlebene des oben angeführten Beispiels (Abb. 16–5) dargestellt. Im Normalfall reicht die Berechnung in einer, der Zentralstrahlebene, aus. Sind jedoch in craniocaudaler Richtung größere Unterschiede in der Außenkontur oder aber bei den Inhomogenitäten vorhanden, wird es notwendig, die Dosisberechnung in mehreren Ebenen durchzuführen. Bei einer größeren Anzahl solcher Dosisverteilungen, z. B. in 5, 7 oder mehr Ebenen, ist es möglich, daraus auch Verteilungen in anderen als transversalen Schnittebenen zu erhalten. In einzelnen Fällen sind solche Berechnungen gerechtfertigt. Sie lassen sich mit geeigneten Computern in beliebiger Ebene bei relativ geringem Zeitaufwand anfertigen. So können die in die einzelnen Querschnitte projizierten Dosisverteilungen eine wertvolle Hilfe für den Therapeuten sein, insbesondere, wenn es um Bestrahlungstechniken mit hohem Dosisgradienten bei möglicher Gefährdung lebenswichtiger Organe geht.

Nicht weniger genau in der Berechnung, wohl aber anfälliger gegenüber Informationsverlusten bei der Dateneingabe ist das analoge Übertragen der geometrischen Größen in den BP-Computer über einen Analog-Digital-Wandler. Grundlage dafür ist der im Ergebnis der topometrischen BP erhaltene Patientenquerschnitt (Grauwertdruck) im Maßstab 1:1. Das Ergebnis einer solchen Berechnung ist ein Ausdruck der vorher eingegebenen Konturen (Umfang, Inhomogenitäten, Zielvolumen) mit der entsprechenden Dosisverteilung (Abb. 16–8). Dosisverteilung und ausgegebene Konturen lassen sich aber auch direkt in den Grauwertdruck einzeichnen, so daß eine noch bessere Anschaulichkeit gewährleistet wird.

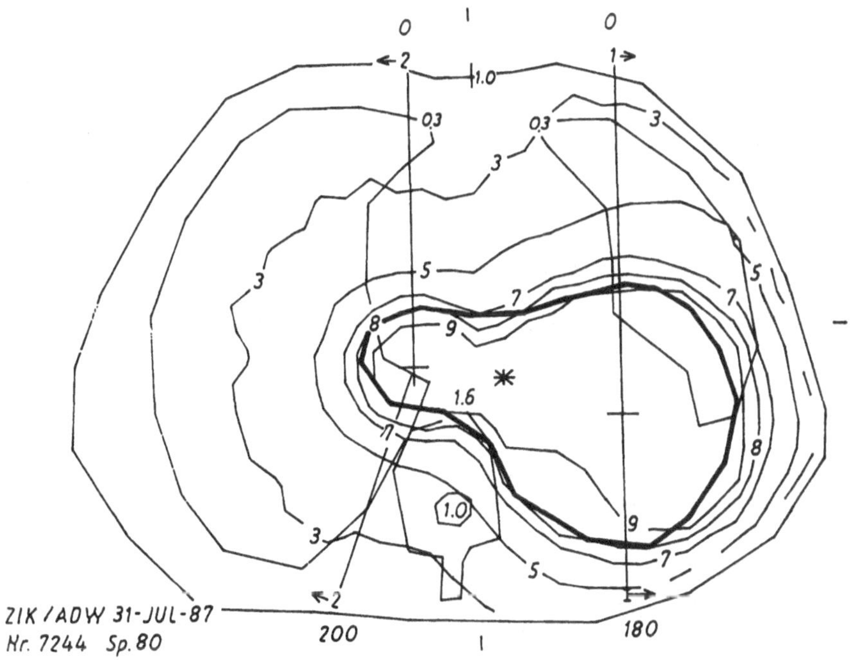

Abb. 16–8. Ausdruck von Konturen und Dosisverteilung bei analoger Datenübertragung. Es werden Außenkontur, Konturen der Inhomogenitäten, das Zielvolumen und die 30%, 50%, 70%, 80% und 90% Isodosen (Originalzeichnung im Maßstab 1:1) ausgegeben. Die Dosisverteilung wurde individuell optimiert. Es handelt sich um eine biaxiale Pendelung über 160° und 180° mit einem 9 MeV Photonenstrahl eines Linearbeschleunigers.

16.8. Anforderungen an ein CT-Gerät für die topometrische Bestrahlungsplanung

Es wurde bereits darauf hingewiesen, daß sich, bedingt durch technische Parameter, einige Lagerungspositionen überhaupt nicht, oder aber nur sehr schwer am Computertomographen realisieren lassen. Darüber hinaus gibt es ganz bestimmte Vorstellungen über die Leistungsfähigkeit von Geräten, die für die topometrische CT besonders geeignet sind.

Faßt man alle Forderungen der Strahlentherapie bei der topometrischen BP zusammen, so ergeben sich die nachfolgend aufgeführten Empfehlungen zu den technischen Parametern von CT-Geräten (Merkle et al., 84, Dahlin et al., 83, Endo et al., 82, McCullough, 81)

- Raumlichtvisiere wie bei Therapiegeräten
- Feldeinstellungssimulation am CT-Gerät
- Gantry-Öffnung größer als 70 cm Durchmesser
- Gantry-Neigung bis 25°, um schräge Schnitte entsprechend der Strahldivergenz zu ermöglichen
- Vorschubgenauigkeit des Patientenlagerungstisches ± 1 mm
- Maximaler Rekonstruktionsdurchmesser sollte der Gantry-Öffnung entsprechen
- Lagerungstisch und Zubehör müssen die gleichen sein wie am Therapiegerät

- Anfertigung von bis zu 60 Scans in angemessener Zeit für die dreidimensionale BP
- Therapieorientierte Auswerteeinheit mit der Möglichkeit von Grauwertdrucken im Maßstab 1:1
- Eingabemöglichkeit von bis zu 10 „regions of interest" (ROI) pro Querschnitt
- Möglichkeit der Übertragung von ROI's aus einem Querschnitt in beliebig andere
- Rekonstruktion beliebiger Schnittebenen
- Möglichkeit des ständigen Zugriffs zur CT-Information und deren Übertragung in andere Computersysteme (z. B. Bestrahlungsplanungssystem)
- Genauigkeit der Elektronendichtebestimmung $\leqq 2\%$ bei räumlichem Auflösungsvermögen $\leqq 2$ mm
- Fehler der Dosisberechnung auf Grund von Schwankungen der CT-Informationen $\leqq 2\%$ oder $\leqq 2$ mm
- Möglichkeit der Anfertigung von „konventionellen" Abbildungen in beliebiger Richtung (digitale Radiographien).

Die angeführten Empfehlungen stellen eine Wunschliste dar, deren Realisierung nicht mit sofortiger Wirkung eintreten wird. Der Weg, um eines der Haupthindernisse bei der topometrischen CT mit kommerziellen Computertomographen zu beseitigen, die zu kleine Gantry-Öffnung, wurde bereits erfolgreich in Angriff genommen. Es bleibt zu hoffen, daß die einschlägige Industrie den Forderungen der internationalen radiologischen Gesellschaft schrittweise nachkommen wird, damit die Computertomographie mit allen ihren vielfältigen Möglichkeiten in vollem Maße ihren Beitrag zur Verbesserung der strahlentherapeutischen Ergebnisse leisten kann.

16.9. Literatur

1. Dahlin, H., I.-L. Lamm, T. Landberg, S. Levernes, N. Ulso: User requirements on CT-based computed dose planning systems in radiation therapy. Computer Programs in Biomedicine (Elsevier) *16* (1983) 131–138
2. Endo, M., Y. Kutsutani-Nakamura, Y. Murakami, F. Shishido, T. A. Iinuma, H. Tsunemoto, M. Inoue, M. Oshima: Patient beam positioning system using CT images. Phys. Med. Biol. *27* (1982) 301–305
3. Goitein, M.: Applications of Computed Tomography in Radiotherapy Treatment Planning. Progress in Medical Radiation Physics, Vol. 1. Ed.: C. G. Orton, Plenum Publ. Corp., N.Y., 1982, pp. 195–293
4. McCullough, E. C.: Specifying a CT Scanner for Use in Radiation Therapy. Paper presented at Symposium on CT in Radiotherapy, Sept 18 & 19, 1981, Arlington, Virginia (USA)
5. Merkle, Kh., I. A. Poltorakin, O. N. Spasokukotskaya: Ein Linealsystem für die Bestimmung adäquater Ebenen im CT-Schnitt und in der Rö-Übersichtsaufnahme bei der Bestrahlungsplanung. (russ.) Meditsinskaya Radiologiya (Moskau) *28* (1983) 2, 12–15
6. Merkle, Kh., K. Welker, J. Hüttner: Anforderungen der Bestrahlungsplanung an die Computertomographie. Radiobiol. Radiother. *25* (1984) 833–838
7. Merkle, Kh., O. N. Spasokukotskaya: Cf-252-Neutronentherapie des Zervixkarzinoms: Topometrische Bestrahlungsplanung mit Hilfe der Computertomographie bei der Afterloading-Technik. Arch. Geschwulstforsch. *56* (1986) 203–210

17. Verzeichnis der Autoren

1. Dr. sc. med. Hans Cobet
Oberarzt
Bereich Radiologie
Zentralinstitut für Herz-Kreislaufforschung
der Akademie der Wissenschaften der DDR
Wiltbergstr. 50, Berlin-Buch, 1115

2. MR Dr. sc. med. Ellinor Kriedemann
Oberarzt
Abt. Computertomographie, Bereich Diagnostik
Zentralinstitut für Krebsforschung
Akademie der Wissenschaften der DDR
Lindenberger Weg 80, Berlin-Buch, 1115

3. Prof. Dr. sc. med. Dr. rer. uat. Karlheinz Merkle
Chefarzt
Leiter des Bereichs Exp. und Klin. Strahlentherapie
Zentralinstitut für Krebsforschung
Akademie der Wissenschaften der DDR
Lindenberger Weg 80, Berlin-Buch, 1115

4. Dr. rer. nat. Günter Rockstroh
Wiss. Oberassistent
Abt. Computertomographie, Bereich Diagnostik
Zentralinstitut für Krebsforschung
Akademie der Wissenschaften der DDR
Lindenberger Weg 80, Berlin-Buch, 1115

5. Prof. Dr. sc. med. Karl-Heinz Rotte
Chefarzt
Abt. Computertomographie, Bereich Diagnostik
Zentralinstitut für Krebsforschung
Akademie der Wissenschaften der DDR
Lindenberger Weg 80, Berlin-Buch, 1115

18. Sachregister

Abszeß, Leber 141f.
—, Mediastinum 118f.
—, Mesenterium 173
—, Milz 152
—, Nieren 243
—, Pankreas 159
—, Retroperitoneum 215, 221
—, Weichteile 134, 259
Abtastprinzip 16ff.
Adenomyomatosis, Gallenblase 148
—, Uterus 196
Alveolarzellkarzinom 98
Analkarzinom 168
Angio-CT 47
Angiofibrom, juveniles 63f.
Angiographie 70, 119, 181, 242, 259, 260, 269
Angiosarkom 211
Aortenaneurysma 212
Artefakt 29ff., 45, 295, 298
Asbestose 128f.
Aspirationsbiopsie 119, 145
Aszites 155, 165, 171, 173, 175, 200
Atmung 296
Aufhärtung 30
Auflösungsvermögen, räumliches 25
Ausscheidungsurographie 243

Bauchwandmetastase 174
Bauchwandtumor, primärer 174
Beckenwandrezidiv 203
Bestrahlungsplanung, Anforderungen 294
—, Bewegungsartefakte 296
—, Datenübertragung 301
—, Dokumentation 295
—, Dosisplanungssystem 301
—, dreidimensionale 296, 306
—, Fadenkreuzprojektion 295
—, Feldgrenzen 295, 298ff.
—, Grauwertdruck 301, 304, 306
—, Hautmarkierungen 295, 298
—, Hilfsmittel 295
—, Lagerungskontrolle 294ff.
—, Lichtvisiere 295
—, Lokalisation 293
—, Parameterspezifikation 305
—, Patientenlagerung 294
—, Patiententisch 294
—, Simulatorvorbereitung 300, 303f.
—, Topometrie 292ff.
Bildauswertung 34
Bilddarstellung 15, 20ff., 32
Bildelement 20
Bilderzeugung 15ff.
Bildgüte 24f.
Bildmatrix 19f., 22
Bildrekonstruktion 15, 18ff., 24, 30, 32
Birsch-Hirschfeld-Wilms-Tumor 236
Bronchialkarzinom, peripheres 94f.
—, zentrales 96ff.
Bronchoskopie 102, 104
Brucellosis 278
Burkitt-Lymphom 220

Cardio-CT 36
Cholestase 149
Chondrosarkom 118, 134, 263ff.
Chorionkarzinom 195
Conn-Syndrom 247, 251
CT, dynamische Untersuchungstechnik 47f.
—, Leber 136, 145
—, Mediastinum 99
—, Pankreas 155
—, Zervix 189f.
CT-Myelographie 273
CT-Sialographie 73f.
Cushing-Syndrom 248

Dermoidzyste 64, 115, 201
Detektorsystem 16f., 23
Dichtemessung 35
Dichtewert 21, 34
Dichte-Zeit-Kurve 47f., 136
Doppelfenster 21
Dosis, Gonaden 41ff.
—, Oberflächen- 39
—, Organ- 40f.

—, Orts- 43
—, Tiefen- 39, 43
Dünndarmtumoren 165
Dysplasie, fibröse 70, 268

Echinokokkuszyste 141, 212
Echokardiographie 127
Einflußstauung, obere 93
EKG-Triggerung 36, 125
Endometriumkarzinom 199
Endoskopie 69, 72, 113, 165f.
Ewing-Sarkom 112, 134, 263ff.

Faltung 19f., 23
Faltungskern 20, 32
Feinnadelbiopsie 48f., 52, 136, 160, 243, 253
Fenstertechnik 21
Fernmetastasen 101, 103
Fettleber 139
Fibrose, retroperitoneale 215
Flächenberechnung 36

Gallenblasenkarzinom 148
Gallenwegskarzinom 148f.
Gastrinom 156
Generation 16f.
Glomustumor 66, 70
Glukagenom 156
Granulom, eosinophiles 268
Granulosazelltumor 200

Hämangiom, Leber 136, 138
—, Orbita 53
—, Wirbelkörper 274
Hämatom, Leber 141f.
—, Mediastinum 119
—, Retroperitoneum 215, 221
—, Thoraxwand 134
Hamartom, Leber 136
Harnblasenkarzinom, endovesikal 178
—, extravesikal 179f.
—, intramural 178
Harnstauungsniere 243
Helltasten 30
Hepatoblastom 141
Hepatom → Leberkarzinom
Hepatomegalie 141
Herzwandaneurysma 125
Hirnmetastasen 281ff.
Hirnszintigraphie 285
Histogramm 35f.
Hodgkin, Morbus, Hals 87
—, Leber 141
—, Lymphknoten 218ff.
—, Magen 164
—, Mediastinum 119ff.
—, Milz 153
—, Nasopharynx 67
—, Thoraxwand 132
Hounsfield-Einheit (HE) 21
Hyperplasie, fokale noduläre 137f.
Hypopharynxkarzinom 79

Inselzellkarzinom 156
Insulinom 150

Kalibersprung 157
Keimzellentumor 200
Knochenmetastasen 134, 268
Knochenszintigraphie 269
Knochentumoren, primäre 118, 261ff.
Kolloidzyste 111
Kontrast 26ff.
Kontrastauflösungsvermögen 21, 26ff., 39
Kontrast-Detail-Diagramm 28f.
Kontrastmittelbolusinjektion 46f., 52, 63, 92, 125, 129, 136, 155, 163, 177, 233
Kontrastmittelgabe, intravenöse 45ff.
—, orale 45, 163, 177
Kontrastmittelinfusion 47, 63, 71, 92
Korpus uteri-Karzinom 192ff.
Krukenbergtumor 200

Längenmessung 36
Larynxkarzinom 79f.
Leberadenom 136ff.
Leberkarzinom, cholangiozelluläres 136, 141
—, hepatozelluläres 136, 138ff.
Lebermetastase 143ff.
Leberszintigraphie 145
Leberzirrhose 136
Lipom, Leber 138
—, Mediastinum 113
—, Retroperitoneum 211
—, Weichteile 257
Liposarkom, Mediastinum 114
—, Retroperitoneum 211
—, Weichteile 259
Lungenmetastasen 107ff.
Lymphknotenmetastasen, Hals 87f., 109
—, Mediastinum 100, 103, 116f., 122
—, Mesenterium 174
—, pelvin 192
—, retroperitoneal 216, 224ff., 242
Lymphographie 192, 196, 201, 219, 222, 227f.
Lymphom, malignes, Hals 67, 87f.
—, Hirn 284
—, Leber 141

—, Magen 164
—, Mediastinum 119ff.
—, Milz 151
—, Nasopharynx 66
—, Nieren 242
—, Orbita 55
—, Retroperitoneum 218ff.

Magenkarzinom 163
Magnet-Resonanz-Tomographie (MRT) 13, 62, 70, 72, 87, 104, 122, 127, 145, 185, 223, 253, 261, 269, 279, 285
Mammakarzinom, Lokalrezidiv 133
—, primäres 132
Markierung, externe 48
Mediastinaltumoren 110ff., 119
Mediastinoskopie 103, 119, 122
Melanom, malignes 60, 283
Meningeom 53
Mesenterialtumor 172
Mesotheliom, Peritoneum 171
—, Pleura 128f.
Meßdatenaufnahme 15ff.
Milzindex 150
Milzinfarkt 153
Milzmetastasen 151
Milztumor, primärer 150
Milzzyste 152
Myasthenia gravis 113
Myelographie 273, 278
Myelom 134
Myom, Uterus 194f.
Myositis, Augenmuskulatur 56
Myositis ossificans 259, 268
Myxom, Herz 124
—, Weichteile 212

Nasenhaupthöhlentumor 63
Nasennebenhöhlentumor 64
Nasopharynxtumor 66
Nebennierenadenom 247, 250
Nebennierenkarzinom 249f.
Nebennierenmetastasen 249f.
Nebennierenphlebographie 253
Nebennierenszintigraphie 253
Nebennierenzyste 250
Nebenschilddrüsentumor 86f., 112, 119
Nephroblastom 235
Neurinom, Mediastinum 117
—, Orbita 53
—, Peritoneum 171
—, Retroperitoneum 171
—, Weichteile 259
Neurosarkom 117, 208, 256
Nierenbeckentumor 230, 237ff., 242
Nierenkarzinom, hypernephroides 230ff.
Nierenmetastasen 231, 236
Nierentumor, benigner 230, 241
Nierenzyste 241
Non-Hodgkin-Lymphome, Hals 87
—, Mediastinum 119ff.
—, Mesenterium 172
—, Nasopharynx 67
—, Orbita 55
—, Retroperitoneum 248
—, Thoraxwand 132

Oesophaguskarzinom 116
omental cake 172
Omentum, Metastasen 173f.
—, primäre Tumoren 172f.
Onkozytom 73
Ophthalmopathie, endokrine 56
Optikusgliom 53
Orbitaphlebographie 61
Orbitatumoren 51ff.
Oropharynxtumoren 70ff.
Osteomyelitis 118, 134, 268
Osteosarkom 70, 134, 263ff.
Ovarialkarzinom 196ff.

Pancoasttumor 95
Pankreaskarzinom 155ff.
Pankreasmetastasen 158
Pankreaspseudozyste 159
Pankreastumor, endokriner 155f.
Pankreaszyste 159
Pankreatitis, akute 159
—, chronische 159
Papillenkarzinom 149
Parotistumor 72f.
Partialvolumeneffekt 20, 22, 30, 33
Patientenlagerung 45
Perikarderguß 97, 129
Perikardzyste 114, 126
Peritonealmetastasen 130, 171
Peritonealtumor, primärer 170f.
Phäochromozytom 249, 251
Phantom 25, 29
Pixel 20, 35
Pleuraerguß 97, 128
Pleurametastasen 130
Pleuraplaques 129
Projektion 16ff.
Projektionsanzahl 33
Projektionsradiographie, digitale 24
Prostataadenom 182
Prostatahypertrophie 183

Prostatakarzinom 183ff.
Pseudotumoren, Orbita 57, 60
Pyonephrose 242

Rauschen 26ff., 32f.
Rektumkarzinom 166ff.
Retinoblastom 59
Retroperitonealtumor, primärer 208ff.
rim sign 144
Röntgendoppelkontrastuntersuchung 165, 168
ROI 26, 34f.
Rückprojektion, gefilterte 19, 23

Sarkoidose, Leber 145
—, Lunge 102
Schichtdicke 15f., 28, 41, 46
Schilddrüsenkarzinom 83ff.
Schwächungsgesetz 19
Schwächungskoeffizient 21
Schwächungswert 20f., 26
Sekundärbildrekonstruktion 36
Seminom 116
skip lesion 263
Sonographie → Ultraschalltomographie
Speicheldrüsentumoren 73
Splenomegalie 151ff.
Spondylitis tuberkulosa 118
Staging-Laparotomie 218, 223
Strahlenbelastung 39ff.
Strahlenrisiko 39
Strahlenschäden, genetische 40f.
—, somatische 40f.
Strahlenschutz 43f.
Strahlenschutzmittel 41
Struma, endothorakale 111f.
Subtraktionsangiographie, digitale 260

Tandemtechnik 49
Target-Zeichen 142
Teratom, malignes 114f., 212
Thoraxwandtumoren 131ff.
Thymom 113
Thymushyperplasie 112
Thymuskarzinom 112f.
Thymuslipom 113
Thymuspersistenz 112
Thymuszyste 113
Thromben, endokavitäre 125
Topogramm 24, 46
Tracheatumoren 117
Tränendrüsenkarzinom 54, 60
Trennbreite 25

Tumor, endokardial 124, 126
—, extradural 278
—, intramedullär 276f.
—, intraspinal 276
—, myokardial 124
—, perikardial 126
Tumorembolisation 244

Übersichtsbild 24, 46
Ultraschalltomographie, Gallenblase 149
—, gynäkolog. Tumor 204, 228
—, Harnblase 181
—, Leber 145
—, Milz 153
—, Nebenschilddrüse 86
—, Niere 243
—, Orbita 61
—, Pankreas 160
—, Prostata 185
—, Retroperitoneum 222
—, Schilddrüse 86
—, Speicheldrüse 74
—, Weichteile 133, 261
Uretertumoren 240, 240
Uterussarkom 195

Valsalva-Manöver 78
vanishing lesion 144
vascular mapping 260, 269
Venenstern 138
Vergrößerung 32ff.
Verschlußikterus 289f.
Volumenberechnung 36
Volumenelement 20

Weichteiltumoren 132, 255ff.
Wirbelmetastasen 276
Wirbeltumoren, primäre 276ff.

Zervixkarzinom 187ff.
Zoom 22, 25, 32f.
Zungengrundkarzinom 70
Zwei-Energien-Methode 37
Zystadenokarzinom, Gallenblase 148
—, Ovarien 199
—, Pankreas 158
Zystadenom 156, 198
Zyste, bronchogene 116
—, mediastinale 115
—, mesenteriale 173
—, retroperitoneale 212
Zystoskopie 180, 190

Abkürzungen

Computertomographie in der onkologischen Diagnostik

A.	Arteria
ACTH	Adrenocorticotropes Hormon
AFP	Alpha-1-Fetoprotein
BP	Bestrahlungsplanung
BWK	Brustwirbelkörper
CEA	carcinoembryonales Antigen
CT	Computertomographie
EKG	Elektrokardiogramm
ERC	endoskopisch retrograde Cholangiographie
ERCP	endoskopisch retrograde Cholangio-Pankreatographie
FNB	Feinnadelbiopsie
FNH	fokale noduläre Hyperplasie
GB	Grauwertdruckbild
HCG	Human choriogen Gonatropin
HE	Hounsfield-Einheit
i. v.	intravenös
KM	Kontrastmittel
LK	Lymphknoten
LWK	LendenWirbelKorper
M.	Musculus
mAs	Milli-Ampere-Sekunden
mGy	Milli-Gray
uSv	Mikro-Sievers

N.	Nervus
HNL	Non-Hodgkin-Lymphom
p. i.	post injectionem
pRT	primärer Retroperitoneal-tumor
PTC	perkutane transhepatische Cholangiographie
ROI	Region of interest
UICC	Union Internationale Contre le Cancer
US	Ultraschall
V.	Vena
WHO	World Health Organisation

FSC
www.fsc.org
MIX
Papier | Fördert gute Waldnutzung
FSC® C083411

Zeitfracht Medien GmbH
Ferdinand-Jühlke-Straße 7
99095 Erfurt, Deutschland
produktsicherheit@kolibri360.de